균형을 위한
근막 이완 테크닉

개정판

이민규 외 옮김

Fascial Release *for* Structural Balance

Revised Edition

James Earls & Thomas Myers

영 문 출 판 사

■ 옮긴이

이민규 서울대학교 치과대학원 석사/박사
현) 이천 현대치과의원장
백형진 가천대학교 특수치료대학원 겸임교수
김효철 원광디지털대학교 한방미용예술학과 교수
서현규 대구보건대학교 물리치료과 교수
채정병 마산대학교 물리치료과 교수
이지환 힐링무브 아카데미 대표

Fascial Release for Structural Balance: Revised Edition
by James Earls & Thomas Myers

균형을 위한 근막 이완 테크닉 개정판

2023년 3월 10일 초판인쇄
2023년 3월 20일 초판발행

지은이 : James Earls & Thomas Myers
옮긴이 : 이민규 외
발행인 : 박병조
발행처 : 도서출판 영문출판사
등 록 : 1987년 12월21일 제2-419호
주 소 : 서울시 강남구 삼성동 69-2
전 화 : (02) 514-5590, 776-5590
팩 스 : (02) 756-8943
홈페이지 : www.ymsbook.net
E-mail : yeongmunsa@empas.com
정 가 : 35,000원
ISBN 978-89-7224-511-7 93510

※ 파본은 교환해 드립니다.

목차 (Contents)

서문/ 이 책을 사용하는 방법

개개인의 구조적 패턴은 독특하다 – 많은 변수들의 하나의 표현인데, 이것은 합해져서 우리 각자의 모습을 만든다. 이와 같이 어떠한 구조 분석은 필연적으로 제한된다. 의식적 아니면 무의식적인 선택이든, 유전적 디자인이 아니면 학습된 습관이든, 신체적 또는 정신적 충격을 통해서, 이것이 당신이거나 당신의 고객인 70억의 가능성 중의 하나인 우리 몸을 형성하고, 이것을 지탱하는 조직을 형성한다. 가능한 모양의 예상 밖의 변화의 모두와 각각을 다루는 것은 이 책보다 몇 배 두꺼운 책을 요구할 수 있다.

그러므로 이 책에서 우리는 당신에게 가능한 시각적인 예와 함께 흔한 경향을 보도록 안내한다. 각 장은 당신에게 인체의 한 부분에 대한 구조적 해부를 소개하고, 그 다음으로 고객들을 분석할 때 무엇을 살펴야 하는 지에 관한 힌트와 아이디어들을 주며, 근막 시트들과 그것 안에 있는 당김줄들을 다루기 위한 전략과 도구들로 마무리 짓는다.

인간 정형화라는 전체론적인 본성 때문에, 각각의 그리고 모든 가능성에 대한 선형 그리고 방법론적인 분석을 하기가 힘들며, 그렇게 하는 것은 독자를 지루하게 만들 것이다. 하나의 테크닉에 숨어있는 논리는 해부학적 또는 인체판독 소개 내에서 명백하게 다뤄질 수 없는데, 우리는 테크닉과 함께 구조적인 예들을 제공할 것이다.

일부 증례들에서 오직 하나의 예가 주어지는데, '만약 서로 겨루는 패턴이 있다면 그 조직 관계는 역이 될 것이다'는 것을 끊임없이 상기시키는 것은 독자를 지루하게 하기 때문이다. 근육들의 길항적인 관계에 대한 간단한 이해는 당연한 것으로 여겨진다. 비록 이 책을 독자적으로 사용할 수 있지만, 여기서 제시된 많은 테크닉들은 근막경선: 근막경선 해부학(Myers 2014)에서 제시된 근막경선 이론에서 왔으며, 그리고 우리는 각각의 근막경선의 세부 모두를 반복하지 않는다. 여러 소스에서 바로 구입할 수 있는 이러한 정보로 당신은 이것을 더 연구할 수 있는데, 그렇지만 쉬운 참조를 위해서 각각에 대한 요약이 부록1에 있다. 그럼에도 불구하고, '근막경선'에 익숙하지 않은 독자들이라도 그들의 고객의 자세와 움직임의 변화를 만드는 데 요구되는 많은 필요한 도구와 많은 이해를 이 매뉴얼에서 여전히 찾을 수 있다.

이 테크닉들은 근막경선 이론의 순서에 따른다기 보다는 영역에 따라서 제시된다. 그렇더라도 목표 영역이 어떤 경선의 영역 내에 속하는 가는 당신의 편의를 위하여 표시되었다. 이것이 치료사에게 동일한 경선에 있는 인접 요소들을 치료하게 해서 하나의 영역의 이완을 연장시킴으로써 근막의 연속성을 이용하게 해 준다. 예를 들어, 뒤넙다리근을 풀거나 늘리는 것이 힘들다고 여겨진다면, 그들은 표면후방선의 중요한 요소이므로, 그 선을 따라가 보아라. 우리는 장딴지근 또는 엉치결절인대를 치료함으로써 더 큰 이완을 얻을 수 있다. 경선들의 약자들은 이 섹션의 끝에 있다.

인체판독은 실습을 해야 하며 그리고 우리는 당신의 인체판독을 도울 수 있는 많은 자원들을 갖고 있는데 이 과정을 통해서 더 발전하기를 바란다. 자세한 것은 자원들을 보라. 유사하게, 우리는 세계 도처에서 워크샵을 운영하는데 거기에서 우리는 근막경선 이론, 인체판독, 및 근막 이완 테크닉(Fascial Release Technique; FRT)을 가르친다.

설명된 테크닉들은 완벽하지 않다. 어떤 부위들은 제외되었는데, 그 이유는 그들을 너무 잘 알고 있거나 또는 그들의 까다로운 본성 때문에 워크샵에서 얻을 수 있는 임상 안내 또는 멘토링 관계 없이는 배울 수 없기 때문이다. 포함된 테크닉들은 여러가지로 변형해서 적용할 수 있다. 그들은 개개인에 맞춰서 창조적으로 적용될 수 있는데, 방향, 깊이, 및 당신의 인체 포지션과 사용되는 적용 도구에 (손가락들, 손바닥, 손허리손가락관절들 또는 팔꿈치) 관해서다. 중요한 것은 이루려고 노력하는 것에 대한 이해와 치료하고 있는 조직의 본성이다. 이것의 대부분은 촉진 피드백에 의존할 것인데, 연습을 통해서 그리고 어느 정도의 안내가 있어야만 배울 수 있는 어떤 것이다.

그렇기는 하지만, 사려깊은 치료사는 이 책 안에 있는 많은 도수 접근법을 통해서 치료한 후에 확신을 가지고 폭 넓은 범주의 고객들을 잘 맞이하게 될 것이다. 우리가 원하는 것은 독자들이 고객의 필요성과 그들 개개의 조직에 맞춰서 응용할 수 있는 본보기들과 아이디어들로서 테크닉들을 보는 것이다. 각각의 관여는 '두 지적 시스템들 사이의 교류'이어야 한다는 생각으로 치료하는 것과 그리고 조직 내로 고정을 만들고 유지하는 것은 이 접근법에서 가장 중요한 요소들 중의 두 가지이다. 심지어 노련한 치료사 조차도 책의 도입 부분을 정독함으로써 이득을 얻을 것이다.

오늘날 대부분의 해부학은 인체의 전통적인 요소들을 사용하는데, 일반적으로 근막 망(fascial webbing) 그리고, 특히, 이 책에서 기술하는 근육근막의 중요한 성질들을 무시한다. 각 근육들의 이름들을 사용하는 것은 그들이 별개로 존재하며, 그들 자신의 정당성 내에서 분리된 독립체들이라는 인상을 줄 수 있는데, 그러나 여러 선들에 대한 최근 연구는 이러한 방식의 사고의 제한점들을 보여준다(Franklin-Miller 등. 2009, Huijing Baan2008, Myers 2014, Stecco 등. 2009, Van der Wal 2009, Wilke 등. 2016). 비록 우리가 익숙한 근육 용어로 각각의 테크닉들을 기술하고 있더라도,연속적인 초들(sheaths), 막들 그리고 수축성 근육 세포들을 내포하고 있는 강한 탄성 조직의 망에 대한 아이디어를 염두에 두어라.우리가 이 책 안에 있는 어떤 근육을 언급할 때, 이것은 이것의 전통적이 기시와 종지를 넘어서 인체에서 더 넓은 연결을 갖는다는 것을 제발 잊지 말아라. 즉, 이 책 안에서, 근육 이름들은 그 부위에서 근육 조직 그리고 동반된 근막에 붙여지는 '우편번호'라고 여겨질 수 있다.

우리의 주된 목적은 당신이 다른 방식으로 생각하고 분석하라는 것이다. 고객 통증에 대한 줄거리에서 모아서 한 가지 주범을 찾으려 하는 것 보다, 더 먼 곳을 보아서 그들의 전체 구조에 대한 이야기를 만들어라. 전반적인 전략을 개발하고 근막이완을 사용한 구조적 접근법을 펼치며, 그들의 인체 패턴을 탐색하기 위해서 그들과 함께 작업해라. 당신과 고객 모두 오래가는 결과로 보상을 받을 것이다. 우리는 당신이 세계 도처에서 열리는 워크샵에 참석해서 더 많이 배우기를 바란다. 우리는 머지 않은 어느 날 당신을 직접 만나기를 바란다.

우리는 당신 모두의 성공을 기원한다.

근막경선 해부학 약어

SFL – 표면전방선(Superficial Front Line)
SBL – 표면후방선(Superficial Back Line)
LTL – 외측선 (Lateral Line)
SPL – 나선선 (Spiral Line)
DFL – 심부전방선 (Deep Front Line)
SFAL – 표면전방상지선 (Superficial Front Arm Line)
SBAL – 표면후방상지선 (Superficial Back Arm Line)
DBAL – 심부후방상지선 (Deep Back Arm Line)
FFL – 전방기능선 (Front Functional Line)
BFL – 후방기능선 (Back Functional Line)

역자서문

근막 이완과 통증 치료에 관한 여러 책들이 발간되고 있다. 이 책은 통증의 치료에 우선적인 목적을 둔 것이 아니고 전신적 구조상의 균형을 위한 근막이완술로서 통증 치료와 병행해서 사용될 수가 있다. 이 책은 '근막경선 해부학(자세 분석 및 치료)'을 쓴 Thomas Myers가 치료사들을 위해서 간단한 근막경선에 대한 설명과 함께 치료 테크닉들을 사진으로 보여 주고 있다.

이 근막경선은 동양의학의 경락과 매우 유사한 것을 볼 수가 있다. 인체판독 과정을 설명하고 이에 따른 치료의 방향을 고려해야한다는 점이 매우 흥미로운 관점이다. 이 책을 잘 이해하기 위해서는 먼저 발간된 근막경선 해부학을 공부해야하며 또 Thomas Myers가 근막경선 테크닉들을 비디오로 보여주고 있는 10권으로 된 DVD 세트도 함께 공부하기를 추천한다.

대표역자 이 민 규

1

근막 이완 테크닉의 소개

An Introduction to Fascial Release Technique

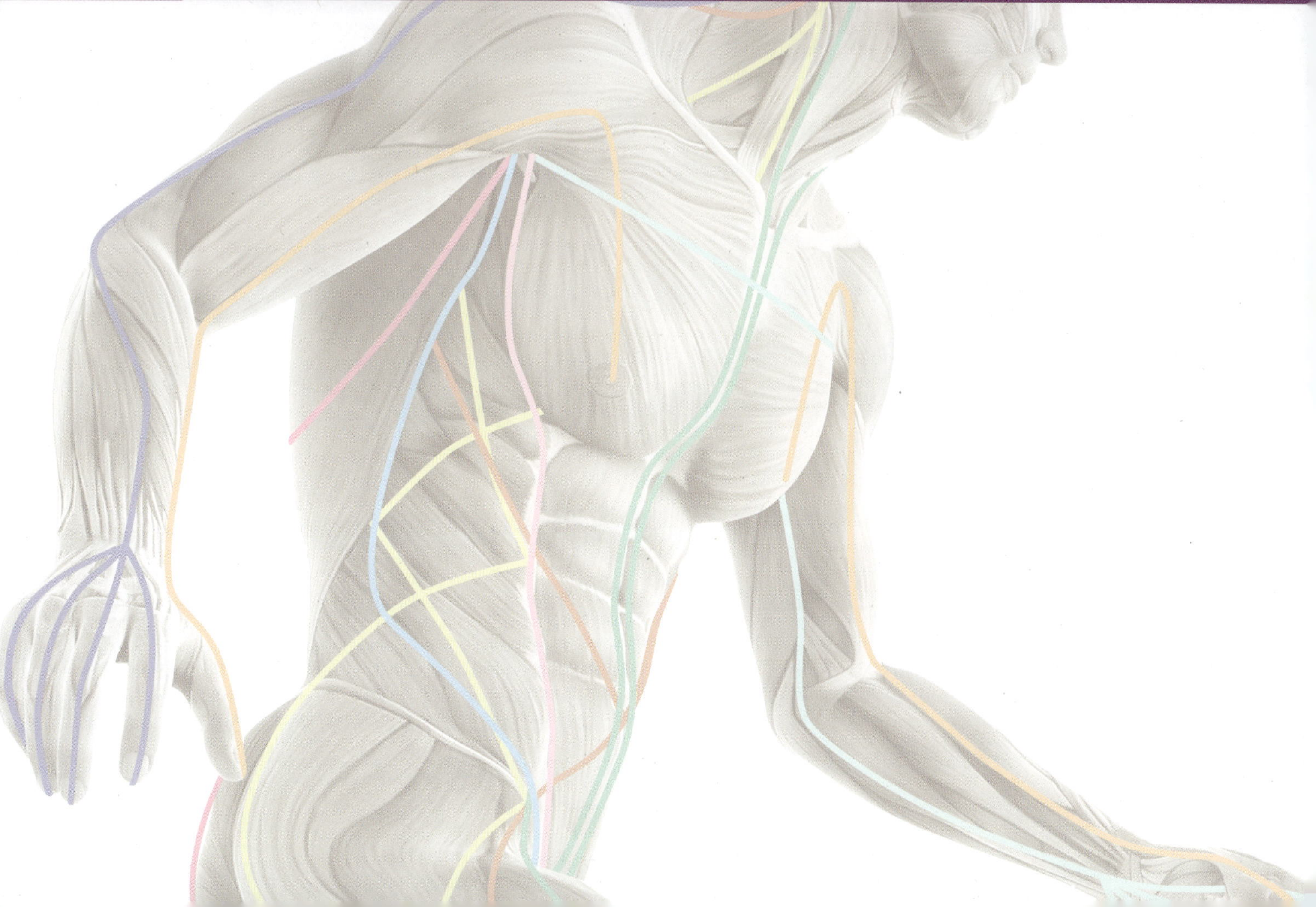

인간 정형화 (Human Patterning)

어떠한 방식에서라도, 모든 도수치료사들은 인간 움직임 정형화에 있어서 커다란 순서를 찾고 있고, 구조와 기능 사이에 있는 빈 틈으로 습격을 한다. 행동의 어떤 변화는 움직임의 변화다. 그러나 자세를 기반으로한 움직임 내의 일관된 변화를 위해서, 근막 조직들과 그들의 성질에 대한 관심이 필수적이다.

실제 세상에서 만져서 알 수 있는 모든 구조물은 안정성의 요구와 – 응집성 구조를 유지하기 위해서 필요하며 그래서 반복된 과정들이 쉽게 그리고 믿을만하게 일어날 수 있다 – 가동성 사이의 어떤 타협인데, 이것은 이 구조물이 응답하고 필수적인 부분들을 '파괴함'이 없이 모든 종류의 환경적 참신함을 다루게 해 준다.

이 스펙트럼의 안정성 끝에 제방들과 산들이 있는 것에 반하여, 생물체들은 가동성 끝을 향해 기울어지는 경향이 있다. 대부분이 뿌리를 박고 있는 식물들은 그들의 주된 구조 요소로서 탄수화물 섬유소로 만들어진 섬유로 안주한다. 사람을 포함한 커다란 육지 동물들은 구조물들을 만들기 위해서 주로 유연한 콜라겐 섬유 단백질을 사용하는데, 이것은 충분히 안정되어서 생리학적으로 독자 생존이 가능하며 그리고 동시에 그들의 능력에서 철저히 기동적이어서 환경을 통해 움직이며 이것을 다뤄서 자신의 끝으로 간다.

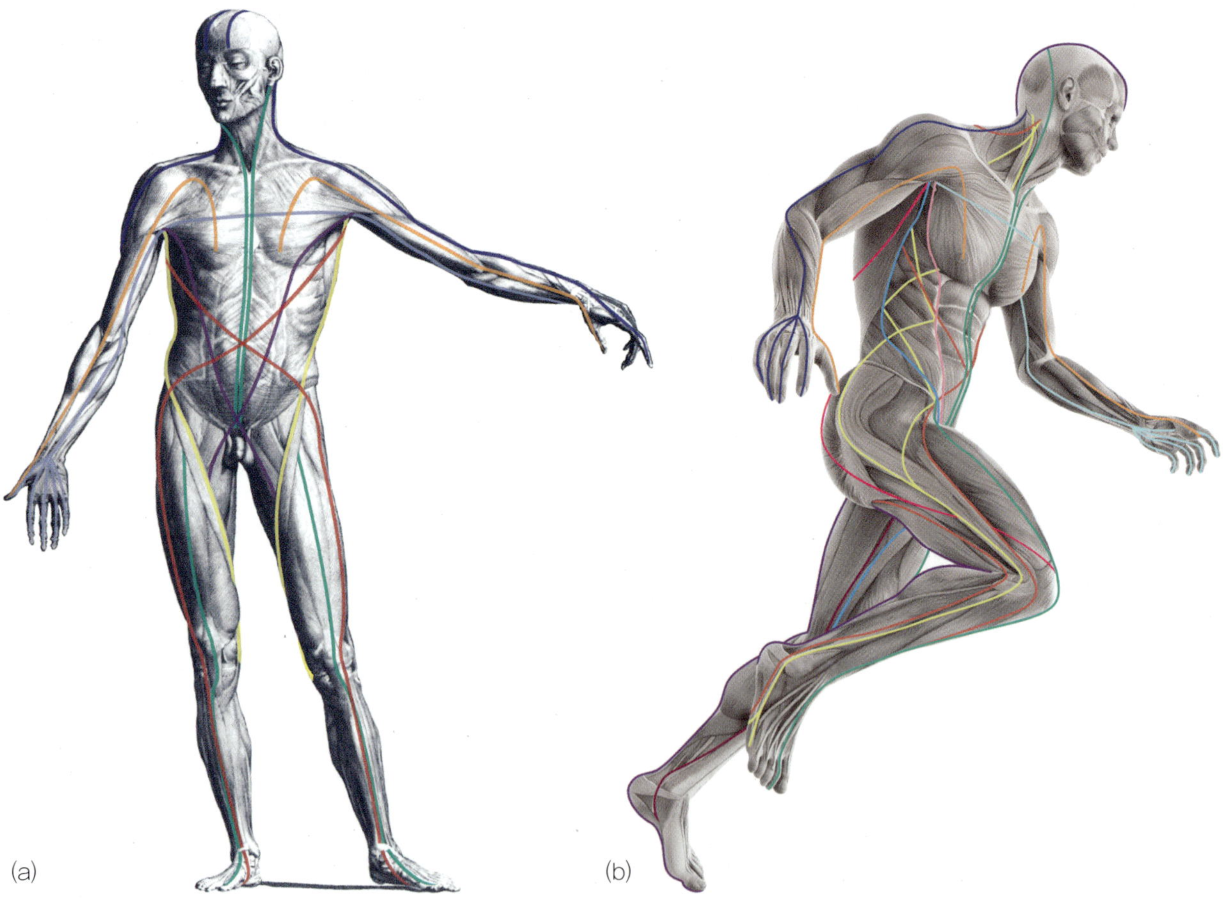

그림 1.1: 근막경선 해부학. (a) 원래 근막경선, 철로를 보여주기 위한 런던 지하철처럼 그려져서, 전체적인 자세 패턴에 영향을 주기 위해서 보상이 인체의 한 부분에서 다른 부분, 아주 먼 부분으로 옮겨질 수 있다. (b) 근막경선 해부학의 보다 더 다이내믹한 최근 투시도는 우리가 이 경선에 의해서 제공된 기능적인 효율성에 접근하고, 설립하고 완전히 사용 할 수 있는 지를 답하도록 조장한다.

이와 같이, 콜라겐 조직의 성질들과 위치잡기를 친숙하게 익히는 것은 – 콜라겐 조직은 대부분의 힘줄들, 인대들, 힘줄막들, 근육 덮개, 기관 주머니들 및 부착점들, 그리고 생물학적 직물 시트들을 구성한다 – 성공적인 도수치료 및 신체 훈련의 성공에 필수적이다. 근육과 신경을 이해하는 것은 – 필수적이기는 하지만 – 충분하지 않다. 근막에의 접근은 다른 시각, 다른 터치, 및 조직에 특화된 테크닉을 요구한다.

이러한 안정성/가동성 타협은 그 스펙트럼의 양 끝에서 '타협하는' 상황들을 만들 수 있다. 안정성 끝에서, 다른 부분들에 비해서 가동성이 있어야만 하는 부분들은 근막적으로 또 신경학적으로 함께 고착되어 별도로 움직일 수 없게 된다. 이것은 울혈 및 국소적인 기계적 부하, 또는 연결된 – 그러나 때때로 아주 먼 – '어느 곳들에' 부가적 하중을 만들게 된다 (그림 1.1).

다른 쪽에서 (가동성 끝), 때때로 긴밀하게 묶여져 있어야만 하는 부분들은 서로에 비해서 너무 움직이게 되며, 그래서 이 과도 가동성은 마찰을 일으킬 수 있다 (그래서 감염 그리고 이것의 여파). 또한 이 과도한 움직임은 그 밖의 어느 곳에서 기능이 (걷기, 서있기, 앉기, 작업 또는 스포츠) 파괴되지 않고 계속하기 위한 충분한 안정성을 만들기 위해서 근육적으로나 근막적인 보상을 (수축 또는 결합) 필요로 한다.

근육 '매듭 (knots)', 경련, 통증유발점들 내의 장기간의 장력, 비효율적인 움직임 패턴, 두꺼워지거나 들러붙은 근막, 감각 – 운동 기억상실에서 '죽은' 부위들 그리고, 물론, 조직 통증 들은 모두가 인체가 이러한 안정성/가동성 문제들을 이용할 수 있는 환경하에서 이것이 할 수 있는 최상으로 다루려는 인체의 시도에 대한 궁극적인 후유증이다.

그러므로, 우리의 고객을 위해서 구조적/기능적 온전함을 회복시키려고 하는 치료사들로서, 우리는 '신경 – 근육근막' 망 속에 있는 이 복잡한 적응의 집합체를 향해서 매일 우리 자신을 돌봐야 한다. 신경이 고도로 분포된 근육과 결합조직들 내에서 도수적 관여를 통한 이 패턴들과 협상하는 실용적인 안내로 들어 온 것을 환영한다.

이 책에서 우리는 이 정형화 트로이카의 근막/결합조직 부분에 특별히 집중한다. 모든 사람은 그들의 근육과 뼈를 알며, 그들에 대한 많은 연구가 있어 왔다. 둘 사이를 중재하는 결합조직들은 등한시되었고 그래서 잘 이해되지 못했다. 우리는 이제 우리의 관심을 이러한 적응력있는 조직들의 성질과 배열로 돌리려고 한다.

하나의 경고: 이 책과 같은 어떤 선형 제공 방식은 어쩔 수 없이 개별적인 명명된 '부분들'의 면에서 접근하는 것을 보여 줄 수 밖에 없는데, 그러나 어떤 치료사를 위한 도전은 이러한 단편적인 '테크닉들'을 고객의 독특한 전체 패턴 속으로 하나의 교묘하고 전체론적인 포괄적 접근을 조합하는 것이다. 특히 만성 문제들은 인체의 광범위한 부위에 걸쳐 다양한 조직들을 포함하며, 그리고 통증 또는 기능 이상이 있는 부위에 대한 국소 치료만으로는 효과적으로 다뤄질 수 없다.

이것과 같은 개개 테크닉들에서 인체 전체에 걸친 세션 또는 시리즈들 전략을 만들기 위해서 시각적 및 촉진 평가 기술을 개발하는 것은 우리의 단기 코스들과 장기 트레이닝들의 목표이다.

근막망의 소개 (Introduction to the Fascial Webbing)

근막은 움직임/안정성 등식에서 빠진 요소이다. 근막망에서의 성질 그리고 손상, 훈련, 및 도수 관여에 대한 반응을 이해하는 것은 오래가고 실질적인 치료상 변화로 가는 중요한 열쇠이다.

비록 해부학 책들과 테크닉 자료들이 (이것을 포함해서) 이러한 분리된 조각들을 빨리 분류하고 식별하지만, 인간들은 자동차나 컴퓨터처럼 부분들로 조립되지 않다는 것을 기억하는 것이 중요하다. 한 생물학적인 창조물의 어떤 부분도 전체와 끊임이 없고 깨지지 않은 연결 없이 존재할 수 없다.

모두 하나의 그물 (All One Net)

당신의 근막 네트워크는 당신의 성장의 두 번째 주 (week) 즈음에 하나의 통합된 전체로 시작하며, 그리고 머리에서 발가락까지 그리고 출생에서

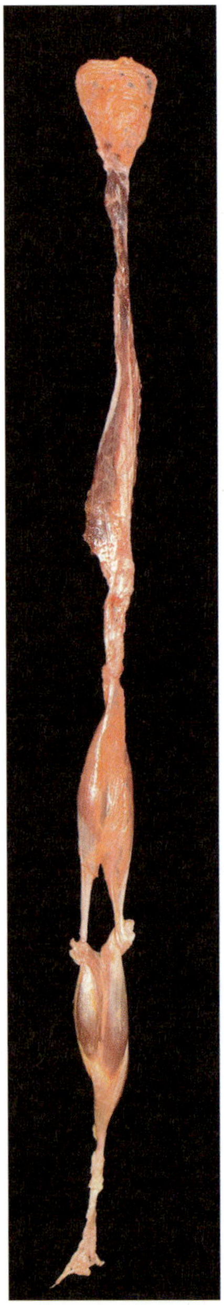

그림 1.2: 해부를 한 표면후방선. 해부용 칼을 옆으로 사용하면 근막 연결들을 실제로 볼 수 있는데 이것은 근육들을 종단으로 연결한다 – 발가락에서 (기저부) 코까지 (상부) 달리는 하나의 근막망의 부분이다.

죽음까지 하나로 연결된 망으로 남아있을 것이다. 느슨하고, 젤리 같은 망으로서의 이것의 시초 순간부터, 이것은 발생학적 성장의 복잡한 오리가미 (종이 접기) 속에서 접히고 또 접혀서 홀로서 서고, 먹고 그리고 읽을 수 있는 하나의 인간이 된다. 우리가 이 망의 다른 부분들을 식별할 때 – 회백질, 허리뼈 힘줄막, 장간막, 엉덩정강근막띠 또는 발바닥근막 – 우리는 이들이 당신의 나눠질 수 없는 전체 안에서 인위적인 묘사인 근막망의 부분집합을 위해서 사람이 만든 이름이라는 것을 기억할 필요가 있다.

모든 해부학이 육백 개의 분리된 근육들을 여기저기 나열하기는 하지만, 하나의 근육이 근막망의 육백 개 주머니에 부어져 있다고 말하는 것이 더 정확하다. 분리된 근육이라는 '환상'은 해부학자들의 메스에 의해서 만들어졌는데, 조직들을 근막 평면들을 따라 나눈다 – 그리고 이 과정 안에서, 통합된 근막 망상조직을 모호하게 만든다 (그림 1.2). 물론 이러한 구분들은 유용하지만, 줄여 나가는 과정이 통합된 전체라는 실체에 대한 우리 눈을 가려서는 안 된다.

출생 후, 이 하나의 '기관 (organ)'은 그림자 없는 중력의 지배를 받으며 – 아마도 좋든 나쁘든, 이것을 모양 짓게 만드는 가장 큰 힘 – 우리의 유전자와 기회에 의해서 제공되며 (또는 이것의 부족 여부) 우리의 환경에 의해서 제공되는 가능성들과 상호작용한다. 이것은 상해에 의해서 찢기거나 외과의사의 칼로 잘릴 수 있으며, 그리고 이것은 자기 – 복구를 위해서 이것의 최선을 다할 것이다. 이것은 숨쉬고, 걷고, 직업과 여가활동 내의 움직임 패턴들 주위에서 그 자신을 변형시킨다. 이것은 우리의 심리적인 태도에 의해서, 그들이 허용하고 안 하는 움직임들에 의해서 모양이 바뀐다. 마지막으로, 이것은 늙어간다는 불가피한 파괴를 피할 수 없는데 – 퇴행, 닳아 헤어짐 및 건조됨 – 우리가 마침내 이것을 뒤로 하고 떠날 준비에 있을 때까지이다.

조직 유형	세포	섬유 유형 (불용성 섬유 단백질)	섬유소간 성분들, 기저물질, 수분 – 결합 단백질들
뼈	뼈세포, 뼈모세포, 뼈파괴세포	콜라겐	미네랄염, 탄산칼슘, 인산칼슘으로 대체됨
연골	연골세포	콜라겐과 엘라스틴	콘드로이틴 황산염
인대	섬유아세포	콜라겐 (엘라스틴)	섬유 사이의 극소의 프로테오글리칸
힘줄	섬유아세포	콜라겐	섬유 사이의 극소의 프로테오글리칸
힘줄막	섬유아세포	콜라겐 매트	소량의 프로테오글리칸
지방	지방세포	콜라겐	조금 더 많은 프로테오글리칸
피하 (loose areolar)	섬유아세포, 백혈구, 지방세포, 비만세포	콜라겐과 엘라스틴	상당량의 프로테오글리칸
혈액	적혈구와 백혈구	섬유소원	혈장
결합조직 세포들은 제한된 종류의 섬유들과 원섬유사이 성분들을 변화시켜 놀랍도록 다양한 구성물질들을 만들어 낸다. 이 표는 고체에서 액체 상태까지, 구조성 결합조직의 주요 유형들만을 나타낸 것이다.			

그림 1.3: 섬유아세포들과 비만세포들과 같은 세포들은 세포사이 공간에서 그 성분들을 변화시켜서 결합조직을 형성하는데, 구성 성분들의 (섬유들, 아교질 프로테오글리칸 및 수분) 비율을 변화시키는 것이다.

이것 모두를 통해서, 이것은 하나의, 통합되고 교류하는 네트워크로 남아있을 것이어서, 우리를 특징적으로 알아볼 수 있고 생리학적으로 독자생존 가능한 모양으로 유지하며, 근육 조직의 수축을 뼈와 관절로 전달시켜서 합리적인 움직임으로 바꾸며, 우리가 세상과의 접촉을 통해서 우리에게 가해지는 끊임없이 변화하는 기계적인 힘들을 신경과 근육과 협동해서 일반적으로 견뎌낸다.

인체의 고깃덩어리 일 입방 센티를 자를 때 이것의 근막망의 일부를 빼놓고 자를 수 없다. 수용성 매체 내에서 아교질 프로테오글리칸들의 무정형 겔로 질긴 섬유들을 결합하는 이 근막 시스템은 세포 각각과 모두를 위한 환경을 제공하고, 모든 조직을 집어 넣고, 모든 기관을 둘러 싸고 전체 시스템을 어떤 모양으로 묶는다. 모든 조직 구조물과 이것이 가깝게 연결되어 있기 때문에, 이것은 또한 생리학적 유지와 면역에도 커다란 역할을 하지만, 그러나 우리는 이러한 역할들을, 이것의 기계적인 기능들을 설명하고 연구하는 것을, 다른 이들에게 맡긴다.

근막 요소들 (Fascial Elements)

이러한 광범위하고 다양한 힘들을 다루기 위해서, 우리의 결합조직 세포들은 몇 가지 놀랄 정도로 간단한 요소들을 변형해서 이에 상당하는 넓은 건축 자재들의 모음을 만든다. 뼈, 연골, 힘줄, 인대, 심장 판막, 근육들을 싸고 있는 질긴 직물 시트들, 뇌를 지탱하는 민감한 아교질 띠, 눈의 투명한 각막 그리고 치아의 상아질 – 이들 모두와 다른 많은 구조물들은 결합조직 세포들로 만들어 진다 (그림 1.3).

혈류를 통해서, 음식에 의해서 공급되는 단백질들을 사용해서, 결합조직 세포들은 엄청난 양의 세포들을 함께 붙잡는 아주 흔한 세포간 요소들로 모습을 드러낸다. 우리 구조물의 주요 요소는 질긴 콜라겐 섬유인데, 이것은 – 아교질 점액다당류들 (이 또한 이 세포들에 의해서 만들어진다) 내에서 다른 섬유들과 (엘라스틴 및 레티큘린) 서로 엮여 있다. 이러한 커다란 당과 단백 중합체들은 많은 양의 물과 결합해서, 안정성과 가동성을 위한 다양한 요구에 맞추기 위한 가지각색의 성질들을 가진 많은 배열들을 만든다.

뼈에서, 가죽 같은 조밀한 콜라겐 망은 기저 물질을 대체한 칼슘의 인회석과 미네랄염 속에 묻혀 있으며, 우리 몸들에서 가장 단단하지만 여전히 탄성이 있는 조직을 만든다 – 우리의 다른 조직들이 녹아 없어진 후에도 해골은 남아 있다. 연골은 동일한 가죽 기반이지만 (그렇더라도 연골은 다소간의 콜라겐, 또는 엘라스틴에 따라 다를 수 있다) 그러나 사이질 공간의 나머지는 실리콘 같은 콘드로이틴으로 채워져 있다.

힘줄과 인대에서는, 섬유가 우세한데, 규칙적인 결정체 줄들로 배열된 섬유들의 네트워크 내에서 오직 작은 양의 당단백과 함께 한다. 힘줄막에서는, 유사한 당단백에 대한 섬유 비율이지만, 그러나 섬유들은 펠트 제품처럼 모든 방향으로 달린다.

소성 조직 또는 지방과 같은 성긴 조직에서는, 섬유들은 많은 양의 수용성 당아미노글리칸들 내에서 퍼져있다. 이 조직들의 낮은 점성은 여러 대사산물들과 염증에 싸우는 백혈구들이 쉽게 퍼지게 도와 준다.

제한이 있지만, 결합조직 시스템은 국소적으로 변하는 기계적 상태들을 다루기 위해서 이러한 요소들을 바꿀 수 있으며, (예) 여름 댄스 캠프의 요구에 응해서 더 강한 인대들과 더 조밀한 뼈들을 만들기 위해서, 그리고 당연하지만 상처들을 아물게 하고, 부러진 뼈들을 수리하며, 또 찢긴 직물들을 수선하기 위해서 이 요소들을 변경시킬 수 있다.

불행하게도 이것은 자신을 나쁜 방향으로도 바꿀 수도 있는데, 좌식 생활 습관, 또는 심리학적 또는 직업상 기반의 만성적으로 가만히 있는 패턴에 응해서이다.

최근에 우리가 알게 된 것은 근섬유아세포 (myofibroblast)라 불리는 섬유아세포들의 특수한 브랜드인 세포들 자체가 그들 자신을 실제로 변경시켜 15페이지에서 논의하는 인테그린들을 통해서 그들이 만들어온 근막 망에 묶은 다음, 이것을 수축하기 위한 힘을 내는 것을 알았다 (그림 1.4). 이것이 발견할 때까지, 근육은 수축될 수 있지만, 근막은 수동적으로 탄성이 있다라고 여겨졌다. 이제 우리가 알게 된 것은 어떤 상황들 하에서 근막은 수축할 수 있는데, 이 세포들이 평활근 세포들처럼 되기 위해서 그들 자신을 바꿔서 주위의 근막망 속으로 수축력을 내게 된다.

이러한 상황은 매우 흥미로운데, 인체 내의 어떤 다른 근육 세포들과 (평활근, 심근, 또는 골격근) 틀리게 이러한 하이브리드 결합조직 세포들은 신경지배를 받지 않기 때문이다. 신경들에 의해서 자극 받는 대신에, 그들은 안티히스타민 또는 옥시토신 같은 어떤 화학물질이거나 또는 그들이 연결된 근막을 통해서 지속된 기계적 장력에 의하여 자극된다.

근섬유아세포들은 이러한 수축을 만드는데 시간이 걸리며 – 최소한 20분 – 그리고 완전히 발휘하기까지 몇 시간이 걸리는데, 그래서 이것은 다른 근육 조직에서 우리가 볼 수 있듯이 즉각적인 보상 수축은 아니다. 우리는 한 순간에 이러한 섬유아세포들을 동원할 수는 없지만, 그러나 시간을 두고서 많은 근섬유아세포들이 합쳐진 수축은 하지 주위의 종아리근막, 등 하부의 등허리근막 처럼 넓은 시트들, 또는 손바닥 또는 발바닥 근막에 (여기서 이 세포들의 과도한 활동은 섬유종증 또는 듀프이트렌 구축에 기여를 한다) 상당한 당김을 발휘한다.

근섬유아세포들의 존재 또는 수축의 임상적 영향 그리고 도수치료사를 위해서 이것이 무엇을 암시하는 가에 관해서 최근에 알려진 것이 거의 없지만, 이것은 정립된 아이디어들로부터 하나의 중요한 벗어남을 나타내고 있으며, 그리고 우리가 근막에 관해서 '알고' 있는 '이것은 능동적으로 수축하지 않는다'는 바뀌어야만 한다는 것을 우리에게 보여 준다.

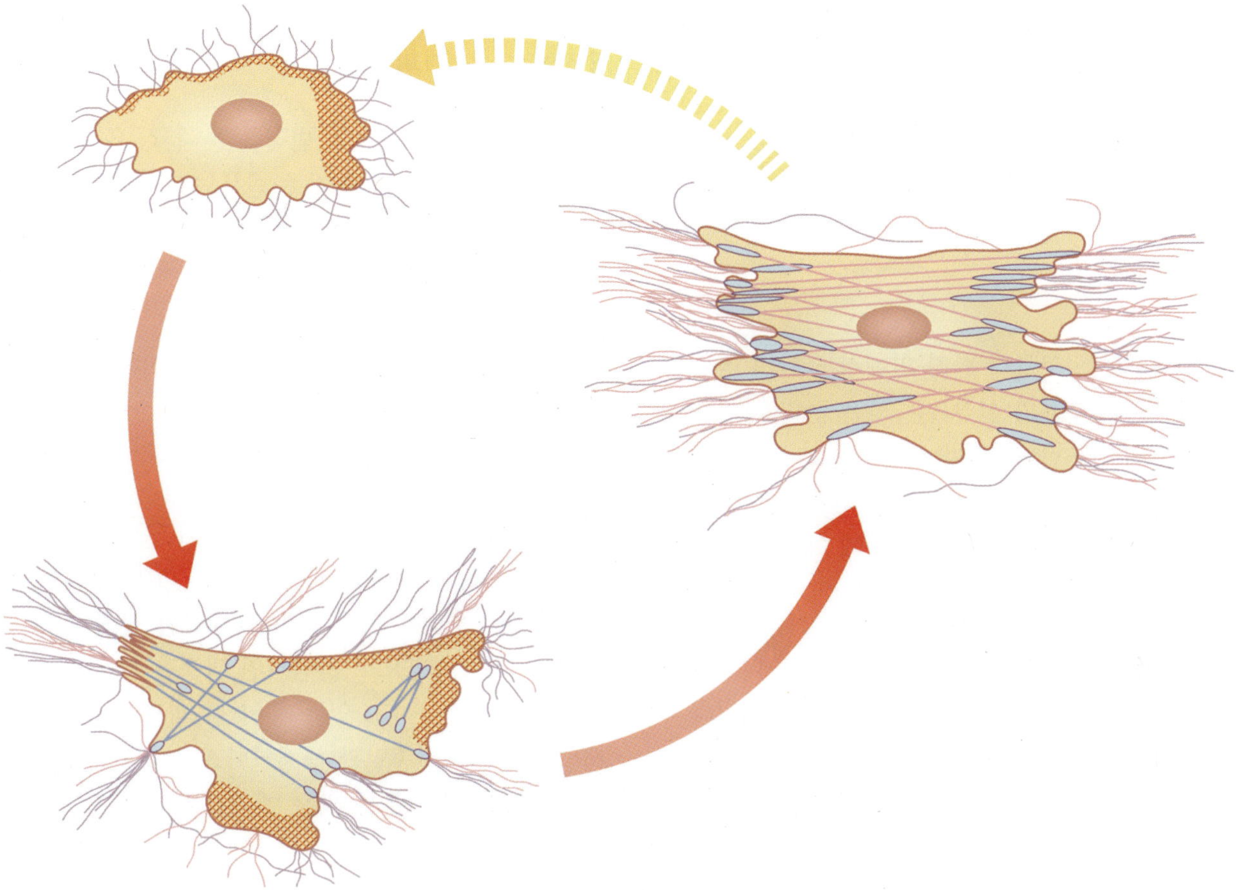

그림 1.4: 근섬유아세포들은 우리 그림인 근막망으로 세포 수축을 더한다. 어떤 상태하에서, 일부 섬유아세포들은 그들의 세포 구조들을 결합조직 세포간질 속으로 고리를 건 다음, 섬유성 망에 느린 평활근 같은 수축을 만든다.

근막 신호법 (Fascial Signaling)

세포 수준에서 조직 변화를 지배하는 생화학적 신호법은 이제 이것의 비밀들이 연구가에게 밝혀지고 있지만, 그러나 이러한 새로운 기계생물학의 암시는 모든 도수 및 동작 치료사들에게는 광범위하다. 모든 세포들, 특히 모든 섬유세포는 이것의 주위 화학적 환경을 '음미할 (tasting)' (Candace Pert et al. 1997)뿐만 아니라, 이것은 장력과 압축력들의 기계적인 환경을 '들으며' 반응한다.

이것이 생기는 기전은 인체 내의 대부분 세포들의 면에 산재해 있는 특수한 접착성 입자들을 통해서 만들어 지지만, 특히 섬유아세포들과 그들의 사촌격인 주로 인테그린 (integrin)에 의한다 (그림 1.4). 세포들은 결합조직 망 내에서 인테그린들 그리고 접착성 벨크로 같은 단백질을 (Ingber 2006) 통해서 자체를 고정시킨다. 세포들은 인체 사이를 살금살금 기어 나가는데, 인테그린들의 '머리 쪽'에서 새로운 연결들을 만들기 위해서 뻗고 '꼬리 쪽'에서 이러한 연결들을 느슨하게 만들어서 움직인다. 접착성 단백질들은 막을 통해서 세포골격으로 세포 속으로 깊이 연결되어서, 이러한 결합조직들의 새로운 당김들이 세포의 행동에, 즉, 이것의 유전자가 자신을 표현하는 방식에 영향을 줄 수 있다 (Horwitz, 1997).

이러한 발견의 영향은 심오하다. 이것이 제시하는 것은 우리가 구조적 건강을 인체의 각 세포가 이것의 이상적인 기계적 환경 안에 살고 있는 어떤 상태라고 정의할 수 있다. '이상'을 구성하는 것은 세포 타입에 따라 다르며, 그리고 인체의 다른 부분들에 있는 세포 타입들 내에서 다르기 조차 한다.

근육 세포들은 그들의 환경 안에서 약간의 장력을 좋아한다. 대부분의 신경들은 낮은 장력 상황에서 최상으로 일을 한다. 표피 세포들은 그들이 보다 압박된 환경에 있을 때 보다 더 장력을 받는 환경에 있을 때 그들의 유전자들을 다르게 표현할 것이다.

극단에 있을 때, 너무 큰 장력 하에 놓인 세포들은 과도한 장력을 덜기 위해서 그들 자신을 더 많이 복제하려고 그들의 '일'을 단념하는 경향이 있다. 너무 많이 압박을 받는 세포들은 종양을 만드는 것에 우선해서 자살하는 (세포 소멸; apoptosis) 경향이 있는데, 세포들이 너무 빽빽할 때 일어나는 일이다.

고대인은 인체의 올바른 비율을 추구했는데, 중도 (golden mean)와 인체의 다른 부분들의 비교적인 비율을 살폈고, 레오나드로 다빈치의 흔히 볼 수 있는 비투르비우스적 인간에서 볼 수 있다. 이제, 우리는 최적 생체역학적 환경에 기반을 둔 비율의 새로운 이상을 규정할 수 있다. 우리가 치료적으로 특수한 방식 안에서 이것을 측정할 수 있는 것으로부터 멀리 떨어져 있는 동안, 이 개념은 세포 생물학과 도수치료 사이의 흥미진진한 새로운 결합을 암시한다.

촉촉한 콜라겐성 네트워크는 하나의 반도체 네트워크인 액상 크리스탈을 형성한다는 아이디어에서 근막 신호법의 또 다른 형태가 나타난다. 압력 또는 장력은 이 망 내에서 피에조 전기 (piezo-electricity)라고 알려진, 이온 흐름을 만들며, 이 전기 흐름은 섬유아세포들을 자극하거나 억눌러서 새로운 섬유들을 형성하거나 못하게 한다 (그림 1.5).

이런 방식으로, Wolff의 법칙을 통해서, 우리 움직임들의 장력, 특히 자주 반복되는 움직임들은 뼈들과 인대들을 포함한 결합조직들의 '리모델링'을 만들게 하는데, 우리가 위에서 말한 예인 우리자신을 여름 댄스 캠프에 참가하게 할 때, 또는 보다 미묘하게 직업의 변화에 기인한 우리 자세 변화들, 어떤 심리학적인 태도, 또는 나이가 늘어감에 따라 리모델링이 만들어 진다 (Wolff 1892).

그렇게, 우리가 고객의 신경-근육근막망으로 들어갈 때, 우리는 치유 또는 효율적인 실행에 도움이 되는 방향으로 자연적인 과정을 더하거나 조정하려고 추구하고 있는 중인데, 세포와 분자 레벨에서부터 시종일관 생체역학적 실행의 전체까지-매일, 운동 또는 예술적 실행들-망라한다.

전반적인 신경학 면에서-비록 근막에 있는 많은 신경 수용체들에 (그들의 대부분은 스트레칭 수용체들의 변형들이다) 대한 깊은 터치의 효과가 최종적으로 정립되지 않았지만-일반적인 효과는 신경들을 리셋시키며, 응답이 없는 신경들 내의 감각을 회복시키며, 그리고 '켜진 (on)' 포지션에서 달라 붙어 있는 운동 신경들의 자극 역치를 낮추는 것처럼 보인다 (그림 1.6).

근막에서, 깊은 터치의 효과는 당단백들을 녹이고 수분을 공급해서 보다 점성이 되며, 그들의 요변성 성질을 통해서, 그들은 펴 늘일 수 있는 겔 같은, 덜 아교질인 점성으로 다시 돌아갈 수 있다. 결합조직은 복잡한 교질인데 젤라틴 디저트와 비교될 수 있다. 이것은 냉장고 안에 넣으면 이것은 굳어지고; 스토브 위에 놓으면 이것은 액체가 된다. 유사한 과정이 터치로 생긴다 (그리고 아마도 다이나믹한 운동과 요가 같은 스트레칭도 그렇다).

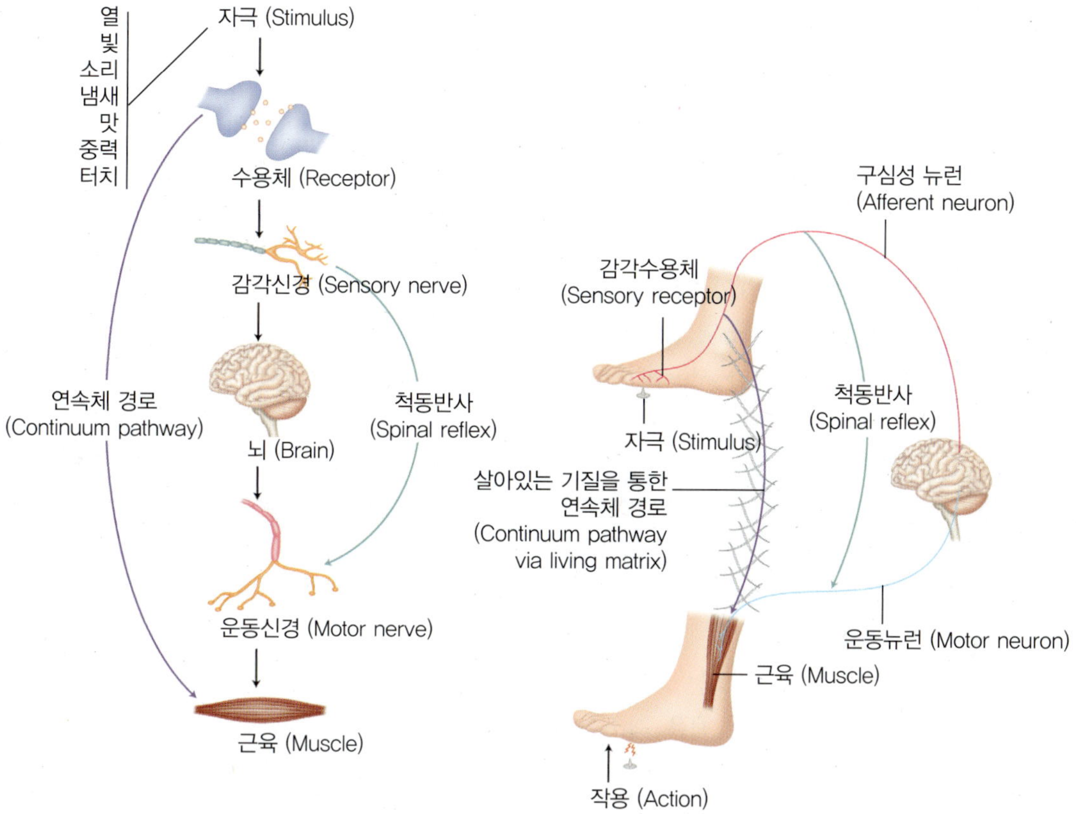

그림 1.5: 우리는 신호법 네트워크로서 신경망을 오랫동안 알고 왔었지만, 결합조직 네트워크는 잠재적으로 두 번째인, 아마도 보다 원시적이지만 다섯 배나 빠른 역학적 부하를 위한 신호법 네트워크이다.

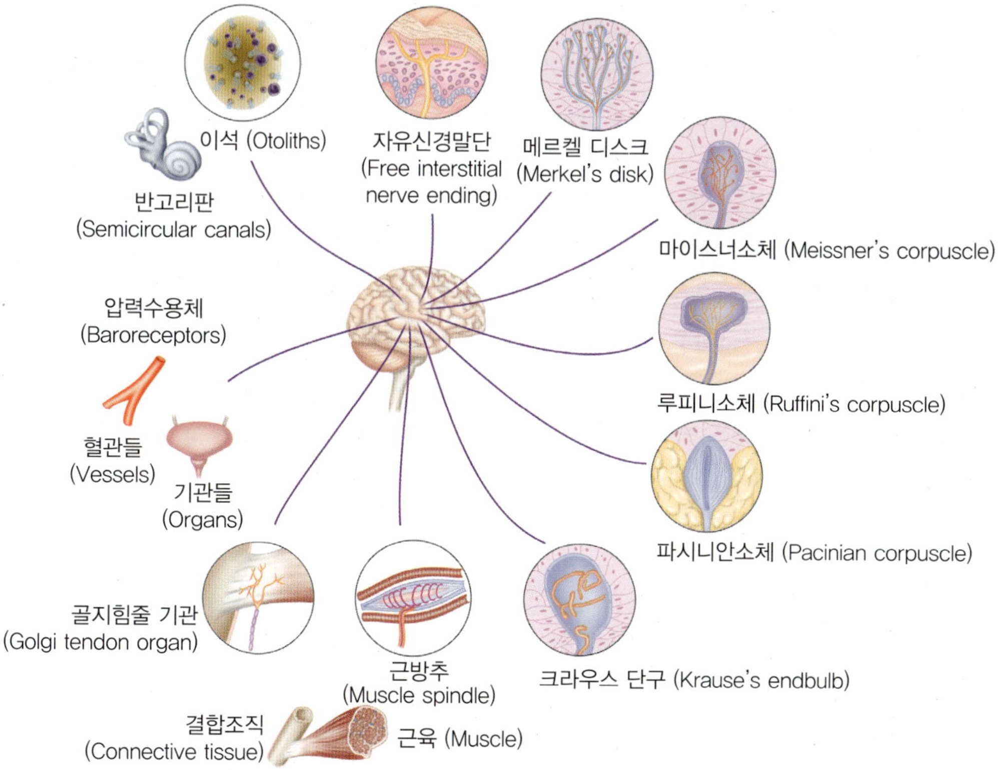

그림 1.6: 근막은 가장 풍부한 감각 기관으로, 신경말단들, 골지힘줄 기관들, 파시니안소체들, 자유신경말단, 및 루피니소체들을 포함하는 신경들로 채워져 있는데 – 모두가 압력, 진동, 전단 변형의 명백한 그림을 뇌에게 주는데 – 사실상, 근막의 어떤 변형을 보내는 것이다.

어떤 특정한 방향 벡터로 깊은 터치가 적용될 때, 섬유들 사이에 있는 당단백의 용해가 콜라겐 섬유들을 서로 미끄러지게 하고, 플라스틱 변형을 만들어서 결국 조직의 지속된 늘림을 만든다. 이것은 탄력을 가진 근육 조직을 스트레칭하는 것과는 의도, 느낌 및 결과에서 다르다. 근막 내의 이 가소성은 잘 짜인 근막 도수법의 진보적인 본질과 영속성을 설명한다 (Stecco & Stecco 2014). 근육과 달리, 근막은 – 일단 성공적으로 늘려지면 – 제 자리로 튀듯이 돌아 오지 않는다.

근막을 녹이고 움직이게 하려면 지속된 터치가 있어야만 하며, 조직 스트레칭의 특정한 깊이와 방향이 필수적이다. 또한 깊은 터치는 근막에 있는 많은 신경 말단들에 영향을 주며, 늘리는 효과는 신경학적 영향 또는 요변성 효과 또는 모두의 어떤 조합에서 기인할 수 있다. 이 책은 최소한의 노력으로 최대한의 결과를 줄 조직 변화들과 방향을 위한 느낌 속으로 당신을 안내하려고 디자인되었다.

요약해서, 신경들, 근육들 및 근막은 합쳐져서 근육근막 조직들을 어떤 다이내믹한 장소에 있게 만든다. 깊은 터치는 이 조직들 세 개에 모두 영향을 줄 수 있지만, 그러나 근막에 대한 영향은, 녹여지고 늘려졌을 때, 지속되어서, 다른 두 개의 조직들이 새로운 기계적 환경에 재적응할 시간을 준다. 전체로서의 – 세포들, 섬유들 및 '아교질' – 근막 조직은 손상, 오용 또는 사용하지 않음으로 변형될 수 있지만, 그러나 좋은 소식은 이것이 '가소성'이라는 것이다 – 이것은 숙련된 도수치료, 스트레칭, 운동, 및 인지에 반응해서 개선될 수 있다.

이 섹션은 결합조직에 대한 기계적 부하와 치료목적 이완의 국소적인 영향을 설명해 왔는데, 우리가 말했듯이, 결합조직에서 모든 세포들은 그것 주위 모든 것들에서 오는 기계적 메시지들에 대하여 '듣고' '적응한다고 이제 알려졌다. 그러나 부가적으로, 치료사들로서, 우리는 인체 한 부분에 대한 치료가 도수가 적용된 부위에서 아주 먼 인체의 어떤 다른 부분으로 전이들을 만들 수 있다는 것을 일상적으로 본다. 예를 들어, 발목의 치료가 허리의 경감을 줄 수 있거나, 목을 개통시키는 것이 보다 넓어진 호흡 패턴을 만들 수 있다.

국소적 변화들이 어떻게 전체적 결과를 만드는지를 보기 위해서, 우리는 근막이 모두 하나의 망이라는 아이디어로 돌아갈 필요가 있으며, 그리고 우리가 우리의 몸체들에서 사용하는 '긴장통합체'라고 불리는 흔치 않은 종류의 엔지니어링에 비추어 전체 디자인을 볼 필요가 있다.

긴장통합체 (Tensegrity)

인체는 과도 장력을 전체적으로 분배하게 디자인되었는데, 이것을 국소적으로 집중시키는 것이 아니다. 중력에서 발휘된 즉각적인 힘들뿐만 아니라 상해와 사용 패턴들을 위해서 아주 천천히 움직이는 보상적인 힘들은 '긴장통합체'라고 알려진 특별한 타입의 기하학의 면에서 제일 잘 이해된다.

장력, 압축력, 휨 및 절단력들을 다루는 것은 엔지니어들의 몫이다. 데카르트 이후로 줄 곳, 우리 몸은 '부드러운 기계'라는 면으로 종종 기술되어 왔는데, 거기서 뼈는 대들보와 같고, 근육은 케이블과 같고, 전체 구조는 크레인과 어느 정도 같다 – 뉴턴의 운동 법칙 그리고 (보다 깊은 레벨에서는) 열역학의 면에서 이해되는 일련의 도르래와 지렛대. 신체운동학에 대한 이 역학적인 접근은 우리에게 움직임에 대한 생체역학에 많은 통찰력을 주었지만, 이러한 분석은 걷는 것과 같은 '간단한' 동작들조차 실제로 규명하지 못했다. 이것은 우리가 여기서 논의하고 있는 손상을 위한 일종의 전반적인 보상에 확실히 도움이 되지 못했다.

카오스 수학의 도래, 프랙탈 등식들, 및 생명 시스템들이 복잡성의 가장자리에 맴도는 방식에 대한 커다란 이해들이 인간의 안정성/가동성

역학을 새롭게 이해하게 해 주었다. 인체를 보는 것을 우리가 주택과 교량을 보는 것과 동일한 용어로 보기 보다는, 그 대신 인체를 '긴장통합체 (Tensegrity)'라고 알려진 독특한 타입의 구조인 예로서 볼 수 있는데 (긴장통합체는 '긴장 (tension)'과 '완전성 (integrity)'에서 온 신조어다), 거기에서 구조물의 완전한 상태는 압축력들의 연속성이라기 보다는 장력의 균형에 안주하고 있다 (Fuller & Applewhite 1982, Myers 2014, Scarr 2014).

아티스트인 Kenneth Snelson이 시작하고, 디자이너인 Buckminister Fuller가 발전시킨, 긴장통합체 구조물들은 우리 자신들을 보는 하나의 대조적인 방식을 준다. 생물체 골격은, 교실 골격 모형처럼 (스탠드에 매달려 서로 엮여있는), 이것에 개개 근육들이 매달린 하나의 튼튼한 프레임워크가 아니다. 우리는 인체를 하나의 인장 망상조직, 이것에 뼈 지주들이 '떠있는' 것으로 볼 수 있다 (그림 1.7).

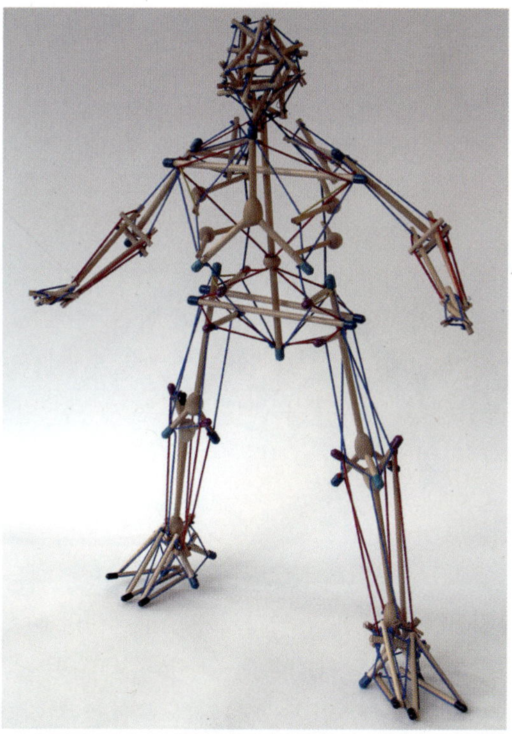

그림 1.7: 인간 구조의 새로운 모델 – 긴장통합체 모델로 뼈들은 연조직 장력 바다에 떠있다 (Tom Flemons의 호의로 모델과 사진을 게재, www.intensiondesigns.com). 이 구조는 약간의 매우 흥미 있는 방식으로 인간처럼 행동한다.

긴장통합체를 말로서 묘사하는 것은 금방 혼란을 일으킨다. 그림이 도움이 되지만, 긴장통합체 구조물과 놀고, 다루고, 또는 만들어 보는 것이 이 구조물들이 어떻게 작동하는 느낌을 갖는 최상의 방법이다 (그림 1.8).

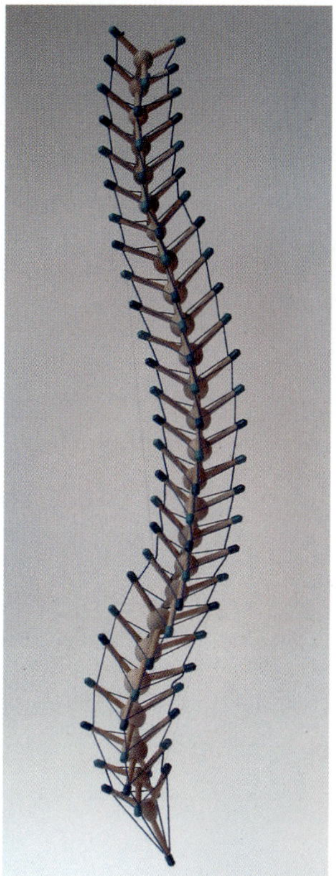

그림 1.8: 긴장통합체 구조처럼 만들어진 척추. 명백하게 이 간단한 모델들만이 척추의 복잡성을 필적하지만, 그러나 동작에서 그들은 기능과 기능 이상 모두에서 우리 자신의 움직임과 행동의 어떤 면들을 닮는다 (Tom Flemons의 호의로 모델과 사진을 게재, www.intensiondesigns.com).

이러한 구조물들은 우리가 일반적으로 비교하는 크레인 또는 기계보다 훨씬 더 탄성이 있으며, 그들을 인간 기능을 위한 하나의 모델로 추천하는 독특한 여러 특성을 보여 준다.

1. 내적 완전성 (Internal Integrity)

집 또는 크레인은 위 아래가 뒤집히면 전처럼 작동을 못할 것이지만, 인간을 포함한 동물 몸체는 나무에 매달리고, 머리로 서거나 또는 댄서가 공중에서 돌 때에도 이것의 구조적 완전성을 유지한다. 긴장통합체 구조물들은, 인장과 압축의 내적 균형 때문에, 그들의 지향이 어떠함에 상관이 없이 그들의 모양을 비슷하게 유지한다.

2. 과도장력 분산 (Strain distribution)

긴장통합체 구조물 내의 탄성 밴드들은 연속적이며 그리고 압축 부재들은 ('뼈들') 따로 떨어져 떠다니기 때문에, 어떤 변형은 (하나의 뼈를 밀거나 하나의 줄에 걸친 인장을 변경시키는) 과도 장력을 만들 것인데 이것은 구조물 전체에 균등하게 배분된다. 이 결과는 국소적으로 커다란 크기의 변형보다는 전체 구조물에 걸친 작은 크기의 변형을 만든다.

생리학적으로 (Huijing 2009), 그리고 본 저자의 의견에서 입증되어온 이 현상은 최근 치료 교재들에서 매우 저평가 되어 있다. 즉, 인체는 처음 충격 또는 과도한 힘 동안 부하를 나누어 분산시키도록 디자인되어 있어서, 부상의 가능성을 감소시킨다 (그러나 분명히 이것을 제거하지는 못한다 - 이 분배는 조직들의 '파괴점'에 다다를 때까지 생긴다). 근막 조직들의 점성, 탄성, 및 가소성은 모두 부상 방지에 기여를 한다.

만약 부상을 입을 경우, 근막 시스템은 (물론 신경근육 반응들과 함께) 그 패턴을 재빨리 전신에 분산시켜, 조직 손상과 기능 상실을 최소화 시킨다. 만성적 상태들은 전신적 평가와 전신적 치료를 요구한다. 채찍질손상은 몇 일 동안은 목의 문제, 몇 주간은 척추의 문제, 그 후로 전신 문제가 된다. 이 기간 후에 오직 목만의 치료를 계속하는 것은 흔히 있는 잘못이다.

3. 모든 축들에서 팽창 또는 수축 (Expansion or contraction in all axes)

풍선의 중심 주위를 누른다면, 이것은 길어진다. 밧줄을 당기면, 장력이 증가함에 따라 이것의 둘레는 감소한다. 그들의 분산 성질 때문에, 긴장통합체 구조물들은 다르게 작용한다 (그리고 자주, 인체들도 마찬가지이다). 하나의 긴장통합체 구조물을 한 차원으로 늘리면, 이것은 모든 방향들로 늘어날 것이다. 이것을 누르면, 이것은 힘의 선을 따라서뿐만 아니라, 모든 차원들에서 누를 것이어서, 이것이 그랬었던 것보다 더 조밀하고 더 탄력 있게 된다.

인체 또한 이런 종류의 현상을 보여 준다. 심각한 부상을 입은 몸체는 처음에 맞닥뜨린 공격 단지 바로 이것이 아니라, 이것의 모든 축들을 따라 수축하고 후퇴할 수 있다. 반면에, 우리가 인체를 한 차원으로 개통함에 따라, 이것은 모든 차원들로 팽창하는 것처럼 보인다 - 높이, 폭, 깊이가 더 팽창한다.

비록 마지막 결정이 얼마나 정확하게 인체의 역학들이 세세하게 작동하는 가에 있지는 않지만, 인체를 긴장통합체의 면에서 보는 것은 국소 치료의 효율과 지속성을 크게 증가시키는 일관성 있는 전체 전략들로 이끈다.

인체는 이상적인 긴장통합체가 아니고 움직임에서 탄성이 있는 살아있는 모델이다. 뼈는 연조직의 '바다' 속에서 떠다닐 수 있지만, 실제 세상에서 그들은 관절을 통한 끊임없는 방식으로 그렇게 한다. Fuller의 말에 의하면, 인간의 지주들은 "열정적 키스 (locked kiss)"처럼 함께 유지되고 있다. 중력의 영향과 외적인 여러 압력 하에 놓인 이러한 매우 낮은 마찰 관절 면들은 인간 긴장통합체의 '지주들'을 (뼈들) 예측 가능한 방향 안에서 '탄성 (elastics)' (연조직의 특이한 배열) 속으로 안내한다.

예를 들어, 발꿈치뼈 (종골)의 가쪽 오프셋 때문에, 각 발걸음은 발걸음의 입각기 (stance phase) 동안 발뒤꿈치 - 닿기 (heel - strike) 이후 목말뼈 미끄러짐, 회전 및 안쪽 기울기를 포함할 것이다. 이것은 힘을 앞, 뒤 정강근으로 밀어 보내 것인데, 여러 근육근막 슬링들 (slings)을 포함한다. 보행과 기능성 움직임에서 이러한 근육근막 슬링들의 탄성 변형과 되꼬임을 이해하는 것은 균형과 통합 기능성 움직임으로 가는 우리의 추구에서 새로운 흥미로운 발견이다 (Earls 2014).

비록 근막이 우리가 언급해 온 모든 면들에서 – 이것의 가소성, 이것의 탄성, 이것의 교류 및 이것의 전체론적인 특성 – 매우 중요하지만, 이것은 물론 전체적인 그림이 아니다. 우리는 '섬유성 인체' 내에 두 개의 다른 전신 시스템들을 채우는 길로 갈 수도 있는데, 순환 및 신경 시스템들이다. 이러한 두 시스템들은 근막 시스템에 비해서 더 광범위하게 이해되고 있으며, 그리고 근육들은 그들의 기능을 위해서 신경 신호들 및 영양을 주는 혈류에 명백히 묶여 있다. 이와 같이, 대부분의 동작 치료들은 액체들이 세포들을 왕래하는 자유로운 흐름 또는 방해되지 않은 신경들의 움직임의 조화에 초점을 맞춰왔었다 (그림 1.9) (Still 1910, Palmer 2010).

물론 무엇이 실제로 끊어짐이 없는 신경 – 근육근막 망인가에 관한 '동맥의 법칙' 또는 '신경의 법칙'에 대한 관련 증거가 많은 영향은 매우 중요해서, 임상에서 완전히 분리하는 것은 불가능하다. 그럼에도 불구하고, 우리의 논지는 안정성과 가동성 사이를 중재하는 근막 망 성질에 기초를 두고 있다.

이러한 다른 네트워크와 비교해 볼 때, 근막 네트워크는 곧바로 빠르게 교류하는데 (신경 시스템의 150mph에 비교해서 기계적 정보에 720mph) 그러나 신경 또는 혈관 어느 것보다도 응답이 더디다. 근막의 리모델링 과정은 초 또는 분 단위라기 보다는 몇 날 몇 주로 측정된다. 이것은 외부에서 시작된 변화를 받아들이기에 늦고, 그리고 이것이 만든 어떤 변화를 붙잡고 있는다. 이것이 근막 시스템을 만성 문제들을 위한 대부분의 정형화의 저장소로 만들며, 급성과는 대조적이다. 물론 부러진 뼈, 절단된 힘줄 또는

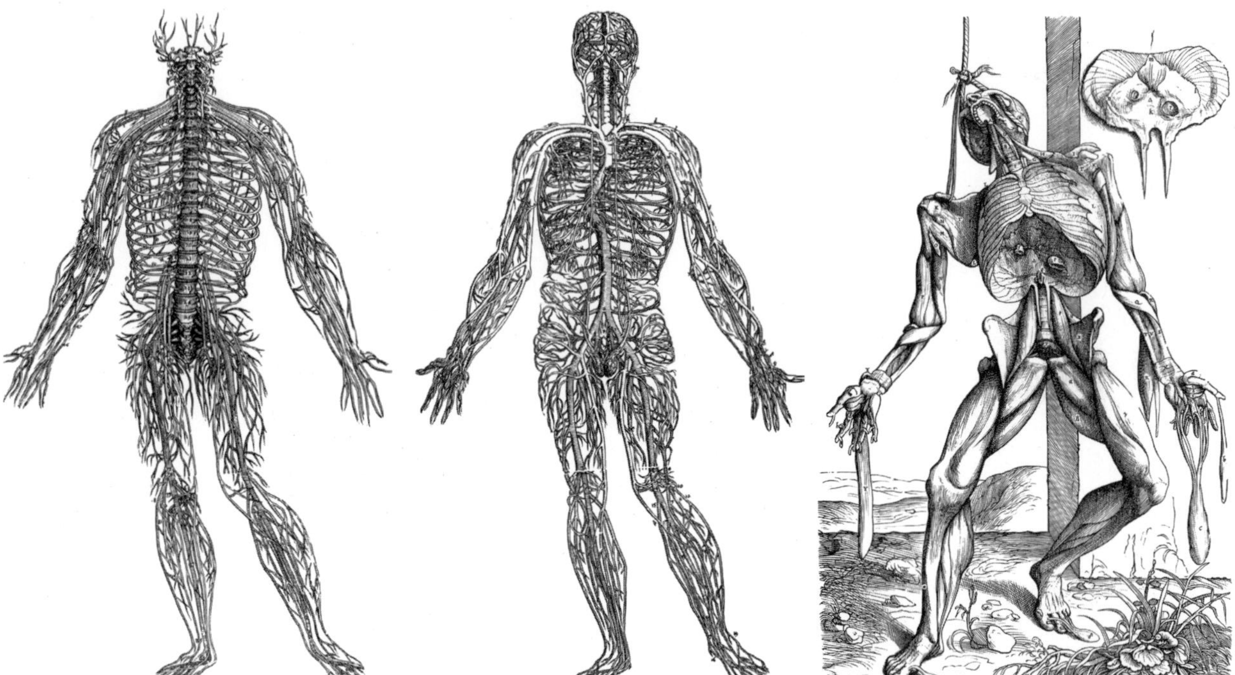

그림 1.9: Vesalius가 그린 세 개의 전신 네트워크인데, 그는 이 도해를 1548년에 발간했다. 그의 놀라운 동판술에서, 우리는 이러한 네트들의 어떤 것이라도 우리에게 전신의 모습을 보여주는 방식을 볼 수 있다. 근막망은 이 세 이미지들 중에서 가장 적게 연구되었고, 450년을 넘은 뒤까지 그대로 남아 있다.

삔 인대에서처럼, 결합조직에 급성 외상이 있을 수 있지만, 그러나 이 외상의 영향은 조직망을 가로질러 자신을 분산시키며 다른 조직들의 초기 치유 이후로 오래 지속하는 경향이 있다.

부종이 생기며 손상된 조직으로 치유 단백질을 옮기는 염증 반응 역시 증가된 섬유형성, 층들 사이의 유용한 움직임의 손실, 및 혈류 및 림프의 흐름을 방해하는 간극 요소들의 '점착성'을 궁극적으로 만든다. 근막이 부적절하게 짧아지거나 이완으로 인한 만성적인 장력은 신경근육 통증 유발점들을 만들고, 그 반대도 똑같이 진실이다. 불안 또는 직업상의 오용, 사용하지 않음, 오용 또는 과사용에 기인한 만성 장력이 중력 또는 다른 힘들에 의해서 요구되는 곳에 근막을 치밀화되게 만든다 (Stecco 2105).

결론적으로, 비록 많은 접근법들이 신경-근육근막망의 관여하는데 유용하지만, 구조적 불균형을 위한 근막 요소의 장단기 처치 모두를 고려해야할 경우가 있다 (그림 1.10).

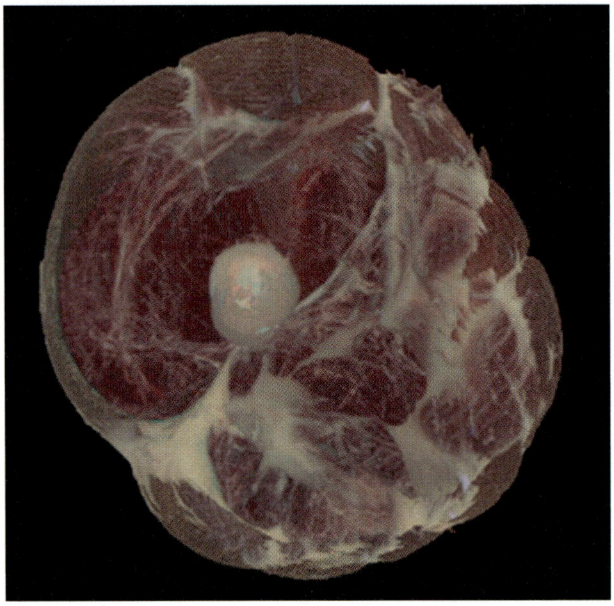

그림 1.10: 근막망에 대한 현대의 연출 (Visible Human Data Project를 사용한 Jeff Linn의 컴퓨터 작품). 여기서 우리는 넙다리를 볼 수 있는데, 이것의 작은 섹션은 전체를 추정할 수 있게 해 준다. 인체의 근막망, 이것은 뇌막에서부터 장기 주머니들 그리고 지탱들, 근육들의 근외막, 근내막 및 근육사이 격막을 포함하며, 심부 매몰 근막과 표면 소성 (areola) 및 진피층들에 의해서 둘러싸여있다.

2

근막 이완과 터치의 개발

Fascial Release and Developing Your Touch

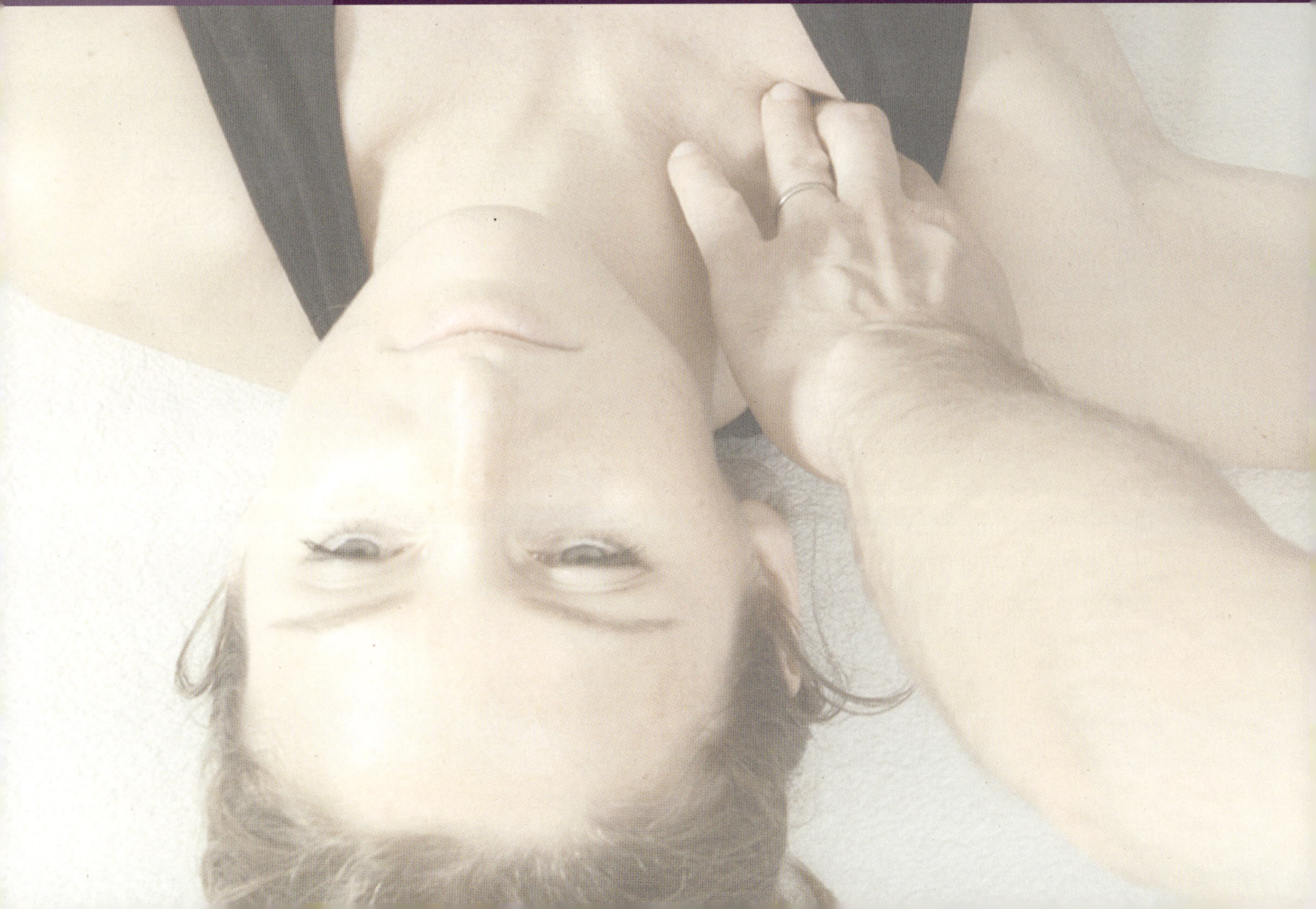

터치는 몸과 마음을 위해서 필수적이며 매우 중요한 '음식'이다. 이것은 우리에게 활력을 주고, 꾸준하게 유지하며, 편안케 하고 풍요롭게 만든다. 터치는 우리 일의 대부분에 요구되며 세상을 꾸려나가는 동안 필요한 교류 방법이다. 터치의 많은 종류들이 많이 쓰여졌고 이러한 효과에 대한 많은 연구가 시행되었는데, 그러나 근막 조직들에 대한 안전하고 효과적이며 심오한 치료목적의 터치를 개발하는 방법을 정확하게 기술한 것은 매우 적다.

이 책의 의도는 테크닉들의 나열 이상이다. 이것은 바라건대 터치 종류들을 번갈아 사용함으로써 조직 내에 다른 효과를 만드는 방법에 관한 아이디어들 및 의도들의 카탈로그이다. 우리는 이어지는 섹션에서 이것을 더 많이 탐구할 것인데, 그러나 우선 우리는 터치하는 방법을 보고 우리가 하는 이것이 무엇인지를 기술하는 용어를 만드는 것을 시작해야만 한다. 터치에는 많은 종류가 있다. 직접적인, 교육적인, 사랑의, 돌보는, 학대하는, 치유하는, 진정시키는, 후원하는 또는 유혹하는 터치들이다. 우리는 아주 넓은 터치 능력들 중에서 선택하기 위한 우리 능력을 개발함으로써 더 재능 많은 치료사가 될 수 있다.

Montagu (1987)는 그의 오래된 교재에서 터치의 긍정적인 효과에 관해서, 연구 논문들 속에 잘 기록하고 잘 요약했는데, 그러나 우리의 치료상 입력 (input)에 관한 우리의 주된 방식에 관해서는 쓰여진 것이 거의 없다. 다른 저자들 및 선생들은 그들 자신의 경험에 입각한 스트로크의 다양한 양상에 관해서 중점을 두어 왔다. Chaitow (Chaitow & Fritz 2006)는 조직 속으로 녹이는 것 (melting)에 대해 말했고; Hungerford (1999)는 '결합조직을 떨구지 말라'고 우리에게 경고했다. Myers (1999)는 초대 (invitation), 관여 (intervention) 및 정보 (information)에 대해서 말했다. 그러나 부족한 것은 완전한 스트로크 또는 관여 내에서 모든 요소들을 위한 적응 모델 및 용어다.

우리의 희망은 어떤 단계적 모델을 사용함으로써 우리는 토론을 원활하게 할 수 있는 어떤 언어를 합치는 것을 시작할 수 있다는 것이다. 우리가 쓰고 있는 다양한 방법들을 설명하고 표현하기 위한 용어들을 함께함으로써, 치료사들 개개인과 하나의 전문가로서 우리는 조직 그리고 이것의 놀라운 변형들에 더 정통할 뿐만 아니라, 우리가 진행해갈 다양한 단계들과 각 스트로크에서 우리가 주고 받는 다른 타입의 정보를 더 잘 인식하게 해 준다.

노련한 치료사의 손길을 통한 근막이완술은 놀라운 이완과 기쁨이지만 간혹 고객에게는 힘든 경험이다. 많은 도구들처럼, 초보자에 의해서 휘두르게 되면, 큰 불편을 실제로 만든다. 고객들이 불필요하게 불편함을 겪지 않게 하기 위해서, 우리는 충분히 일할 시간을 갖고 아래의 다섯 단계를 따라 하기를 권한다. '치료가 잘 되게 하는 것'이 중요한 단 한 가지 일이라고 믿는 것은 흔한 실수인데, 그러나 우리가 고객 중심의 처치를 하려 한다면, 도움, 치유 및 때때로 열정적인 터치를 하려하는 기능 이상 조직의 집합체가 아닌, 어떤 한 사람에 대하여 치료하고 있는 중이라는 사실을 잘 알고 있는 것이 우리의 책임이다.

우선 이 다섯-단계 모델은 초보 치료사에게 가장 적합한 것처럼 보일 수 있다. 이것은 순서에서 신중한 것으로 당신의 스타일이 어디가 다르거나 당신이 어떤 것을 남겨 두는 것을 알 수 있다. 잊지 말아라, 가장 경험 많은 치료사라도 고객과의 접촉을 재평가함으로써 이득을 볼 수 있다.

다섯-단계 모델은:

개발, 평가, 전략, 중재, 마무리 DASIE: (Development, Assessment, Strategy, Intervention, Ending)

이 다섯-단계 모델은 처음에 상담 모델로 (Nelson-Jones 1995) 개발되었다. 우리는 이것을 도수치료를 위해서 여기서 사용한다.

1단계. 개발 (Stage 1. Development)

많은 도수치료는 조직 속으로 '녹이는 것 (melting)' 그리고 '층들 속으로 밀어 넣는 것 (sinking)'을 말하며 FRT도 다르지 않다. 층들을 통과해 갈 때 알아야 할 것은 층들이 길을 비키게 해야지 길을 억지로 헤쳐 나가서는 안 된다. 당신의 손, 손가락, 손허리손가락관절 또는 쓰고 있는 어떤 도구라도 치료 받는 인체 부분의 모양에 맞도록 변형해라. 첫 번째 저항 층에 도달할 만큼의 장력과 압력만을 사용하며, 안으로 초대되기 충분하게 천천히 가라.

이 단계는 조직과 당신의 관계를 개발하는 것이다. 이것은 첫 만남이며, 여행인데, 고객의 에너지 장에서부터 연속된 각각의 조직 층을 통해서 목표 구조물까지 가는 여행이다. 그러나 이것은 또한 그것 이상이다. 이 과정은 유념이며, (당신이 느끼는 어떤 것에 대한) 에너지 전달을 느끼며, 그 관계를 느끼며 초대를 기다리는 것이거나 (Myers 2009a) 또는 스폰지 속으로의 흡수이다 (Maupin에 의해서 사용된 이미지, 2005).

일부 학교들은 당신이 안으로 서서히 들어 갈 때 (melt) 고객에게 숨을 내쉬라고 요청할 수 있다고 가르치며, 그리고 우리는 종종 어렵고 도전적인 부위에서 이것을 유용하게 사용한다. 그러나 과도하게 사용된다면, 이 요소에 대한 고집은 유용하기보다 산란하게 만들 수 있다. 조직 속으로 당신의 체중을 밀어 넣기 위해서 자신의 날숨을 사용해서 실험해라. 당신의 무게 중심을 높게 하고 그리고 뒷발 뒤꿈치를 올려 유지하는 것이 원하는 영역 위로 당신을 정확하게 위치시키게 해 줄 것이다. 숨을 내쉬면서 (조용하게) 그리고 무게 중심을 떨구는 것은 (복부를 가라 앉히는 것) 근육의 힘으로 팔과 손을 그것 속으로 가는 것보다 고객이 받아들이기에 훨씬 편하다. 미는데 필요한 장력이 고객의 조직의 저항에 부딪힐 것이고, 그리고 몇몇 투쟁을 시작하는데, 그러나 부드러운 투쟁, 이것은 당신들 중의 하나가 이겨야만 하는 것이다.

접촉점을 이완되게 유지하는 것이 치료를 받고 있는 영역 속으로 장력이 들어가는 것을 피하는데 이것이 당신을 제한하려고 노력할 뿐 아니라 근육근막 내의 변형들에 더욱 더 민감하게 당신을 유지시키기 때문이다. 치료하는 당신의 사지에 힘을 덜 줄수록, 고객의 변화를 더 잘 느낄 수 있게 해 준다.

당신의 힘의 대부분을 접촉부에서 가능한 멀리에 있는 근육으로부터 쓰는 것으로서 이것을 얻을 수 있다. 예를 들어, 손가락 끝을 사용하고 있다면, 그들은 층들을 통과하는데 필요한 만큼의 장력을 유지해야만 한다. 최초의 힘은 그 부위로 가는 체중에서 나온다. 덮고 있는 더 깊은 높이로 도달함에 따라, 뒷발의 각도를 바꿈으로써 체중을 증가시켜라. 뒷발의 볼로 밀고 (코어를 관여시키는 것을 잊지 말아라), 견갑대와 팔을 안정시키고, 팔꿈치와 손목을 부드럽게 고정해라. 손가락을 미는 것은 오직 마지막 수단이어야만 하는데, 이것이 찌르는 듯하고 불편함을 줄 가능성이 크기 때문이다.

2단계. 평가 (Stage 2. Assessment)

이제 당신은 두 가지 것들을 확인할 필요가 있는 '어느 곳'에 왔다-첫째, 이곳이 당신이 있기를 원하는 곳인가? 어떤 이유로, 종아리근들을 찾으려 노력한다면, 실제로 거기로 가있는 것을 어떻게 아는가? 둘째로, 거기에 가 있다면, 어떻게 느껴지는가? 당신이 필요한 일의 종류는 무엇이고, 어떤 도구를 사용해야 하나? 손가락, 손허리손가락관절 또는 팔꿈치를 쓰는 것이 좋은가?

이것은 질문을 하고 정보를 얻는 단계다. 능동적 수동적 움직임 모두를 사용해서, 필요한 정보의 상당수를 얻을 수 있다. 종아리근들을 찾는 동안 고객에게 발을 안쪽번짐/가쪽번짐 시키라고 요청하는 것이 그들을 가자미근과 구별하게 도울 것이다. 움직임의 질을 느껴라, 그러면 그 근육의 어떤 부분들이 너무 열렸거나 또는 전혀 열리지 않은 것을 평가할 수 있다. 집중해야 할 필요가 있는 영역들을 찾기 시작할 수 있는데, 그러나 어떻게 이것을 하려고 하는가?

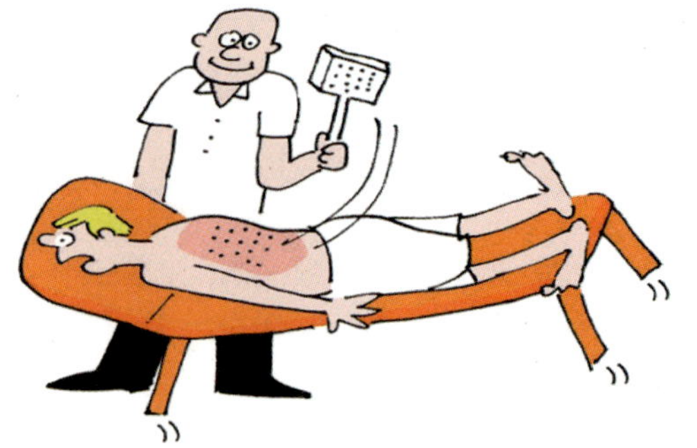

그림 2.1: 때때로 '거절' 층에 도달하는 것이 필요할 수도 있는데, 그러나 이것은 고객에게 곧바로 받아들이게 되지 않으며, 특히 불시에 다가갈 때이다.

Pick는 (1999, 2006년에 Chaitow와 Fritz에 의해서 인용) 세 조직 수준을 기술하는데 (표면, 치료 및 거절), 그들 각각은 이어서 깊어 진다. 그들은 인체의 특수한 층들이 아니라 어떤 주어진 영역에서 기능 이상 수준 또는 민감도에 따라 다르다. 표면 수준은 주로 피부를 말한다. 치료 수준은 대부분의 도수치료 관여가 일어나는 곳이다. 그리고 거절 수준은 어떤 느껴진 저항이 우선될 때 또는 치료사에 의해서 무시될 때 그리고 통증을 겪을 때이다.

치료사는 어떤 수준에서 치료를 원하는지 필요한 지를 결정해야만 한다. 만약 이것이 거절 수준에 있다면, 이것은 고객과 타협되어야만 하는데, 보다 표면 조직을 먼저 손 보고 난 다음 그 영역을 준비하는 것이 좋다. 이 조직 수준이 존재하는 곳은 부위마다 다르며 (조직 상태에 따라), 날마다 다르며 (식사, 스트레스 수준, 및 확실히 사람마다 다르다 (한 사람의 표면 수준은 다른 사람의 거절 수준일 수 있다). 이 수준들에 비교해서 당신이 어디를 치료하고 있는 가를 확인하고, 아는 당신의 평가를 민감하게 해라 (그림 2.1).

3단계. 전략 (Stage 3. Strategy)

당신은 치료될 필요가 있는 어떤 것과 함께하기를 원하는 곳에 있다 - 그러나 이제 이것을 어떻게 할 지를 결정해야만 한다. 어떤 방향이 최상의 치료 효과를 가질까? 스트로크를 돕기 위해서 고객에게 어떤 움직임을 하라고 할까? 어떤 도구가 (손가락, 손허리손가락관절, 앞팔 등등) 그 부위에 제일 잘 맞을까? 이것은 모아진 정보를 일관된 전략으로 진행하는 단계이다.

치료사들은 종종 평가와 전략의 두 단계를 건너 뛴다. 그들은 분리된 순간들이 아니고 사고 과정의 한 부분이며, 당신의 치료가 기계적인 치료라기보다 고객의 필요에 대해서 특정하다는 것을 확신 시켜주는 유념하는 의사결정이다. 물론, 초보 치료사들에게는 어느 정도의 '비책'이 필요하다. 마사지 경력이 짧은 사람들은 임상의 초기 시간들을 헤쳐나가기 위해서 기본적 순서를 배우게 되는데, 그러나 우리가 테크닉에 편안해지고 개별 고객들과 조직의 변형에 대한 그들의 효과를 더 알게 될수록, 우리는 현재 요구사항에 어울리도록 견본에 적응하는 것을 배운다. FRT에서, 이것은 매 번 그리고 모든 스트로크에서 행해질 수 있고 그래야만 된다.

또한 이 단계는 경험을 쌓을수록 풍부해 질 것이다. 매 고객 그리고 조직 속으로의 모든 모험으로, 당신은 희망을 갖고 당신의 터치 용어를 쌓아갈 것이다. 매 번 당신은 전략을 짜고, 스트로크를 하며 그리고 재평가해라, 그러면 성공 또는 실패의 촉진 경험을 가질 것이다. 각 상황에서 어떤 스타일, 강도 또는 터치의 다른 변형이 잘 듣는다는 (또는 안 듣는다) 지식이 쌓여 나갈 것이다. 전략 단계를 무시한다면, 습관적으로 치료하게 되어서 결과적으로 용어를 좁히고 터치 능력을 제한한다. 전략들을 위한 멈춤은 어떤 심오한 (그리고 말을 사용하지 않는) 참고 도구를 만드는 것을 돕는다 - 그러나 이 참고 도구를 만드는 속도는 다음 단계인, 중재를 진행해 나가는 방식에 달려있을 것이다.

4단계. 중재 (Stage 4. Intervention)

드디어, 치료하는 단계에 도달했다. 당신은 치료할 부위에 있고 부위를 확인해 왔는데, 당신은 이것을 어떻게 치료하는 지를 결정했으며, 이제 당신은 할 수 있다. 전략의 일부로 이미 어떤 도구를 사용할 지 선택했다. 당신은 있기 원하는 높이와 영역에 고정했고, 그리고 이제 천천히 미끄러뜨리거나 고객에게 움직이라고 청한다. 그러나, 이 단계는 어떻게 스트로크를 시행하는가가 아니라, 이것이 무슨 효과를 갖고 있는가에 대한 것이 더 크다. 치료사는 접촉점 아래와 주위에 무엇이 생기고 있는지를 끊임없이 모니터 해야만 한다. 조직이 이완되고 있는가? 움직임으로 올바른 부위가 시험 받고 있는가? 조직이 들어 올리는가 아니면 움직이는가? 고객에게 제공하는 정보를 고객이 받아들이고 처리할 수 있는가?

중재 또는 스트로크 내내, 이것의 효율성을 평가하는 피드백 고리를 세워야 한다. 위에서 세운 목표들로 당신을 보조하기 위하여 진행하는 동안 무슨 변화들을 만들 수 있는가? 매 변화마다 재평가해야만 한다 (그림2.2).

이제 당신은 고객과 그들의 조직에 진정으로 귀 기울이고 있는데, 우리가 종종 '두 지적 시스템들 사이의 교류'라고 부르는 것을 세웠다. 당신의 전략을 염두에 두고, 당신은 고객에게 정보를 주고 있고, 그들의 조직이 바뀔 수 있는지를 묻고, 그리고 치료가 타당한지를 묻고 있는 중이다. 당신 손 밑에 있는 시스템들의 집합에 귀를 기울이고 그리고 그들의 메시지에 당신을 열어 놓으면, 당신의 치료 내의 고객 조직의 능력들에 순응할 수 있을 것이어서, 당신의 귀를 터치에 반응해서

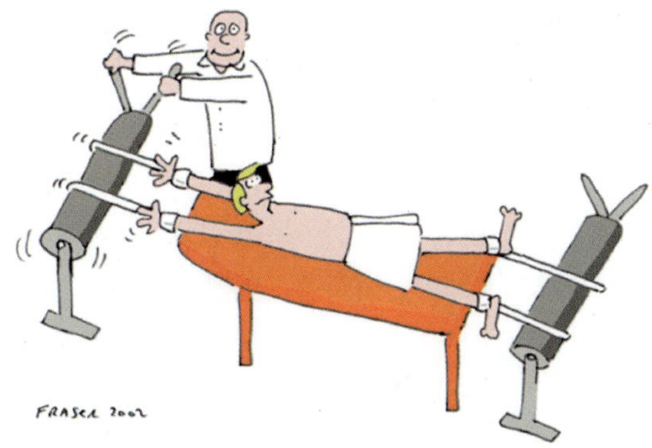

그림 2.2: 강도를 단계별로 높일 때, 치료사는 약간의 피드백을 느껴야만 한다.

정보를 주는 그들의 조직이 사용하는 언어에 조율할 수 있게 해 준다.

Schwind (2006)는 이러한 교류를 돕기 위해서 다른, 치료하지 않는, 손의 면들을 가능한 많이 사용하라고 우리에게 권한다. 지탱하는 손을 엄마 손 (mother hand)으로 사용하는 것은, 보살피는 터치를 위해서, 또는 듣는 손 (listening hand)으로서, 많은 도수치료 전통들 중에서 흔한데, 그러나 이것이 이 대화의 부분으로 들어갈 때만 최대 효과를 가진다. 이것은 단지 편안함과 쉬움을 주는 곳에 있어서는 안 되며, 그렇지 않으면 이차원 스트로크에 있을 것 속으로 삼차원을 만드는 곳에 있어야만 한다. 고객의 움직임과 협동한 두 손 치료는 단지 한 손으로 스트로크를 하는 치료 파워의 몇 배를 만든다.

이것은 당신의 터치에 대한 용어를 키우는 방법인데, 많은 모든 변수를 실험하고 일어나는 변화에 귀 기울이는 것이다. Schleip (2003)는 근막 조직 안에 있는 여러 종류의 기계적 자극수용기들 (mechanoreceptors)을 우리에게 보여 주었고, 그리고 각각은 이것의 주위 섬유들 안의 다른 스트레스 형태에 반응할 것이다. 그러므로 우리는 그들의 각자와 이야기하는 법을 배울 필요가 있는데, 그들이 다른 언어들을 갖고 있기 때문이다.

고객들 사이에 그리고 같은 고객의 다른 부위들 내 조차도 변형이 일어 난다. 기능 이상 타입 안에서뿐만 아니라 근막 층들 또는 구조물들 안에서도 변형이 있을 것인데, 규칙적 또는 불규칙적, 조밀 또는 느슨한, 묶인 또는 과가동성들이다. 각각은 다른 언어들을 (또는 사투리) 갖고 있어서, 터치 용어가 더 넓을수록, 우리의 대화는 더 명백해질 것이다.

5단계. 마무리 (Stage 5. Ending)

시작이 있으면 끝도 있다. 만약 고객을 돌보고, 밀어 넣고, 조직의 상태를 느끼고, 치료하는 동안 이것이 변하는 것에, 귀를 기울이는 것 모두에 시간을 썼다면, 그 다음 천천히 빠져 나옴으로써 고객과 치료 둘 다에서 경의를 표해라. 때때로 치료사들은 그들이 다른 사람을 치료하고 있다는 것을 잊는 것처럼 보인다. 때때로 그들의 스트로크의 끝에 도달했다는 안도감으로 그들은 조직 밖으로 뛰쳐 나오듯이 보인다. 우리는 이것이 잘못이라고 말하고 있지 않는데, 아마 약간의 갑작스럽고 고객에게 무례하다는 것이다. 당신의 체중을 앞쪽 다리로 보내라; 몸을 일으켜 세우려고 고객을 밀지 말아라. 일단 체중을 다리로 보냈다면 그 때 몸을 들어 스트로크에서 빠져 나와서, 조직에 갑작스런 반동을 주는 대신 안정시킬 시간을 허용해라.

때때로 나선형을 그리면서 터치를 떼는 것이 (Aston 2006) 고객을 더 기분 좋게 해 줄 수 있는데, 천천히 그들의 피부와의 접촉에서 당신의 피부를 천천히 떼어내라. 이것은 피부가 보다 민감할 수 있는 겨드랑이 또는 허벅지 모음근들이 있는 부위들을 당신이 치료할 때 특히 해당된다.

이것은 단지 하나의 스타일이다. 빠져 나오는 것은 당신 의도의 부분이라는 것을 기억해라. 조직을 깜짝 놀라게 하는 것 조차도 원하는 반응을 얻을 수 있는데, 다시 꼬이는 효과를 만들어 주거나 그 부위의 탄력과 인지를 증가시키는 것에 의해서 만들어 진다. 중요한 점은 이것이 의식적인 결정이며 고객에게 변화를 만드는 당신의 의도와 일치한다는 것이다.

이 작은 세밀함이 고객이 알아차리지 못할 수도 있지만, 이것은 그들의 치료 경험에서 큰 차이를 만든다. 근막 이완은 도전적인 치료일 수도 있으며, 그리고 우리가 이것을 고객에게 더 편안하게 만들수록, 그들은 이것을 더 잘 수용하며 이것의 이점을 껴안을 수 있다.

우리가 완전히 깨달은 것은 그 모델은 많은 본능 주도의 치료사들에게 정형화된 것처럼 보일 수 있다는 것인데; 이것은 의도적인 것이다. 우리는 신비스럽게도 우리를 '올바른' 층으로 끌고 가서, 어떤 방향을 치료할 지 그리고 어떤 도구를 쓸 지를 알려 주는 이것이 무엇인가에 대하여 솔직하게 시작해야만 한다. 유념하는 임상으로, 우리는 무의식적인 능숙함에서 오는 '직관'을 구축할 수 있는데, 이것은 조직과의 타고난 동조를 통해서 조직의 요구에 반응하는 민감성을 고조시킨다. 우리 생각은 점차적으로 조직의 언어에 조율될 것이며 우리 입장에서는 크게 의식하지 않고 이 단계들을 빠르게 완료할 것이다.

DASIE는 어떤 테크닉이 아니고, 어떤 터치 스타일도 아니라, 우리가 고객의 조직과 교류하는 과정을 기술하는 방식이다. 그렇게 함으로써, 우리가 바라는 것은 삼차원적인 치료에 깊이를 더 갖다 주는 것이다. 우리는 매 단계에서 조직에 귀를 기울이며, 처음에, 치료에 의식적인 방향을 채택하는 것을 목표로 한다. 우리의 경험이 쌓임에 따라, 우리는 이것이 전의식 과정이 되도록 해 주지만, 그러나 결코 기계적으로 외운 무의식적인 치료는 아니다. 우리가 치료하면서 전체 사람과 그들의 많은 수준들이 각 수준의 요구에 응답하고 그리고 이러한 방식으로 반응해서 터치를 통한 삼차원적 교류를 개발하게 한다는 것을 항상 의식하고 있어야만 한다.

근막이완술 (Fascial Release Technique)

우리가 어떻게 들어가고 나오는가에 초점을 맞춰왔다면, 우리는 이제 FRT의 기전을 살필 필요가 있는데, 이것의 스타일과 의도는 다른 많은 형태의 도수치료의 그것과 다르기 때문이다. 일반적으로 마사지 테크닉들을 시행할 때, 치료사는 근육근막 상부 위를 미끄러뜨려서, 조직에 압박 (compression)을 가하는데 유체들의 흐름을 자극하고 신경근육 장력에 영향을 주기 위해서이다 (그림 2.3a)

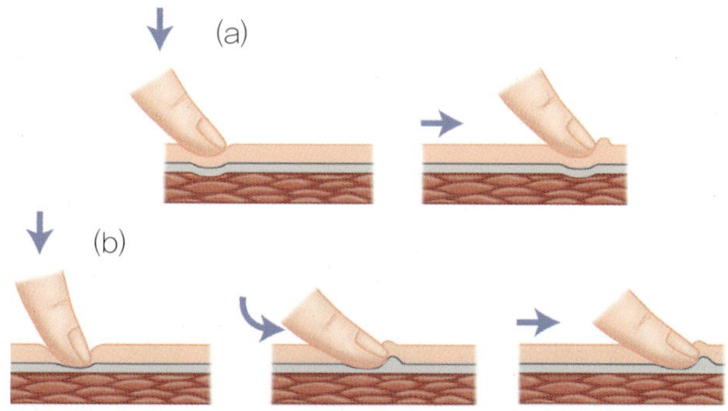

그림 2.3: 압력을 가하고 있는 마사지 스트로크 (a)는 우리의 의도적인 근막 연결 (b)과는 매우 다르다.

최근의 실험에서, Engell 등은 (2016) 치료사가 만든 압박과 전단력은 얕은 연조직을 거쳐서 같은 벡터를 따라 깊은 구조물들로 전달되어 스트레스를 만드는 것을 보여주었다. 카이로프랙틱 조정 전에 연조직의 예압 (preloading)을 조사하기 위해서 초음파를 사용한 연구가 발견한 것은 '폭 넓게 수 센티미터로 척추 조직들 깊이에서 생물학적으로 의미가 있는 변형을 만든 충분한 전달이 있는 것처럼 보인다'이다 (그림 2.4). 이 연구는 다음 아이디어를 지원한다. 압박과 전단력들은 더 깊은 층으로 전달되며 교류할 수 있으며 그래서 압박 부위 밑에 고객의 움직임을 사용하는 것은 층들 사이에 더 많은 비교적인 전단을 만들 것이어서 소성조직을 가동시키고, 더 나가, 고유수용체들을 자극할 것이다.

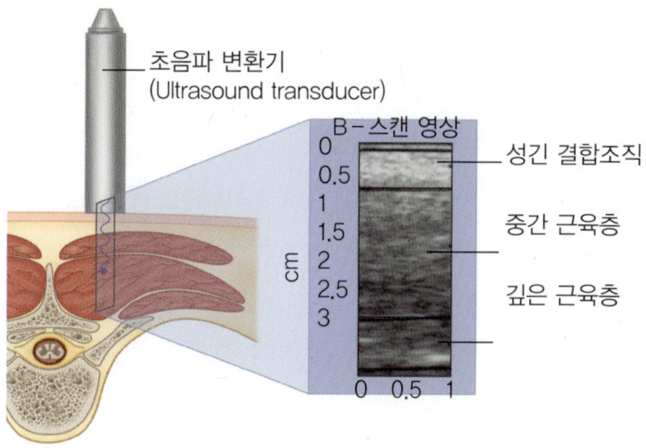

그림 2.4: 초음파 변환기를 사용해서 보니, 도수 테크닉들은 깊은 조직들에 압박과 전단력을 만들 수 있다.

접선 전단에 특별히 반응하는 고유수용성 또는 기계적 수용체의 한 종류는 루피니수용체이다. 루피니수용체들은 인대, 경막, 바깥쪽 낭층 그리고 조밀결합조직 안에서 발견된다. 접선 전단으로 루피니 말단을 자극하는 것은 교감신경성 활동을 방해함으로써 국소 및 전신적 이완을 이끈다.

결합조직을 도수적으로 스트레칭하기 위해서, 치료사는 다른 스타일의 접촉을 사용할 필요가 있다. 이것은 먼저 하향 압력을 가해서, 저항을 하는 첫 번째 층으로 밀어 넣은 다음 접촉 각도를 떨궈서 접촉점 앞쪽에 파도를 만들어 주는 것이다 (그림 2.3b). 이 파도는 스트로크가 실행되는 동안 앞에서 유지된다. 스트로크는 천천히 실행하며 그리고 사용되는 도구 (엄지, 앞팔, 팔꿈치 등)의 상호작용에 의해서 정해진 속도로, 표면을 따라서 사용된 윤활제의 양, 및 치료에 따라 고객의 조직이 녹을 수 있고 열릴 수 있는 비율에 따라 시행되어야만 한다.

우리는 때때로 엘리베이터를 당신이 있기 원하는 곳인 층 (조직 높이)으로 내려 보내는 것이라고 이것을 생각한다. 엘리베이터 문 밖으로 걸어 나가면서, 접촉 각도를 떨구고, 자신을 근육근막 층 속으로 고정시킨 다음, 스트로크를 시행함으로써 당신과 고객 조직 사이의 이전에 논의한 대화를 계속한다.

우리는 다른 종류의 윤활제를 실험해 보는 것을 추천하는데, 자신의 손에만 습기가 있게 시작한다. 너무 작은 윤활은, 조직들 위를 빠르게 움직이게 되어서 스트로크를 부드럽게 실행할 수 없다. 만약 그렇다면, 약간의 물로 손을 적셔라. 이것이 실패했을 때만 약간의 보습제 또는 왁스 기반의 윤활제를 (자원들을 보라) 시도해야만 한다. 너무 많은 윤활제, 그리고 오일 기반의 로션 또는 특별한 오일은 조직을 잡는 능력을 감소시켜서, FRT를 힘들고, 아프며 효과가 없게 만든다. 기억해라, 항상 적게 시작해라, 너무 많이 사용해서 덜어 내는 것보다 약간 더 더하는 것이 훨씬 쉽다.

근막층들 (Fascial Layers)

고객은 느린 당김과 타는듯한 감각을 느낄 수도 있다 - 이것은 부분적으로 근육근막 속의 기질을 보다 액체 상태로 (겔을 졸로 바꾸는) 녹이고 그리고 목표 영역들 내와 주위의 결합조직 주머니를 스트레칭 하면서 얻고자 노력하는 것의 일부이다.

만약 근육 주위의 근막 덮개들을 촉진하는데 익숙하지 않다면, 당신 앞팔의 층으로 탐색해보도록 해라. 주로 사용하는 손의 손가락을 사용해서, 피부 표면을 인식해서 대는 것으로 시작한다. 압력에 대한 이것의 저항을 느껴라, 피부의 팽팽함이 손가락 끝의 약간의 무게에 반응해서 긍정적인 감각을 준다. 밑에 있는 지방조직 위로 피부를 움직여 보아라. 이것이 밑의 층에서 분리되는가? 피부가 다른 방향보다 한 방향에서 더 쉽게 움직이는가?

이제 지방층 속으로 밀어 넣는다. 손가락 끝에서 감각의 다른 정도를 느껴라. 이 층은 피부에 있을 때와 어떻게 다른가? 약간 더 세게 누르면 당신은 이것 밑에서 또 다른 팽팽한 층을 느낄 수 있는데, 피부보다 팽팽하고 탄력적이다. 이 두 번째 피부 위로 지방층을 움직일 수 있는가? 피부와 지방층이 어떻게 함께 움직이는 지를 느껴라, 이 첫 번째 근육근막층인 심부 매몰층 위로 미끄러뜨려라. 압력을 유지해서 손가락이 지방조직에 있도록 하고, 팔꿈치를 향해서 압력을 기울이고, 어떤 주름을 만들고, 그리고 나서 천천히 손목을 굽혀라. 피부의 당김을 느낄 수 있는가? 손을 더 꽉 쥐고 움직임을 더 만들면, 이런 타입의 접촉이 불편하게 된다는 것을 느낄 수 있다. 이것은 '인디언 번 (Indian burn; 두 손으로 상대방의 앞팔을 반대 방향으로 비트는 장난)'과 유사하다.

일단 당신이 막 자신에게 했던 약간의 학대에서 회복했다면 (아마도 너무 큰 손상을 주는 기억은 아니었을 것이다) 손가락 끝들을 다시 층들 속으로 내려가게 하는데, 이 번에는 근막의 심부 매몰층이 주는 저항을 넘어가라. 자신이 이제 근육 복부를 누른다고 느낄 것인데, 어떤 높이에 있는 지를 평가하기 위한 가이드로 근육의 탄력을 사용해라; 요점은 당신이 만나는 첫 번째 근육의 '피부'이다. 손목을 다시 굽혀서 올바른 층에 있는 지를 알기 위한 체크를 할 수 있다. 접촉점 밑에서 당신의 첫 번째 시도와 유사한 근육들의 스트레칭을 느끼는가 또는 손가락 끝 주위의 조직이 그들을 손목 쪽으로 당기는 것을 느끼는가?

만약 정확한 층에 있다면, 이제 그 조직에 고리를 걸어서 자신의 손목 폄근들에 FRT를 적용을 시작할 수 있는데, 손목을 다시 천천히 굽히면서 팔꿈치 쪽으로 미는 것이다. 두 개의 다른 연결 높이 사이에 있는 조직에서 다른 감각들을 느껴보아라. 만약 제대로 했다면, 이것은 이제 더 깊숙한 화끈거림, 그러나 약간 기분 좋은 느낌일 것이다. 때때로 고객들은 '아프지만 시원하다 (good pain)'고 표현하는데, 그 조직은 당신이 주고 있는 이완, 자극 및 스트레칭을 해달라고 알리는 것이다.

DASIE 모델의 개념을 도입할 경우 (24페이지), 당신은 그 조직 속으로 녹아 들어 갔고 (Development; 개발), 적절한 층을 느꼈고 (Assessment; 평가), 어떤 방향으로 고정하고 어떤 움직임을 만드는 지 결정했고 (Strategy; 전략),

그리고 나서 치료를 했고 (Intervention; 관여), 마지막으로 끝내기 위해서 조직에서 빠져 나왔다 (Ending; 마무리).

이 매뉴얼 안의 테크닉들 각각을 위해서, 당신은 동일한 과정을 통해서 발전해야만 한다. 이 모든 것들은 유념하고, 돌보며 듣는 것이다.
각 관여에서, 당신은 적절한 높이에서 치료하고 그리고 같은 대화를 나누고, 피드백 고리를 들으며 그리고 적절하게 조절해야만 한다. 표면 수준 (surface level)에 있는지 (너무 표면이라서 효과적으로 느낄 수 없다), 그리고 거절 수준 (rejection level)에 있는지 (오우 나가라), 그리고 치료 수준 (working level)에 있는지 (바로 그것) 느끼기 위해서 자신에게 실험하는 것은 약간의 즐거운 도전일 것이다. 부탁컨데, 우리는 각각의 설명에서 이것을 반복하지 않을 것이지만, 당신이 단지 고객만이 아니라 훨씬 더 직접적으로 그들의 조직과 끊임없는 관계 속에 있고 둘 다 들을 가치가 있다는 것을 절대로 잊지 말아라. 각각의 움직임은 동일한 보살핌과 주의를 가지고 마치 되돌릴 수 없는 대리석을 조각하듯이 실행되어야만 한다.

당신은 이제 앞팔의 모든 근육을 통해서 탐구할 수 있다. 탄력의 차이를 느껴라, 단지 근육에서만 아니라 근막 피부인 근외막 (epimysium) 내에서도. 굽힘근 구획과 폄근들을 비교해라. 근육들 사이의 근육사이 격막을 찾기 위해서 움직임을 사용해라. 노뼈와 자뼈의 편향과 협력해서 정확히 어디서 당신이 굽힘하고 펴는지를 찾기 위해서 움직임을 사용해라. 치료하는 손 밑에서 만들어진 장력 안에 무슨 차이를 만드는가? 조직에게 더 좋은 도전을 하게 하는 특정한 움직임 방향을 느낄 수 있는가? 이 테크닉을 사용하는데 더 능숙해질수록, 정상적인 임상을 통해서, 이것 모두는 치료하는 영역에 관한 정보, 이것의 상태와 주의를 집중할 필요가 있는 곳에 관한 정보를 줄 것이다. 치료를 더욱 더 효과적으로 만들기 위해서 움직임의 각도들을 미묘하게 바꿀 수 있을 것이다.

각 층의 본성과 질 및 '느낌'을 자각하는 것은 차례로 치료사가 그의 관심을 그 조직 내의 다양한 역학으로돌리게 해 준다. 직접적인 압박은 근막 조직을 더 건강하게 되돌리기 위해서 사용되어 왔는데 스트레스를 주는 자극의 영향을 되돌리는 것으로이다. 기질의 밀도를 바꿈으로써 이것을 한다고 생각된다 (Chaitow 2014 안에서 Stecco 등). 일부 치료사들은 깊고, 장기적으로 조직을 교란시키는 것을 옹호하는 반면, 우리가 믿고 있는 것은 감각적이며, 훈련된 촉진과 유념하는 적용을 함으로써, 고객에게 훨씬 적은 불편함으로 비슷한 결과를 만든다는 것이다.

치료사와 고객 모두에게 깊은 압력을 편안하고, 효율적으로게 적용할 수 있는 것은 치료사의 인체 역학에 특별한 관심을 갖는 것을 요구한다. 몇몇 테크닉의 적용에 있어서 치료사의 편안함은 그 자신의 몸에, 장 · 단기적으로, 과도한 긴장을 최소화 시킨다. 세션들을 가급적 물 흐르듯이 만들고 치료사의 감각을 극대화 시키는 몇 가지 기본원칙을 아래에 기술하겠다. 올바르게 시행될 때, FRT는 최소한으로 침습적이어서, 고객이나 치료사 어느 쪽이라도 피로를 덜 느끼게 해 준다.

인체 역학 (Body Mechanics)

우리가 전에 보았듯이, 근막은 많은 다른 타입이 있다. 조밀 결합조직, 규칙적 그리고 불규칙적, 지방 (adipose) 및 소성 (areolar). 우리는 인체 내에서 다른 양상을 가진 그들을 치료할 것이다. 그들 각각은 다양한 특성과 변화 능력을 갖고 있어서, 독특한 방식으로 스트레스에 반응할 것이고, 조직 안에서 그리고 인체 나머지에 걸쳐서 다양한 증상을 만든다. 그러므로, 모든 근막은 동일한 방식으로 치료되지 않는다는 것은 자명한 일이다. 우리는 다른 결과들을 얻기 위해서 치료하는 조직의 특성에 맞도록 접촉 스타일과 타입을 바꿀 필요가 있다.

예를 들어, 골격 위에 근막 직물을 입체 재단하듯이 근막 평면들 (조밀 불규칙)을 들어 올리고 떨굴 수 있다. (중간 소성조직에 의해서) 서로 들러붙었던 격막을 가를 수 있다. 그리고 매듭과 혹 (근육근막 내에서 부착된 조밀 규칙 조직)을 풀 수가 있다 – 모두가 삶의 고난과 시련의 아주 흔한 사인들이다. 이들 각각은 기본 테크닉의 변형을 요할 수 있는데, 각도 또는 표면 접촉 또는 사용 압력의 성질을 바꿔서 만든다.

거기에는 다양한 환경에 부합하기 위한 아주 많은 순열과 조합들이 있어서 그들 모두를 여기서 표시하기에는 불가능하며, 그 이유로 더 배우기 위해서 풀 코스에 참석할 것을 추천한다. 이것과 함께 우리가 이 책 속에 이러한 아이디어들을 제시하는 것을 염두에 두어라. 이것은 이러한 워크샵에 참석했던 사람들을 위한 하나의 비망록으로 의도되었고, 이러한 접근법을 이미 알고있는 치료사들에게는 약간의 다른 방향을 위한 지침일 수 있다. 그러나 초보 치료사 경우에서, 이러한 테크닉들이 만들어진 기본 기술에 대한 믿음을 갖기 위해서 이런 스타일의 직접적인, 핸즈온 안내가 종종 필요하다.

이 교재 내에서 우리의 의도는 몇몇 테크닉의 기전의 이해뿐만 아니라 이것의 적용을 위한 임상적 및 구조적 이유의 이해를 당신에게 주는 것이다 – 평가 단계에서부터 당신의 전략을 세우는 데까지, 관여를 실행하는 도구들까지. 그러나 독자는 이 크기의 책이 가진 명백한 제한점을 이해해야만 한다. 이것은 모든 일어날 수 있는 사태를 다룰 수 없다. 이 아이디어들은 원하는 목표를 얻기 위한 하나의 골격을 주기 위한 본보기로서 작용한다. 삽화를 넣은 스트로크들의 방향의 상당수는 아마도 제일 일반적으로 사용되는 것이지만, 그러나 그들은 덜 일반적인 패턴에서 아주 쉽게 반대로 하거나 조정될 수 있다. 즉, 이들은 가이드라인들이지 명문화된 계명이 아니다.

근막의 다양성을 이해할수록, 당신의 접촉을 원하는 목표에 맞게 적용하게 될 것이다. 힘줄막들 (aponeuroses), 심부 매몰층, 근외막 조직의 커다란 싸개들 (sheaths; 초)은 안쪽 또는 가쪽으로 움직이거나, 들어올려지거나 떨어져 움직여질 수 있으며, 밑에 있는 조직들과 분리될 수 있지만, 그러나 그들은 대부분 손바닥 또는 자뼈 날 같은 보다 평평한, 넓은 면의 접촉을 요할 것이다. 묶이거나 부착된 근육근막은 보다 정확한 접촉점을 요구한다. 손가락, 또는 손허리손가락관절은 집중된 이완의 적용 또는 조직의 팽팽한 선을 따라서, 그리고 종종 보다 확신에 찬 접근을 할 때 이상적이다. 근육사이 격막내에서 소성 (areolar) 조직을 열고 나누기 위한 권장사항은 구슬리기 (coaxing), 들볶기 (teasing), 서서히 밀어 넣는 터치, 부착된 구조물들 사이로 슬며시 들어갈 수 있는 가느다란 도구의 사용이다.

이미지가 잘 떠오르지 않는다면, 뒤틀린 테이블보를 어떻게 다루는 지를 상상해라. 테이블 위에서 이것의 포지션을 조절할 때, 넓은 접촉을 만들기 위해서 양 손을 펼칠 것이다 – 인체에서 근막 평면을 이동시키는 접근처럼. 그러나 그 천이 끈적한 어떤 것에 의해서 서로 붙어 약간 접혔다면, 부착된 면들을 펴기 위해서는 보다 정확한 접촉을 사용할 것이다 – 정확한 손가락 또는 손허리손가락관절을 요구하는 인체 내의 근막 '고착'에 적용하는 것과 동일. 마지막으로, 나머지 주름을 펴기 위해서 부드러운 손바닥을 사용할 것인데, 방금 이완시킨 근막선 또는 그 부위를 통합하기 위한 넓은 터치를 사용하는 것과 같다.

힘을 쓰기 보다는 체중으로 고객을 관여해라. 어떤 면에서 FRT는 느긋한 형태의 도수치료인데, 당신의 민감성 고객의 감각 모두 당신의 스트로크가 최소한의 노력을 사용하는 것에 의존하기 때문이다. 당신의 몸의 사용을 편하게 하는 것이 치료를 즐겁게 받게 만들 수 있게 한다.

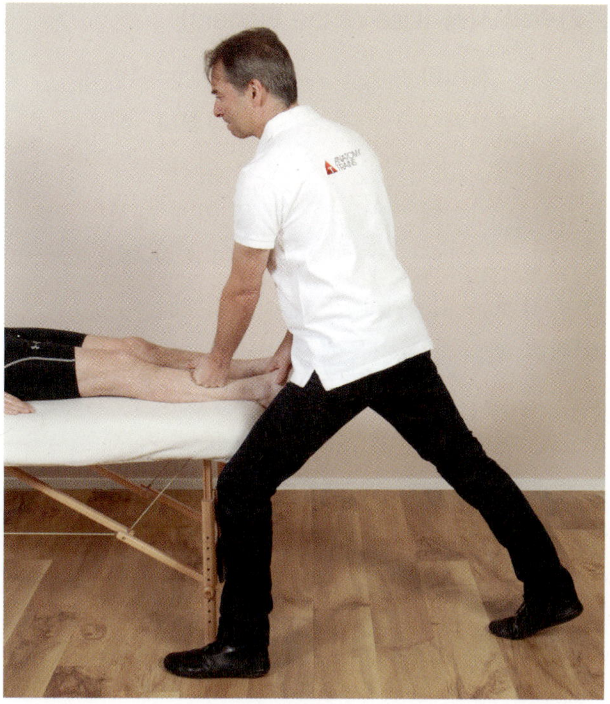

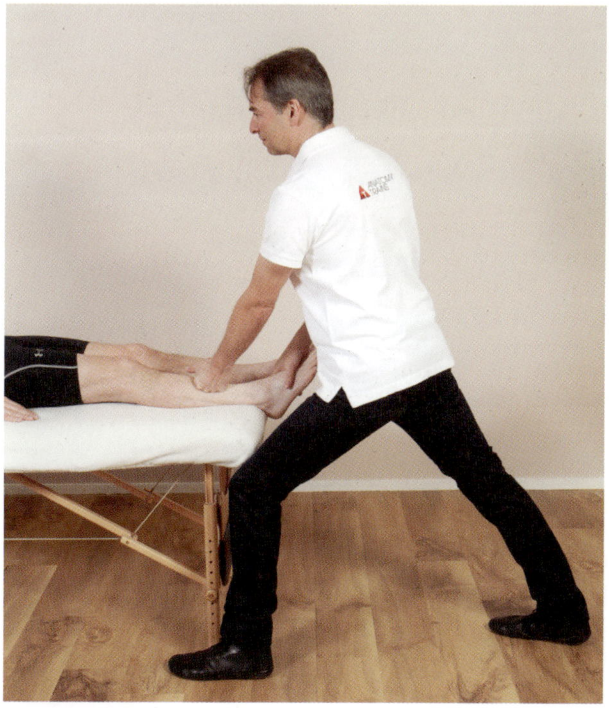

그림 2.5 a & b: (a) 접촉점 위로, 몸을 밀어 넣게 해 주려고, 뒷발을 올려 몸이 위로 가게 해 주는 것을 주목해라; (b) 그 다음 발뒤꿈치를 내려서 정확한 층에 접촉을 고정시키는, 스트로크의 앞쪽 각도를 만든다.

치료를 하는데 중력을 더 이용하면 할수록, 접촉점으로 집어넣기 위한 장력을 줄일 수 있다. 또한 이것은 고객의 조직 내의 변화에 당신을 더 민감하게 만들어주며 고객에게 더 점진적인 접촉을 하게 된다.

이것에 있어서 하나의 중요한 단면은 뒷다리의 사용이다. 이것은 다소간 펴있어야 하며, 그리고 발뒤꿈치는 약간 올려져 있어야만 한다. 많은 학교들은 발바닥을 바닥에 댄 접근을 가르치는 것처럼 보이는데, 이것이 밀기에 더 안정적이기 때문이다. 그러나 우리가 경험에서 배운 것은 골반을 들어 올림으로써 – 그래서 중력의 중심도 들어 올려진다 – 덜 밀어도 되며, 그리고 체중과 중력이 당신을 위해서 일을 하도록 앞발을 간단히 이완시킴으로써 움직임을 만들 수 있다. 그 다음 뒤쪽 뒤꿈치를 들어 올리거나 낮춰서 더 멀리 뻗거나 접촉 각을 떨어뜨릴 수 있으며, 그리고 긴 스트로크에서 척추를 접지 않고 펴져 있게 해주는 큰 이점을 가질 것이다.

전에 논의한 것처럼, 접촉점에 고리를 거는 것이 조직 속으로 고정하기 위해서 필요하다. 조직 속으로 밀어 넣으면서 뒤꿈치를 높이는 것으로 이것을 쉽게 만들 수 있으며 그런 다음 뒤꿈치를 약간 떨궈서 각도를 낮추고 손, 팔꿈치 또는 앞팔 앞쪽에서 파도를 얻는다.

조직에 관여를 한 다음, 정확한 형태를 유지하기 위해서 모든 상체를 부드럽게 안정시키지만, 그러나 당신의 본능과 반대인 것처럼 보이는 이것을 해야만 한다. 많은 초보 치료사들은 가능한 세게 조직을 누르기를 원하며, 그래서 그들의 손들을 고정하고 고객에게 센 느낌을 준다. 그러나 손을 가급적 이완시키고 처음에 허리 그리고 골반의 중력 중심 또는 복부에서부터 치료한다면, 점진적인 접촉을 유지할 수 있는데, 고객에게서 가능한 멀리서부터 오는 힘을 쓰는 것이다. 특히 전면에 있는 넙다리근육들이 체중의 대부분을 조절할 것이다.

이것은 고객에게 훨씬 더 편안함을 줄 뿐만 아니라 이것은 고객의 조직 그리고 치료 결과로서 그들이 만들 수 있는 어떤 반응들에 당신을 훨씬 더 민감하게 있을 수 있게 만들어 준다. 근육 방추들 (spindles)에 있는 장력이 장력의 변화에 대한 그들의 민감성에 영향을 주기 때문에, 접촉점에 둔 장력이 적을수록, 미묘한 변화들에 더 수용적이고 반응적일 것이다.

손의 사용 (Use of the Hand)

손 전체 또는 손꿈치 (heel)는 근막 시트들의 넓고 커다란 구역을 치료하기 위한 매우 유용한 도구일 수 있다. 넓은 접촉은 둘러싸는 그립을 가능하게 해 준다.

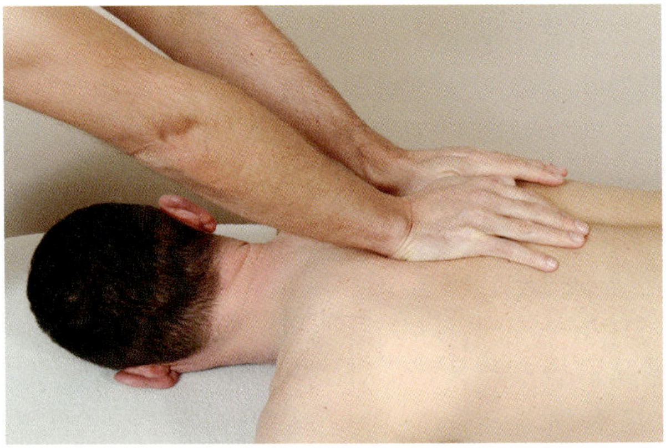

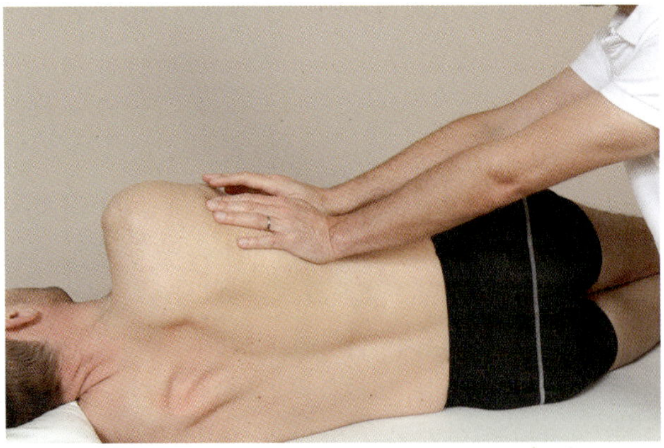

그림 2.6 a & b: (a) 손, 특히 손꿈치는 근막의 표면 시트들을 움직이고 그리고 보다 특정하고 깊은 치료를 하기 전에 조직을 준비시키는데 유용하다. (b) 손목의 각도는 관절과 주위 조직에 대한 피로를 최소화 시키기 위해서 아주 낮게 유지되어야만 하는데, 앞팔에서부터 손목뼈를 통하여 힘이 전달되게 해 준다.

손가락의 사용 (Use of the Fingers)

손가락은 신경학적으로 가장 민감한 도구인데, 그러나 역학적으로 가장 쉽게 학대된다. 매우 중요한 것은 손가락을 중립 또는 약간 굽혀 유지하는 것이다. 절대로 그들을 펴게 해서는 안 되는데, 그 이유는 인대 자체 그리고 궁극적으로 관절 자체를 위험에 빠뜨릴 것이기 때문이다 (이러한 과다폄은 처음에 불가피하게 생길 수도 있는데, 그러나 가능한 빨리 약간 굽혀서 치료를 하도록 해라).그림 2.7에서, 손목도 중립으로 유지되고 있는 것을 주목해라. 모든 움직임의 힘은 팔꿈치에서부터 직선으로, 손목뼈와 손허리뼈를 통해서, 손가락뼈로 전달된다. 어깨로 각도를 조절하는데 뒷발을 들어 올리거나 떨어뜨려서 만든다.

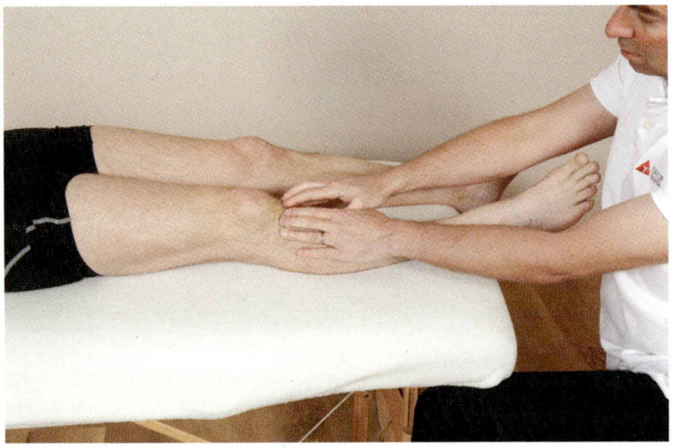

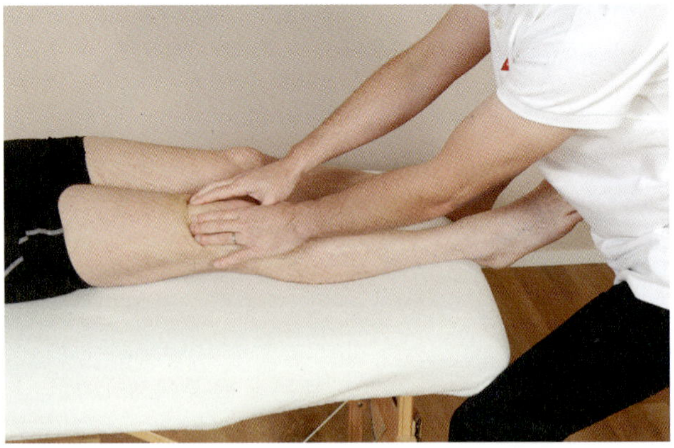

그림 2.7 a & b: (a)에서 (b)로 조직에 관여하는 각도의 변화뿐만 아니라, 또한 손과 손가락이 약간 굽혀있거나 펴 있는 것을 주목해라. 관절들의 어떤 것도 절대 과다폄시키지 말아라.

이런 타입의 스트로크를 실행하는 처음 몇 번, 손톱 밑에서부터 피부가 당겨지는 것을 느낄 수도 있다. 이것은 임상 경력이 쌓이면서 편해지며, 그리고 치료를 너무 강하게 하고 있거나 아니면 스트로크를 돕기 위해서 약간의 물 또는 왁스가 필요하다는 신호일 수 있는데, 피부가 약간 건조해 있을 수도 있어서 너무 많은 저항을 받기 때문이다. 임상 경력이 쌓이면서, 이것을 최소화할 수 있는치료 각도를 미묘하게 변형시키는 것을 배울 것이다.

치료사 팁 (Practitioner Tip)

위의 '근막 층' 연습에서 조직 층들을 탐색한 다음, 각각의 스트로크를 시작해 보는데, 우선 표면 조직을 의도한 스트로크의 반대 방향으로 해 보아라. 피부와 심부 매몰층 위의 소성조직을 미끄러뜨림으로써:

1. 더 강한 조직 층을 즉각 느낄 것인데, 이것은 심부 매몰층이며 이것의 '느낌'의 질을 인지하는 것을 배운다.
2. 스트레칭 방향의 뒤에 있는 표면 조직에서 약간의 '주름'을 만들 것이며 이것은 스트로크를 훨씬 더 편안하게 받게 만들뿐만 아니라 목표 조직들 높이에 보다 정확히 있게 만든다.
3. 이런 양식의 스트로크를 위해서 손가락 패드를 사용하는 것을 배우기 시작할 때, 많은 치료사들은 손톱 밑과 피부 사이에서 생길 수 있는 스트레스를 불편해 한다. 고객의 조직을 반대 방향으로 취함으로써, 치료사는 손가락 살을 약간 앞쪽으로 보낼 수 있으며 우리가 알게 된 것은 치료사가 이 테크닉에 익숙해져서 이것으로 더욱 이완되어 있을 수 있을 때까지 이렇게 하는 것이 피부를 약간 보호하는 것을 도울 수 있다.

주먹의 사용 (Use of the Fist)

주먹은 하나의 도구로서 종종 간과되거나 저평가되는데, 이것을 사용할 때, 종종 너무 센 힘을 주게 되어 이것의 잠재적 민감성의 상당 부분을 잃어 버린다.

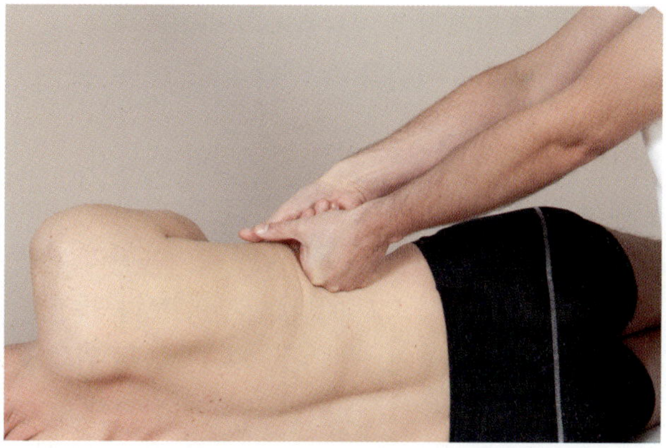

그림 2.8: 몸통 가쪽의 비교적 얇은 조직 위나 민감한 갈비뼈들을 치료할 때라도, 이완시킨 주먹이 매우 유용한 도구일 수 있다. 손에 힘을 거의 주지 않고 몸에 대야 하는데, 손가락은 펴고, 주먹은 쥐지 않는다. 그럴 때 그 외의 다른 방법보다 고객의 몸은 치료사의 접촉에 맞춰진다.

다시 한번, 손목 관절은 중립으로 유지하는데, 그러나 이번에는 어깨의 펴내는 동작을 사용해서 그리고 팔꿈치를 굽힐 뿐 아니라 어깨 높이를 바꿔서 각도 변화를 만든다.

주먹을 쥐는 손가락은 손바닥 바깥에서 부드럽게 유지되며, 주먹을 날릴 때처럼 손바닥의 안쪽으로 접지 않는다. 이것이 고객의 모양에 맞도록 주먹에 부드러움을 주어서, 조직이 손가락을 밀어내게 해주는데, 손가락을 접어서 앞팔과 손에서 필요한 것보다 더 많은 근육 장력을 사용하지 말아라.

주먹을 사용할 때, 엄지가 앞쪽을 보게 유지하는 것이 중요하다. 흔한 실수는 손허리손가락관절을 앞으로 한 주먹의 사용인데, 그러나 이것은 손목 폄근들에게 많은 과도 장력을 준다. 압력, 무게 또는 힘은 몸쪽 손가락뼈의 몸쪽면에 집중되는데, 검지와 중지의 손허리손가락관절에 가깝다. 간혹 갈퀴로 긁는 타입의 스트로크에서, 치료사의 몸이 접촉점을 넘어갈 때 (214페이지의 등줄기에서처럼), 손바닥은 앞쪽을 볼 것이다.

팔꿈치와 앞팔의 사용
(Use of the Elbow and Forearm)

앞팔은 등과 넙다리 같은 넓은 부위에 좋은 도구이며, 결합조직의 시트들과 커다란 근육 그룹이 옮겨지고 이완될 수 있다.

넙다리 같은 둥근 부위 위를 가로질러 흔들기 위해서 팔꿈치를 굽히거나 펴서 그 부위 위의 접촉점의 중심을 조절할 수 있다 - 바이올린의 활을 켜는 것과 유사하다 (그림 2.9a & b). 보다 특정한 제한 영역들을 위해서, 팔꿈치 뾰족한 곳 주위의 어떤 쪽 표면이 닿기를 원하는 조직에 편안하고 잘 맞는 접촉을 만들게 해서 정확성과 힘을 쉽게 쓰는 느낌이 얻어질 수 있다 (그림 2.9a)

대조적으로, 그림 2.9b는 팔꿈치의 사용을 보여 준다. 두 사진 모두 치료하지 않는 손의 다른 사용법을 보여 주는데, 고객의 움직임을 안내하거나 (그림 2.9a) 팔꿈치를 안내해서, 정확성과 안정성을 확보하게 해 준다 (그림 2.9b). 두 경우 모두 비작업 손의 접촉은 고객을 편안하게 도울 수 있지만, 그러나 이것은 고객의 경험에 관한 정보를 위한 또 다른 청취자로서 활동을 하는데, 보호하기 위한 어떤 움찔하는 동작을 알아차리거나 또는 주위 조직들을 편안하게 돌려 잡는 것이다.

이 테크닉을 위해서 당신의 어깨를 스트로크 뒤로 유지하는 것이 중요한데, 어깨 근육을 써서 스트로크가 조직을 끌면서 지나가기 보다는 스트로크 속으로 밀어 넣는 것이다.

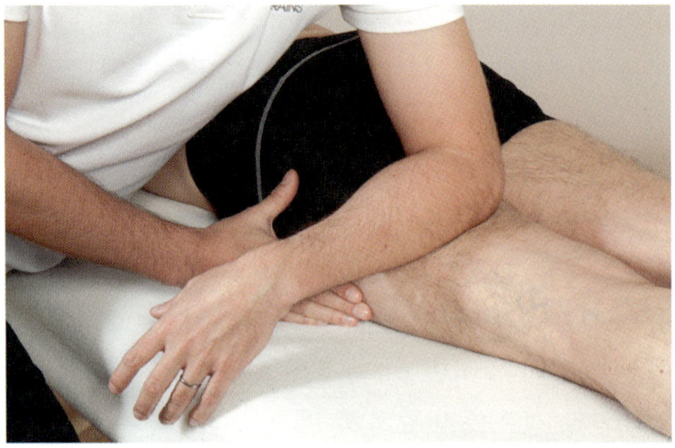

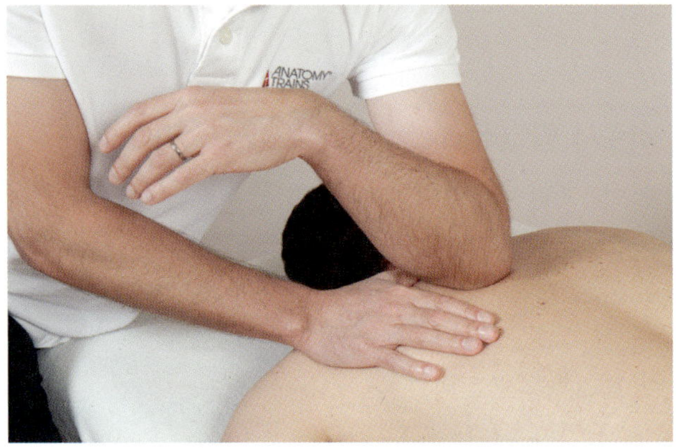

그림 2.9 a & b: 앞팔과 팔꿈치를 사용한다 (a)에서, 앞팔의 각도를 변화시키기 위해서 오른 손목을 단지 들어 올리거나 떨구어서 관여되고 있는 넙다리네갈래근의 면이 바뀔 수 있다는 것을 주목해라.

손허리손가락관절들의 사용 (Use of the Knuckles)

팔꿈치가 쓸 수 있는 가장 강력한 도구일 수 있지만, 이것은 검지와 중지의 손허리손가락관절에 비해서는 비교적 뭉툭할 수 있다. 그들의 강도와 안정성을 유지하기 위해서, 위팔뼈의 내회전과 노뼈-자뼈 관절의 엎침을 만들어서 (주먹을 사용하는 때에서의 엄지보다는) 작은 손가락을 이끄는 포지션으로 가게 해서 손허리손가락관절들이 최대로 사용된다. 이것이 이 두 손가락들에 지원을 할 것인데, 검지와 중지의 몸쪽 손가락뼈, 손목, 및 자뼈 (그리고 대부분의 경우에서 위팔뼈도 마찬가지) 모두를 선을 이루게 해 준다. 이것은 뼈가 최대한으로 지원을 제공해서, 연조직의 스트레스를 줄이고, 최대한의 감각을 위해서 근육을 이완되어 있게 해 준다. 짧은 스트로크들 또는 눌러붙은 점들을 위해서, 손허리손가락관절은 용도가 매우 큰 도구로서 여러 포지션에 사용될 수 있다.

주먹의 사용과 함께, 사용되지 않는 먼쪽 손가락뼈들 (distal phalanges)은 치료사가 굽혀서 말아 쥐는 것이 아니고 고객의 조직에 의해서 되 밀려진다.

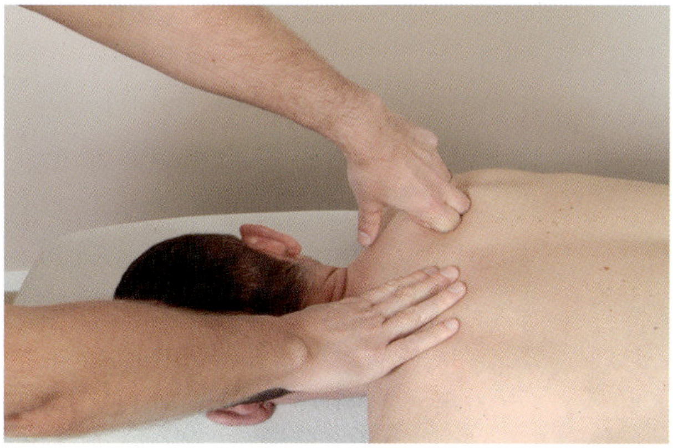

그림 2.10: 관절들이 팔꿈치부터 중간 손허리손가락관절들 (몸쪽 손가락사이 관절들)까지 모두 선을 이룬 것을 주목해라. 목표 조직에 도달하기 위해서 이 관절들의 어떤 것을 구부릴 필요가 있을 때 스트로크를 끝내라. 정확한 인체 역학을 유지하기 위해서 자신을 재위치 시키는데 자신의 몸을 다치게 해서는 안 된다.

방향의 문제 (Questions of Direction)

근막이완술 (FRT)로 할 수 있는 것에 대한 많은 관점들이 있다. 우리는 때때로 조직을 들어 올리거나 떨구고 이것은 안쪽 또는 가쪽으로 움직인다고 언급할 것이다. 우리는 조직을 이완시키고, 이것을 다양한 방식으로 늘리고, 이것을 다른 방식으로 펼친다.

많은 상황에서 우리는 심부 매몰층 속의 관계를 바꾸기를 원하는데, 이 층은 피부와 지방층들 바로 밑에 있는 인체의 스타킹이다. 이 조직 평면들은 우리가 근육근막 단위 (myofascial unit; 일반적인 용어인 '근육'보다 더 정확한 기술임) 내의 보다 특정한 조직을 이완하기를 원할 때와 비교해서 아주 다른 스타일의 터치를 요구한다.

근막의 커다란 시트들을 움직이려면, 우리는 어떤 큰, 종종 부드러운, 접촉을 사용할 필요가 있으며 실제 피부 밑의 한 피부를 잡고 있다고 상상할 필요가 있다. 우리는 이것의 높이로 내려가서 그 부위 전체를 들어올리거나 움직인다. 이것은 심부 매몰층 그리고 때때로 근육의 근외막에서 행해질 수 있으나, 근육들 자체 내에서는 흔치 않다. 이것은 당신이 손으로 그리기를 원하는 모양을 바꾸는 의도인 하나의 조각이다. 이 조직이 바뀌도록 조장하는데 - 때때로 이것은 양분을 주고 때때로 격려하는 - 우리가 점토로 인체를 리모델링하는 것과 거의 같다.

이런 타입의 스트로크들은 교재의 주된 내용에 포함되어있지 않는데 그들이 고객의 모양에 아주 독특하며, 그리고 이것은 작업이라는 예술성의 일부이기 때문이다. 손의 사용을 위한 개요는 위에 주어졌다. 우리는 인체의 다른 부위에 이런 타입의 접촉을 써 볼 것을 권장하는데, 이것이 이 책의 나머지에 논의된 보다 독특한 테크닉들을 위한 유용한 부속물이며 준비이기 때문이다.

그림 2.11에서, 근막 평면들의 비교는 넙다리와 복장뼈 위 (over the sternum) 모두에서 뒤쪽보다 앞쪽이 낮은 높이를 보여 준다. 만약 이 부위를 가로지르는 횡단면을 만들고 이것을 동일한 해부학적 높이로 자른다면 (선 A와 B), 넙다리뼈의 전방 기울기와 어울리도록 단면의 각도를 아래로 잡을 것이다. 이것은 전방으로 기울어진 그녀 골반을 교정하는데 있어서 그녀 힙의 굽힘근들에 대하여 할 필요가 있는 치료와 아주 다르다. 그들은 늘림을 요구하며, 이 조직을 양 방향에서 관여해서 그들을 이완시키는 치료를 할 수 있다.

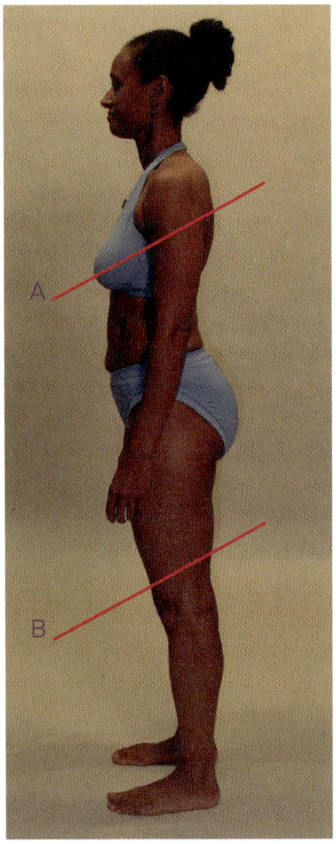

그림 2.11: 몸의 앞과 뒤 사이에서 심부 매몰층의 관계 차이들을 보여주는 한 고객의 옆 모습.

그림 2.12에 있는 우리 모델의 바깥 조직들을 편하게 도와주려는 우리 전략은 심부 매몰 조직을 위 바깥으로 들어 올리는 것을 포함할 수 있는데, 마치 우리가 어깨를 그들이 속한 곳으로 되돌려 놓으려고 하는 것과 같다. 이것은 그 다음으로 큰가슴근과 작은가슴근 안에 붙잡힌 더 깊은 문제들을 드러낼 것이다.

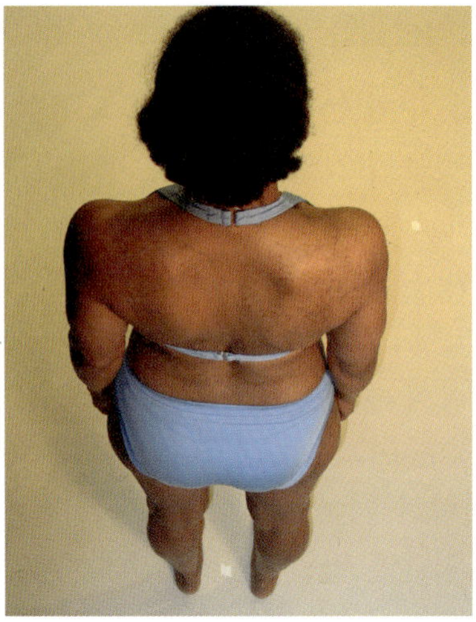

그림 2.12: 동일한 모델의 윗 모습은, 다른 문제들 중에서, 견갑대들의 안쪽 회전과 전방 기울기를 보여 준다.

그래서 우리는 평면적 움직임으로 시작할 수 있는데, 보다 표면에 있는 조직을 리모델링하기 위하여 손가락 또는 손을 넓게 해서 사용한다 (그림 2.13a & b) - 그러나 그 다음 우리가 큰가슴근의 더 깊은 근육근막을 손볼 필요가 있다면, 우리는 약간 날카롭거나 보다 분명한 도구를 사용하기를 원할 것이다 (그림 2.13 c & d). 이 예에서 손가락이 여전히 사용되지만, 그러나 가슴근 조직 속으로 보다 깊숙이 집어 넣기 위해서 각도 변화를 만든 것을 볼 수 있다.

그림 2.13c에서 볼 수 있는 것은, 팔을 벌리는 동안 조직이 가쪽으로 스트레칭 되는 것이다. 이것은 우리가 이 스트레칭을 돕는다고 (assisting) 언급하는 이것이다. 이 조직의 움직임과 관여된 힘 모두 같은 방향으로 가고 있다. 이것이 당신의 접촉과 몸쪽 부착점 사이에 있는 조직을 분리해서 스트레칭 할 것이다. 만약 우리가 이것을 하나의 스트로크에 만들면서 가쪽으로 미끄러뜨린다면, 일부의 효율성이 없어질 수도 있는데, 당신이 부착점에서 멀리 가쪽으로 감에 따라, 이 탄성 조직의 계속 증가되는 양에 의해서 근막에 대한 스트레칭의 힘이 흡수되기 때문이다.

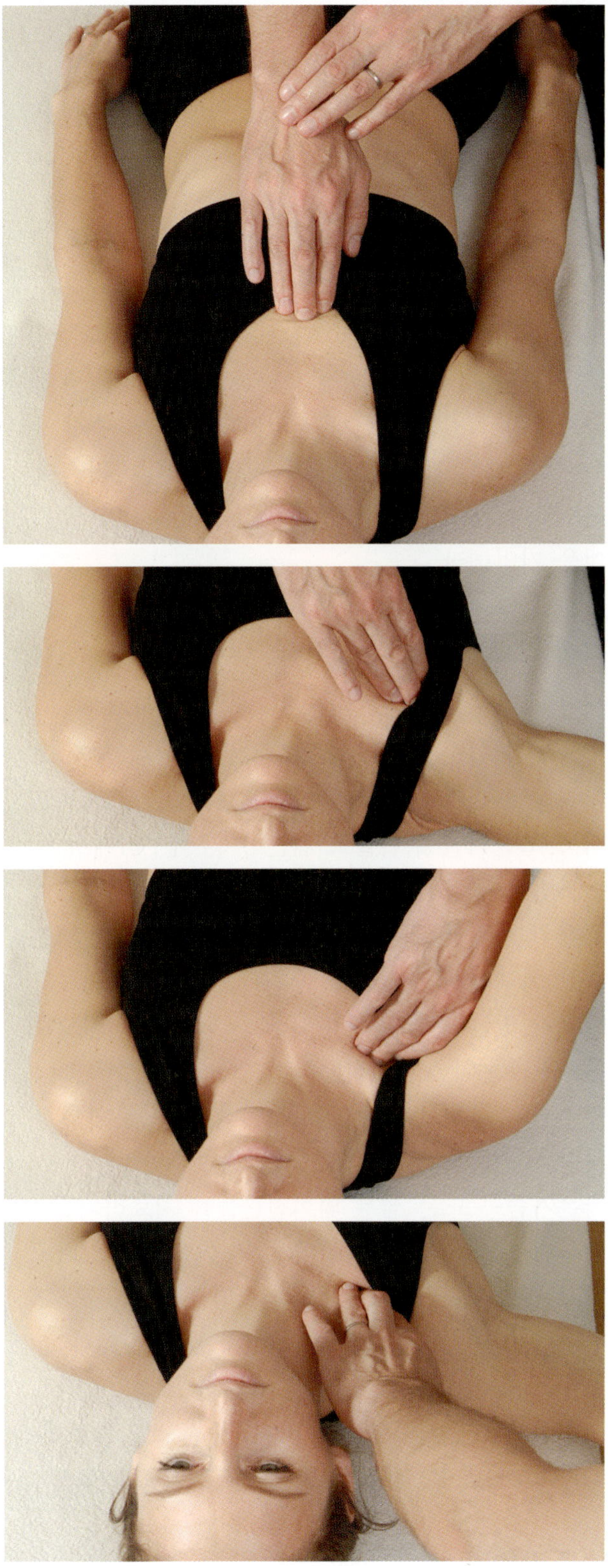

그림 2.13 a, b, c & d: 다양한 방향으로 가슴근 근막을 치료하는 여러 방법.

만약 우리가 그 관여를 역으로 해서, 우리의 의도를 안쪽으로 향하고 (그림 2.13d) 고객의 능동적인 스트레칭을 막는다면, 이것은 우리의 접촉과 가쪽 부착점들인 위팔뼈 사이에 있는 조직의 풀기에 초점을 맞추는 것이다.

우리는 매우 자주 조직을 구분해야만 한다. 인체 내의 각 층은 다른 것 위로 독립적으로 미끄러질 수 있어야만 하는데, 그러나 많은 이유로 이 능력을 잃어버릴 수 있다. 예를 들어, 외상, 오용 또는 과사용들 모두가 인접한 소성 (areolar) 조직의 적응하는 성질을 제한하고 유착을 만들 수 있다. 이것이 생길 때, 인체는 그 부위에 '고착된' 느낌을 가지며, 그리고 이것이 치료하면서 고객에게 가능한 많은 움직임을 사용해야 하는 이유 중의 하나다. 어떤 영역에서 격막을 재개통 시키기 위해서 조직을 펼칠 수 있고 (모음근 펼침을 보라, 153p), 어떠한 제한에 대한 이완을 조장하기 위해서 구조물들 사이 공간으로 밀어 넣을 수도 있으며 (햄스트링 분리를 보라, 114p), 또는 몇몇 영역 속으로 고정하고 고객에게 그 밑의 조직을 움직이게 해서 '치실' 효과를 만들어서 결합조직의 이완을 얻고, 부드러운, 분리된 관계를 다시 회복할 수 있다 (발목 지지띠의 소통을 보라, 76p).

위에서 논의한 것처럼, 우리 접촉은 의도와 치료하는 조직의 성질에 따라 변할 것이다. 우리가 조밀한 규칙적 조직인 아킬레스힘줄을 치료하는 방식은 격막 속으로 괴롭히며, 헤쳐나가면서 밀어 넣는 성질과 매우 다르며, 그리고 심지어 이것은 다양한 밀도를 가진 다른 격막들 중에서 다를 것이다.

유능한 치료사는 단지 조직의 성질뿐 아니라 고객의 특성과 무슨 터치가 원하는 반응을 만들 것인가를 읽을 수 있을 것이다. 끊임없는 주의와 터치의 즉각적인 조절이 훌륭한 근막이완술의 필수적인 요소들이다 - 요구될 때 적극적이며, 가능할 때 보살펴라.

세션의 디자인 (Designing a Session)

한 세션은 시작, 중간 및 끝을 가져야만 한다. 치료 동안 자연스러운 전개는 고객을 편안하게 두게 도우며, 우리가 보게 될 것처럼, 주된 치료 준비와 집약을 하게 해 준다.

이 장의 앞에서 우리는 하나의 스트로크를 실행하는 면에서 DASIE 모델을 관찰했는데, 그러나 우리는 또한 이것을 한 세션을 위한 본보기로 사용할 수 있다. 치료사는 처음에 어떤 관계와 친밀감을 개발하고 (Develop) 또는 반복된 고객과 재연결 시키고, 그 다음 병력을 듣고서 어떤 형태의 평가 (Assessment)를 하고, 마지막 세션 이후로 무엇이 생겼는 지를 찾거나, 또는 근막이완술의 증례에서, 인체판독인 시각적 자세 평가를 한다. 그런 다음 이 정보는 치료 계획 또는 전략 (Strategy)을 개발하는데 사용되는데, 이것은 치료사가 이 세션에서 얻기 원하는 것을 목표로 한다. 관여 (Intervention) 단계 내에서 우리는 모든 것이 맞는지 그리고 우리가 원하는 목표의 일부를 얻을 수 있는지를 실험하며, 그리고 목, 등 또는 엉치뼈 치료와 같은 약간의 안정 (settling) 치료로 이 세션을 마무리 (Ending)로 한다.

어떤 고객이 우리를 찾는 데는 많은 이유가 있으며, 그리고 이 책 속에 포함된 테크닉들은 급성으로 다친 문제의 치료에 항상 적합하지는 않다. 구조적 균형을 향한 치료를 위한 우리의 패러다임 뒤에 있는 추론은 우리가 인체 전체에 걸친 좋은 배열을 도와줄 때, 그 조직은 과도 긴장될 가능성이 적다는 것이다. 이 치료는 만성적 근육골격 통증을 가진 사람들에게 이상적이다. 일부 고객들은 이것을 위한 근거를 쉽게 볼 수 있는데, 특히 아래에 기술한 것처럼 인체판독 동안 거울을 사용할 때인데, 그러나 다른 사람들은 그들이 통증을 겪는 곳에서 완전히 다른 어느 곳을 치료하는 타당성을 알기 위한 보다 많은 설명을 요한다.

처음에, 고객의 목표를 명확히 밝히는 것이 도움이 될 수 있는데, 당신은 치료에서 무엇이 얻어질 수 있고 무엇을 기대할 수 있는 지에 관하여 교섭할 수 있다. 고객의 구조적 문제들은 무엇이고 어떻게 이것을 겪는지에 관해서 그에게 물어보는 것, 그리고 당신들 모두가 나아갈 치료를 위해서 측정할 수 있고 도달할 수 있는 목표를 찾는 것이 모두를 이 세션에 집중하게 도울 수 있다. 그들에게 그 치료를 겪도록, 차이를 느끼도록, 그리고 당신이 만들어지고 있는 발전을 재평가하도록 해 주기 위해서, 세션 동안 고객에게 어떤 때에 (바라건대 한 번 이상) 테이블을 오르 내리게 할 수 있다는 것을 기억해라.

한 세션의 아크 (The Arc of a Session)

세션은 보통 한 아크로 전개한다. 민감하게 시작해서 이것은 점차적으로 강렬함이 더 해지고, 터치는 편해지기 전까지 점점 깊은 층들로 또는 더욱 도전적인 부위들로 접근하며, 마무리에서 부드럽고 집약적인 치료로 되돌아 간다. 몇몇 고객의 허리근 또는 두덩근으로 첫 접촉을 만드는 것은 고객에게 쇽킹함을 줄 수 있다. 손 볼 필요가 있는 부위를 준비해라. 고객을 정신적으로 준비시키는데, 가장 접근하기 쉽고 접촉에 열려있는 부위로 시작하는 것이다 - 대부분의 사람들에게, 이것은 사지 또는 등일 것이다. 작은가슴근 또는 심부 외회전근들을 치료하기를 원하며 그들은 당신에게 매우 친숙할 수도 있다고 알고 있을 수도 있지만, 고객은 당신이 그곳으로 바로 가는 것에 준비가 되어 있지 않을 것이다. 그 아크를 존중해라, 심지어 친숙한 고객일지라도; 수월하고 표면적으로 시작하며, 중간으로 치료해 나가고, 보다 강렬한 이 세션의 부분으로 가라.

종료 게임 (End Game)

항상 확실히 하도록 할 것은 가장 강렬한 섹션 이후 이 세션 내에 약간의 시간을 남겨두는데 고객에게 몸을 추스르고 일어난 변화들의 일부를 집약시킬 기회를 주기 위함이다. 우리가 위에서 말한 것처럼 이 '종료 게임'은 정상적으로 목/등 치료, 골반 들어올리기, 등 줄기들 및 특별히 뒤통수 이완으로 구성된다. 골반 들어올리기 및 뒤통수 이완은 모두 마음을 느긋하게 해주며 진정시키고 (그리고 일반적으로 부교감신경을 자극해서), 그리고 물론 이 세션의 구조적인 목표들과 결합해서 사용될 수 있다. 그들은 멋진 스트로크 이상이다. 앉아서 하는 등 치료는 약간 더 교감신경적인 자극인데, 고객이 자신을 지탱해야 하고 보다 능동적으로 개입해야 하기 때문이다. 이들 중 어느 것을 사용하며 어떤 순서로 하느냐의 선택은 당신이 원하는 효과나 고객을 위한 요구에 의해서 결정될 수 있다. 만약 그들의 시스템이 각성되어 있어서, 더 진정될 필요가 있다면, 목과 골반 치료에 초점을 맞춰라; 만약 그들이 약간 몸을 가누지 못한다고 여겨지고, 치료 후에 운전할 필요가 있다면, 예를 들면, 그 때는 앉아서 하는 등 치료로 그들의 의식을 되찾게 도와라.

고객이 이 세션의 끝에 완전함을 느끼는 것이 중요하며, 그리고 당신은 세션 내내 진행해온 방식뿐만 아니라 끝마치는 스트로크의 선택으로 이것에 기여한다. 각 세션은 둘 또는 셋의 목표들을 향해서 디자인되어야만 한다 - 한 세션 내에 모든 구조적 문제를 다루지 말아라; 한 사지에서 다른 곳으로, 상체에서 하체로 그리고 다시 등으로 모든 몸 전체를 넘어다니지 말아라. 치료를 일관되게 유지해라. 한 층 또는 한 부위를 치료하고 그리고 나서 고객에게 서라고 해서 이 치료를 느끼게 해라. 그 다음 더 깊이 가거나 또는 다른 사지에 대한 치료로 균형을 잡고 그리고 이 과정을 반복해라. 고객에게 말하는 것을 두려워 말고 테이블에 오르 내리라고 시켜라. 우리 목적은 그들의 몸을 그들에게 재연결 시키는 것이지, 이것에서 분리시키는 것이 아니다.

세션 후에 고객에게 걷거나 익숙한 움직임을 하라고 시켜라. 그들을 자신의 몸 속으로 조율하게 권장하며, 그들이 가진 어떤 피드백을 들어라. 목표를 재평가해라: 얻어졌는가 아닌가. 그리고 아니라면 그 이유는? 고객이 그 동안 치료를 어떻게 후원하는가? 바뀔 수 있는 습관이 있는가? (예, 직장 또는 집에서 앉은 포지션). 지금과 다음 세션 사이에 그들이 할 움직임들 또는 스트레칭 또는 자각 운동은 무엇인가? 의뢰할 수 있는 움직임과 운동 코치들, 다른 도수치료사들의 의뢰 네트워크를 만들어라. 의뢰할 때, 고객의 요구와 흥미들에 대하여 조심스러운 관심을 가져라. 모든 사람들이 필라테스 또는 요가 수업을 받기를 원하지 않는다. 이 과정이 제안한 '숙제'의 배정은 고객이 실제적으로 따라 할 수 있는 것임을 확실히 해라.

치료 횟수 (Number of Treatments)

우리는 모두 성형수술에 중독된 사람의 프랑켄스타인 같은 사진들을 보아왔다. 반면에 우리는 우리 작업이 이와 같은 어떤 것을 만들지 않기를 바라는데, 이것을 '한 번만 더' 하라고 끌리는 사람들에게 대한 하나의 경고라고 받아 들여라. 많은 고객들은 (그리고 치료사들) 완전한 이것 또는 저것을 얻으려고 더 나가기를 원한다. 고객이 당신의 자부심에 요청할 때, 당신의 줄어드는 예금 잔고 또는 빈자리를 볼 때, 유혹이 생긴다. 우리는 당신의 구조적 치료에 대한 일련의 세션에서, 그리고 고객과의 전체적인 조우에는 시작, 중간 그리고 끝이 (하나의 아크) 있어야만 한다고 강하게 믿는다. 어떤 시점에 끝내야만 하며, 그래서 이 과정을 의식적으로 접근하는 것이 최상이다. 구조적 통합 내에서 이것은 전통적으로 10에서 12회 세션 이어왔으나, 그러나 이것은 셋 정도로 그리고 때때로 단 한 번까지 줄어들 수 있다.

이 책 안의 도구들은 같은 고객에게 끊임없이 사용되게 디자인되지 않았다. 그들과 함께 만들어질 수 있는 변화의 상당수는 성숙되기 까지

시간이 걸릴 수 있다. 그들이 그럴 것이라는 것을 믿고, 그리고 고객에게 같은 것을 하기 위해서 격려해라. 어떤 주어진 고객에게서 당신이 이런 종류의 치료를 너무 많이 하고 있다는 경고 사인들은 다음이다. (1) 그들과 함께한 모든 세션들은 같은 것을 너무 많이 보살피기 시작하고 있다 - 같은 부위들, 같은 스트로크들, 같은 문제들, 또는 (2) 당신은 세션들 사이의 간격을 줄이고 있다 - 이것은 이것이 시작할 때 그랬던 것만큼 드라마틱하지 않다.

이들 중 어느 것이라도 고객과 함께하는 이 시리즈들을 끝내야만 하며, 그리고 다시 시작하기 전에, 6개월에서 1년 동안 그들에게 당신의 치료를 받아들이게 하라고 당신에게 주의를 주고 있다.

몇몇 간단한 3회 세션 시리즈를 구성하기 원한다면, 당신은 (1) 골반과 아래다리들의 균형을 잡고, 그리고 (2) 늑강과 상지들의 균형을 잡고, 그리고 마지막으로 (3)척추의 균형을 잡는 치료일 것이다.

단 한번의 세션들은 급성 문제를 위한 다른 치료를 지원하는데 매우 유용할 수 있다. 그 부위에 대칭을 만들어 줌으로써 부가적인 과도 장력의 일부를 줄이는 것을 도울 수 있다. 그러나, 고객을 도와주고 있을 수도 있을 보완 패턴들을 없애지 않도록 주의해라. 이들은 여기서 설명하기에 너무 복잡하고 다양한데, 그러나 고객의 관리에 어떤 다른 치료사들과 함께 치료하는 것이 당신의 목표를 명확하게 하도록 도울 것이다.

완전한 구조적 통합체 시리즈들의 복잡성들을 배우려면, 우리는 전체 트레이닝 (예, IASI, 자원들을 참조해라), 에 참석할 것을 권하는데, 거기에는 교재 하나에서 설명할 수 없는 고객/치료사 상호작용의 많은 면들이 있다.

3

인체판독

BodyReading

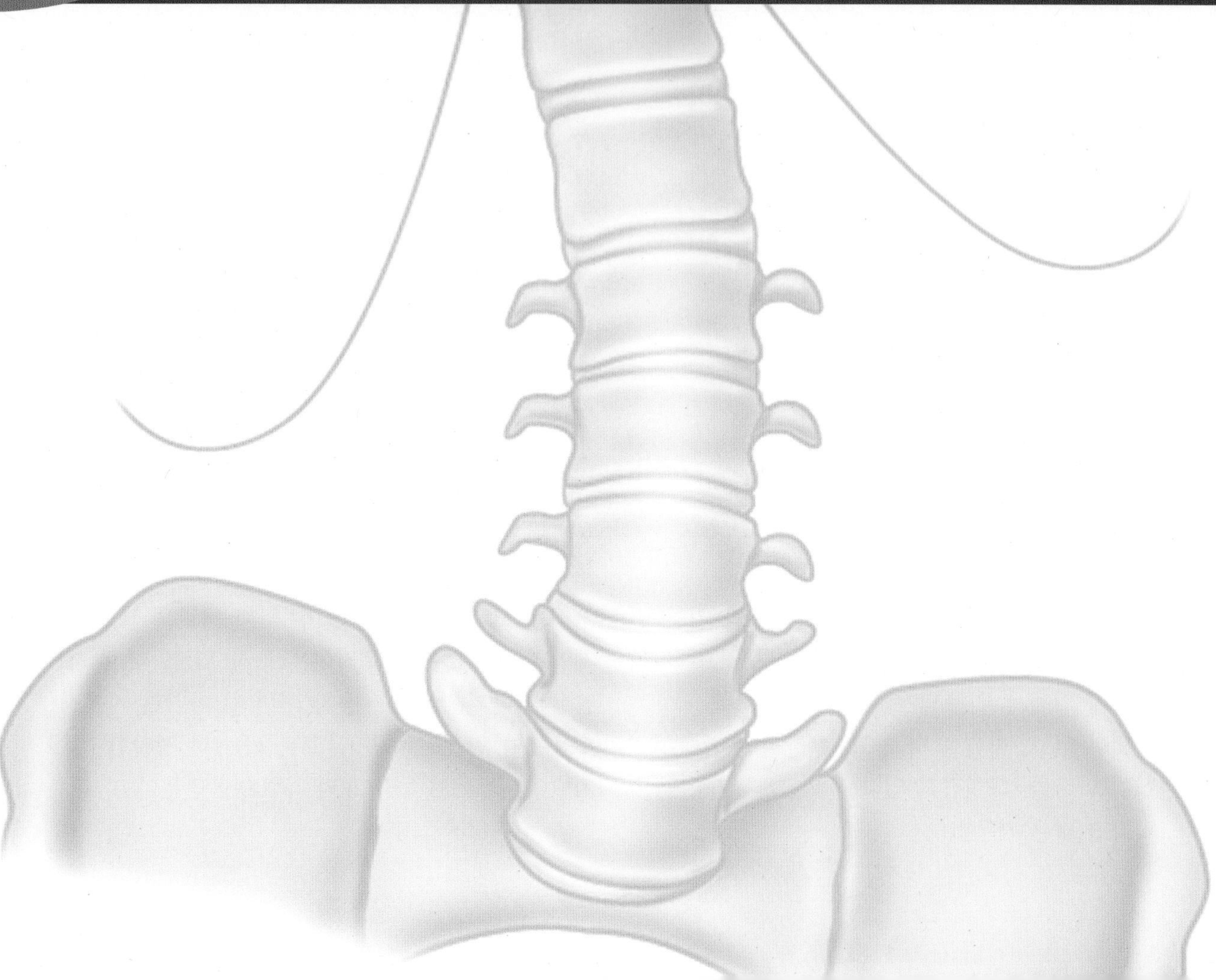

우리는 이 책의 첫 판에서 시각적 자세 평가에 커다란 중점을 뒀다. 그 때 이후 이 구조적 모델은 구조적 불균형을 통증 감각에 연관시키는 어려움에 관해서 비평을 받아왔다 (2015년 Lederman에서 요약됨). 우리는 구조적 분석을 시행하는 것은 매우 좋은 이유가 있다고 여전히 믿고 있는데 그 이유는 인체판독을 하나의 동떨어진 '진단'으로 사용되어서는 절대 안되기 때문이다. 이것은 오로지 질문의 한 원천이며 인체가 사용되는 방식을 이해하는 첫 단계이다. 시간과 경험을 갖고서, 이 종합적인 질문은 '이 사람이 어떻게 서있는가?'에서 '이 사람은 어떻게 자신을 잡고 있는가, 이것이 그의 움직임에 영향을 주며 평가하고 그의 근막경선 해부학을 이용할 수 있는가?'로 바뀌어 왔다.

누군가가 특정한 이동, 기울기, 굽음 또는 회전을 보이며 서 있다는 사실은 (예를 들어) 그의 허리네모근이 짧은 것을 나타내는 것은 아니며, 그들이 한쪽이나 다른 쪽에서 통증이나 불편함을 느낄 것이라고 예견해서도 안 된다. 이것은 단지 그들이 그런 식으로 서 있고 우리는 이유를 찾으려고 노력해야만 한다는 것을 뜻한다. 이것은 조직이 짧게 유지되고 있고, 그 사람이 태도적 습관을 갖고 있거나, 근육근막 연속성과 함께하는 또 다른 조직이 이것을 당기고 있을 수 있다. 우리는 이 책에서 근육근막 연속성인 Tom의 '근막경선 해부학'을 탐색할 것이다.

인체와 감정 사이의 상호의존에 관한 언급에서, William James는 언젠가 다음과 같이 말했다. '내가 행복하기때문에 노래하지 않는다. 내가 노래하기 때문에 행복하다' 본능적으로, 우리는 누군가가 기분이 좋은 때를 알고 인지한다 – 그들은 기분좋게 보인다. 만약 보통 때보다 기분 좋아 보이는 누군가를 최근에 만났을 경우 그를 표현하기 위해서 무슨 말을 하는가? 그 목록은 고양되어 있고, 마음을 터 놓고, 우쭐하면서, 현실에 만족한, 균형잡혀 있다를 포함하는가? 그렇다면 다른 것은?

체계화된 인지 분야는 최근 버클리의 캘리포니아 대학의 교수인 George Lakoff의 작품의 재출현으로 다시 유행을 타고 있는데, 1970년대 동안, 그가 다음과 같이 주장했다. '이유를 이해하기 위해서 우리는 시각 시스템, 운동 시스템 및 신경학적 결합이라는 전반적인 기전을 세세하게 이해해야만 한다'. Lakeoff는 인지는 뇌에 국한되어 있는 것이 아니고 신체적인 세상 경험에 의한다고 믿었는데, 이것은 다음과 같은 최근의 연구에 의해서 뒷받침되고 있다. 우리는 따뜻한 컵을 잡고 있거나, 소프트볼을 쥐어 짠 다음 사람들에 대한 자각을 바꾸며, 미래를 생각하기 위해서 앞으로 몸을 기울이며, 과거를 고려하기 위해서 뒤로 몸을 기울인다 (McNerney 2011).

인체의 신호와 내적으로 느껴진 감정 사이의 상호작용은 1872년에 Darwin의 〈사람과 동물에서 감정의 표현〉이 발행된 이래 연구되어 왔다 (Darwin 1965). 이 연구 분야는 비교적 새로울 수 있지만 그러나, Darwin이 보여주듯이, 신호를 해석하고 이것을 갖고 일을 하는 우리의 타고난 능력은 의식적인 삶을 시작한 이래 거기에 있어왔다. 우리의 서술하는 언어와 감정은 뒤엉켜있으며 동지와 적 둘 다에서 온 신호를 읽을 수 있어야만 하는 생존 기전이다.

모든 근막 터치는 '짧고, 고정된 조직'을 지향할 필요는 없다. 우리 경험에서, '중심에서 벗어난', '균형을 잃은' 또는 '선을 벗어나' 유지되고 있는 펴늘릴 수 있는 조직을 가진 고객들은 유용한 정보를 주는 넓다란 스트로크로 크게 이득을 볼 수 있다. James가 Tom과 함께 하면서 배운 레슨은 부드럽고, 펴 늘릴 수 있는 시스템에서 일을 하는 조각가의 이미지였다. 넓고, 연결된 접촉으로, 우리는 고객의 조직이 쉴 수 있는 새로운 장소를 제안할 수 있는데, '움직이는 조직' (있을 것 같지 않은 시나리오지만 유용한 이미지) 아니면 기계적 수용체들 안에 새로운 알고리즘을 (더 정확한 기술어; Stecco 등을 보라, 2009b) 만든다.

목표들 중의 하나, 그러나 우리 작업 스타일에서 아마도 가장 중요한 것은, 인체를 균형으로 되돌리게 조장하는 것이다 – 생체역학적인 균형만이 아니라, Lakoff가 말했듯이, 더 깊은 감정적 균형을 위한 은유로서의 균형이다. 일단 바라건데 우리가 확신과 주장을 더욱 표현한다면, 우리 자신에 대한 내적 유대감 그리고 '우리 자신의 바탕 위에 서있다'는 내적 유대감을 느껴보아라.

우리는 고객에 대한 심리적인 분석을 할 필요는 없다 – 이것은 우리 일이 아니며 우리 임상 범주를 분명히 넘어선 것이다. 자세와 감정 균형을 연결하는 비유를 믿을 필요도 없다 – 우리의 생체역학적인 작업에 대한 있을 수 있는 긍정적인 부작용으로 있게 남겨두자.

고객에게 어떤 치료를 시작하기 전에 먼저 몇 가지 형태의 평가를 해야만 한다. 이 단계에서 병력을 조사하고 고객의 의학적 및 구조적 병력에 관한 많은 정보를 얻을 것이며, 이 형태의 치료가 그들에게 안전하고 적절한 지를 확인할 것이다 (금기증들을 위해서 부록 2를 보라). 전통적인 근막 이완술은 선 자세의 평가와 간단한 걸음걸이 분석을 하고 있다. 걸음걸이 평가는 수업 또는 우리 비디오 코스에서 잘 전해지고 있다 (자원을 보라, 특히 2014 Earls, Born to Walk). 이 장에서 우리는 서서 하는 평가를 소개할 것인데, 고객을 네 면 모두에서 보아서 (그리고 간혹 위에서 밑으로 내려다 본다), 골격 관계의 그림을 얻는다.

관례적인 선 자세는 기능에 있어서 인체의 제한된 모습만을 보여준다는 논쟁이 있으며, 이것은 사실이다. 임상에서 고객은 움직이면서 관찰될 수 있고 그래야만 하는데, 특히 문제가 되는 원인을 보여주는 것처럼 보이거나 또는 그들의 삶의 스타일 내에서 중요한 움직임의 어떤 움직임 형태이다. 보아야 할 표준 움직임들은 걷기, 움직임의 각 평면에서 굽히기, 사지 뻗기 그리고, 물론, 호흡 들이다.

우리는 이 개정판에서 인체가 근막경선 해부학들을 따라서 뿐만 아니라 국소적으로 상호작용하는 방식에 대한 더 향상된 감각을 얻기 위해서 우리가 실행하는 전반적인 움직임 평가의 일부를 포함한다. 많은 움직임 평가는 우리가 '필수적인 사건'이라 부르는 것을 이루기 위한 고객의 능력을 테스트하고 있다.

'필수적인 사건' 개념은 (2014 Earls, Born to Walk에서 확장됨) 일련의 연결되고 상호의존적인 동작 범위를 말한다. 제일 쉬운 예는 발걸음을 앞으로 딛는 행동이다 – 힙 굽힘근들을 늘릴 정도로 충분히 긴 범위로 이것을 하는 것은 발목의 발등굽힘, 무릎 펴기와 척추뿐만 아니라 발가락을 펴기 위한 능력을 요구한다 (그림 3.1). 조직들을 늘릴 수 있는 것은 근육 일을 줄이고 기능적 훈련 무대 안에서 근막 조직에 의해서 저장되고 노획한 (Wakayama 등, 2005) 탄성 에너지 사용을 늘려주는 것을 보여주어왔다.

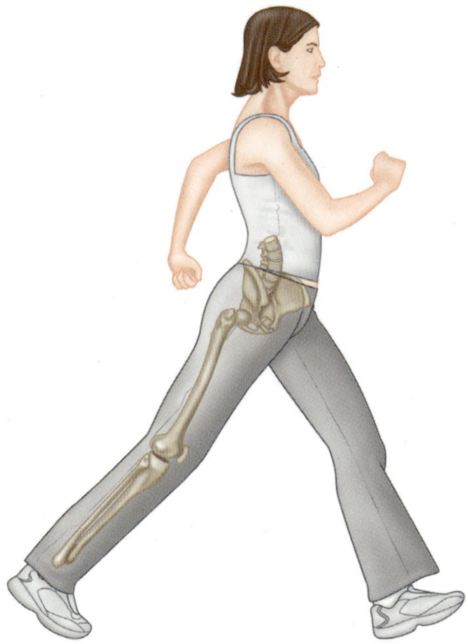

그림 3.1: 충분히 멀리 발걸음을 내딛기 위해서, 발목은 발등굽힘, 발가락은 펴고, 무릎, 힙 및 척추 또한 펼 수 있어야만 한다. 이 관절들 중의 어느 하나의 범위 손실은 다른 것들과 관계한 조직들이 늘어나는 능력을 제한할 것이다. 이러한 밀접한 연관이 있고 상호의존적인 관계가 '필수적인 사건'이라고 불린다 – 힙을 펴는 능력은 발가락을 펴는 능력을 요구하며, 그 역 또한 마찬가지이다.

움직이기 전에 조직을 늘리는 것은 우리의 자연적인 움직임 전략의 일부다 – 예를 들어, 하나의 던지기는 의도된 타겟과 멀어지게 항상 뒤로 가서 시작된다. 수직 점프는 인체 덩어리를 떨굼으로써 준비한다. 이러한 움직임의 각각은 탄성 조직으로 에너지를 보내며, 동시에, 근육 섬유들의 근막적 둘러싸기를 빳빳하게 만든다. 이러한 역학 모두 근육 수축 효율을 늘려주는데, 먼저 탄성 에너지로 이것을 도우며 (근육 수축보다 효율적이다) 미리 빳빳하게 만든 것 때문에 수축에 의해서 만들어진 힘의 전달을 가속시킨다. 미리 굳히기와 탄성 하중은 우리 인간 움직임 시스템의 중요한 성질이며 Blazevich (2011)과 Komi (2011)에 의해서 기술된 스트레칭 단축 싸이클의 일부를 형성한다.

근막 이완을 위한 구조적 접근법을 이용해서, 연조직 길이와 자유도의 조절을 통해서, 고객의 골격 정렬을 돕는 것을 목표로 하는데, 1장에서 개요된 인체의 긴장통합체 관점을 따른다. 이러한 인체의 긴장통합체 관점을 따라서, 우리는 인체의 효율을 극대화 시키기를 원한다. 그러므로 우리 치료를 통해서 고객의 구조 시스템 도처에서 그들이 '길게 이완되고 (relax into length)' 그리고 늘어남 찾도록 조장하기를 바란다. 이것은 근육 부하와 마찰적인 마모를 줄이기 위한 '필수적인 사건'을 이루기 위해서 뼈들이 조직들 내에서 보다 쉽게 떠있게 해 줄 것이고, 관절 배열과 기능적 능력을 돕는다.

긴장통합체 – 기반의 '팽창 균형' (Maupin 2005)을 이루는 것 또한 다른 이점을 가져다 주는데, 예들 들어, 보다 효율적인 세포 기능을 하게 해 주는 것이며 (Ingber 1998), 그리고 심지어 정서적, 정신적 균형을 위한 구조적 기질을 제공하는 것을 도울 것이다 (Maupin 2005).

인체판독은 – 이 책에서 제공한 전반적인 자세 평가 – 하나의 예술이며 하나의 과학이다. 이것은 능숙해지려면 시간과 임상을 요구하며, 그리고 우리가 여기서 제공하는 샘플들은 필요성에 의해서 비교적 간단하며 명확하다. 우리는 관찰 기술과 아래에 개요된 용어 모두를 가능하다면 자주, 자연스럽게 될 때까지 연습하기를 권한다. 당신이 발전함에 따라, 행렬 또는 공항 같은 짜증스러운 대중 장소들이 당신의 보는 기술들의 발전을 위한 실험실이 될 것이다.

이상적으로, 인체판독은 몇 분 안에 마쳐야만 한다. 우두커니 있기를 원치 않는 사람은, 종종 속 옷을 입은, 더 오래 걸릴 것이다. 자세 분석은 진단이 아니다 – 이것은 질문의 원천인데 (그리고 간혹 해답) 이것은 터치 또는 움직임이 뒤따라야만 한다.

인체판독은 '짧거나', '길게' 보이는 부위들을 강조할 것이며 우리의 일은 이것이 국소 조직의 성질, 그 선을 따른 부하로 만들어진 것인지, 아니면 위 또는 아래에 있는 또 다른 문제의 평형력/보상으로 기인한 것인지를 찾는 것이다. 당신이 일단 아래에 있는 3단계의 '스토리'를 개발하기 시작했다면 이들을 확인할 것이다 – 내가 보고 있는 문제들은 역학적 사슬의 일부인, 중력선을 통해서 만들어진 부하나 근막경선 해부학을 통한 당김으로 서로 묶여 있는가?

책을 읽어 나감에 따라 이러한 개념들이 더 명확해지기를 바라지만, 당신의 임상을 위해서 이용할 수 있는 다른 원천들이 있다는 것을 잊지 말아라.

인체판독의 다섯 단계 (The Five Stages of Body Reading)

우리의 포괄적인 자세 평가 프로토콜은 다섯 단계로 되어있다.

1. **설명** (Describe): 골격 관계들을 설명해라.
2. **평가** (Assess): 패턴을 만들거나 또는 제자리에 유지하는 연조직 패턴을 평가해라.
3. **전략** (Strategize): 이러한 요소들이 어떻게

왜 연관되었는가에 관한 이야기를 개발하고, 그리고 이러한 요소들이 치료될 순서를 위한 전략을 세워라.

4. 개입 (Intervene): 치료를 해라 (임상에서 이것은 몇 번의 스트로크, 하나의 세션, 또는 심지어 일련의 세션들일 수 있다), 그리고:
5. 평가 (Evaluate): 어떤 주어진 개입을 완료했을 때, 다시 판단하고 재평가해라. 이것은 촉진으로 하거나 고객에게 서거나 또는 어떤 특정한 움직임을 하라고 시켜서 할 수 있다. 치료가 만족할 만한 효과를 얻었는가? 그렇다면, 다음에 무엇을? 그렇지 않다면, 왜 그럴까? 이 부위로의 접근을 바꿀 필요가 있는가, 또는 다른 부위를 우선적으로 편하게 할 필요가 있는가?

포지션 용어 (A Positional Vocabulary)

이러한 패턴들을 묘사하기 위해서, 우리는 용어가 필요하다. 비록 이러한 많은 용어들이 다른 치료 전문가들에게서 사용되고 있지만, 네 단어만으로 족하다. 기울기 (tilt), 굽음 (Bend; 굽힘), 회전 (Rotation), 및 이동 (Shift). 비록 처음에는 한계 또는 혼란을 주는 것처럼 보이나, 일단 약간 사용되면 이 용어는 고객 구조를 빨리 스케치할 수 있을 뿐만 아니라, 가장 세분된 구획 사이의 분석도 할 수 있다 - 좌/우, 전/후, 내/외, 상/하, 등등 표준적 기술어와 결합해서.

기울기, 굽음, 회전 및 이동을 사용함으로써, 우리는 다음절 라틴 용어들을 사용하는 것을 피하는데, 고객들이 의학 전문어를 이해하지 못할 때 그들이 라틴 용어를 듣고 기죽을 수도 있기 때문이다. 고객의 등 통증이 '척추의 일련의 회전과 굽음들' 대신에 회전측만 (rotoscoliosis) 때문이라는 것을 그들이 듣는다면 불안할 수도 있다. 그러므로 직관적으로 이해되는 일반적인 용어의 사용으로, 우리 자신과 고객들 사이의 힘의 차별을 만드는 것을 피한다 - 그렇지만 우리 치료사들 사이는 여전히 넓은 범주의 배경에서 고객의 패턴을 쉽게 교류할 수 있다.

발을 묘사하기 위한 엎침 (pronation) 또는 어깨의 내밀기 (protraction) 따위의 흔히 사용되는 전문 용어들은 그들의 본질이 너무 일반적이라서 정확한 뼈의 관계에 관해서 거의 정보를 주지 못하는데, 이것은 많은 관절들을 가로지르는 복잡한 배열이기 때문이다. 기울기, 굽음, 회전 및 이동을 사용함으로써, 우리는 각각의 뼈의 위치를 이것의 이웃과 비교해서 정확하게 묘사할 수 있다. 이것은 그 패턴을 붙잡고 있을 수도 있는 연조직들에게 무슨 일이 생겼는지에 관해서 훨씬 많은 정보를 우리에게 준다. '내밀기'는 잘 되겠지하는 일반화된 프로토콜로 이끌 수가 있으며; '위팔뼈의 가쪽 회전을 동반한 어깨뼈의 전방 기울기'는 정확한 연조직 이완을 이끈다.

당신의 기술 어구 안에 '...에 대비한'을 사용하는 것은 여행의 처음부터 만들어야 할 좋은 습관이다. 어떠한 뼈 또는 뼈 경계는 어떤 다른 구조'에 대비해서' 읽혀질 수 있다 - 우리가 기술하는 것이 무엇인지를 반드시 규정해야만 한다. 예를 들어, 혼동을 주는 가장 흔한 부위들 중의 하나는 어깨 부위이다. 어깨는 많은 관절들로 구성되어 있기 때문에 우리가 어깨뼈에 대비한 위팔뼈 (즉, 오목위팔관절), 또는 늑강에 대비한 위팔뼈를 (즉, 위팔뼈 관계에 대한 가슴) 기술할 경우 보다 정확할 수 있다. 이러한 기술어구들의 각각은 완벽히 타당하며 각각은 다르게 해석될 수도 있다. 간단하게 보일 수도 있지만 우리는 전자에서 가쪽으로 돌아가 있을 수도 있고 후자에서 가쪽으로 돌아가 있을 수도 있다. 관계를 기술하는데 사용하고 있는 경계를 확실히 알고 있는 것은 어떤 관절들이 교차되고 있는 가를 이해하게 해 주며 그래서 어떤 조직들이 관여되고 있는 지를 이해하게 해 준다 - 첫번째 예에서, 후방 삼각근, 가시아래근, 작은원근 (오목위팔관절의 가쪽 회전근들), 그리고 두번째에서 큰가슴근과 넓은등근 (오목위팔관절과 어깨등 관절 모두를 가로지르는 안쪽 회전근들).

1. 설명 (Describe)

기울기 (Tilt)

기울기는 수직 배열에서의 편차로 정의된다. 이것은 구조의 꼭대기 그리고 이것이 움직인 방향으로 명명된다 - 좌, 우, 전, 후. 머리의 우측 기울기, 흉곽의 좌측 기울기, 골반의 전방 기울기 등이 예가 된다. 그림 3.2에서 볼 수 있듯이, '견갑대의 우측 기울기'는 고객의 좌측 어깨가 높고 그리고 우측은 낮은데, 이와 같이 견갑대의 꼭대기가 그의 우측으로 기울어진 것이다.

흔히 볼 수 있듯이, 만약 골반을 좌측을 향해 가쪽으로 기울였다면 (그림 3.2 낮은 좌측 힙), 허리뼈는 보통 우측으로 다시 굽혀져서 인체의 나머지를 똑바로 서게 만든다, 마치 언덕에서 자라는 나무처럼. 이것은 '허리뼈의 우측 굽음 (bend)'이라고 묘사되는데, 상부 허리뼈는 (L1) 하부 (L5)에 비해서 여전히 우측으로 기울어져 (tilted) 있기 때문이다.

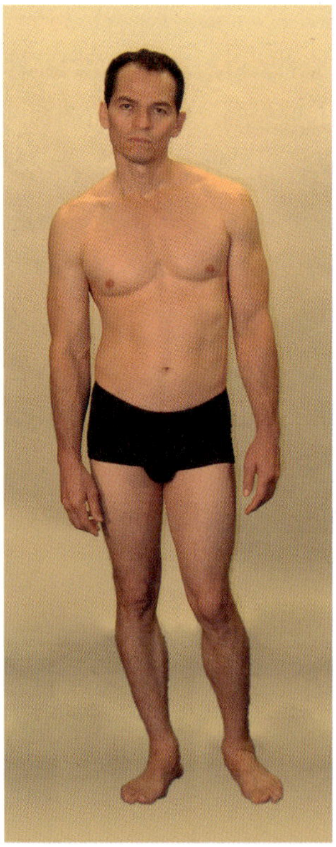

그림 3.2: 이 상당히 과장된 자세에서, 늑강이 우측으로 기울어지고, 머리가 좌측으로 기울어진 것을 명백히 볼 수 있다.

굽음 (Bend)

굽음은 오직 척추에서만 생기며, 그리고 굽음 (bend)은 척추들의 연속된 기울기를 묘사하기 위한 약칭으로 사용된다. 우리는 굽음의 꼭대기가 향한 방향에 따라서 굽음의 방향으로 이름 붙인다. 우리가 그림 3.3를 본다면, 허리뼈의 우측 굽음은 실제로 한 척추뼈가 다른 것들 위에서 점진적으로 연속한 기울기들이라는 것을 볼 수 있다.

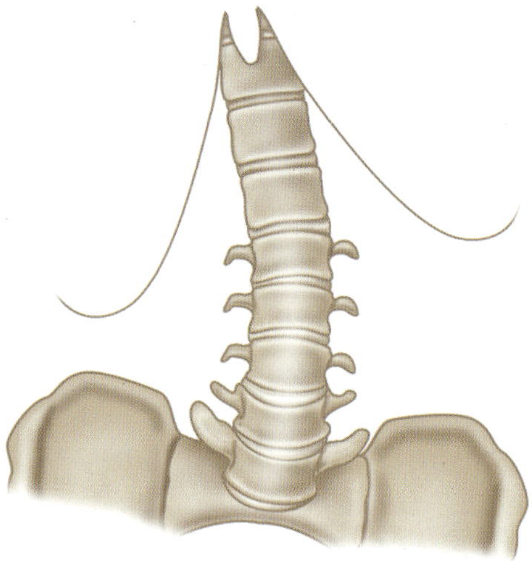

그림 3.3: 한 척추뼈의 다음과의 관계를 보여 주는 허리뼈의 우측 굽음.

회전 (Rotate)

모든 회전은 수직 축에서 생기며 (인체가 해부학적인 포지션에 있다고 고려할 때), 우리는 명명된 구조의 앞면이 일부 다른 부분에 대하여 움직인 방향으로 회전의 방향을 부른다. 즉, 만약 좌측을 본다면, 머리는 발에 비해서 좌측으로 회전되었다. 코와 발을 같은 방향으로 유지하나, 골반은 우측으로 돌린다. 이제 골반은 발에 비해서 우측으로 회전되었고, 늑강은 골반에 비해서 좌측으로 회전되었다. 이것이 혼란스럽다면 이해하는 시간을 가져라; 이 보상은 오래가는 결과를 얻을 정확한 치료 전략이다.

위팔뼈들 또는 넙다리뼈들 같은 쌍을 이룬 구조들에서, 우리는 그들이 안쪽 또는 가쪽으로 회전되었다고 기술한다 (그림 3.4). 예를 들어, 대부분의 발레 댄서들은 힙에서 넙다리뼈의 가쪽 회전을 위해서 노력한다. 많은 보디빌더들은 어깨뼈의 안쪽 회전을 보여 준다.

다림줄 (plumb lines)과 눈금자가 중력선에서의 편차를 측정하기 위해서 흔히 사용된다. 치우친 다리를 정하는 데는 명백히 유용하지만, 이러한 분석은 구획간의 정확한 관계들을 묘사하는 데는 극도로 제한되기 때문에, 유용한 연조직 전략으로 추정되어서는 안 된다.

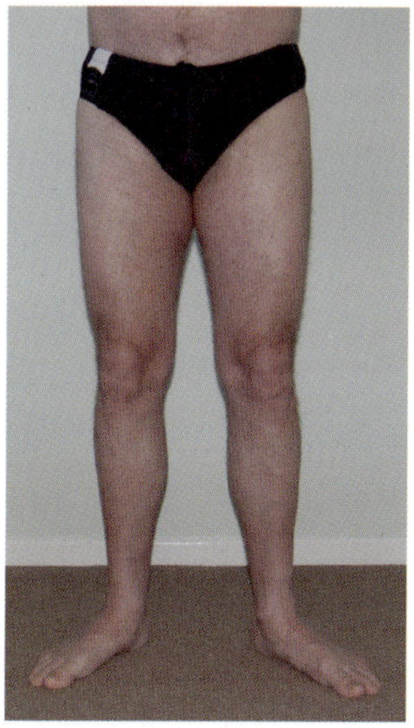

그림 3.4: 아래다리의 가쪽 회전을 보이는 고객.

이동 (Shift)

이동이란 용어는 한 인체 부분이 다른 것에 비한 중력 중심의 전이를 묘사하기 위해서 사용된다. 예를 들어, 그림 3.5에서, 우리는 늑강의 중력 중심이 골반의 우측으로 이동된 것을 명백히 볼 수 있다 (그녀의 골반이 늑강의 좌측으로 이동됐다는 것도 똑같이 정확하지만, 잘 쓰지 않는다). 이동이 생기려면, 다른 구조 내에서 기울기들 또는 굽음들이 생겨야만 한다 (이 여성은 상부 허리뼈들에서 아래쪽으로 좌측 굽음 그런 다음 우측 굽음을 만들어서 현저한 이동이 생겼다). 흔한 자세성 오류인, 골반이 발에 대비해서 전방 이동일 때, 정강뼈 또는 넙다리뼈 또는 모두에서 전방 기울기가 필수적으로 존재한다.

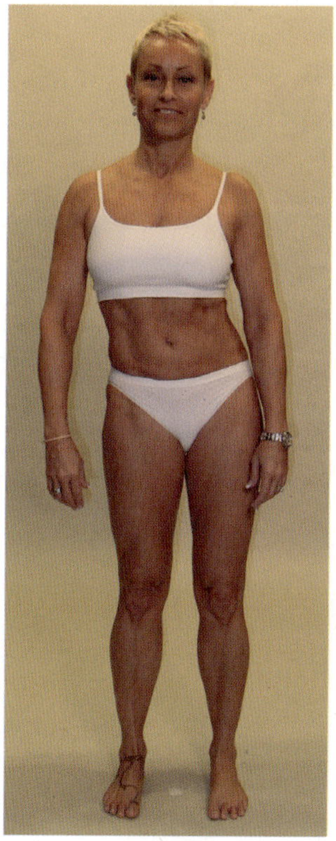

그림 3.5: 흉곽의 우측 이동을 보이는 고객.

2. 연조직 관계 평가 (Assess the Soft Tissue Relationships)

이제 우리는 패턴에 연루된 어떤 연조직을 치료하는데 필요한 골격 위치를 나타내기 위한 용어를 가졌다. 우리 관심은 이웃한 섹션들 사이의 연조직 관계에 있는데, 우리는 전체 패턴을 균형 잡는 일로서 이것을 풀어 나갈 것이다.

예를 들어, 그림 3.6a에서, 골반이 발에 비해서 약간 좌측으로 이동한 것을 볼 수 있다. 그 다음 늑강은 우측으로 이동되고 (골반과 중심선 모두에 비해서) 그리고 머리는 늑강에 비해서 다시 좌측으로 이동해서, 이것을 골반과 거의 중립으로 만든다. 비록 사진에서 비록 머리와 골반이 서로가 거의 정렬되어 있지만, 만약 그녀의 늑강을 다시 골반 위로 옮긴다면, 머리는 좌측으로 많이 이동할 것이다. 우리의 필요한 작업은 늑강을 골반 위의 중심으로 다시 보내는 것일 테지만, 반면에 머리를 늑강에 비해서 우측으로 이동시키는 것이며, 한 눈에 모두가 발 위의 중력에 맞춘 정렬을 향하게 하는 것이다.

그림 3.6b는 일련의 전방 이동들을 보여 준다. 발에 비교한 골반, 골반에 비교한 늑강, 그리고 마지막으로 흉곽에 비교한 머리. 이러한 구획들

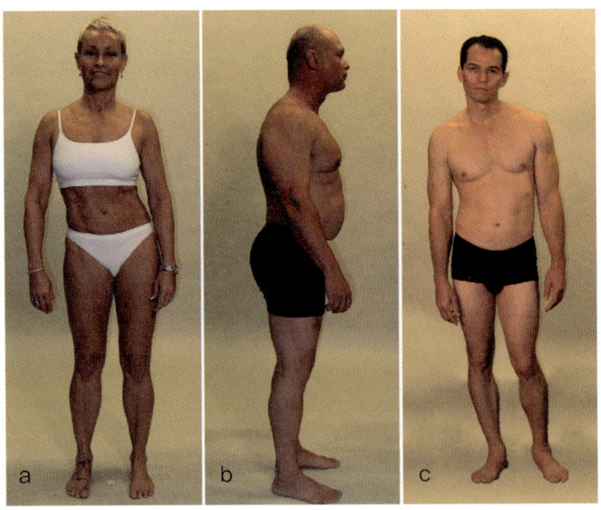

그림 3.6 a, b & c: 골격 관계들을 쉽게 보여주기 위한 세 가지 과장된 자세 패턴들을 볼 수 있다.

각각 사이의 연조직 비틀림은 차례로 손 볼 필요가 있을 것인데, 앞면을 들어 올리고 뒤쪽에 있는 조직을 떨구는 것이다.

그림 3.6c는 일련의 기울기들을 보여 주는데, 골반은 좌측으로 늑강은 우측으로 기울어졌다. 우리가 잊지 말아야 할 것은 이 두 섹션들 사이의 각도 변화가 중요하다는 것이다. 이 선들은 비교적인 각도 차이에서 측정된 것이지, 수평에서 측정된 것이 아니다. 왼다리에 있는 문제들을 교정하기 전에 우리는 이 각도에 주목하는데, 이 교정은 골반을 균형 잡게 해 줄 것이지만, 늑강에서 (바닥에 비교해서) 더 많은 기울기를 만들 것이어서, 우측 늑강 밑의 조직들은 교정해 달라고 아우성 칠 것이다. 우측으로 기울어진 늑강에서부터 올라온 목은 중립처럼 보이는 반면, 이것은 머리와 눈이 수평으로 있게 해 주기 위해서 좌측으로 기울어져야만 한다.

늑강의 기울기가 개선된다면, 목 좌측면에 있는 연조직은 부수된 늘림을 요하며, 그렇지 못한다면 눈은 기울어질 것이고, 고객은 자세 변합를 통합 시키지 못한 치료를 거부할 것이다.

지금까지, 명백한 것은, 두드러진 복잡성에도 불구하고, 우리가 인체를 그 자신과 비교해서 판독하는 것이 필요하다는 것인데, 기하학적 견본 또는 중력에 기초를 둔 이상과 비교해서는 안 된다. 이 일반적인 개념들은 우리가 인체의 각 섹션을 자세히 들어가면서 구체화될 것인데, 6장에서 논의된 골반의 기울기를 잘 이해하는데 중요하다.

영향을 받고 있는 조직들을 찾기 위해서, 자신에게 물어 보아라, '몇몇 두 뼈들이 서로 가깝게 움직였고 그들 사이에 낀 근육은 무엇인가?' 그 다음 보다 세부를 더할 수 있는데, 이것은 다른 높이들 또는 깊이들 그리고 근막 관계들인데, 어떤 근막경선 또는 선들이 그 부위를 통해서 지나가는 가를 포함한다. 국소적으로 치료한 한 부위에서 원하는 이완 또는 길이를 얻지 못했을 때 이러한

운동 체인들이 중요할 수 있다. 그러므로 우리의 관심은 더 넓어지는데, 우리의 가이드로 근막경선 지도를 사용하는 것이다.

또한 우리는 '정확한' 자세 또는 '올바른' 어떤 것에 대한 시각을 강요하려고 노력하는 유혹에 견뎌야만 한다. 그보다, 우리는 고객을 하나의 개개인으로 보려고 노력해야만 한다. 신, 자연 또는 유전자들이 그들에게 의도한 곳에서 벗어나서 부상, 태도, 또는 그들에게 부과된 양육에 의해서 변형되어 어디로 떠도는 지를 보아라. 이것이 우리를 다음 페이지로 가게 만든다.

3. 전략 (Strategize)

고객을 자신의 이상적인 형태에서 벗어나게 한 것은 무엇인가? 그들 삶에서 어떤 사건이 그들을 바꿨는가? 그들이 익혀온 어떤 습관 또는 그들이 만들어 온 어떤 보상이 합해져서 그들이 지금 갖고 있는 모양을 만들었는가? 그 다음, 어떻게 모든 문제들이 연계되어 있는가? 전방 이동된 왼쪽 견갑대가 안쪽으로 기울어진 오른발꿈치뼈 (종골; calcaneus)와 연관되는가? 그들의 몸에 걸친 패턴을 따라 갈 수 있는가? 이것이 근막경선들 중의 어느 것을 따르는가?

어떻게 보상이 인체를 통해서 여행하는 지를 보는 것은 하나의 기술인데 이것은 개발하기 위한 시간과 연습을 필요로 한다. 가능한 빨리 인체에 있는 일련의 바뀐 관계들 주위의 이야기들을 만들기 시작하는 것이 효과적인 전략들을 택하는 것을 도울 것이다. 당신이 볼 수 있는 사건들의 체인 속으로 더 많이 들어 갈수록, 이차적인 영향들에서 우선적인 것을 더 많이 구별할 것이고, 치료 방식은 더 많이 효율적이 될 것이다.

골격과 연조직 관계를 고려해서, 무엇이 이러한 모든 요소들을 하나의 일관된 이야기로 함께 묶었는가? 이 단계는 전략을 짜기 시작하면서 한 사람 구조의 전체 형태를 보도록 당신을 초대한다. 물론, 인생은 길고 복잡하며, 그리고 당신이 어떤 고객에게서 보는 모든 구조적 보상은 하나의 이야기 속에 들어맞지 않을 것이다. 그러나 이 상당히 유용한, 어느 정도 주관적인 단계가 고객이 보여주는 특수한 패턴을 손볼 수 있는 일관되고 연속적인 전략을 만들게 해 준다.

4. 관여 (Intervene)

전략을 따라서 조직을 늘리고 소통시켜주는 임상 치료로 가는데 이 책의 대부분을 차지하는 테크닉들을 따른다. 그렇지만, 기억할 것은, 이것은 테크닉들의 어떤 모음집이 아니라, 그것 보다는 의도들을 모은 것이다. 각 움직임은 마치 특수하고, 정확하고 절대적인 것처럼 기술된다. 사실상, 많은 치료사만큼 변형도 많으며 그리고 치료사들 모두는 해부, 조직 타입, 통증 수준, 감정 상태 및 고객의 신체 인지 내의 변형에 맞추기 위해서 적응을 요한다.

초보자는 이러한 기법들을 통해서 안전하게 항해할 것이며; 경험 많은 도수치료사는 이 기법들을 다양한 접근을 위한 본보기로서 사용해서 새로운 영역으로 독립할 것이다.

우리는 본문에서 테크닉 적용의 정확한 위치를 찾기 위해서 근육 이름을 계속 언급한다. 각각의 그리고 모든 경우에서, 우리의 의도는 근육 이름이 근육 그리고 주위를 싸고 있는, 매몰된 그리고 동반하는 근막 모두를 나타내는 것을 당연시 해라. 그러므로 여기서 사용된 근육 이름들은 그 부위의 근육근막을 위한 '우편 번호들'이다.

5. 평가 (Evaluate)

어떤 순차적인 관여 후에 – 테크닉, 일련의 동작들, 세션으로, 또는 한 시리즈들로 – 재평가해야만 한다. 고객을 일어서서 움직이라고 하며, 그 부위를 움직이는 것을 관찰하는데, 그 동안 어떤 변화가 일어나는 가에 대한 정직한 고려를 한다. 이 단계는 우리 기술을 쌓고 가다듬을 뿐만 아니라, 우리의 다음 관여 순서를 위해서 치료할 필요가 있는 부위를 찾는데 필수적이다.

또한 이것은 고객에게 휴식을 제공하는데, 치료 후 그 부위가 새로워진 것을 경험하고, 이것을 인체의 다른 쪽과 비교하거나, 또는 단지 그들이 적당하다고 느끼는 어떤 피드백을 준다. 일반적으로, 초보 치료사 및 새 고객 모두 보다 잦은 재평가로 이득을 얻는다. 더 많은 경험을 쌓아감에 따라, 또는 보다 '교육받은' 고객과 함께, 재평가는 점점 줄어 들 수가 있다.

인체판독 과정 (The Body Reading Process)

이것은 모두 책에 있는 그림을 확실히 보는 것이며 그리고 지나가는 사람들을 보면서 새 용어를 연습하는 것인데, 그러나 당신은 한 단계 높이 가야만 하며 (비록 이것이 당신 임상의 표준적인 부분이 아직 아니지만) 고객을 내복 차림으로 당신 앞에 서게 할 때가 올 것이다. 이것은 고객과 치료사 모두에게 당황스러울 수 있기 때문에, 우리는 이것을 가능한 자연스럽고 호감이 가도록 만들기 위해서 몇 가지 제안을 한다.

1. 고객의 이미지를 볼 수 있도록 전신 거울 하나를 고객 옆 바로 뒤에 세워라. 이것이 당신을 고객과 '같은 쪽'에 두게 하며, 기록을 하는 동안 고객을 바로 쳐다보지 않게 만든다. 고객과 함께 서있는 것은 이것이 협동적인 과정이라는 것을 강조한다. 당신은 거울의 이미지로 보고, 평가하고 실험할 수 있다. 이것은 치료를 위한 목적들, 고객이 그의 몸에 관해서 좋아하는 것과 싫어하는 무엇, 그리고 그들의 치료에 대한 바램들을 논의할 가능성을 만든다.

   거울의 사용이 용이하지 않을 때, 고객의 디지털 사진을 찍어서 이것들에 관하여 논의를 해라. 치료사와 고객 모두 보이는 것에 관한 분석을 할 수 있다.

   사진을 사용할 경우, 폐기하거나 고객의 빠른 허락을 받아서 저장하는데, 나라에 따라 법적인 문제가 있기 때문이므로, 그런 것을 잘 숙지해야만 한다.

2. 당신의 첫 인상을 기록하는데, 이것이 종종 미묘한 많은 정보를 갖고 있기 때문이다. 이들의 상당수는 당신이 인식하지 못하거나 말로 나타내지 못할 수 있지만, 종종 초기 인상은 매우 유용할 수 있다 (우리는 첫 인상이 미치는 아주 긴 점진적인 역사를 갖고 있기 때문이다). 이 정보는 우리가 갖고 있고, 그러나 차후 참조로 이것을 기록하는데, 나중에 빛을 발할 것이기 때문이다. 이것은 어떤 신체적, 정서적 또는 미묘한 것일 수 있다. 이것은 당신의 인상으로, 고객의 어떤 면이 당신의 주의를 끌어낸 것이다. 이것은 우리에게 한 사람의 본질감을 주는데 우리가 치료를 해 나감에 따라 이것에 관심을 끌게 해 주는 것이다. 심각성, 농담조, 강렬함들이 치료의 일부가 행해지도록 다가갈 때 그들 모두 유용한 동반자일 것이다 (역으로, 고객 성격의 어떤 면은 치료에 집중하기 위해서 다뤄질 필요가 있다.)

3. 인체판독의 세부로 들어가기 전에 먼저 고객에게 있는 적어도 세 개의 긍정적인 양상들을 주목해라 (그리고 의견을 나눠라). 우리가 살고 있는 사회는 너무 많은 시간, 에너지 및 광고가 우리의 결점과 잡지 커버들에 부응하지 못하는 것들에 집중해서 쓰이고 있어서 단지 우리가 왠지 '틀리거나', '벗어나'있다고 알고 있다. 그러나, 우리가 훈련에 있어서 그들의 몸에 잘못돼가고 있는 것보다 잘 되어가고 있는 많은 요소들이 있다고 지적하는 것을 좋아한다. 이들 중의 일부를 고객에게 말함으로써, 그들을 과정 속으로 더 끌어들일 뿐 아니라 그들이 바꿔야만 하는 방식에 대한 많은 이야기로부터 그들을 쉬게 할 수가 있다.

또한 긍정적인 면들을 지적하는 것은 바꿀 필요가 없는 영역들로 당신의 주의를 옮기는데, 그들은 이미 효과적으로 작동하고 있거나 고객의 구조를 편안하게 받혀주고 있기 때문이다. 이 과정은 고객의 충분한 이유가 있는 곳으로 당신이 손을 대게 하고 그리고 주의가 덜 필요한 곳을 지적하게 해 주어서, 보다 효율적으로 만든다. 고객의 구조 내에서 아직까지 일관된 부위들을 보는 것이 치료 동안 인체의 나머지를 그 부위들과 어떻게 어울리게 하는 가에 관한 느낌을 준다.

우리의 워크샵에서, 학생들이 파트너들의 인체판독을 하게 될 때 그들은 이것을 제일 잘 잊어 버리는데, 그 이유는 사회뿐만 아니라 파트너들에게서 오류를 찾는데 너무 초점을 두었기 때문이다. 사회는 우리에게 오류를 보라고 훈련하며, 그리고 치료사들로서의 우리도 관련 있는 문제들을 찾아서 바로 잡으려고 열심이기 때문이다. 긍정적인 양상을 지적하는 것은 '신 시대' 술책처럼 보일 수도 있으며 종종 인체판독 과정에서 잊혀지지만, 그러나 우리는 하나의 원칙으로 강력히 권고한다. 임상에서 이것은 친밀한 관계를 빨리 구축할 수 있고, 그리고 치료 과정의 나머지를 지원한다.

4. 본 것을 설명하기 위해서 위에 기술된 언어를 사용해라. 이것은 개인적 판단을 피하고 가능한 쉽게 이해되도록 의도적으로 개발되어서, 고객들을 처음부터 과정에 관여되게 해주며 정직한 피드백을 조장한다. 처음에 거울을 사용하면, 고객은 '그들이 있었던 곳'에 대한 정신적 이미지를 잘 유지할 것이고, 그래서 변화가 발생함에 따라 이것을 '그들이 지금 있는 곳'과 비교할 수 있다.

이 장에 이어지는 테크닉 장들의 각각은 간단한 해부학 복습으로 시작하며, 도수치료, 움직임, 및 근막 정렬을 위해서 약간의 관련된 개념을 소개하게 디자인되었다. 이러한 복습은 포괄적인 것을 다루지 않으므로, 좋아하는 해부학 교과서나 추가 독서로서 참고문헌에 나열되어 있는 것들을 이용하기를 바란다.

모델의 소개와 증례들 (Introducing our Models and Case Histories)

새로운 어휘를 연습하고 기술을 보는 개발 과정을 시작하기 위해서, 우리의 두 모델을 살펴보아라 (그림 3.7a & b). 그들은 둘 다 활동적이며 건강해서 '세가지 좋은 것들 (three good thihgs)'을 찾는 것은 분명히 쉽지만, 그러나 그 다음 각각의 모습을 살피면서 밑에 있는 질문들을 따라 내려가 보아라.

본 것을 기록하고 이러한 결정을 한 사고 과정을 생각해라, 그런 다음 답을 확인하기 위해서나 새로운 관점으로 그들의 시스템을 보기 위해서 책을 공부해 나가는 동안 정기적으로 이 페이지로 되돌아 와라. 한 번에 모델 하나를 정해서, 빨리 각각의 모습을 보고 첫인상을 기록해라. 검열하거나 오래 생각하지 말아라 – 무엇이 제일 먼저 와 닿았는가?

그들의 구조에서 세가지 긍정적인 것을 찾을 수 있는가? 그들은 무엇이고 그들을 어떤 식으로 말하겠는가? 그 언어 그리고 이러한 단어들이 가질 수 있는 다른 함축된 것을 알아라. 도발적이거나, 건방지거나 부적절함이 없이 이것을 할 수 있는가?

이 페이지를 처음 열었다면 단지 주된 양상만을 살펴라. 거기에는 우리가 인체 각 구획을 배워나감에 따라보아야할 세세한 것과 많은 질문이 있다. 한 번에 모든 것을 보려하지 말아라 – 이것은 마비를 일으킬 정도로 머리가 아플 것이다.
이 질문들의 모든 것에 즉각 답을 할 수 있으리라고 기대하지 말아라 그러나 각 장을 배워나감에 따라 염두에 두고 있어라.

답을 찾기 위해서 앞으로 건너뛰는 것을 추천하지 않는다 (비록 그럴 것을 알고 있지만), 각 장에는 이어지는 구획에 있는 요소들을 명확히 밝혀주는 것을 도울 건축 자재들이 있다. 각 장을 차례차례 빨리 읽으므로써 이득을 얻을 수 있으며 그런 다음 더 자세하게 읽기 위해서 되돌아 와라. 인체는 상호연관된 시스템이며 한 부분을 이해하기 위해서 우리는 또 다른 것을 명확히 해야만 한다. 이것 때문에 FRT를 배우는 원형 과정이다.

우리는 한 번에 인체 한 부위를 배워나가면서 이 책을 유용하게 이용할 수 있지만 우리는 수 차례 되돌아 오는 사이클을 만들라고 권하며, 각 반복에서 약간 더 연관성을 보기 시작할 것이며 그러면 긴장통합체 이야기를 점차적으로 함께 묶어나가는 것이 더 쉬워질 것이다.

1. 골반과 발, 골반과 넙다리뼈, 넙다리뼈와 정강뼈 사이의 관계는 어떤가?
   - 이동과 기울기를 생각해라.
     이러한 기술어들에서 '…에 대비한'을 더할 수 있는가?
     하지의 역학을 아는 것은 많은 문제들을 푸는 열쇠일 수 있으며 우리는 4, 5. 6장에서 발과 골반에 대한 것을 자세히 다룰 갈 것이다.

2. 골반에 대비한 늑강을 어떻게 기술하는가?
   - 이것이 척추에 생기고 있는 것에 관해서 무엇을 말하고 있는가?
   - 골반 포지션이 늑강에 무슨 영향을 준다고 생각하는가?
   - 골반, 늑강 및 머리 포지션이 서로 어떻게 연관되어 있는가?
     우리는 이 부위들을 7과 8장에서 공부할 것이다.

3. 어깨와 팔에서 생기고 있는 무엇을 보는가?
   - 늑강은 어깨와 머리를 지원하기 위한 포지션에 있는가?
     이 부위는 많은 관절들로 인해서 매우 복잡하다 – 편안한 마음을 갖고 읽어 본 다음 여러 번 다시 찾아가 보아라.

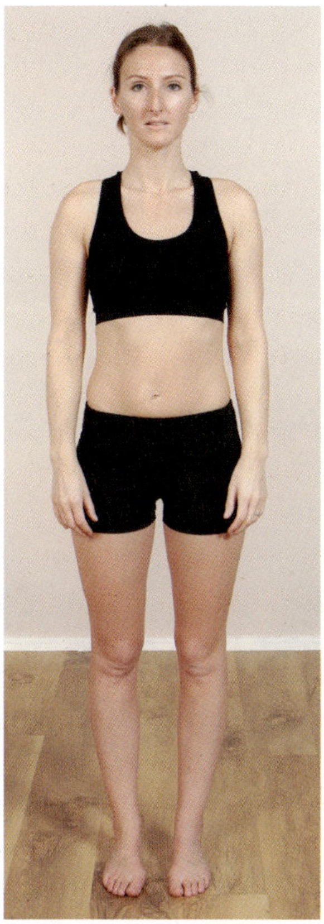
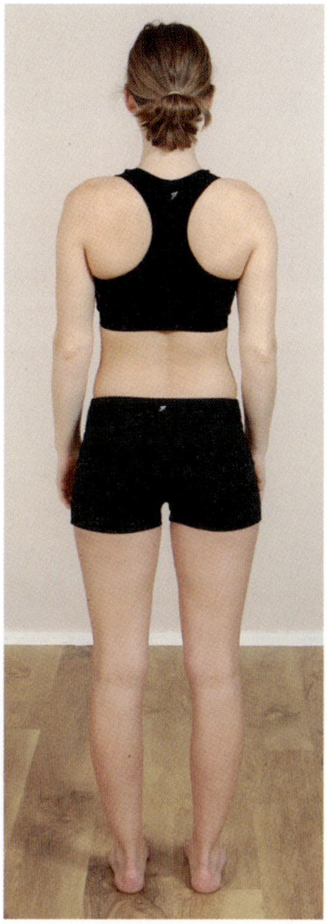
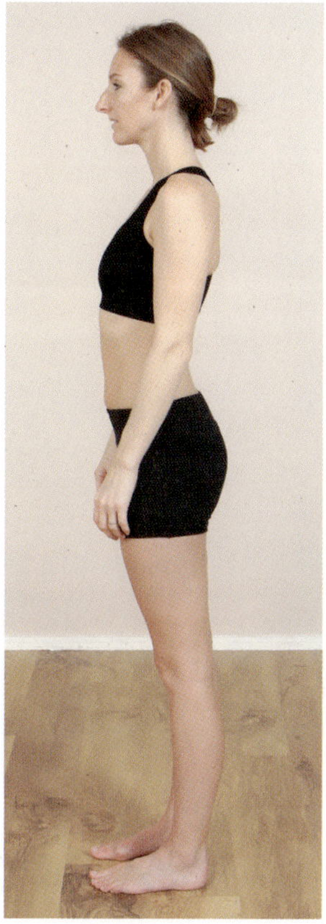
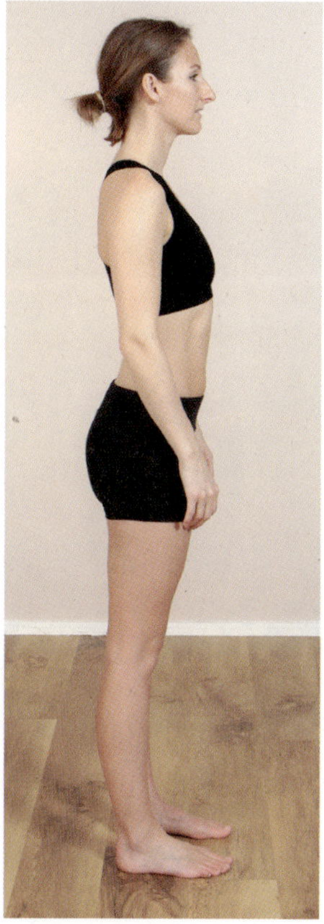

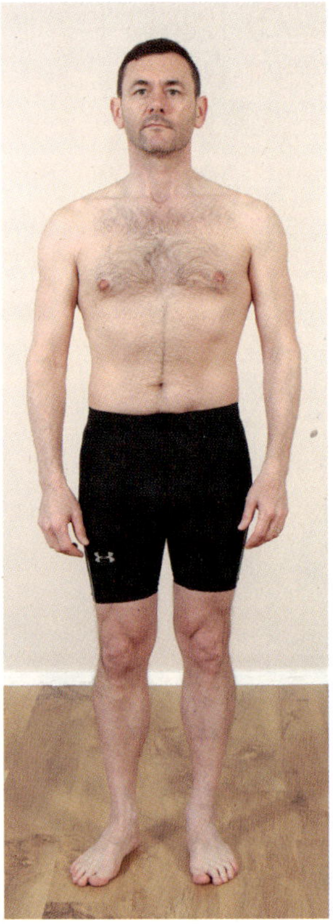
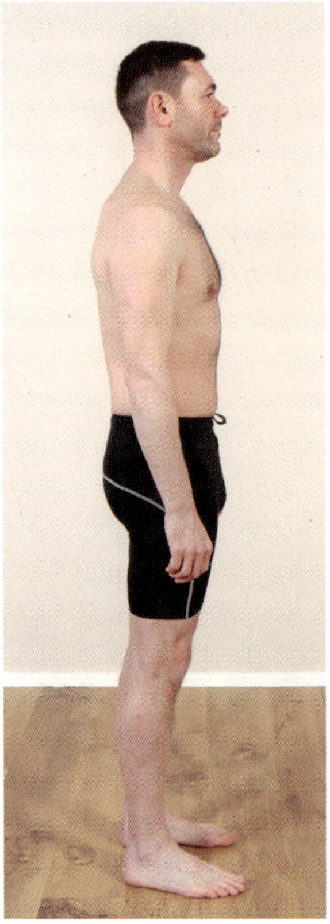
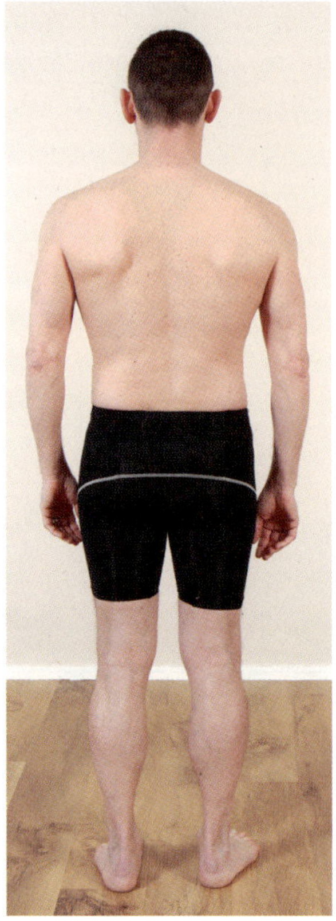
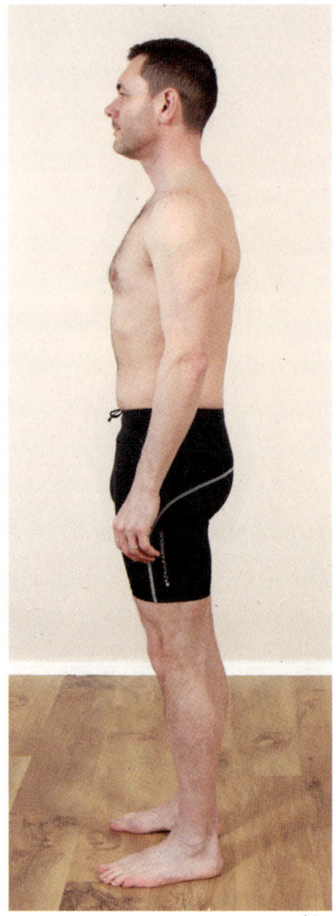

4

발과 하지

The Foot and Lower Leg

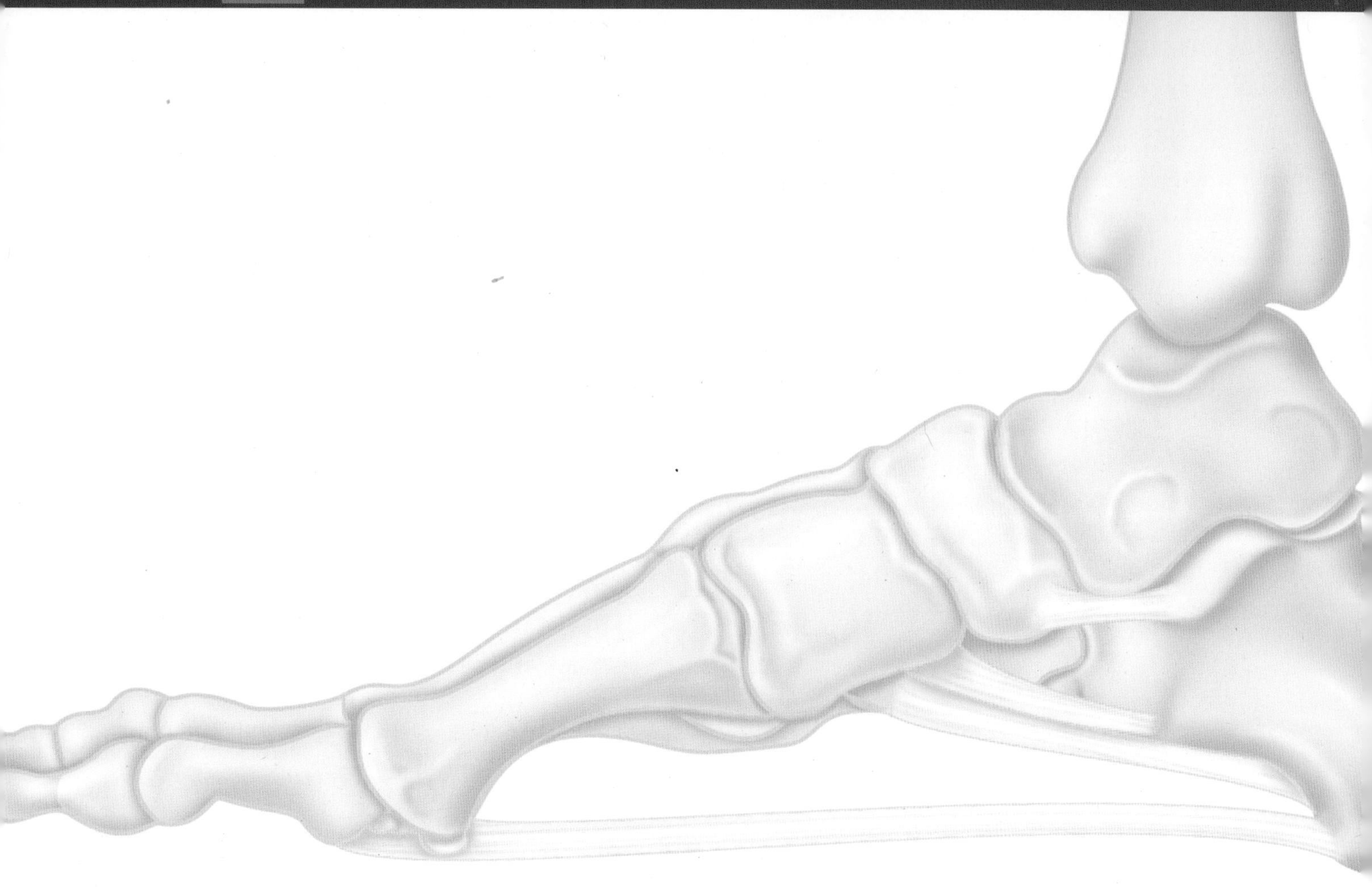

인간이 걷고 달리는데 있어서 독특한 요건은 발뒤꿈치가 주된 지탱을 하는 독특한 발을 요한다. 캥거루와 고양이는 특징적으로 발뒤꿈치로 서있을 수 있지만, 이유가 있을 때, 그들은 발톱이 달린 앞발로 되돌아 간다. 이것은 우리가 손과 발의 볼들을 사용해서 걷는 것과 같은데, 불편하고 오래 할 수 없다. 대부분의 아기들은 기어다닐 때 전체 손과 무릎을 사용하며, 역으로 대부분의 네 발 달린 포유류에게서, 뒷다리를 사용해서 일어서는 것은 매우 일시적인 상태다 – 개가 반가워 할 때, 말이 놀라 일어 설 때 (그림 4.1).

제대로 걷기 위해서, 우리는 본질적으로 4면인 (바닥이 3면인 피라미드) 두 개의 발을 갖고 있다. 이것이 3-각 도구를 사용해서 우리에게 접지하고 있다는 독특한 느낌을 주지만, 중력 중심이 높고 그리고 지탱하는 기반이 작기 때문에 서 있는 것을 불안정한 상태로 만든다. 그러므로 쉽게 똑바로 서있기 위해서 발과 하지 근육의 균형을 잡는 것이 필수적이다.

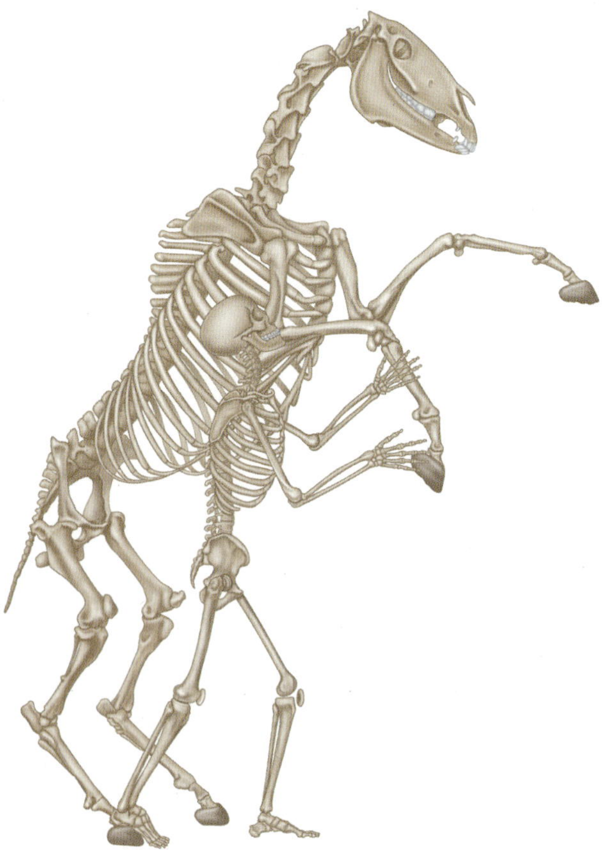

그림 4.1: 비록 말과 인간의 뼈는 매우 유사하지만, 운동의 건축양식은 전적으로 다르다.

그렇기 때문에 발의 아치를 이해하는 것이 우리의 과제가 된다. 아치의 균형이 고객 자신의 접지하는 능력과 – 가볍게 물건을 잡을 수 있는 방식으로 지면에 연결되게 유지하는데, 반면에 그들의 스텝에 용수철 같은 가벼움을 계속 유지하는 – 즉각적으로 방향을 바꿀 수 있는 능력 사이에서 올바른 역학을 보장한다.

아치들이 세 가지 요소들 위에 좌우되는 것을 이해해라: 뼈의 모양, 발바닥 조직의 장력, 및 장딴지에서 내려 오는 근육들의 '줄 인형 (puppet strings; 힘줄들을 말함)' 사이의 균형. 우리는 이 순시대로 세 요소들을 살필 것이지만, 우선 몇 가지 더 큰 개념들을 구축할 필요가 있다.

다리의 뼈: 1, 2, 3, 4, 5를 그리면 쉽다 (The Bones of the Leg: As easy As 1, 2, 3…4, 5)

다리의 뼈는 (그리고 팔도 비슷하게 만들어 졌다) 힙에서 발가락으로 진행된다고 이해될 수 있다 (그림 4.2). 허벅지에는 뼈가 하나인 넙다리뼈, 그리고 아래다리에는 두 개의 뼈가 (정강뼈와 종아리뼈) 있다.

이 둘 중에서, 정강뼈는 체중을 주되게 받히고 있으며, 넙다리뼈의 두 개의 융기 (condyles)를 받아들이기 위해서 윗면이 펼쳐져 있으며, 아래는 목말뼈 (거골, talus) 위에 올라 타 있어서, 안쪽 복사뼈 (malleolus)를 만든다. 작은 종아리뼈는, 정강뼈 밑에 붙어있는 머리를 갖고 있는데, 마치 나무 밑에서 쉬고 있는 듯하다. 이것의 하단은 가쪽 복사뼈를 만들며, 발목 관절을 완료한다.

발의 다음 층은 세 개의 뼈들로 구성된다. 목말뼈 (거골, talus), 발꿈치뼈 (종골, calcaneus), 및 발배뼈 (주상골, navicular). 이 세 개의 뼈들이 뒤발 (hind foot)을 만들고, 그리고 우리가 아래에서 기술할 예정인 하나의 복잡한 관절을 갖고 있다.

다음 층은 네 개의 뼈를 갖고 있다 – 세 개의 쐐기뼈들 (설상골들, cuneiforms)과 입방뼈 (cuboid) – 이들은 함께 몸쪽 가로 아치를 형성한다.

마지막으로, 다섯 개의 긴 발허리뼈 (중족골, metatarsals)는 힙에서 발가락까지의 이러한 진행을 완료한다. 발가락은 이러한 '다섯 개 (five – ness)'에서 더 나가서 14개의 뼈로 간다 (엄지는 오직 뼈가 두 개고, 다른 것들은 통상 세 개를 갖고 있다.)

이러한 위에서 밑으로 가는 점진적인 복잡성을 보는 것은 우리가 다리로 내려감에 따라 뼈들의 늘어나는 적합성과, 우리가 6장에서 다룰 근막 당김줄들에 대한 증가되는 의존을 이해하게 도와준다.

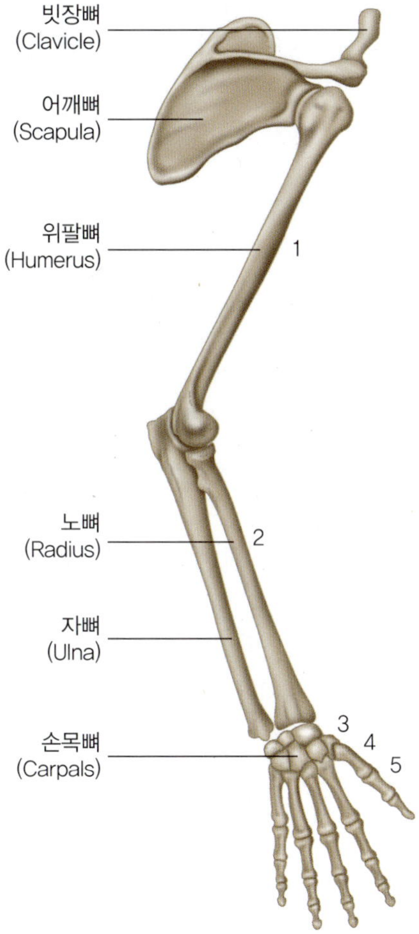

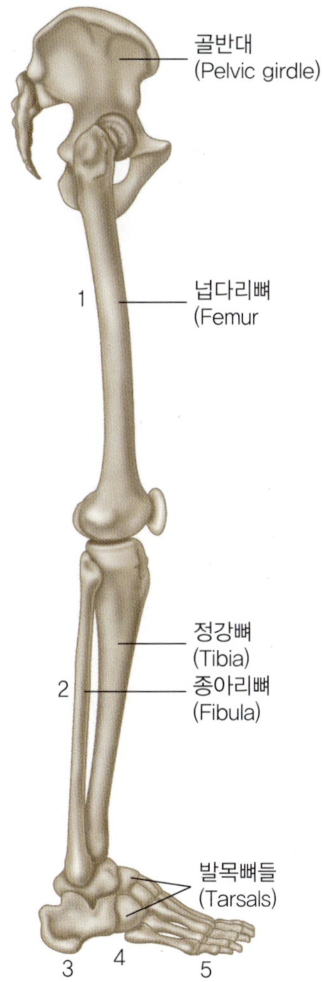

그림 4.2: 다리의 뼈는 (그리고 팔 또한 동일하다) 먼 쪽으로 갈수록 개수가 늘어난다. 한 개의 허벅지뼈 다음에 두 개의 아래다리뼈가 오고, 계속해서 뒤발에 세 개의 뼈, 중간 발에는 네 개의 뼈, 앞발에는 다섯 개이다.

관절: 힌지와 나선
(The Joints: Hinges and Spirals)

다리의 관절은 단일 (single) 자유도 (하나의 힌지 동작을 만드는)와 복수 (multiple) 자유도 (회전 동작을 허용하는) 사이를 흥미롭게 왔다 갔다 한다.

여러 발가락뼈 사이에 있는 발의 첫 번째 관절들은, 모두가 힌지 관절이어서, 지면을 접지하게 해 준다. 다섯 개의 발허리발가락관절 (metatarsophalangeal joint)들로 된 발의 볼은, 발가락과 둥근 발허리뼈머리 사이에 약간의 회전을 허용한다.

정사각형 모양인 발허리뼈 기저부들은 오로지 힌지 동작 만을 허용한다 (자체적으로 매우 작지만 필수적인 것이다). 강하고 높은 아치 뒤침된 발 포지션으로 걷고 있는 누군가를 관찰해라, 거기서는 이러한 중간발관절에 움직임이 거의 없는데, 이러한 작은 부족이 얼마나 많이 힙과 등의 걸음걸이에 영향을 주는 지를 보기 위해서이다.

발의 그 다음 실제 움직임은 목말밑 (subtalar) 또는 목말발꿈치발배관절에 있다. 이 관절과 바로 위에 있는, 정강발목관절은 일반적으로 발목관절이라는 용어로 불린다. 그들은 모두 하나의 인대성 낭에 의해서 덮여 있으며, 그래서 발목이 삐어서 붇게 됐을 때, 양 관절들이 움직일 수 없게 된다. 그러나 치료 목적을 위해서 목말뼈 위에 있는 관절과 목말뼈 아래에 있는 관절을 명백히 구분할 필요가 있다.

목말밑관절 (subtalar joint)은 목말뼈가 발 나머지 위에서 구르게 해 주며 또한 그 반대도 된다. 이것은 회전 관절이다. 회전축은 발을 직선으로 가로지르지 않으나, 엄지 바로 안쪽에서 발뒤꿈치 바로 바깥쪽을 달린다 - 그래서 이것은 안쪽번짐과 가쪽번짐의 축을 만든다 (그림 4.6).

정강발목관절 (tibiotalar joint) 또는 발목관절의 윗 부분은 보다 간단한 힌지다. 목말뼈의 꼭대기는 정강뼈와 종아리뼈의 바닥의 홈 속으로 끼워져 있으며, 이것은 강한 섬유성 인대결합으로 함께 묶여져 있다. 이 관절은 오로지 발등굽힘과 발바닥굽힘만을 한다.

정강뼈와 종아리뼈는 서로 강력하게 연결되어 있기 때문에, 둘 사이에서는 오직 제한된 움직임만 허용되는데, 주로 상단에서이다. 이 회전 움직임은 - 팔에서의 엎침과 뒤침에 해당한다 - 무릎으로 전달된다. 이것을 느끼려면, 무릎을 굽히고 앉아서 발 볼을 바닥에 대라. 발뒤꿈치를 안과 밖으로 흔들어라, 그러면 무릎의 안쪽과 가쪽 회전을 느낄 것이다. 이것은 오로지 무릎을 굽혔을 때만 생기는데, 그 이유는 무릎을 폈을 때에는 무릎 인대들이 이러한 동작을 막기 때문이다 (무릎을 똑바로 하고서도 발뒤꿈치를 안과 밖으로 흔들 수도 있으나, 이 동작은 엉덩관절에서 생기는 것이다.)

정상적인 무릎 동작은 굽힘과 폄을 만드는 또 다른 힌지이며, 그리고 힙은 당연히 복합적인 자유도 관절이어서, 모든 종류의 움직임을 허용한다.

회전과 힌지의 이러한 변화는 팔에서 그리고 척추에서도 유사하게 배열되어 있다. 후자에서 우리가 보는 것은 엉치엉덩관절의 제한된 힌지 동작, 엉치허리에서의 회전, 허리뼈에서 힌지, 하부 흉추부에서 회전, 중간 흉추부에서 힌지, 경추에서의 회전, 및 마지막으로 고리뼈와 뒤통수뼈 사이의 힌지들이다.

힌지들의 제한은 약간의 근육이 움직임의 에너지를 매우 특별히 향하게 해 준다. 즉, 아래 팔 또는 다리의 모든 관절이 회전적이라면, 우리는 모두가 뽀빠이처럼 보일 것인데 그 이유는 그들을 안정시키기 위해서 아주 많은 근육을 요구하기 때문이다. 힌지 (선형) 움직임들과 회전 움직임들의 교대는 발레에서 도약 또는 태권도 주먹 찌르기에서 보는 것과 같은 나선 타입을 만든다 (그림 4.3).

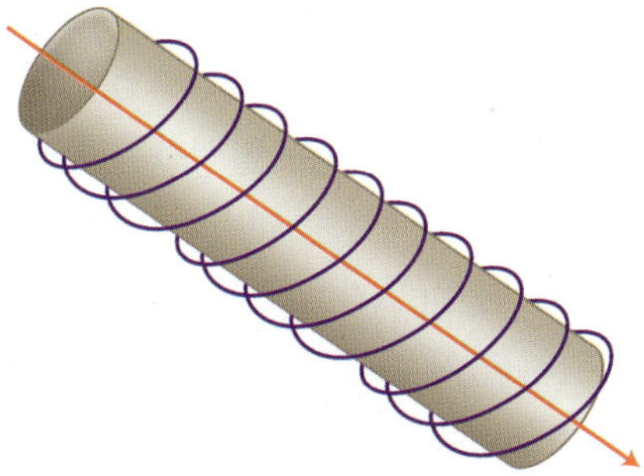

그림 4.3: 무릎 또는 팔꿈치처럼, 힌지는 선형인, 일차원 움직임을 만든다. 힙 또는 어깨처럼, 다양한 형태의 다른 관절들은 회전을 하며 다양한 자유도를 갖고 있다. 선형 움직임과 회전의 두 개를 결합하면 댄스나 무술에서 흔히 볼 수 있는 나선 운동을 만들 수 있다.

'2차 만곡'으로서의 아치 (The Arches as a 'Secondary Curve')

아치 자체에 대하여 자세한 것을 다루기 전에, 하나의 마지막 개념: 아치들은 본질적으로 2차 만곡이다. 1차와 2차 만곡들은 보통 척추에서 언급되는데, 1차 만곡들은 태아와 신생아에 있는 원래의 굽힘에서 남아 있는 이러한 만곡들이다, 예를 들어, 척추의 흉추와 엉치꼬리만곡들. 2차 만곡들은 출생 후에 근육 강화에 반응해서 발달한다. 경추 만곡은 어린아이가 머리를 들어 올리는 것을 배우면서 발달하고, 그리고 허리 2차 만곡은 어린아이가 차후에 앉기 시작하면서 형성되는데, 하부 척추세움근들과 허리근 복합체 사이의 균형을 발전시킨다.

만약 이 개념을 '위로' 확장 한다면, 우리는 뇌머리뼈를 포함할 수 있는데, 이것은 척추를 형성하는 동일한 배아 (embryo)에서부터 생기므로, 두개 (cranial) 만곡은 1차, 경추는 2차, 흉추는 1차, 허리뼈는 2차, 엉치꼬리는 1차라고 말할 수 있다. 계속해서 내려가면: 무릎 만곡은 2차, 발뒤꿈치는 1차, 및 아치들은 2차 (또 더한다면, 발의 볼은 다시 1차).

이러한 발가락에서부터 이마까지 인체를 위로 반복하는 일련의 1차와 2차 파도들을 고려할 때, 전체 세트는 표면 후방선 (Superficial Back Line)이라고 알려진 근막 연속체에 의해서 걸쳐 지는 것을 주목할 수가 있다 (근막경선 해부학에서, 그림 4.4).

아치들은 인체의 다른 2차 만곡들과 여러 특징을 같이 한다. 그들은 뒤쪽으로 오목하며, 그들은 스프링 역할을 하며, 연조직의 장력에 의해서 당겨진 상태를 유지한다. 반면에 1차 만곡들은, 시초부터 존재하고 있으며, 움직임을 위한 견고한 플랫폼을 나타내는데, 뼈들에 의해서 받쳐지기 있기 때문이다.

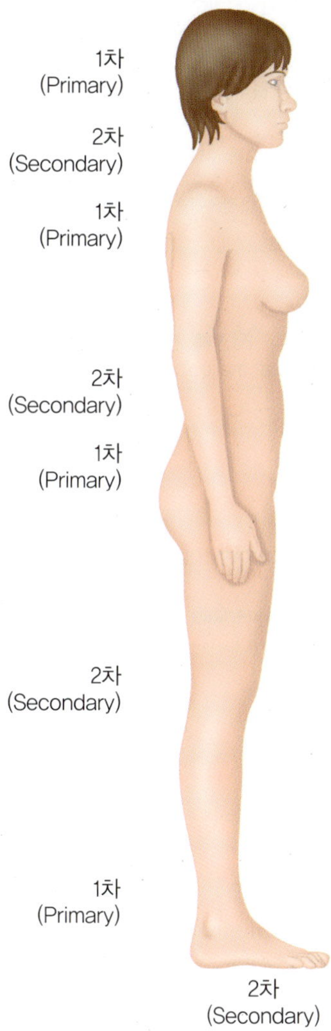

그림 4.4: 발의 아치들은 인체 후면의 일차 만곡들과 번갈아 있는 일련의 이차 만곡들의 또 다른 것으로 볼 수 있다. 이러한 2차 만곡들은 – 발의 아치들을 포함해서 – 모양이 뼈들에 덜 좌우되며, 그러나 연조직의 균형에 더 의존한다.

아치의 뼈 (The Bones of the Arches)

이 장의 관심부로 돌아가서, 안정되지만 탄성 있는 아치들에 기여를 하는 세 가지 요소들을 살펴보자. 첫 째 우리는 각 아치에서 뼈들의 모양을 살펴 볼 것이고 (우리의 이해를 돕기 위해서 필요하지만 그러나 도수치료에 의해서는 실제로 많은 변화를 볼 수 없다), 그리고 발바닥 조직들 (이것은 우리에게 약간 테크닉들을 필요로 한다), 그리고 마지막으로, 장딴지에서부터 내려 오는 근육힘줄의 균형 (이것은 많은 강력한 아치-유지를 이끌고 도수치료 동작을 증진시킨다).

발의 12개 뼈는 4개의 구분 가능한 아치로 배열된다. 안쪽 세로, 가쪽 세로, 몸쪽 가로, 및 먼쪽 가로 (그림 4.5).

가쪽 세로 아치는 4개의 뼈로 구성된다. 발꿈치뼈, 입방뼈, 및 4번째와 5번째 발허리뼈들. 합쳐져서, 이 뼈들은 멋진 로마 아치를 형성하는데, 입방뼈는 입방체라기 보다는 (아치 꼭대기의) 쐐기돌을 닮았다-상부보다 하부가 더 좁은-그래서 이것은 보다 쉽게 위치를 제자리에 있는다. 댄서들은 이 아치 복합체를 '뒤꿈치 발 (the heel foot)'라고 부른다. 이것은 서있을 때 상당한 체중을 명백하게 받지만, 우리는 이러한 움직임의 복잡성 때문에 두 번째의 이미지를 제공하는데, 이것은 안쪽 아치인 '카누'에 대한 균형을 잡는 '부재 (현외장치; outrigger)'로서 작용한다.

이러한 역할은 양 발의 볼로 섰을 때 쉽게 느낄 수 있다. 체중이 주로 처음의 세 개 발허리뼈들에 의해서 유지되는 것을 주시해라, 반면에 바깥쪽 두 개는 압력을 덜 받게 되는데, 그러나 하늘

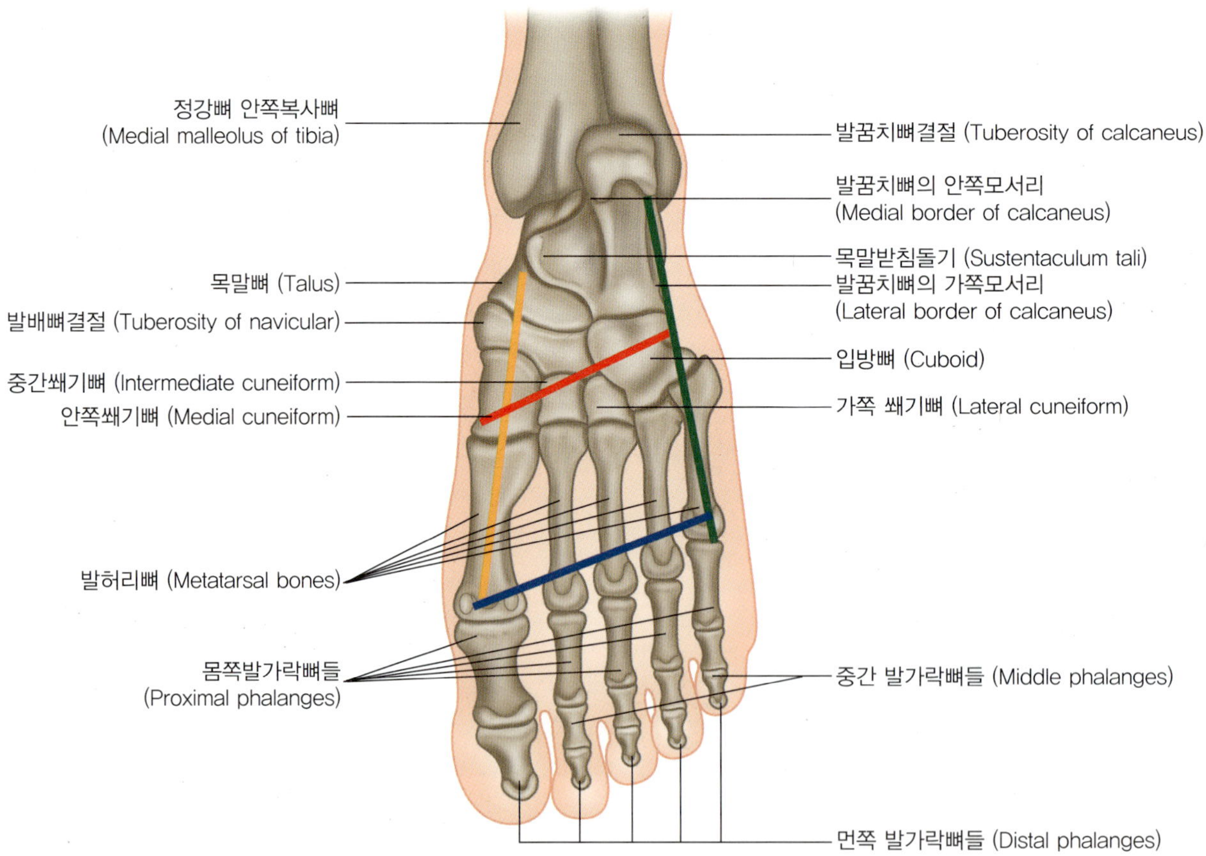

그림 4.5: 발의 12개 뼈는 네 개의 뚜렷한 아치를 만들기 위해서 올바르게 묶여진다.
- ■ 가쪽 세로, ■ 안쪽 가로, ■ 몸쪽 세로, ■ 먼쪽 세로

위로 서 있게 하기 위해서 끊임없는 작은 조절을 만들어 돕는 역할을 한다. 체중을 발의 바깥쪽으로 이동시켜서 가쪽 아치가 체중을 떠맡게 해 보아라, 그리고 동작에서 균형 부분이 체중을 떠맡게 됐을 때 얼마나 빨리 균형을 잃는 지를 보아라.

안쪽 세로 아치는 가쪽 아치의 위에 놓이며, 목말뼈에서 시작하는데, 발꿈치뼈에 올라앉아 있으며 목말뼈의 둥근 머리는 발배뼈와 잘 적합된다. 이것은 그 다음으로 세 개의 쐐기뼈들 그리고 그들과 동반되는 발허리뼈들로 이어진다. 이 아치가 인체 체중 대부분을 떠맡지만, 이것의 뼈 엔지니어링이라는 의미에 있어서 가쪽에 있는 것만큼 간단하게 만들어지지 않았다. 특히 첫 번째 쐐기뼈는 상부보다 하부가 약간 더 넓다 (걷는데 필요하지만, 지탱에 있어서는 절충해서 나온 것이다). 끝이 둥그런 목말뼈, 그리고 약간 위태로운 발배뼈 때문에, 안쪽 세로 아치는 이것의 가쪽 파트너보다 안쪽 기울기로 무너지거나, 떨어지기 쉽다 (그림 4.6).

몸쪽 가로 아치는, 가쪽 세로 아치처럼, 뼈들의 모양에 관해서 잘 짜여 있는데, 세 개의 쐐기뼈와 입방뼈를 구성한다. 쐐기뼈는, 이름처럼, 쐐기 모양인데, 상부가 넓은 부분이다. 하부의 뼈들을 긴밀한 인대들이 함께 묶고 있어서, 이 아치는 잘 무너지지 않는다, 심각한 자동차 사고 또는 비행기에서 낙하산 없이 뛰어내리지 않는다면.

마지막으로, 먼쪽 가로 아치 인데, 첫 번째와 다섯 번째 발허리뼈머리들 사이를 달린다. 여기서 뼈들은 우리에게 아무런 도움을 주지 않는데, 둥근 발허리뼈머리들이 오직 인대들로 느슨하게 연결되기 때문인데, 확실히 어떤 아치를 구성하게 배열되어 있지 않는다. 만약 이 아치가 기능하고 있다면, 첫 번째와 다섯 번째 볼들 밑의 굳은살들이 가장 두드러질 것이다. 만약 아치가 무너진다면, 두 번째와 세 번째 발허리뼈머리들 밑의 굳은살이 가장 클 것이다. 그러므로 이 아치를 하늘 위로 유지하는 것은 전적으로 연조직의 힘에 달려있는데, 특히 엄지모음근의 탄력,

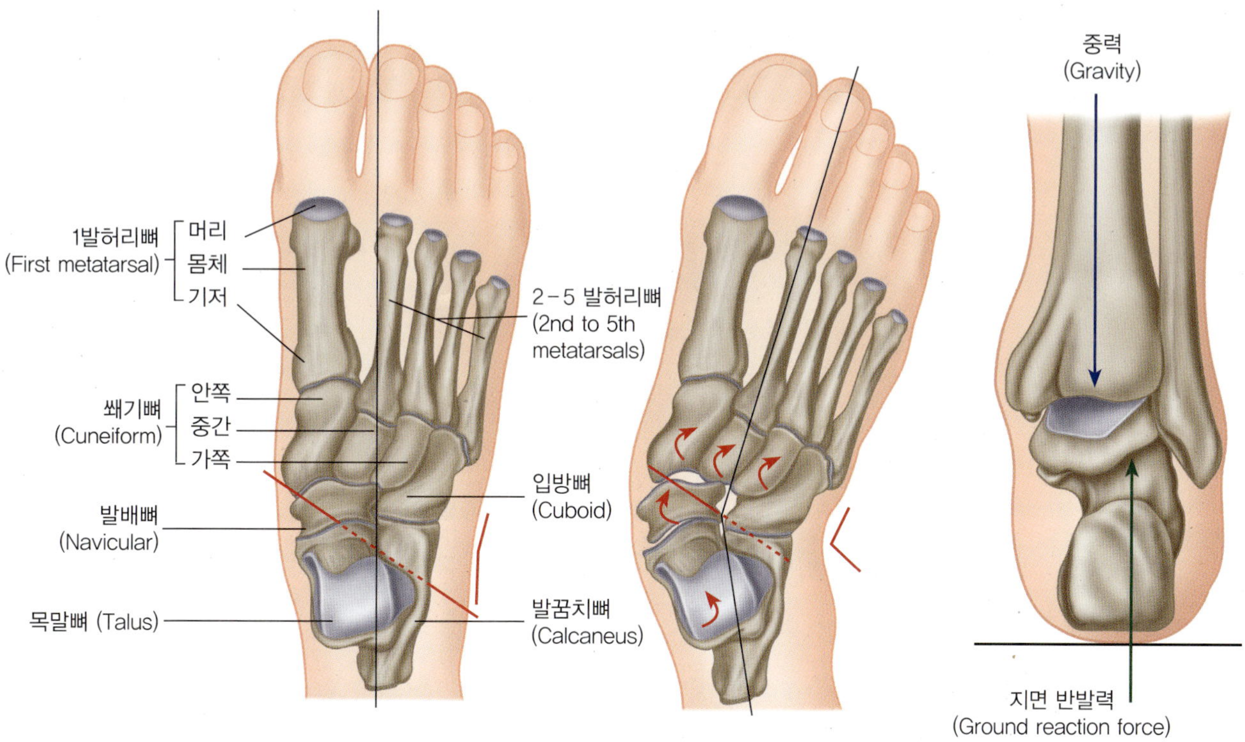

그림 4.6: 목말뼈가 발꿈치뼈 위에서 약간 틀어져 있는 것이 발 뼈들을 열리게 (unlock) 해 주며 충격력이 연조직 층에 의해서 흡수되게 해 준다.

이것이 우리의 다음 요소인 이 아치들 밑에 있는 연조직으로 가게 한다.

하프 돔 (The Half Dome)

다 함께 모아, 이 네 개의 아치는 각 발 밑에 있는 하프 돔으로 볼 수 있다 (Mckenzie 1955, McKeon 등, 2015). 이 하프 돔 또는 둥근 덮개는 발의 날을 90°로 비틀어서 만들어진다. 만약 뒤발이 (목말뼈부터 발꿈치까지) 날의 수직 부분이라면, 앞발은 수평이다 (5개 발허리뼈 머리는 바닥에서 나란히 줄에 따라 있다). 이 발의 비틀림은 중간에 하프 돔을 만든다.

이 하프 돔들은 걸음걸이 힘에 직면해서 정적이지 않다 - 위에서부터 내려 오는 체중과 밑에서부터 올라오는 지면 반발력 (이 문제의 완전한 기술은, Earl 2014, Born to Walk를 보라).

아치들은 걸음걸이의 발뒤꿈치 - 닿기 (heel - stlike)와 입각기 (stance) 단계들에서 양보를 하며, 걸음걸이의 추진 (push - off) 단계 동안 되 튀기도록 디자인되어 있다. 이러한 동작에서, 발 뼈들은 선호하는 방법으로 (또는 아니게) 움직인다. 발뒤꿈치 - 닿기 바로 이후, 목말뼈는 기울어져 안쪽으로 돌아가며 다른 뼈들은 그것과 연결되어 뒤따르는데, 발꿈치뼈 역시 기울어지며 안쪽으로 돌아가는데, 그 동안 앞발은 안쪽으로 기울어지지만 가쪽으로 돌아간다. 이 동작은 탄성 부하를 표면 전방선, 나선선, 및 심부 전방선 들의 먼쪽 부분들로 보낸다. 연조직으로 가는 이 탄성 에너지는 - 발의 '긴장통합체'로 가는데, 이 전 장을 보아라 - 이것이 되 튀기면서 1초 안에 모여져서, 무너졌던 발을, 이것의 자연적인 비틀림에서 멀어지게, 들어 올리는 것을 도와서 보다 뒤침된 (그리고 잠긴) 포지션으로 보낸다 (그림 4.6을 보라).

발바닥 조직 (The Plantar Tissues)

우리는 발 아치를 로마 - 스타일의 아치 면에서 이야기해왔으나, 물론 이러한 아치들은 끝을 묶기 위해서 어떤 단단한 것을 요구하고, 그리고 우리의 발은 독립적이고 움직일 수 있다. 그러므로 아치는, 처음에 뼈의 모양에 의해서 윤곽을 나타내기는 하지만, 그 발 바깥쪽에서부터가 아니고 위 아래의 연조직에 의해서 견딘다.

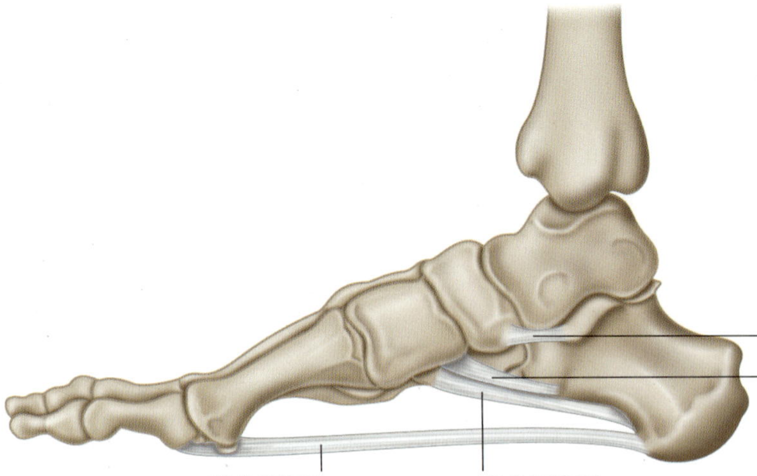

그림 4.7: 발바닥근막은 아치들을 위로 유지하고 체중으로 인해서 뼈들이 펼쳐지는 것을 잡아 주는 것을 돕기 위해서 트램폴린 또는 활시위 같은 작용을 한다.

'아래'를 먼저 살펴보자, 발바닥 조직은 아치의 활 밑에서 활시위처럼 작용해서 아치를 지탱한다 (그림 4.7). 몸쪽 가로 아치에서, 연조직 성분은 첫 번째 쐐기뼈와 입방뼈 사이에서 발을 가로지르는 인대들의 집합이다. 이 인대들은 만지기가 어려울 뿐만 아니라, 어떤 경우에서도 그들을 늘리는 것은 권해지지 않는데, 너무 높게 있는 몸쪽 가로 아치를 찾기가 거의 불가능하기 때문이다. 뒤침된 발 경우와 높은 아치 패턴이라고 알려진 다른 패턴의 경우에서, 다른 세 개의 아치들과 아래다리를 치료하는 것으로 충분할 것이다.

이와 대조적으로, 먼쪽 가로 아치는 첫 번째와 다섯 번째 발허리뼈머리들 사이를 달리는 연조직에 거의 전적으로 의존한다. 비록 이 조직을 열기 위해서 약간의 도수치료가 요구될 수 있지만, 이 아치를 주되게 지탱하는 것은 엄지모음근이다. 이 근육은 아치를 지탱하기 위하여 탄력을 증가시킬 필요가 있으므로, 통상적인 처방은 발가락 밑의 타월을 돌돌 말거나 작은 물체를 집는 것이다. 이 운동들 모두 이 아치를 지탱하는 것을 돕는 근육을 강화시킨다.

가쪽 세로 아치는 발바닥근막의 가쪽 밴드에 의해 지탱되며, 새끼벌림근에 의해서 동반되는데, 발뒤꿈치뼈의 바깥 바닥에서부터 다섯 번째 발허리뼈의 기저부까지와 나란히 달린다 (그림 4.8). 이 조직은 '무너진 아치들'에서 짧아지며, 보다 심각한 경우에서 분명히 그렇다.

안쪽 세로 아치는 발바닥근막 주된 몸체 또는 발바닥힘줄막의 의해서 지탱되며, 발꿈치뼈 앞과 첫 번째와 다섯 번째 발허리뼈머리들 사이에서 당겨지는데, 삼각형 트램폴린에 가깝다. 발가락들을 과다폄되게 위로 당길 때 발바닥에서 이 구조를 느낄 수 있다. 발의 볼에서 넓게 시작해서 발뒤꿈치 앞에 도달할 때 2 cm정도를 넘지 않게 좁아 지는 것을 주시해라.

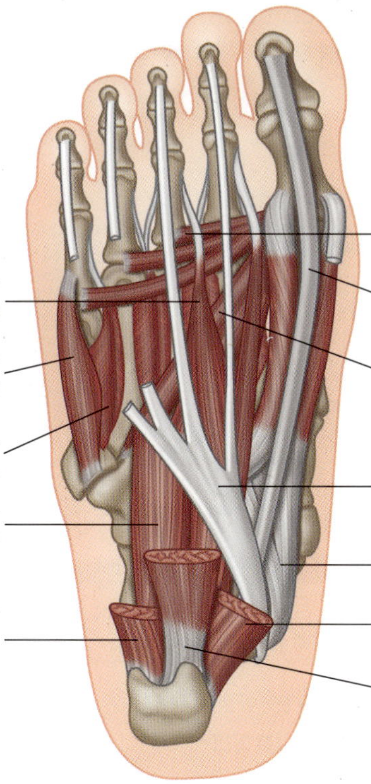

그림 4.8: 모음근과 벌림근을 보여주는 발 밑면.

짧은 발가락굽힘근들은 발바닥근막의 깊숙이, 그 길을 따라서 이것에 붙어있는 트램폴린 꼭대기에 놓여 있어서, 발바닥근막의 잠정적인 긴장근으로뿐만 아니라 발가락을 굽히는 동작을 할 수 있다. 그들 위에 긴발바닥인대가 있는데, 이것은 발뒤꿈치 앞부터 쐐기뼈들과 목말발허리관절까지를 당긴다. 짧은발바닥인대는 긴 것 위에 있으며, 발뒤꿈치뼈 바로 앞에서 쐐기뼈들까지 짧은 거리를 주행한다. 이 인대들 모두 (뼈사이근들과 함께) 중간발을 안정시키고 아치 시스템을 지탱하는 것을 돕는데, 뼈들이 세로로 펼쳐지는 것을 막아주기 때문이다.

발 깊숙이, 대부분의 도수치료로 도달하지 못하며, 짧지만 매우 강한 스프링 같은 (발꿈치발배) 인대가 있는데, 이것은 목말뼈에서부터 내려 오는 굵은 바늘 같은 체중을 떠받아서, 이 매우 중요한 힘 교차로가 각 발걸음에서 무너지지 않게 막아 준다.

이 구조물들의 각각은 발에 약간의 움직임을 허용하며 너무 많이 움직이는 것을 막아준다. 명백히, 과도신장된 인대들은 너무 느슨한 '엎침된' 다양함을 보이는 덜 반응적인 아치를 만든다. 너무 짧은 인대들은 반응없는 아치를 만들지만, 이들은 '뒤침된' 포지션으로 고정되기 쉽다.

이러한 연조직들은 '떠 있는' 뼈들인 발의 4면체와 상호작용해서 다이내믹한 스프링 세트들을 만들어서 힘의 적용에 반응하며 – 주로 중력과 반응력 – 그리고 이러한 힘들이 없어질 때 다시 꼬이게 된다. 이것은 이 책의 기본적인 전제이며 – 그리고 효율적인 생체역학의 전제 – 그 힘들은 가능한 경우 인체 전체로 배분된다.

매우 느리게 걸을 때, 박물관에서처럼, 발은 눈에 뜨이게 지치게 될 수 있는데 매우 느린 걷기는 콜라겐 안에 있는 이러한 탄성 힘들을 사용하지 않기 때문이다 (탄성 힘들은 일 초 이내에 '재사용'돼야만 하거나, 아니면 다른 말로 스트레칭 일 초 이내에 되꼬임이 생겨야만 한다). 이러한 근육들로 우리 주의를 지금 돌려야만 한다.

장딴지 근육 (The Calf Muscles)

아치 시스템의 마지막 요소이며, 우리의 근막 재교육 노력이 빛을 발하는 것은 아래다리에 있는

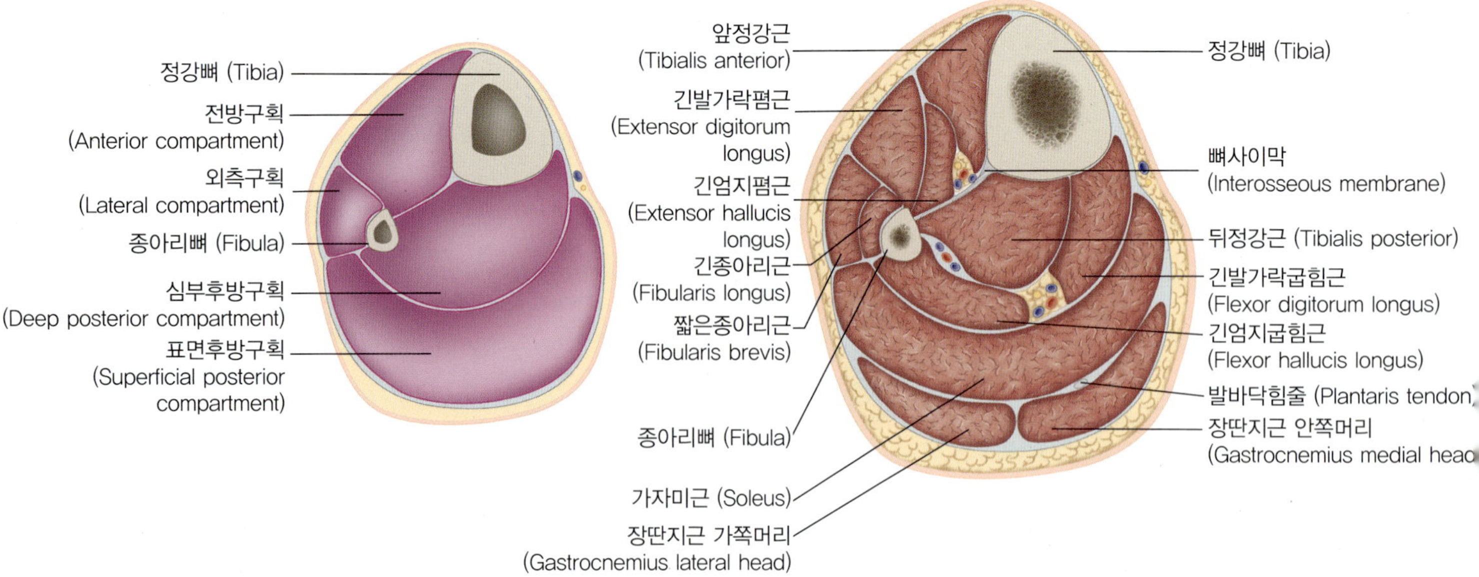

그림 4.9: 발목 관절들에 영향을 주는 11개의 근육은 근막 근육사이 격막들 (fascial intermuscular septa)에 의해서 4개의 구획으로 나뉜다.

근육들의 당김이 만드는 지탱이다. 이 근육들은 정강뼈와 종아리뼈의 결합된 구조 주위, 그들을 연결하는 뼈사이막 주위에 배열되어 있다.

이 근육들은 둘 또는 세 개의 근육들로 된 네 구획으로 쉽게 나뉘어 진다 (그림 4.9). 우리는 각 구획을 소개하고 나서 그들이 어떻게 연합해서 두 개의 발목 관절을 움직이고 그리고 아치들을 위한 지탱을 제공하는 (또는 못하는) 방식을 보여 줄 것이다.

표면후방구획은 장딴지근, 가자미근 및 장딴지빗근을 포함한다. 장딴지빗근은 작은 근육으로, 발목을 위한 약한 발바닥굽힘근이지만, 중요한 신경학적 역할을 하는데 (이 근육은 이것의 크기에 비해서 많은 수의 근방추들을 갖고 있다) 아킬레스힘줄의 장력을 평가, 조정한다. 그 밑에서, 이 모든 근육들은 발뒤꿈치 상부로 삽입되어, 가자미근과 장딴지근 둘 다를 강한 발바닥굽힘근으로 만든다. 가자미근은 정강뼈와 종아리뼈 모두에 붙는 커다란 부착을 갖고 있으며, 발목이 발등굽힘과 가쪽번짐으로 가는 무너짐을 막는 주된 자세 근육이다. 이것은 아주 작은 삼각대인 발 위의 멀리서 손과 머리를 움직일 때 다리를 바로 안정되게 조정한다.

전방구획은 두 개의 긴 발가락폄근을 포함하는데, 이것은 위쪽 인체의 움직임에 맞춰 조절되는 역할을 하지만, 아치들에게 실제적인 역할은 하지 않는다. 그러나 이 구획의 세 번째이자 가장 큰 근육은 역할을 한다. 앞정강근은 정강뼈 면을 가로질러 아래로 내려가서 첫 번째 쐐기뼈와 첫 번째 발허리뼈 사이의 그들의 안쪽 아래 면에서 관절에 붙는데, 이것이 안쪽 세로 아치와의 약한 관련이다.

이 근육들 모두 그들이 발목을 가로지르는 곳에서 지지띠 (retinaculae)라고 불리는 심부 매몰 근막 (다리 '양말')이 두꺼워진 것에 의해서 죄어 진다. 이들 지지띠는, 종종 해부학 책들에서 분리되고

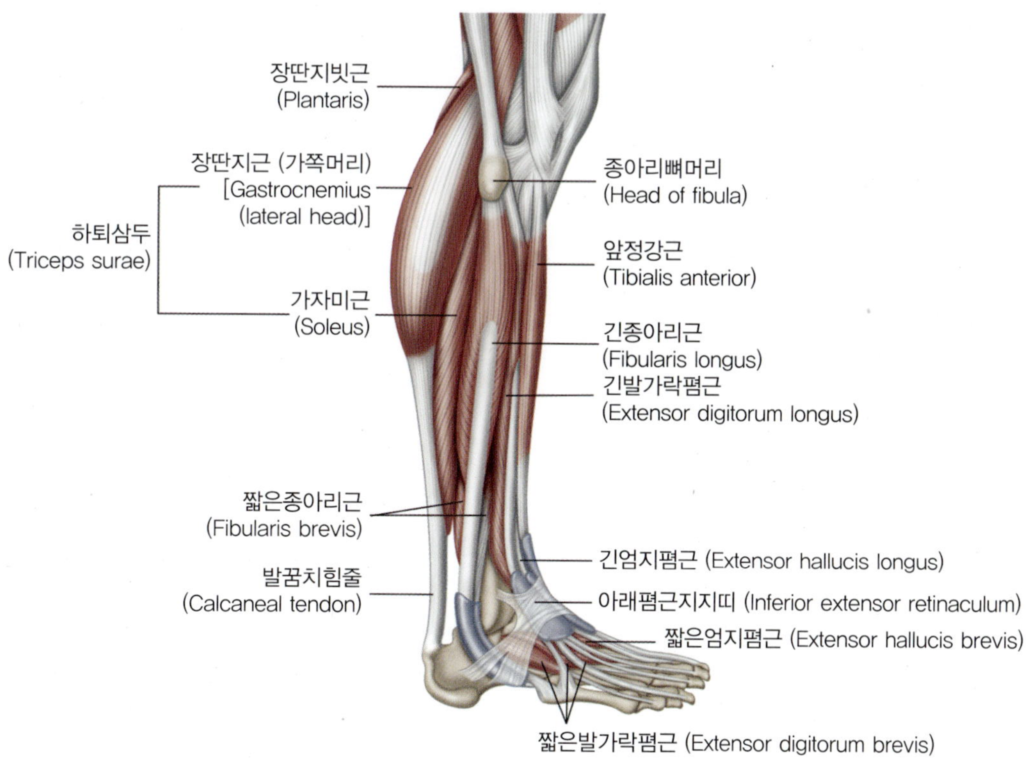

그림 4.10: 측면에서, 다리에 있는 세 개의 구획을 볼 수가 있다. 하퇴삼두 (triceps surae)를 가진 후방구획, 종아리근들이 있는 외측구획, 및 발가락폄근들과 앞정강근이 있는 전방구획.

규칙적인 구조물들로 기술되지만, 실제로는 매우 비규칙적이고 개별화된 종아리근막이라 불리는 다리의 긴 바깥 양말의 부분이다.

외측구획 (Lateral compartment)은 종아리뼈 바로 바깥에 놓여 있다. 이것은 두 개의 강한 근막 격막에 의해 경계를 만들며, 두 근육을 갖고 있다, 긴종아리근과 짧은종아리근 (그림 4.10). 두 근육 모두 종아리뼈 복사뼈 뒤로 내려 가며, 복사뼈를 도르래로 사용한다. 짧은종아리근은 발 바깥쪽에서 발목 밑을 돌아 5번째 발허리뼈머리로 가며, 그 뼈를 입방뼈쪽으로 강하게 당겨서 가쪽 아치를 꼭 맞게 유지한다. 긴종아리근은 입방뼈 밑으로 뻗어나가며 (그래서 가쪽 아치를 지탱하며) 그리고 발목뼈들의 밑면을 가로질러 첫 번째 발허리뼈와 첫 번째 쐐기뼈 사이의 관절 속으로 삽입되어, 앞정강근과 섬유들을 함께 한다. 이 근육은 이와 같이 안쪽 아치를 밑으로 당기는 경향이 있어서, 발을 가쪽번짐 (외반) 시킨다. 사실상, 이 근육들은 발바닥굽힘근들이며 발목에서 가쪽번짐 근육들이다. 그들은 이와 같이 안쪽번짐 (내반)을 막는 근육들이며 발목 염좌를 보호한다.

아래다리의 마지막 구획은 심부후방구획인데, 커다란 가자미근과 뼈사이막 사이에 놓인다. 이 구획의 세 근육은 두 개의 긴 발가락 굽힘근 - 긴엄지굽힘근과 긴발가락굽힘근 - 그리고 접근이 매우 어려우나 극도로 중요한 뒤정강근이다.

아래다리와 팔에 있는 많은 근육을 주목할 가치가 있지만, 특히 심부후방구획에 있는 근육들은 성향에 있어서 강력한 깃털모양인데, 이 뜻은 근육 섬유들이 어떤 각도에서 날개의 깃털같다. 이것은 이 근육들이 크기에 비해서 매우 강하지만 오직 짧은 동작 범위만 만든다는 뜻이다. 이것이 나타내는 것은 이 근육들이 다음의 두 가지 방식으로 행동할 수 있다는 것이다. (1) 동심 수축, 그 근육의 짧은 범위는 발의 도르래들 주위로 변환되어 발가락에 많은 동작을 만들며 (2) 그들은 편심 수축에서 체중의 강한 감속장치로 작동하는데, 걸음걸이 동안, 점프에서 착지, 또는 다른 다리를 차려고 준비하는 동안 체중을 둔 다리를 준비시키는 것같이 아래다리에서 나타난다.

세 근육 모두 발목의 안쪽 복사뼈 뒤를 통과하는데, 그러나 뒤정강근만이 이것을 도르래로 사용해서, 그곳을 지나 안쪽 아치 밑으로 가서, 목말뼈 자체를 제외한 발목뼈들의 대부분에 붙는다. 이런 방식으로, 뒤정강근은 앞정강근과 합쳐서 발목을 바닥에서 들어올리는데 협동하며, 뒤침을 유지하며 엎침을 막는다.

긴발가락굽힘근과 긴엄지굽힘근은 발가락으로 가는 길 도중에 교차하며, 그래서 발가락을 굽힐 때, 그들은 합치는 경향이 있다 - 아마도 우리가 나무를 타고 올라가기 위해서 발을 사용할 때부터 남겨진 잔재가 아닐까 한다. 인간에서, 작은 (그리고 가변적인) 발바닥네모근은 발가락굽힘근의 당김을 약간 가쪽으로 이동시키는데, 발가락굽힘근이 발뒤꿈치 앞으로 지나가는 동안 그 힘줄을 당겨서 이동시킨다. 발가락을 들어 올리면 그들은 떨어지며; 발가락들을 굽히면 그들은 합치는데, 굽힘근들의 각도 때문에 잡는 효과를 만든다 - 그런데, 손가락에서도 똑 같은 일이 생긴다.

부가적으로 긴엄지굽힘근은 결정적인 방식으로 안쪽 아치를 지탱하는 일을 한다. 만약 엄지발가락을 과다폄되게 당기면, 발바닥에 있는 발바닥근막의 안쪽 가장자리를 따라 명확한 띠를 보이는 엄지굽힘근 힘줄을 찾을 수 있다. 엄지손가락을 아킬레스힘줄과 발목 뒤 안쪽 사이에 만들어진 함몰부 속에 댄 다음 엄지손가락을 하부 정강뼈의 뒤에 대고 앞으로 밀어라. 발목 뒤에서 엄지굽힘근 힘줄이 움직이는 것을 느끼기 위해서 발가락을 굽히고 펴라 (주의: 정강신경 또한 그곳에 있으므로, 조심스럽게 다뤄라).

그림 4.11에서 긴엄지굽힘근이 실제로 정강뼈 뒤에서부터 목말뼈 뒤와 목말뼈 밑으로 뻗는 발꿈치뼈 일부의 밑으로 (목말받침돌기라는 멋진

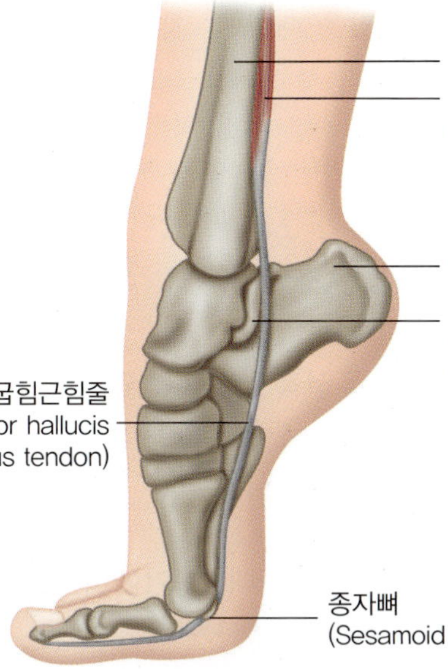

그림 4.11: 긴엄지굽힘근은 발가락의 긴 굽힘근 이상으로 중요하다. 엄지발가락 기저부에 있는 종자뼈들의 문을 지나는 통로 때문에, 이것은 건막류들에 연루되며, 정강목말관절 밑을 지나는 통로 때문에, 이것은 안쪽 아치를 위한 다양한 장력의 시위줄로서 작용하는데, 특히 각 발걸음의 늦은 단계에서이다.

이름을 가짐) 가는 방식을 볼 수 있다 (그림 4.5를 보아라). 이와 같이, 이 힘줄은 전체 상체의 주된 하향 체중 바로 밑을 지나 간다. 언제 긴엄지굽힘근이 실제로 강하게 사용되는가, 즉, 언제 이것이 팽팽해 지는가? 발걸음을 밀어 올리는 (추진 단계) 바로 그 순간, 체중이 안쪽 아치로 갈 때이며, 지탱할 필요가 클 때이다.

상당한 체중이 그렇게 작은 지탱 기반으로 내려 옴에도 불구하고, 인간은 이 근육들을 조합해서 아치를 지탱하는 많은 독특한 방식을 가진다. 이 조합들의 각각은 아치들을 보강하기 위해서 시시각각 수축하거나 부드러워진다.

슬링 (sling): 앞정강근과 긴종아리근은 안쪽과 가쪽 아치들 밑에서 하나의 슬링을 만들기 위해서 합쳐진다. 슬링의 팽팽함은 이 아치들 모두를 지탱하며, 또한 몸쪽 가로 아치도 지탱한다. 이 잘 알려진 중요한 슬링의 두 근육은 근막경선 해부학에서 나선선 (the Spiral Line)에 포함된다. 만약 긴종아리근이 동심적으로 짧고 앞정강근이 편심적으로 스트레칭 되었다면, 이것은 무너진 안쪽 아치, 또는 가쪽번짐된 발의 한 원인이 된다. 만약 앞정강근이 너무 짧고 긴종아리근이 과도 스트레칭 되었다면, 그 장력은 뒤침된, 높은 아치를 보이는 발의 한 원인이 된다.

얼음집게 (ice-tongs): 앞정강근과 짧은종아리근 둘 다, 각각 첫 번째와 다섯 번째 발허리뼈의 기저부에 있는 그들의 아래 부착들에서부터 후방, 상방, 그리고 안쪽으로 당기며, 그래서 이 두 뼈를 발목 쪽으로 당겨서, 발목의 무너짐을 막는다.

파이어맨즈 캐리 (fireman's carry; 상대를 양 손으로 떠받힌 후 던지는 일): 뒤정강근은 발의 안쪽면에서부터 거의 가쪽면까지 뻗어 간다. 긴종아리근은 발의 가쪽면에서부터 안쪽면까지 간다. 함께, 그들은 각기 서로를 향해서 안쪽과 가쪽으로 당겨서, 몸쪽 가로 아치뿐만 아니라 세로 아치들 모두를 보강한다.

이들 슬링들은 각 근육들의 작용을 보강한다 - 종아리근들은 가쪽 아치를, 정강근들은 안쪽 아치를, 그리고 긴엄지굽힘근은 안쪽 아치를 지탱한다.

근육 작용 (Muscle Actions)

이제 아치를 벗어나서 발에 있는 아래다리 근육들의 일반적인 작용들을 살펴 보자. 이 작용들은 근육들이 장딴지의 어디에서 시작하거나 또는 발의 어디에서 끝나는 가에 달려 있지 않고, 그것 보다는 그들이 발목 관절들을 지나가는 곳의 정확한 지점에 달려 있다. 우리는 이전에 발목은 두 개의 관절이라고 언급해 왔다. 발등 및 발바닥 굽힘을 하는 상부의 정강발목관절, 그리고 안쪽번짐 및 가쪽번짐을 하는 하부의 목말밑관절.

이러한 움직임의 축들은 그림 4.12에서 볼 수 있으며, 많은 힘줄의 배치는 이 그림에서 보는 것과 유사하다. 정강발목관절의 축 후방에 있는 힘줄은 모두 발바닥굽힘근으로서 작용을 한다. 그

선의 전방에 있는 힘줄들은 모두 발등굽힘근으로 작용한다. 안쪽번짐 – 가쪽번짐 축의 안쪽에 있는 힘줄은 모두 안쪽번짐근으로 작용을 하고, 역도 또한 같다.

움직임 축에서부터 멀리 떨어져 있는 힘줄들은 보다 강력한 힘을 낸다.

안쪽번짐과 가쪽번짐의 축은 발의 세로 축을 따라 정확하게 있지 않는 것을 주목해라. 이것이 하퇴삼두의 발꿈치뼈 부착지들을 안쪽번짐 기둥에 확고히 속하게 한다. 이 강력한 근육들은 긴장이 풀려있을 때조차도 탄력을 유지하며, 그래서 대부분의 사람들이 치료대 위에 누었을 때 그들의 발들이 안쪽번짐되게 하고 있는 것을 설명해준다. 이와 같이, 발의 자세를 읽는 최상의 방법은 고객이 무릎을 편안하게 두고 서있을 때이며, 치료대 위에 등을 대고 누운 때가 아니다.

마지막으로, 우리가 주목해야만 할 것은 모든 근육들은 기시에서 종지로, 또는 이와 반대로, 먼쪽 부착지에서 몸쪽 부착지로 작동한다고 생각될 수 있다. 많은 근육들이 몸쪽에서 먼쪽 동작을 강조한 책들 내에서 이름을 갖고 우선적으로 기술된 것 때문에, 우리가 양 끝 모두에서 근육 기능을 검사하는 것을 위축시켜서는 안 된다.

이것은 아래다리에서 특히 중요한데, 거기에서 발은 아래다리에 의해서 매우 빈번하게 움직일 수 있는데, 그러나 더 자주, 이 근육들은 딛고 서 있는 발 위에서 아래다리를 안정시키고 있다. 이와 같이, 이러한 발에서부터 올라간 11개 정도의

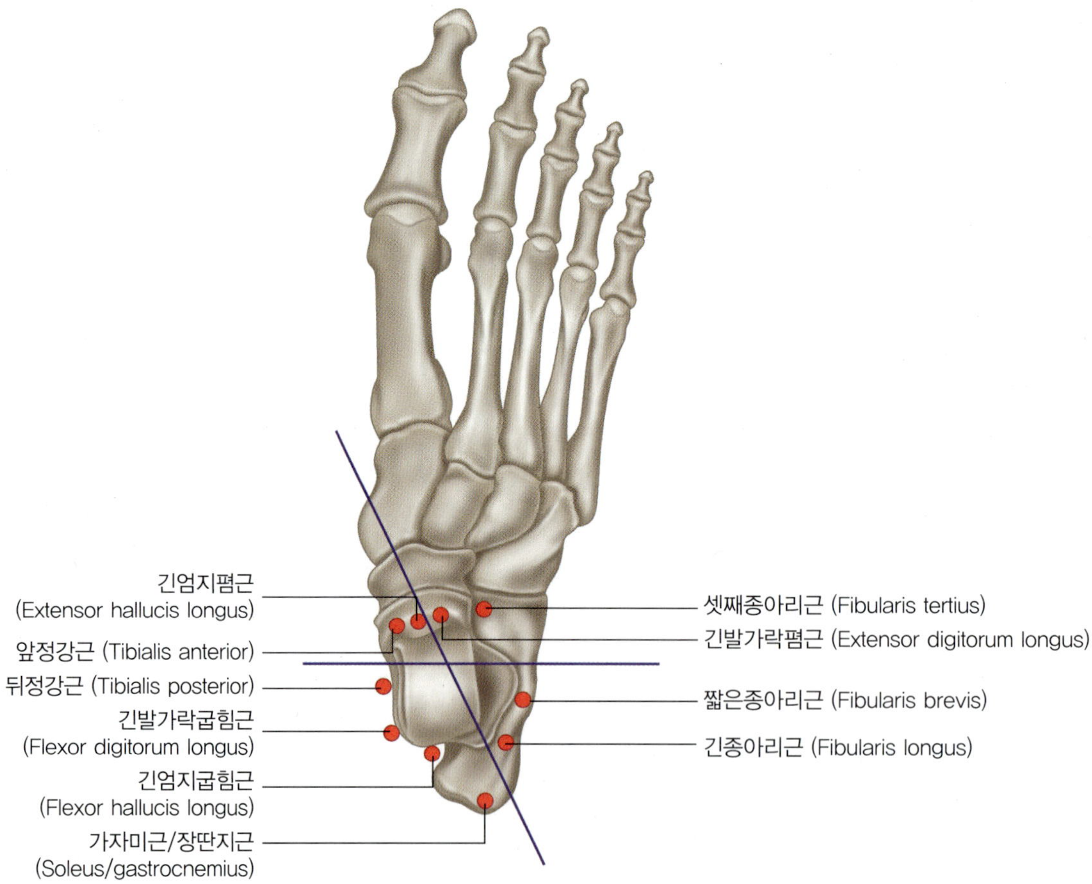

그림 4.12: 발목 관절 주위의 힘줄의 배치가 발바닥 – 발등굽힘 및 안쪽번짐 – 가쪽번짐을 결정한다. 힘줄이 축에서 더 떨어질수록, 더 강력하게 이 움직임에 작용한다. 이와 같이, 앞정강근은 강력한 안쪽번짐과 발등굽힘근이며, 반면에 긴엄지폄근은 발등굽힘을 만드나 약한 안쪽번짐을 만든다.

근육이 고정된 발 위에서 아래다리의 다양한 양상을 (그리고 이로 인해 그 위의 전체 신체를) 안정시키는 것을 볼 수 있다. 그림 4.12에 있는 이것의 암시는 발등굽힘근들은 '발바닥굽힘을 막는 근들'이다. 안쪽번짐근들은 "가쪽번짐을 막는 근육들'이 된다. 고객들의 안정성과 접지 능력을 추구할 때, 근육의 이러한 반대 작용이 우리가 기억해야 할 바로 그 것이다.

이와 같이 우리는 말할 수 있는데, 같은 근거로, 비록 책에서 많이 언급되지는 않았지만, 종아리근육들은 안쪽번짐과 발등굽힘 동작의 '브레이크들'이다. 심부후방구획 근육들은 그들의 라틴 이름이 의미하는 것뿐만 아니라, 발바닥굽힘과 엎침를 막는 근육들이다.

발과 하지 판독
(Body Reading the Foot and Lower Leg)

논의한 것과 같이, 발은 인체 나머지를 위한 완전함의 상당량을 결정할 수 있는 지주 구조물이다. 우리는 많은 관절들이 배열되어 있는 방식을 보고, 아치들을 위하고 아치들에 의한 지탱을 확인하는 것으로 이 관계를 도울 수 있다. 우리는 발이 자유롭게 반응하고 적응할 수 있고, 우리가 세계를 다니는 동안 이것의 집합체를 통해서 체중을 지면으로 전달하는 것을 지원하는 것을 보기를 원한다. 보행의 여러 단계 동안 아치들과 이러한 근육들이 상호작용하는 방식은 발이 순각적인 요구에 적절하게 반응하는 것을 결정한다.

고객의 발을 살펴보자. 그들은 골반과 비교해서 어디를 가리키는가? 안쪽 또는 가쪽으로 회전했는가? 만약 그렇다면, 그들의 무릎을 살펴라. 그들 또한 같은 방향인가? 종종 무릎의 틀어짐을 볼 수 있을 것인데, 넙다리뼈가 한 방향으로 그리고 정강뼈와 종아리뼈는 다른 방향으로 회전되었을 때이다 (5장에서 이것을 자세히 다룰 것이지만 당장 보는 것이 중요할 수 있다). 만약 넙다리뼈, 정강뼈 및 발이 같은 방향으로 그리고 같은 각도로 회전되었다면 문제는 힙에 있을 가능성이 크다. 그러나 우리는 각각의 관절을 차례로 찾아 내려가면서 문제의 원천을 찾을 필요가 있다.

'정상'에서 벗어난 어떤 회전 또는 변위의 원천을 위해서 단호한 안목을 유지할 필요가 있다. 발이 회전된 것을 보고 나서 즉각적으로 힙 회전근들을 손 볼 필요가 있다고 받아들인다면, 우리는 나무만 보고 숲을 보지 못하는 것이다. 발이 정강뼈에 비해서 가쪽으로 회전되었을 때 우리는 종아리근들과 (특히, 짧은종아리근) 발바닥근막의 가쪽 밴드의 치료를 고려할 필요가 있는데, 그 이유는 5번째 발허리뼈의 기저부가 발꿈치뼈에 가깝게 끌려 있을 것이기 때문이다. 심지어 새끼벌림근의 조직도 앞발의 가쪽 당김을 교정하는 것을 돕기 위해서 늘려질 필요가 있을 수 있다.

발의 가쪽 회전은 종종 안쪽 세로 아치의 취약함에서부터 기인할 수 있는데, 일단 발의 내부가 이것의 완전함의 일부를 잃게 되면, 이것은 안쪽 조직을 과도하게 스트레칭 시킬 수 있어서 가쪽부를 비교적으로 짧게 만든다. 엎침은 여러 인자들로 기인할 수 있다 – 안쪽으로 기울어진 발꿈치뼈, 안쪽으로 회전된 아래다리 또는 부하를 받고 있는 안쪽 발바닥조직들 (엎침 자체는 조직 과부하를 만들 수 있으며 그로 인해서 해로운 사이클을 만든다).

아치들을 볼 때, 우리는 어떤 뼈들이 기울어져 있는 지를 명확히 할 필요가 있다. 낮아진 아치는 발꿈치뼈의 안쪽 기울기 때문이거나, 또는 발 앞쪽으로 더 나가서 목말뼈와 안쪽 쐐기뼈, 심지어 발허리뼈들이 기울어진 것 때문일 수 있다. 다른 패턴들은 다른 전략으로 이끌 것인데, 각각의 패턴은 다른 세트의 근막 지지를 동반할 것이므로, 이것은 아래에서 다룰 것이다.

당신은 고객이 서 있는 것을 봄으로써 아치들의 완전한 느낌을 가질 수 있지만, 또 고객에게 무릎을 약간 굽히라고 해서 관절의 주행을 확인하며, 그리고 아치들이 움직임에 어떻게 적응하는 지를 보아라. 그들을 걸어 보게 하는 것이 궁극적으로 매우 유익하지만, 그러나 모든 것들이 너무 빨리 일어나기 때문에 역학적으로 무엇이 일어나는 지를 정확하게 보는 연습이 필요하다. 우리가 권하는 것은 당신의 배움의 부분으로 일단 이것을 하는 것을 시작해라 그리고 당신이 볼 수 있는 어떠한 것이라도 보아라, 그러면 시간이 가고 숙달됨에 따라 그 작은 점들이 보다 더 명백하게 될 것이라는 것을 믿어라. 발이 허공에 있을 때 무엇이 일어나는 지, 그리고 발꿈치가 닿을 때 무엇이 일어나는 지를 보아라, 그리고 발들이 굴러나가고 추진 (push-off) 하는 것을 주시하며, 어떠한 과도한 기울기 또는 회전을 살펴라. 무릎에 비교한 발을 어떤가? 무릎이 안 또는 바깥으로 스윙하는가 아니면 똑바로 앞으로 가는가? 그 다음 해야만 하는 것은 이러한 움직임을 조절하기 위한 많은 당김줄들 (guy ropes)의 어떤 것이 근막적으로 짧거나 근육적으로 약하냐 만드는 가이며 이것이 당신에게 전략을 세워줄 것이다.

당신 손을 고객 발등에 올린 다음 손가락끝으로 안쪽 아치 밑으로 부드럽게 말고 있고 (너무 많이 말지 않는다) 고객에게 다른 발을 앞 뒤로 걸음을 내딛으라고 시키는 것은 발이 중력과 지면 반응력의 상호작용에 반응하는 방식에 관해 많은 것을 보여 줄 수 있다 (Earls 2014; 다음에 나오는 〈발의 개통〉도 보아라).

우리가 서 있는 모델을 볼 때 (그림 4.13), 그의 오른쪽 안쪽 세로 아치가 왼쪽 보다 지지를 덜 받는 것을 볼 수가 있기는 하지만, 왼쪽 역시 전체 발을 안쪽으로 기울게 하고 있다. 오른발은 왼발보다 더 가쪽으로 돌아갔다. 이것은 부분적으로 골반의 명백한 우측 기울기의 원인이 될 수도 있는데, 골반의 우측이 좌측보다 낮은 것처럼 보인다. 또한 앞발이 목말뼈와 발꿈치뼈에 비해서 가쪽으로 돌아갔다.

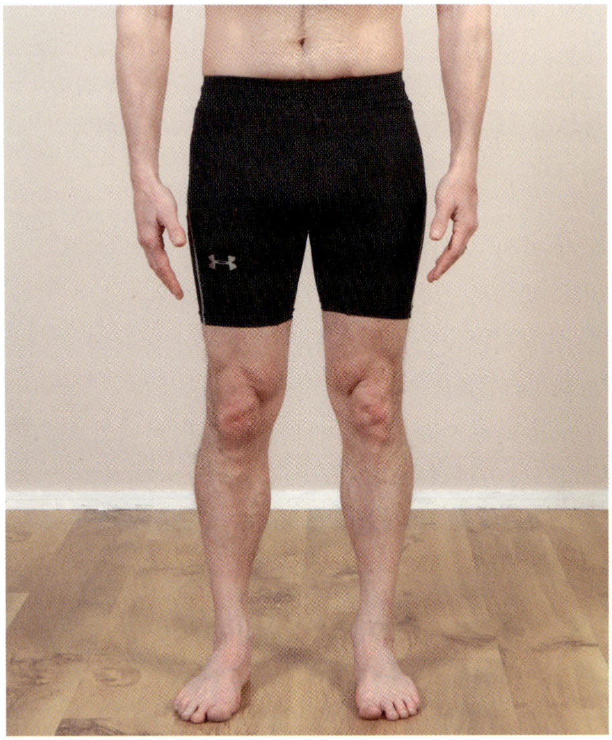

그림 4.13: 아래다리 정렬의 전면 모습은 오른발이 정강뼈에 대비해서 약간 안쪽 기울기와 우측 회전을 보여준다. 왼다리는 전반적으로 더 좋은 정렬을 갖고 있지만 정강뼈가 넙다리뼈에 대비해서 약간 가쪽으로 돌아갔다.

고객이 무릎을 앞으로 깊이 굽히는 것을 볼 때 (그림 4.14), 이것이 어떻게 바뀌는 것을 볼 수 있는데, 특히 오른 무릎이 안쪽으로 주행을 하고, 양 정강뼈 결절들이 두 번째 발허리뼈 라인을 따라서라기 보다는 엄지발가락 위로 가는 것을 볼 수가 있다. 또한 이것이 발목 관절의 주행에 어떠한 영향을 주는 지도 볼 수가 있다.

그 다음 우리는 이것을 전략으로 사용해서, 어떤 조직이 짧거나 길 수 있고 어떤 방향으로 이것들을 치료할 것을 생각해라. 앞정강근과 뒤정강근은 약하고 길 것이며, 그들의 조직들은 내려 앉고, 상대적으로 짧은 종아리근들에 의하여 과도한 힘을 받고 있을 것이다 (긴종아리근은 안쪽 세로 아치를 밑으로 그리고 짧은종아리근은 5번째 발허리뼈 기저를 가쪽으로 당길 것이다). 이러한 패턴은 높은 아치 또는 가쪽으로 기울어진 발에서는 반대일 것이다.

발들과 연관된 많은 문제들이 있기 때문에 우리는 다음에서 테크닉들을 기술하면서 약간 더 살펴 볼 것이다.

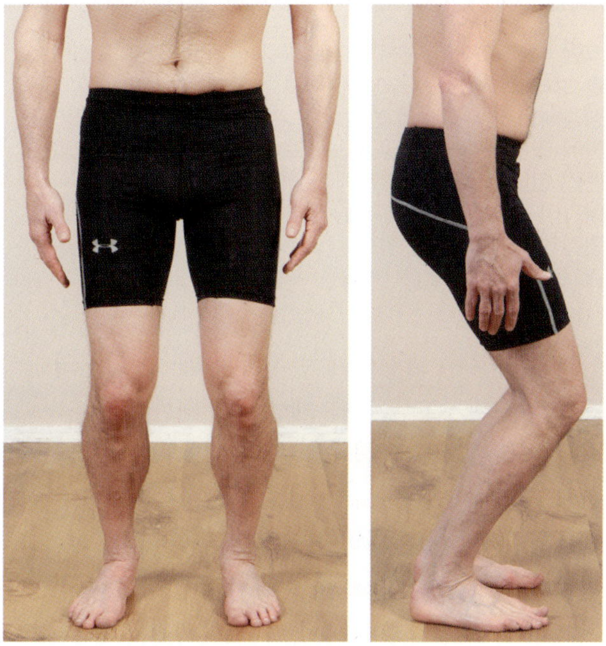

그림 4.14: 능동적인 발등굽힘 동안 오른 무릎이 살짝 안쪽으로 이동된 것을 보여주는데, 이것은 오른발의 증가된 안쪽 기울기와 동반된다 (a). 옆 모습은 오른 무릎이 왼무릎보다 더 앞쪽으로 간 것을 보여준다. 비록 두 발목이 제한된 발등굽힘을 보이지만, 우측에서 보여진 더 큰 범위는 오른발의 더 많은 엎침으로 인한 것일 수 있다. 발바닥굽힘근들의 두 세트는 왼발의 발바닥조직과 함께 이완 치료로부터 이득을 얻을 수 있다 (엎침으로 가기 위한 적응하고 열리는 능력을 증가시킨다).

모델 'A'를 옆에서 살필 때, 뒤발의 가쪽 면들 주위에 어떤 제한을 볼 수 있다. 발등굽힘의 범위는 우측에서 살짝 더 좋을 수 있지만 (아직 제한됨), 이 범위의 일부는 발의 하프 돔의 일부를 희생함으로써 이루어지며 그렇게 함으로써 정강뼈의 정렬이 발 위에 있게 된다. 좌측에서, 정렬은 더 좋지만 범위는 더 적다.

두 발의 차이는 흥미로우며 엎침과 뒤침하는 능력을 확인함으로써 더 조사할 수 있다. 발의 동작을 확인하는데는 여러 가지 방법이 있지만 우리는 아래에 있는 테스트가 (그림 4.15) 조절된 환경 안에서, 유용한 정보를 많이 주는 것을 알았다. 발을 약간 앞 뒤로 벌리고 서게 한 다음, 뒤쪽에 있는 발의 발뒤꿈치를 올리라고 시킨다. 앞쪽에 있는 발로 가는 체중의 증가는 앞발과 하체에 일련의 반응을 시작하게 한다.

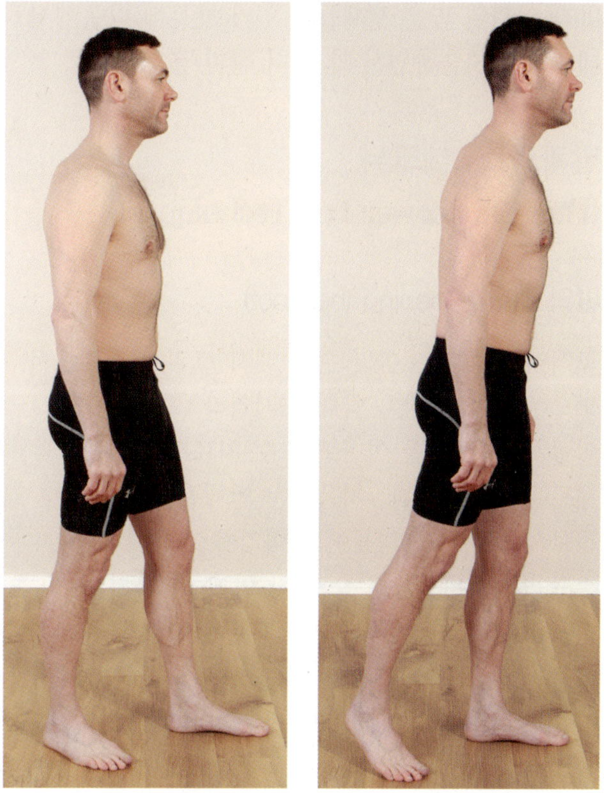

그림 4.15 a & b: 앞쪽 발로 가는 체중의 전이는 예측 가능한 사건의 순서를 만드는데 이것은 앞쪽 다리로 옮아간다. 테스트를 시행할 때, 중요한 것은 고객이 좌우측으로 돌리지 말고 똑바로 앞으로 움직이는 것인데, 회전은 인체를 무너뜨려 어떠한 소견을 무효화시키기 때문이다. 이것은 발목에서 장부맞춤이라는 연결 역학에 기인한다는 것을 주목하기 바란다. 목말뼈의 회전은 정강뼈와 종아리뼈 역시 같은 방향으로 돌아가게 만든다. 이러한 연결은 어느 방향에서라도 나타날 수 있다 – 만약 내가 정강뼈와 종아리뼈를 회전시킨다면 목말뼈는 회전할 것이다. 그러므로 나는 어느 한쪽 방향으로 상체를 회전시켜 하체의 동작을 확인할 수 있지만 그러나 이것은 발뒤꿈치-닿기 (heel – strike) 때 만들어진 상향식 반응이라기 보다는 하향식 반응일 것이다.

고객이 뒤쪽 발을 들어올리는 동안, 체중은 앞쪽에 있는 다리로 가서 쭉 내려가 발꿈치뼈를 거쳐 바닥으로 간다. 이 장의 도입부에서 설명했었던 목말뼈와 발꿈치뼈의 약간 틀어진 위치 (오프셋; off-set) 때문에, 발꿈치뼈는 기울어질 것이고, 목말뼈를 목말받침돌기의 경사를 따라 미끄러지게 만든다. 목말뼈, 정강뼈와 종아리뼈 사이의 장부맞춤 관계는 목말뼈의 회전이 다리뼈들을 이것을 따르게 만들고 차례로 넙다리뼈도 따르게된다.

발과 연관된 많은 문제들이 있기 때문에 다음에서 테크닉을 기술하면서 약간 더 살펴 볼 것이다.

발과 하지 테크닉 (Foot and Lower Leg Techniques)

발의 시작 (Opening the Foot)

고객이 움직이는 동안 손을 대서 그의 시스템에서 모으는 정보의 양을 극대화 시켜라 (그림 4.16). 이렇게 하는 것은 아마도 도수 치료사에게 새로운 경험일텐데, 처음하는 인체판독처럼, 정보의 과부하를 만들어서 머리가 멍멍해 질 수도 있다. 편한 마음으로 한 번에 한 가지씩 귀를 기울여라. 체중이 가해지는 동안 발꿈치뼈의 기울기을 느껴라, 만약 이것을 느낄 경우, 발의 하프-돔은 분명히 열려서 적응할 것이고, 목말뼈는 분명히 안쪽으로 돌아가고 다리의 나머지가 뒤를 따를 것이다. 당신의 손을 차례로 발꿈치뼈, 앞발, 정강뼈와 넙다리뼈에 가볍게 올려 놓고 그 관계와 리듬을 느껴라. 목말뼈는 분명히 정강뼈와 종아리뼈보다 더 돌아갈 것이고 그들은 넙다리뼈보다 더 돌아가야만 한다. 이 순서 안에서 변화 차이를 반드시 알아차려라-고객이 그 테스트를 부정확하게 하고 있는지 아니면 관절 또는 그 움직임을 조절하는 능력에서 문제가 있을 수 있다. 움직임 양을 확실히 알지 못할 경우, 적절한 의뢰를 해라.

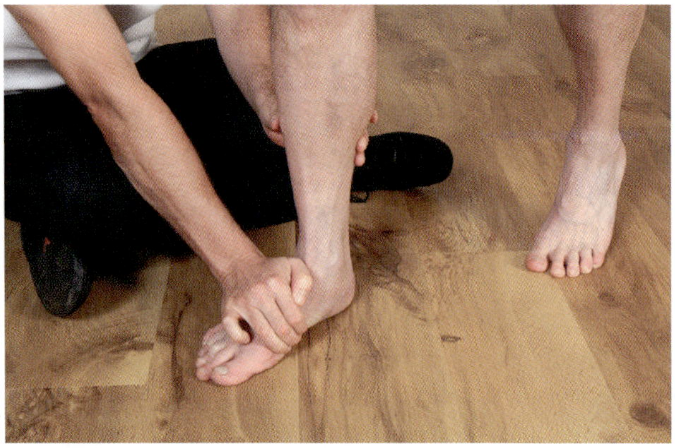

그림 4.16: 고객이 엎침 테스트를 시행하는 동안 (그림 4.15를 보라), 당신의 손을 발에 올려 놓고 발꿈치뼈, 목말뼈, 정강뼈와 넙다리뼈의 반응을 느껴라. 발꿈치뼈 근막 양말 안에 있는 뼈의 움직임을 느껴보아라, 하프-돔이 열리는 동안 발바닥 조직의 스프링과 적응을 느껴라 (또는 왜 이것이 열리지 않는가?), 발꿈치뼈의 기울기와 목말관절의 연결에 의해서 다리 위로 몰고가는 순차적인 회전을 감지해라.

이것을 새로운 고객에게 반복하는 매 번 당신의 신뢰감은 커지고 감각을 개발시켜 제한 또는 너무 커다란 움직임이 있는 곳을 느끼게 해 준다. 어떤 종류의 움직임과 운동 기술을 갖고 있다면, 요구될 경우, 적절한 강화법을 처방할 수도 있지만, 이것은 이 책의 범주를 벗어나 있으며, 우리는 약간 고착되고 제한되어 있다고 느껴지는 부위를 풀어주는데 집중한다.

움직이는 것을 촉진하는 것은 인체가 하나의 시스템으로서 일하는 것을 크게 느낄 수 있는 멋진 방식이며 이것은 이해를 하고 전략을 탐색하기 위한 많은 문을 열어준다. 발꿈치뼈가 그것 주위의 근막 가방 안에서 움직이는 것을 느낄 수 있는가? 발 안쪽이 풀어졌는가? 그렇지 않다면, 왜 그런가? 발바닥 조직이 추가적 체중을 받아들이는 동안 어떻게 느껴지는가?

이 질문의 각각은 이어지는 테크닉에서의 잠재적인 해결책을 가질 것이지만, 편한 마음을 갖고서 탐색을 시작하며 아무 것도 느끼지 못하는 곳의 작은 움직임을 조장해라. 고객이 용인하는 내에서 치료하며 그들의 시스템이 나이, 부상, 균형 문제 또는 서고 움직이는 능력을 제한하는 어떤 것으로 인해서 회복력이 적을 경우 그들을 지원하는 것을 고려해라. 또한, 너무 많이 하는 것을 조심해라 – 중력 안에서 치료하는 것은 강렬할 수가 있다. 이런 방법은 테이블에서 치료할 때보다 더 많은 에너지를 고객에게 쉽게 집어 넣을 수가 있으므로 '조금씩 자주' 하는 것이 더 안전한 방법일 것이다.

발과 다리의 치료를 시작할 때, 이것에 대한 느낌을 가져라. 손으로 발을 잡고 발을 움직여 보아라. 각각의 관절, 목말뼈, 목말밑을 움직여 보아라. 발을 안쪽번짐에서 가쪽번짐으로, 발바닥굽힘에서 발등굽힘으로 움직이면서, 그리고 각각의 발허리뼈 주위로 옮겨가면서 발의 상대적인 저항감을 느껴라. 이것은 어떤 지적 과정은 아니다. 이것을 생각하고 단지 움직임을 통해서 느껴 보아라. 이것은 고객의 조직을 알고, 이것과의 관계를 개발하고, 이것을 이해하는 시작이다.

당신이 이렇게 해 보는 처음 몇 번만으로 고객에 대한 시작 이상의 의미를 갖지 못할 것이다. 그러나 고객들을 여러 번 치료 후에 점점 더 많은 정보를 얻을 것이고, 제한 또는 한계가 어디 있는 지를 평가하게 만들어 주고, 보다 정확한 전략을 세우게 만들고 그리고 보다 직접적인, 보다 성공적인 조정을 하게 만들어 줄 것이다.

당신은 이 과정을 손 보려 하는 각각의 사지 또는 신체 부분에 반복할 수 있다. 이것은 하나의 간단한 듣는 과정인데 정보들을 밝혀내고 고객의 긴장을 풀게 해 준다 (너무 많이 하지 않고 적당히 했을 때) (그림 4.17). 이 교습은 이 책의 각각의 섹션에서 반복되지 않을 것이다, 그러므로 유용하다고 생각이 들거나 – 또는 '도대체 내가 다음에 할 일은 뭐지?'라고 생각한다면 잊지 말아야 한다. 이것은 새로운 정보를 얻고, 어떤 새로운 곳으로 당신을 이끌어 준다 (그리고 또한 그 필요성을 만족 시키고, 때때로 집중이 안 될 때, 우리가 항상 고객을 위한 어떤 것을 하고 있다고 느끼게 해 준다).

발목 지지띠 소통

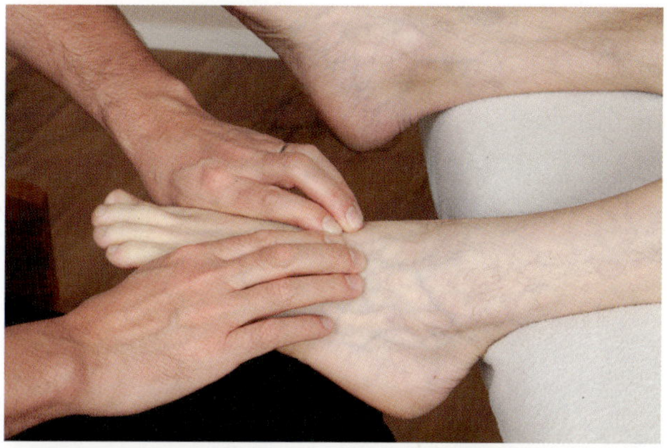

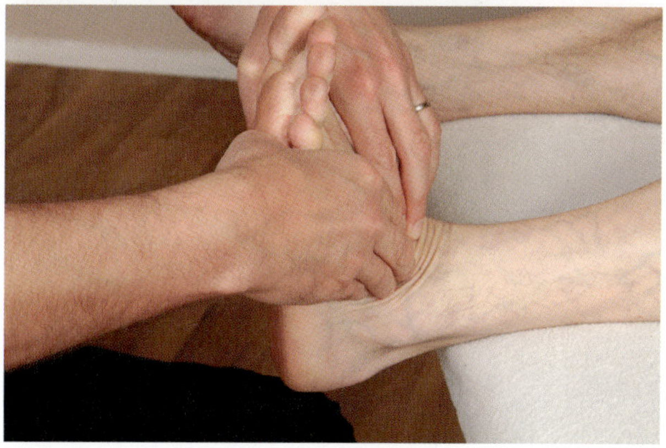

그림 4.17 a & b: 엄지로 발바닥을 조절하고, 양손으로 발을 꽉 잡는 것이 발의 각각의 관절 그리고 높게는 엉덩관절까지의 부위 조차 평가할 수 있게 해 준다. 발을 다양하게 천천히 움직여서 시작하는데, 그 안에서 들을 수 있거나 없는 미묘한 차이를 '들어 보아라'.

(Clearing the Ankle Retinaculum)
(표면전방선; SFL)

우리는 이전에 지지띠를 다리의 '긴 양말 (long sock)'의 일부라고 말했었다. 이 '양말'은 깊은 매몰층이며, 인체의 제3의 피부이며, 근막 용기이며 그리고 지지하는 구조이다.

발목 앞면 위를 지나가는 힘줄들은 종종 지지띠 뒤의 주름들 속으로 묶여져서, 그들의 자유로운 통과가 제한된다. 그들을 풀어주기 위하여, 치료사는 깊은 매몰층 속으로 개입할 수 있으며 - 그곳에서 지지띠는 단지 두꺼워진 부분 - 밑에 있는 힘줄들을 움직이기 위해서 고객이 발을 발등굽힘과 발바닥굽힘을 하는 동안 이것을 위쪽로 들어 올린다. 발가락의 기저부에서 발목 관절 위 몇 센티미터까지 치료한다.

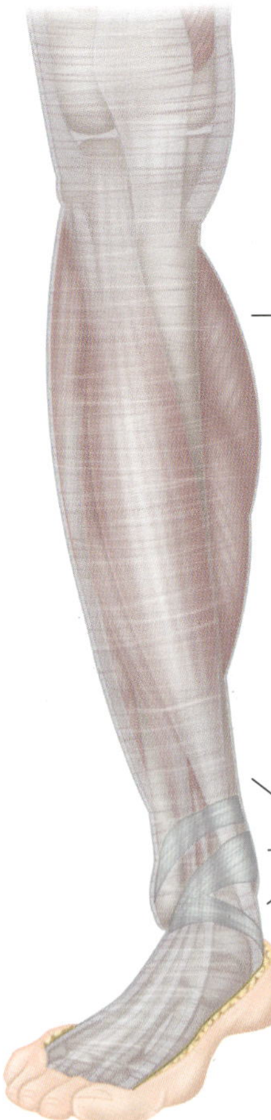

그림 4.18: 지지띠는 종종 일련의 별개의 구조로 보여지나, 실제로 이것은 깊은 매몰층 안에서 굵어진 한 부분이다. 이것은 인체의 연속된 덮개이며, 그리고 이것은 다른 섹션들에서 다른 이름이 붙여진다. 다리에서 이것은 '종아리근막 (crural fascia)'이라고 불린다.

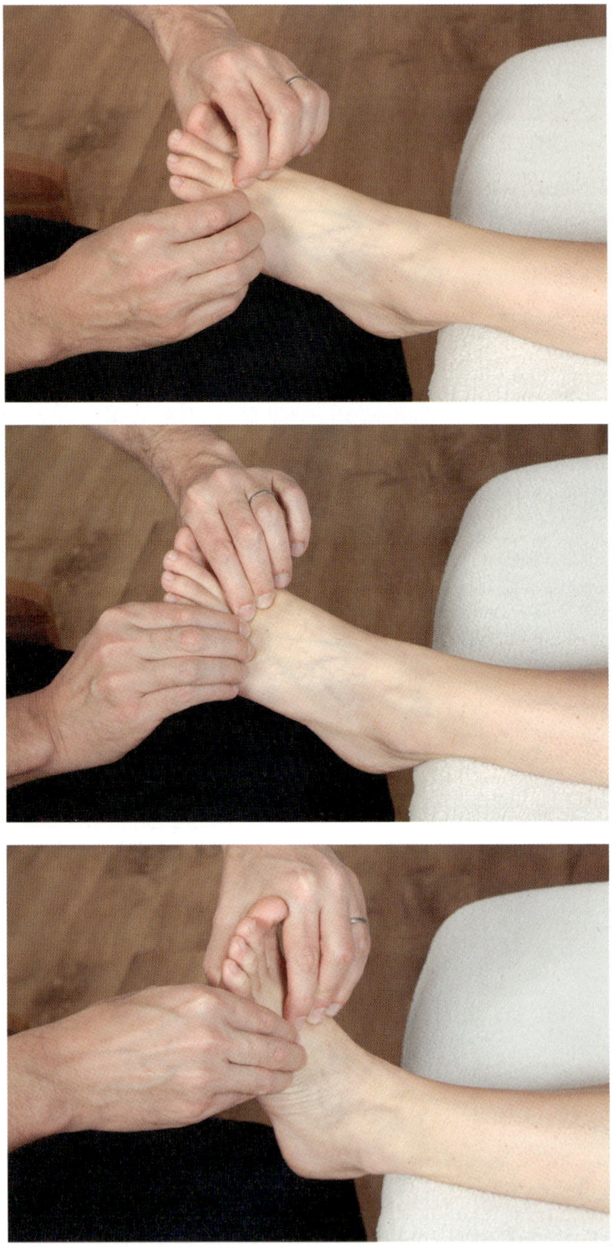

그림 4.19 a, b & c: 여기는 깊은 매몰층의 촉진을 연습할 수 있는 이상적인 부위인데, 각 지층을 통과하면서 내려가게 누른다. 피부 속으로, 지방층 속으로 누르면서 다른 질감을 느끼며, 깊은 매몰층으로 다가가면서 저항감을 느껴라. 발 등에 있는 이 층들의 각각에 대고 있어 보아라. 질감의 차이를 느껴보는데, 조직 자체의 질감이 아니라 각 층을 차례차례 움직일 때 발과 발가락에 대해 느끼는 조절의 차이를 말한다. 만약 도수치료에 익숙하거나 몸의 조화를 잘 맞추는데 익숙한 감각이 뛰어난 파트너가 있다면, 당신의 특수성과 기술을 쌓아가도록 그들에게서 피드백을 얻어라.

치료사 팁 (Practitioner Tip)

하나의 전략은 표면 조직의 자연적인 움직임을 이용하는 것이며 그들을 먼쪽으로 당겨라 (그림 4.19a 처럼). 이것은 심부 매몰층의 더 부드럽고 깊은 면을 느끼게 해준다. 그것 속으로 집어 넣고, 관여한 다음 몸쪽으로 미끄러뜨려라. 우선 피부와 지방을 반대 방향으로 잡으면, 고객은 그 조직이 덜 당긴다고 느끼며 목표 조직은 보다 쉽게 조절된다. 이것은 올바른 층의 촉진을 개선시키기 위한 매우 유용한 전략일 수 있으며, 그 층들로 보다 정확히 갈 수 있으며 고객을 더욱 편안하게 해 준다. 우리는 이것을 대부분의 접촉을 만들기 위한 좋은 습관으로 추천한다 – 우선 표면 조직을 반대 방향으로 잡아라.

각 층의 자유로움과 독립성은 인체의 모든 부분의 효율적인 기능을 위해 중요하지만, 그러나 발과 발목은 특히 고착되기가 쉽다고 여겨지는데 그 이유는 많은 공격을 받는 곳이기 때문이다. 시간을 내서 각 층을 '소통 (clear)' 시키는 것이 수술 – 후 또는 염좌 같은 어떤 형태의 고정 후에 매우 유용하다. 움직임 조차 이 섹션 내에서 힘줄들을 둘러싸고 있는 힘줄활막초들 (tendosynovial sheaths)의 층들 속으로 줄어들 수 있다. 고객이 힘줄을 움직이고 있는 동안에 힘줄활막초들을 고정시키고 있는 것이 일종의 치실을 사용하는 (flossing) 효과를 만드는데, 있을 수도 있는 몇몇 제한을 없애 준다.

다섯 개의 발허리뼈 풀기 (Freeing the Metatarsal Five)

발의 26개의 뼈는 적응할 수 있게 디자인되어있기 때문에, 걷는 면과 신발의 차이에 그들 자체를 맞출 수 있다. 우리가 단단하거나, 딱딱한 바닥 또는 맞지 않는 신발들, 손상 또는 공격 후, 또는 단지 평탄하고, 인공적인 표면을 걷는 것 때문에 이 능력이 지장을 받을 수 있다.

발에 대한 시작의 부분으로, 머리들 바로 몸쪽의 발허리뼈 각각을 잡고 등 – 배 평면에서 하나씩 그들을 지나가는데, 비교적인 자유도의 변화를 느껴라. 넷째와 다섯째가 가장 움직이기 쉬워야만 하는데, 셋째와 넷째에서 둘째와 셋째 사이로 갈수록 제한이 커지며, 첫째와 둘째 사이는 약간

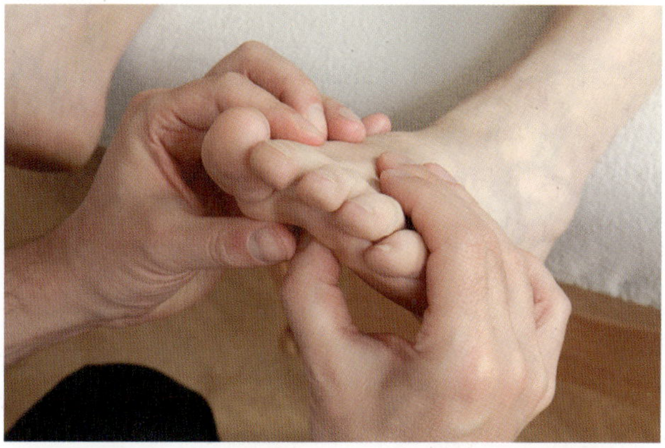

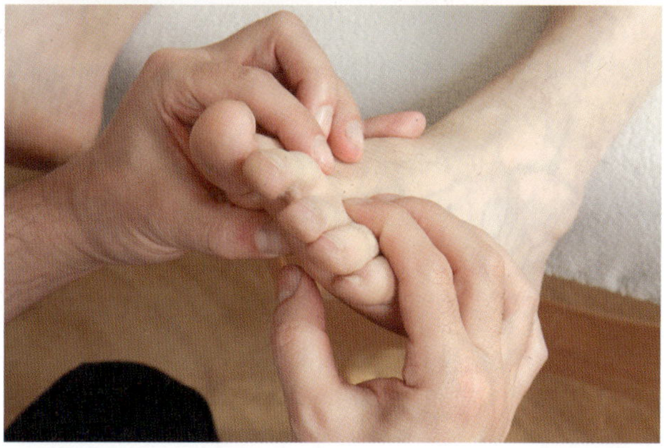

그림 4.20 a & b: 발허리뼈들의 각각을 차례차례 잡고 난 후 다른 것들과의 그들과의 관계를 평가하기 위해서 그들을 앞 뒤로 교대로 지나가라.

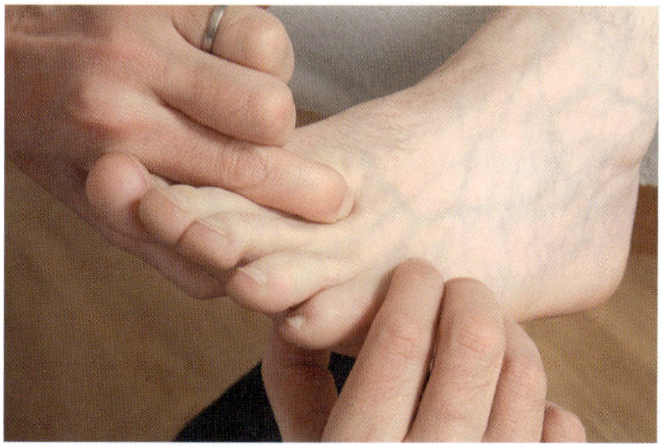

그림 4.21: 벌레근을 풀기 위해서 발허리뼈들 사이를 치료해라.

편하다. 다른 것들보다 약간 더 뻣뻣하다는 느낌이 드는 곳은 평가 단계에서 했던 것처럼 그들을 부드럽게 움직여서 손을 볼 수가 있는데, 그러나 문제가 있는 벌레근 (충양근)과 뼈사이근을 (발허리뼈들 사이의 작은 근육들) 풀어주기 위해서 그들 사이에 한 손가락 끝을 좀 더 깊게 밀어 넣어서도 할 수 있다.

발바닥근막 (Plantar Fascia) (표면후방선; SBL)

이 두껍고 중요한 결합조직의 한 부분은 발꿈치뼈 풀기를 돕고, 명백히 높은 아치 패턴을 교정하고 엎침 동안 앞발을 열어주기 위해서 자주 손 볼 필요가 있는데, 그렇지만 발바닥근막 부분들의 변형은 거의 모든 일탈적인 발 패턴이다. 물론, 여기는 신경 분포가 잘 되어있는 곳이므로, 조심스럽게 그리고 좋은 인체 역학을 가지고 작업하는 것이 이러한 잠재적인 통증 부위에 있어서 고객과의 친밀한 관계를 유지하게 도와준다.

고객은 등을 대거나 배를 대고 눕는데 발을 테이블의 가장자리에 걸치게 해서 발바닥굽힘에서 발등굽힘을 자유롭게 움직이게 만든다. 테이블 다리 부근에 앉거나 무릎을 꿇고 손허리손가락관절들로 조직의 선들을 따라 치료해라. 어깨, 팔꿈치 및 접촉점 모두를 동일한 수직 평면에 두는 것이 체중이 뼈를 통해서 직접 전달되게 해 주어서, 당신의 연조직으로 가는 압력을 편하게 해 준다.

움직임을 얻는 방법은 우선 어깨, 팔꿈치 및 손목을 고정하고, 체중을 발바닥의 조직 속으로 가하고, 그 다음 어깨를 들어올려서 손허리손가락관절을 아래로 향하게 만든다. 어깨를 위로 올려서 어깨 들어올림을 만드는 것이 아니고 체중을 반대쪽의 궁둥결절 위로 보내게 흔들어서 만드는 것이다. 이런 스타일의 몸의 사용이 (접촉 부위를 민다기보다는 이 체인 훨씬 위의 안정력을 만듦으로써) 스트로크를 보다 부드럽게 만들어 주고 그러므로서 종종 그 곳에 있는 만지면

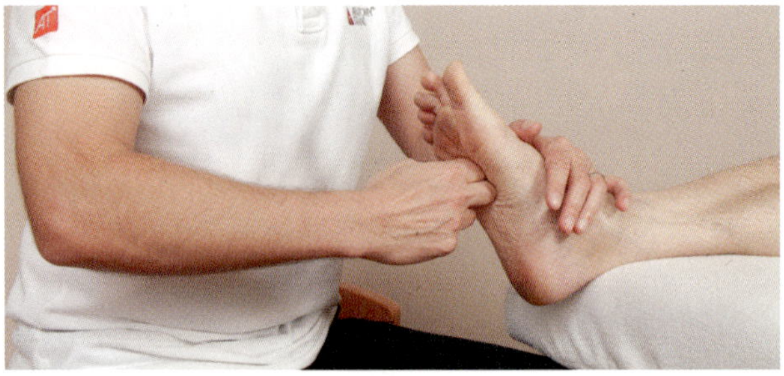

그림 4.22: 여기서 우리가 볼 수 있는 것은 접촉점, 손목, 팔꿈치 및 어깨의 직각 배열인데, 이것이 체중을 조직으로 쉽게 전달해 준다.

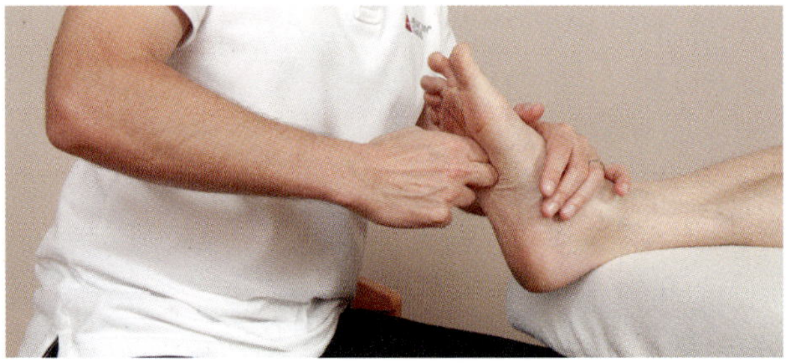

그림 4.23: 몸통 들어올림에 의한 어깨 올리기가 하향각을 만들어 주어서, 피로 없는 접촉을 만든다.

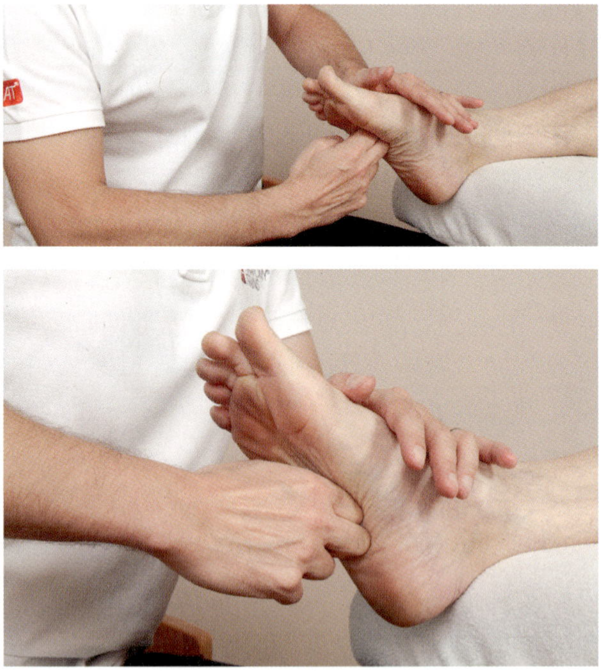

그림 4.24 a & b: 발바닥 조직의 더 깊은 층으로 도달하기 위해서, 얕은 조직을 느슨하게 만들기 위해서 발을 약간 발바닥굽힘 되게 시킨 채로 치료를 시작하며, 그 다음 고객에게 천천히 발등굽힘을 하게 시킨다 (b).

아프며, 민감한 부위로 들어가기 쉽게 만들어 준다. 당신은 가능한 많이 이 테크닉을 써서 실험해 보아야만 하는데, 이것은 당신의 고객을 도울 뿐만 아니라 당신 자신의 몸을 위하여 최대한으로 인체공학적이기 때문이다.

그 부위를 약간 다른 선을 따라 두 세 번 지나가는데, 발허리뼈머리들에 붙어있는 분리된 가지들의 각각을 확실히 손보아라. 조직을 풀어 주고 교육시키는 것을 돕기 위해서 고객에게 발등굽힘과 발바닥굽힘을 하게 해라. 위에서 아래로 치료하는 것이 조직을 당겨 올리는 것보다 체중을 항상 쉽게 사용하는 방식이다. 그러므로 고객을 돌아 누워 엎드린 포지션으로 한다면 당신은 방향을 바꿀 수 있어서 인체 역학을 계속 쉽게 유지할 수가 있다.

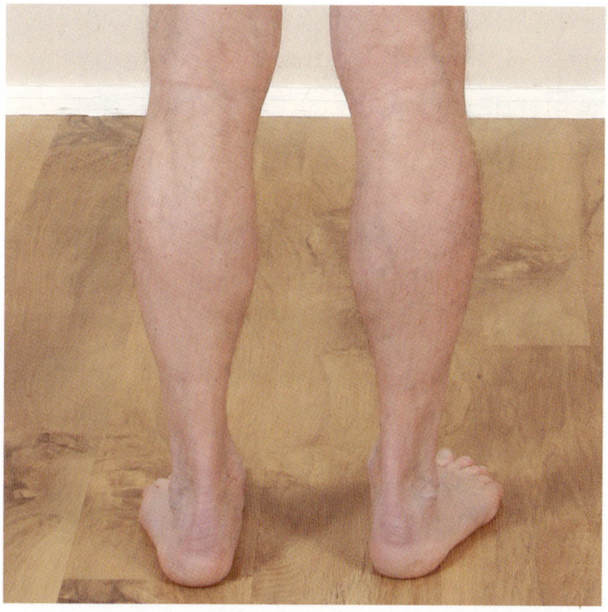

그림 4.25: 여기서 우리는 발꿈치뼈의 안쪽 기울기를 가진 발 또한 정강뼈에 대비한 발의 가쪽 회전을 만드는 것을 볼 수 있다.

발바닥근막의 가쪽 띠
(Lateral Band of the Plantar Fascia)
(외측선 및 표면 후방선; LTL and SBL)

이 가쪽 띠는 발의 가쪽 회전과 무너진 아치 패턴에 모두 관여될 수 있는데, 이것이 발꿈치뼈에서부터 5번째 발허리뼈의 기저부까지를 달리며, 두 개의 랜드마크를 서로 가까워지게 유지하고 있기 때문이다.

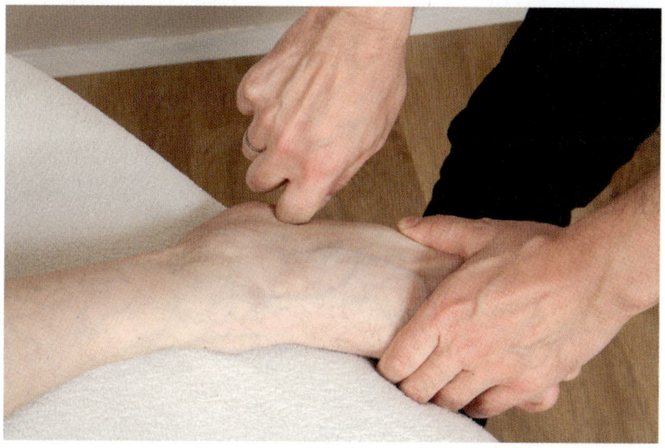

그림 4.26: 한 손으로 가쪽 띠 늘리기.

앞발의 가쪽회전은 (목말뼈와 발꿈치뼈에 대비해서) 하프-돔의 개통과 결부되는데, 이 장의 앞에서 본 것과 같다. 왼발의 현재의 위치에서 이것의 뒤꿈치-닿기는 많은 문제들 중의 어느 것을 이끌 수도 있다-부딛힐 때 발바닥 근막은 발의 뼈 구조에 의해서 덜 받혀질 것이며, 지면 반발력은 다른 각도로 인체로 연결될 것이어서 무릎에 더 커다란 외반력 (valgus forces)을 만들어서 힙 및/또는 엉치엉덩관절에서의 역학에 변형을 만든다.

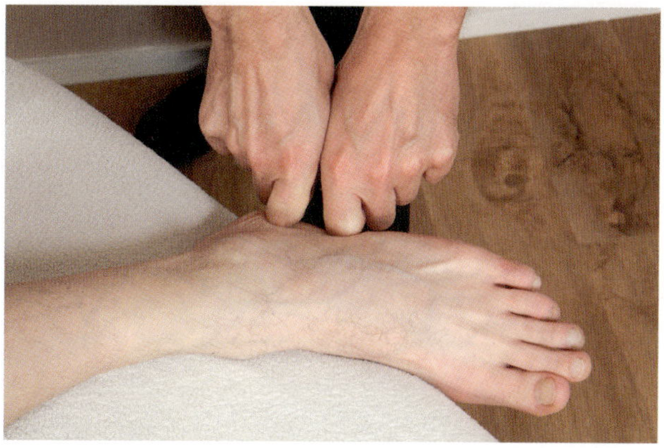

그림 4.27 a & b: 두 손으로 가쪽 발바닥근막 늘리기. 손들의 구르는 움직임을 만들기 위해서 주먹의 양 옆이 붙어 있는 것을 보아라. 손허리손가락관절들을 밀어 벌려라.

만약 발목뼈 포지션을 교정하려 할 경우, 5번째 발허리뼈 기저부가 발꿈치뼈에서부터 멀리 움직일 수 있어서 그 발을 펴게 할 수 있는 지를 확인해야 할 것이다.

고객을 옆으로 눕게 한 후, 치료할 발이 위로 오도록 해라. 하나의 손허리손가락관절이 조직의 선을 따라서 사용될 수 있는데, 발꿈치뼈와 5번째 발허리뼈 기저부, 2개의 만질 수 있는 뼈 사이를 직접 달리는 선이다. 이 뼈들은 바닥에서 위로 1–2 cm 위에 있다는 것을 주목해라 – 발뒤꿈치 밑의 매우 딱딱한 패딩을 치료하는 것은 효과가 거의 없다.

공간이 허용할 경우, 양 손을 사용하는데, 붙인 주먹들의 양 옆을 밀어서 둘째 손가락의 손허리손가락관절을 밀면서 벌려라. 짧은종아리근 또한 5번째 발허리뼈 기저부에 붙어있기 때문에 이것과 가쪽 발꿈치뼈 사이의 길이를 늘리는데 도움이 되도록 위에서 말한 방식으로 치료될 수 있다.

발뒤꿈치 풀기 (Freeing the Heel) (표면후방선; SBL)

고객의 체중의 상당량이 가쪽 복숭아뼈의 앞쪽에 있을 때 이것은 발꿈치뼈의 후면 주위를 지나가는 몇몇 조직에 추가적 장력을 만들 수 있는데, 발바닥근막이 표면 후방선의 부분으로서 아킬레스 힘줄을 이끄는 방식이다. 이것의 좋지 않은 영향은 발뒤꿈치를 앞쪽에 있는 관절 쪽으로 밀게 되어, 앞발의 양에 비교해서 발뒤꿈치 길이의 명백한 손실로 이끌게 된다. 이 현상의 유사한 비유는 발꿈치뼈는 활이 되고, 발꿈치뼈의 뒤를 지나가는 긴장된 조직은 시위의 역할을 해서 발꿈치뼈를 앞쪽으로 발사하게 만든다.

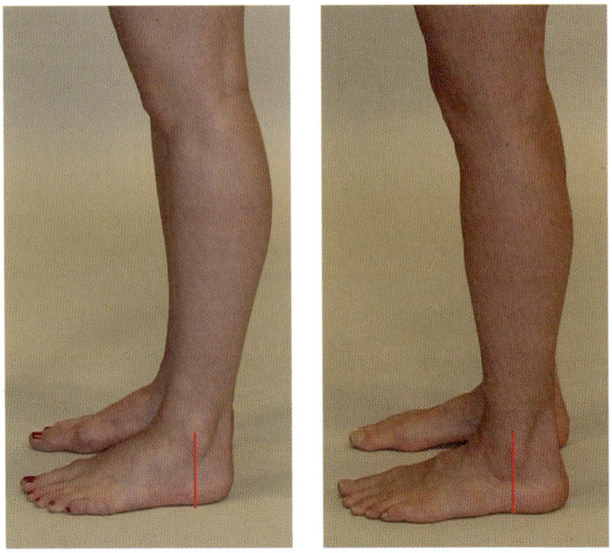

그림 4.28 a & b: 짧고 (a) 정상인 (b) 발뒤꿈치의 비교.

만약 우리가 발을 지탱하는 삼각대의 중심 위를 향해서 체중을 이동시키는 것에 성공을 거두려 한다면, 우리는 우선 뒤쪽에 보다 많은 버팀대를 마련해야만 한다. 그렇지 못하면 외관상으로 보다 안정된 전방 포지션으로 되돌아가는 경향이 생길 것이다.

발바닥근막 늘리기가 (그림 4.27) 한 방법이며, 그리고 발꿈치뼈의 앞면에 압력을 가하는 시간을 충분히 갖도록 해서 조직이 약간 더 풀리기를 기다려야 하는데, 그러나 우리는 발꿈치뼈를 둘러싸고 있는 조직 또한 손 보아야 한다.

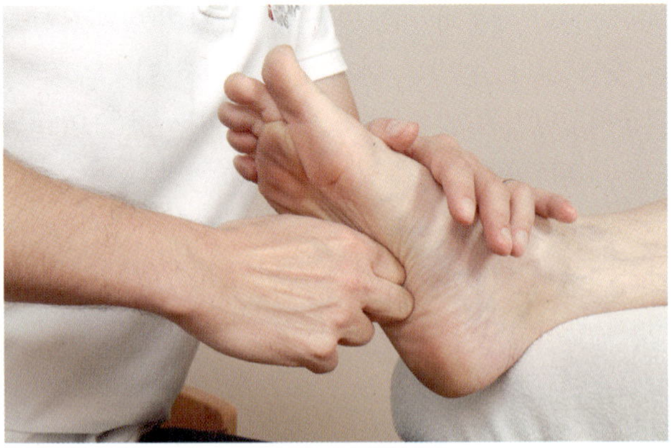

그림 4.29: 발꿈치뼈의 앞면에 손허리손가락관절로 압력을 가하기 – 발꿈치뼈의 앞면을 다루기 위해서는 '점진적인 손허리손가락관절'을 사용하며 발꿈치뼈 주위의 지지 조직이 발꿈치뼈를 후방으로 풀어 주기를 기다려라.

발목 양 쪽을 치료하며, 둘째 손가락의 손허리손가락관절들이 발뒤꿈치로 향하는 조직들의 제한을 없애는데 사용될 수 있는데, 아킬레스 힘줄에서부터, 복사뼈에서부터 그리고 앞발에서부터 양 쪽 면을 따라 내려가면서 치료해라. 각각의 연속적인 통과로서 고객은 그들의 발뒤꿈치를 힙에서부터 내려 뻗을 수 있게 되어서 보다 많은 공간을 만든다.

발뒤꿈치가 뒤로 완전히 움직이기 전에 다른 조직들을 풀어 줄 필요도 있다. 장딴지근 및 가자미근, 햄스트링, 아마도 엉치결절인대 또는 세움근들, 표면 후방선 (Superficial Back Line)의 요소들의 어떤 것. 골반이 발 위에서 보다 수평으로 올라 앉기 전에 인체 앞면에 있는 근육근막 또한 들어올리기 (lifting)가 필요할 수도 있다. 발뒤꿈치의 아주 자그마한 풀기 (freeing) 또는 후방 움직임 조차도 발에 의해서 제공되는 지탱의 큰 차이를 인체 나머지에 만들 수 있다.

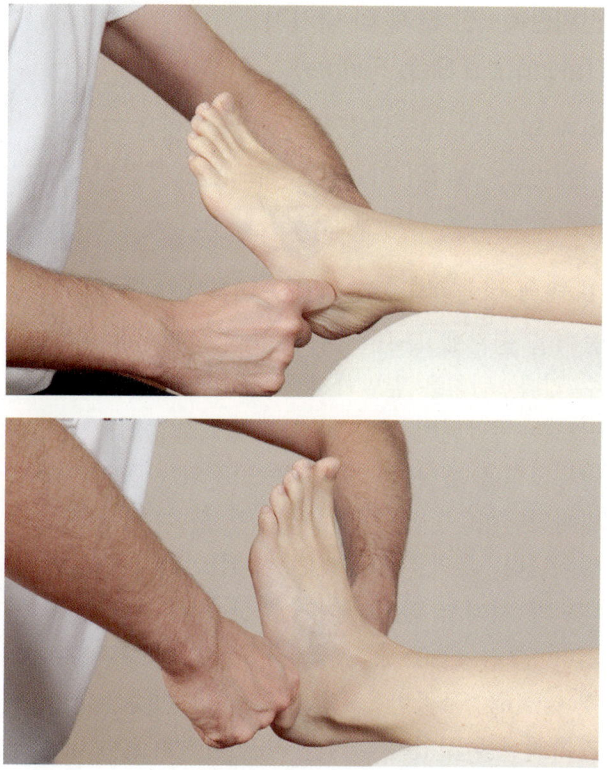

그림 4.31 a & b: 신경을 피하기 위해서 복사뼈 약간 밑에서 시작해서, 조직을 발꿈치뼈를 향해서 뒤와 밑으로 당긴다.

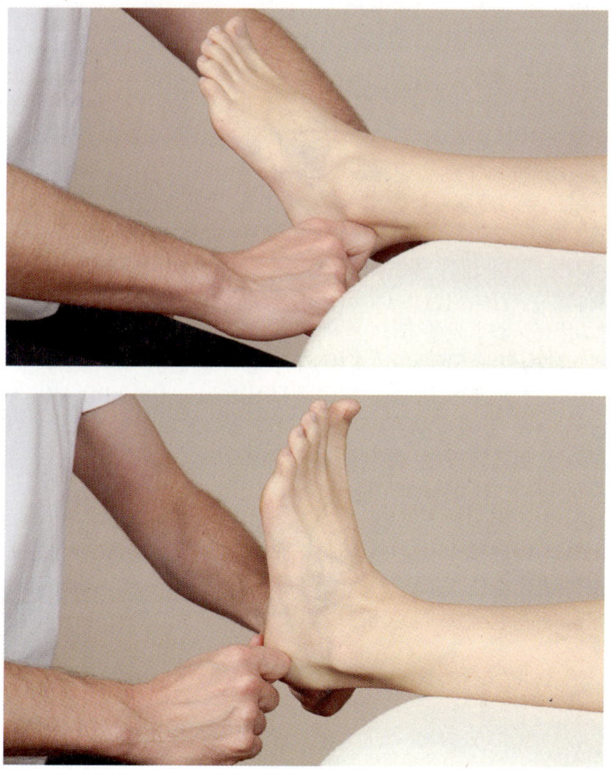

그림 4.30 a & b: 아킬레스힘줄의 앞의 조직에 대고 아래쪽으로 끌어 내려라. 스트로크가 끝나는 곳은 그 뼈의 아래 측면이며 지방조직이 아니고 발꿈치뼈의 밑이 아니다.

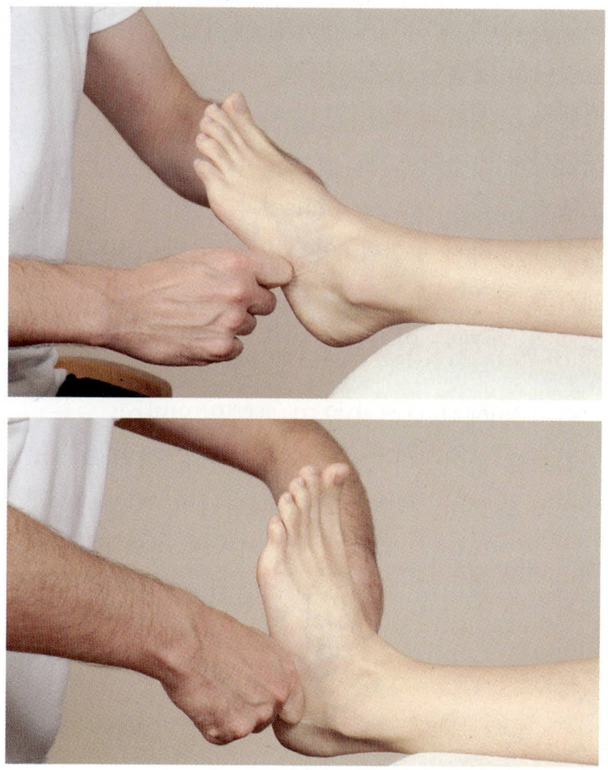

그림 4.32 a & b: 0, 45° 및 90° 각각의 각도로 발뒤꿈치 주위를 치료한다.

인체판독 – 한 단계 더 나가기 (Taking it a Step Further)

이제 몇 가지 테크닉을 보아왔다, 이것은 그것들 뒤에 있는 우리의 기능적인 의도에다 약간의 추가된 색깔을 더하게 돕는다.

첫 번째 인체판독 세션에서 우리는 발의 엎침 능력을 평가했고, 이제 뒤침 능력을 확인할 수 있다. 뒤침은 앞발까지 가는 '형' 폐쇄를 만드는 목말뼈의 가쪽 회전 그리고 발목이 발등굽힘을 했다가 발가락 폄으로 가는 동안 여러 발바닥굽힘근들을 긴장시키는 것 둘 다를 통해서 일어난다. 우리는 고객의 발 주위로 발걸음을 내딛게 시켜서 뒤침의 여러 양상을 평가할 수 있다 (그림 4.33a & b). 움직이는 다리를 흔드는 것 (swing)은 골반을 돌리며 그리고 이것은 가쪽회전을 서있는 다리를 따라 목말뼈로 보내며, 그렇게 해서 서있는 발의 뒤침을 조장한다.

만약 그림 4.33a & b를 자세히 살필 경우, 위의 그림 4.26과 4.27에서 치료한 것처럼, 가쪽 띠는 늘어나서 앞발이 함께모이게 해준다. 이 조직이 팽팽하고 제한되어 있다면, 이것은 발의 능력을 제한시켜 발가락 – 떼기 (toe – off)를 준비하는 보행의 유각기 (swing phase) 동안 다시 뒤침으로 가게 교정하지 못한다. 아직 엎침된 발로 발가락 – 떼기를 하는 것은 고객의 발가락 정렬, 발바닥 근막 및 무릎 문제와 연관되어 있을 수 있다.

그림 4.33에서 보여진 우리 모델은 왼발이 엎침으로 붙어있다고 기술될 수 있다. 이것은 나쁘지 않으며, 분명히 최악은 아니며, 임상에서 보게 될 것인데, 우리는 그의 시스템 내에 더 편안함을 주기를 기대하며, 발꿈치뼈 그리고 발바닥근막의 가쪽 띠를 풀어줄뿐만 아니라 발바닥굽힘근들을 손보아야만 한다 – 특히 관심이 있는 것은 종아리근들인데 그들의 부착들이 발의 안쪽과 가쪽 면에 있기 때문이며, 특히 짧은종아리근, 우리가 나중에 보게 될 것과 같다.

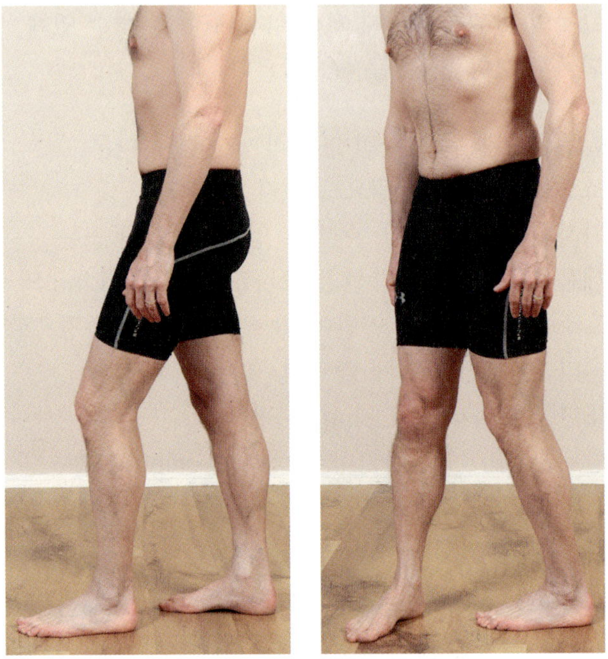

그림 4.33 a & b: 고객의 목표 (왼) 발을 앞쪽으로 놓고 서게 한 다음 다른 다리로 주위를 걷게 시켜라. (여기서 보여진) 오른다리의 발걸음 (swing)은 그 (왼) 골반을 돌려서 왼 넙다리뼈의 가쪽 회전을 만들어서, 정강뼈와 종아리뼈를 가쪽으로 회전시킬 것이며, 장부 맞춤 관계 때문에, 왼 목말뼈도 따라서 가쪽 회전이 되어 왼 발의 하프 – 돔을 당기는 것을 함께 돕는다. 또한 왼 발목은 발등굽힘이 되어 치료사는 발목관절 뒤에 있는 조직과 함께 발꿈치뼈와 발바닥근막의 가쪽 띠의 적합성을 평가하게 해 준다. 의심했을지도 모르겠듯이, 우리가 좋아할 만큼 좌측에서 뒤침하는 충분한 능력을 보여주지 않는다 – (a)와 (b) 사이에 발의 가쪽 면에서 매우 작은 변화가 있다. 그 발의 적합성 부족은 위쪽에 있는 문제들과 연관되어 있을 수 있다 – 특히 무릎, 이것은 회전을 좋아하지 않는다. 만약 왼발이 적절하게 엎침과 뒤침을 하지 않는다면, 만약 이것이 어떤 이유로 방해를 받고있다면 (조직일 수도 있고 또한 신발과 교정구일 수도 있다), 하지로 내려가는 회전은 넙다리뼈/정강뼈 접점에 초점을 맞출 것이다.

발의 '꼭두각시 줄들 (Puppet Strings)'의 치료

그림 4.12는 다리 근육의 각 힘줄이 발목 관절들의 두 평면을 교차하는 배치를 보여 준다. 이제 이러한 동작의 두 개의 선들을 꼭두각시를 조절하는 막대기라고 가정하고, 그 힘줄을 발이라는 인형을 움직이는 줄이라고 보는 것이다.

한쪽을 들어올리면 다른 쪽이 떨어지는 것을 볼 수 있는가? 발바닥굽힘근들은 발등굽힘근들에 대해서 맞설 것이며, 안쪽번짐근들은 가쪽번짐근들에 대항한다. 머릿속에 이러한 이미지를 갖고서 우리가 만드는 각각의 스트로크에 대한 의도를 형상화할 수 있는데, 특히 목말밑관절을 가로지르는 아치들과 동작의 균형을 맞추는 것에 관해서다. 예를 들어, 낮은 안쪽 세로 아치의 경우에서, 우리는 목말밑관절 선의 안쪽 면에 있는 근육들을 들어올리고 강화시키고, 가쪽번짐근들을 떨구고 느슨하게 하기를 원할 것이다. 우리는 적절한 방향으로 조직을 치료해서 이것을 만드는 것을 도울 수 있다.

특히 이 이미지는 이제 생생해져서 엎침과 뒤침 그리고 밑에서 부터와 (뒤꿈치-닿기에서) 위에서 부터 (골반이 한쪽 또는 다른쪽으로 돌아갈 때) 움직임에 대한 발의 반응에 대한 아이디어를 갖는다. 엎침이 생기려면 우리는 앞정강근을 늘림으로써 이것을 허용해야 한다. 뒤침이 생기려면 우리는 발바닥굽힘근들과 외측구획을 통한 충분한 범위를 가져야만 한다.

다리의 각각의 근막 단위에 대한 표준적인 접근법은 아래에서 다룰 것이지만, 그러나 각 고객이 나타내는 패턴에 따라서 방향과 강조를 달리할 필요가 있을 것이다.

전방구획풀기 (Releasing the Anterior Compartment) (표면전방선; SFL)

보다 깊은 조직을 손보기 전에 표면 조직을 소통하는 우리의 일반적인 패턴을 따라서, 전방 구획의 세 개 근육을 내포하고 있는 근막을 우선적으로 개통시키고 평가하기를 원한다. 당신의 바깥 손의 주먹을 사용해서, 전방 구획의 조직에 관여해라. 종종 이 부분은 들어올리기 (lifting)를 요하는데, 발의 안쪽을 끌어 당기는 것을 도우며, 안쪽 세로 아치를 보조하기 위해서다. 그러므로 스트로크의 방향은 대개 머리를 향한 위쪽이다.

동시에 다른 주먹을 사용해서 정강뼈의 안쪽면의 치료를 병행할 수 있다. 만약 이러한 방식을 선택한다면, 오직 심부 매몰 근막에 확실히 대도록 하며, 뼈를 덮고 있는 골막을 누르면 안 되는데, 그 이유는 고객이 매우 불쾌한 느낌을 갖기 때문이다.

한 손과 두 손 테크닉 모두 발목 바로 위에서 시작하며 그리고 종아리근막 높이에 초점을 맞추는데, 지지띠에 관여해서 그들과 그 밑의 힘줄들 사이의 자유도 양을 느껴라. 고객의 다리를 테이블의 가장자리에 걸치게 하는 것이 도움이 되며 (그림 4.35) 고객에게 발을 발바닥굽힘과 발등굽힘을 하라고 요청한다. 당신은 한 손을 그의 움직임을 가이드 하는데 쓸 수 있으며, 특히 그의 움직임 패턴을 재교육하기를 원할 때, 그의 관절들이 엎침 또는 뒤침으로 벗어나게 놓아두기 보다 관절들을 가능한 중립과 가깝게 유지하는 것이다.

다리의 앞면을 따라 스트로크를 죽 시행하는데 정강뼈의 꼭대기 바로 밑인 정강뼈 결절 높이 주위까지다. 이렇게 뼈가 두드러진 영역을 다룰 때에는 접촉하는 압력과 깊이를 거기에 맞게 조절해라.

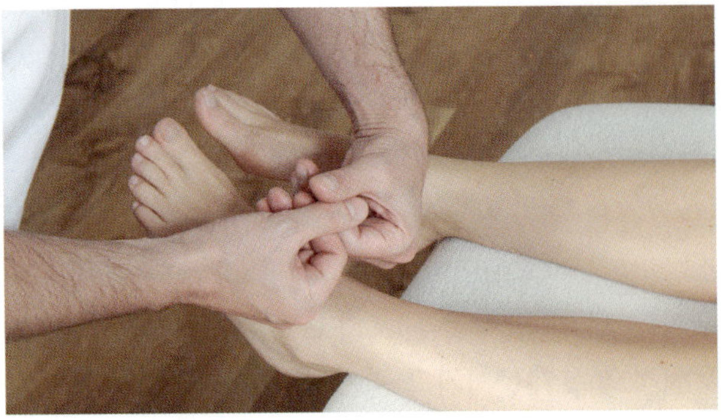

그림 4.34: 다리 앞면의 굴곡에 맞게 하기 위해서 손을 그림 모양 (옥상; rooftop)으로 만들어서 댄다.

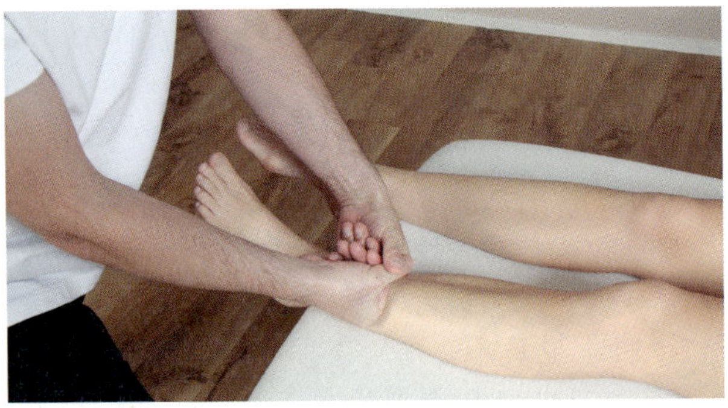

그림 4.35: 부드러운 주먹을 사용해서, 정강뼈의 앞면과 전방구획 둘 다의 조직에 관여해라.

앞정강근, 긴엄지폄근 및 긴발가락폄근 (Tibialis Anterior, Extensor Hallucis Longus and Extensor Digitorum Longus) (표면전방선; SFL)

이 근육들의 각각에 더 깊이 들어가고 한정되게 하기 위해서, 당신은 손가락 또는 손허리손가락관절을 사용할 수 있다. 이 영역 내의 조직의 밀도

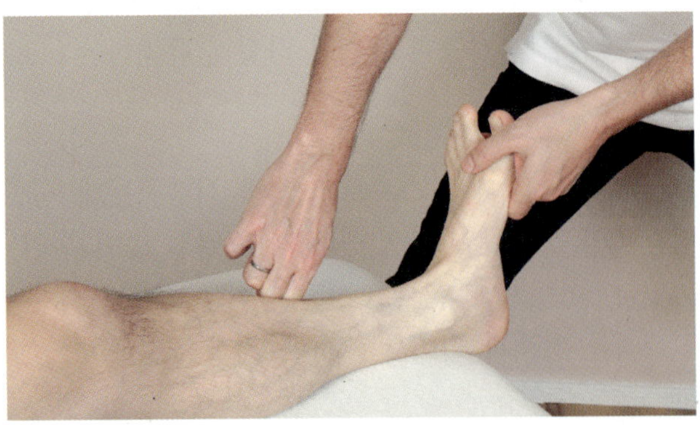

그림 4.36 손허리손가락관절들을 사용해서 더 깊은 접촉을 만들 수 있는데, 팔을 안쪽으로 돌려서 팔, 앞팔, 및 손목으로 내려가는 힘을 적용한다.

때문에, 우리가 권하는 것은 보다 안정된 손허리손가락관절의 사용이지만, 팔꿈치도 허용된다.

종아리근막을 따라서 지나간 첫 번째 치료에서 얻은 정보를 사용해서, 당신은 이제 근육들의 전체 길이에 초점을 맞출 수 있고 제한 또는 이상한 밀도를 느낀 부위에 추가적 주의를 기울여라. 안쪽으로 돌린 팔의 자뼈면으로 그 조직의 전체 길이를 따라 치료할 수 있다. 손허리손가락관절들 또는 손가락들을 다시 사용해서, 그 근육들 어떤 곳의 분리되지 않은 부위들을 다뤄라.

고객은 다시 발등과 발바닥굽힘 움직임을 만드나, 그렇다고 하더라도 고객에게 약간의 안쪽번짐과 가쪽번짐 동작을 만들라고 요구해서 앞정강근의 몇몇 면들이 이득을 볼 수 있다. 고객이 움직이는 동안 당신의 접촉 밑에서 조직이 열리는 (또는 안 열리는) 것을 느낀다면, 그 다음으로 당신은 부드럽게 그들의 발을 당신의 자유로운 손으로 안내할 수 있는데, 그 방향은 짧아진 조직에게 최상의 도전을 주는 방향이다.

방향에 대한 노트: 우리는 앞정강근이 다른 방향에서 관여될 수 있는 근육근막 부위들 중의 하나라는 것을 알았다. 위쪽으로 치료하는 것은 장애가 있는 안쪽 아치에 들어 올리는 느낌을 주기 위해서 유용하며, 역으로, 아래쪽으로 치료하는 것은 엎침에 장애가 있는 발에 유익할 수 있다.

이 라인을 따라 체크할 하나의 중요한 부위는 앞정강근과 정강뼈 사이의 간격, 또는 간격이 없어진 곳 일 수 있다. 정강이 통증을 나타내는 고객들은 종종 근육이 뼈에 붙어있기 때문에 두 구조물 사이의 약간의 독립성을 주기 위해서 떼어져야만 한다. 이것은 단기간 내에 최상의 이득을 주는 것처럼 보이지만, 재발되는 증상은 종종 아치와 발목 문제의 조짐일 수 있다.

외측구획과 종아리근들 (Lateral Compartment and Fibularis Muscles) (외측선; LTL)

안쪽 아치들의 균형을 잡고 종아리근들과 가자미근 사이의 근막 격벽을 푸는 것은 외측구획의 내용물들을 치료하기 위한 두 가지의 주된 구조적 적응이다. 긴종아리근을 따라 위 또는 아래로 치료할 수 있는데, 안쪽 세로 아치를 들어 올리거나 또는, 자주 있지는 않지만, 떨어뜨리기 위해서 앞정강근에 대해 시행했던 작업과 연속성을 갖기 위해서이다.

이 관여로서, 종아리근들과 가자미근 사이의 근육사이격막을 뒤쪽에서 치료하거나 종아리근들과 전방구획 사이의 격막을 앞쪽에서 치료할 수 있어서, 그들이 소통되었는가를 확인한 다음 짧은종아리근과 심부 후방구획에 대한 더 깊은 치료를 해라.

이 근육들은 뻣뻣하고 강한 성질 때문에 정확하고 조절된 접촉이 요구된다. 종아리신경을 건드리지 않는 주의가 요구된다. 만약 압력이 신경 통증을 만든다면 중단해라. 종아리근들에 대한 의도의 초점을 유지하기 위해서, 가쪽 복사뼈와 종아리뼈 머리 사이의 직선을 따라라.

고객에게 발의 발등굽힘 및 발바닥굽힘, 안쪽번짐 및 가쪽번짐 또는 원 운동을 시킬 수가 있다.

방향에 대한 노트: 긴종아리근을 위한 가장 흔한 전략은 앞정강근을 치료하기 위해서 선택한 방향과 반대 방향이다. 이 두 근육은 나선선의 일부로서 발 밑에서 슬링 (sling)을 형성해서, 안쪽번짐과 가쪽번짐에서 목말밑관절이 균형잡는 것을 도우며 그래서 상호적인 관계를 가진다.

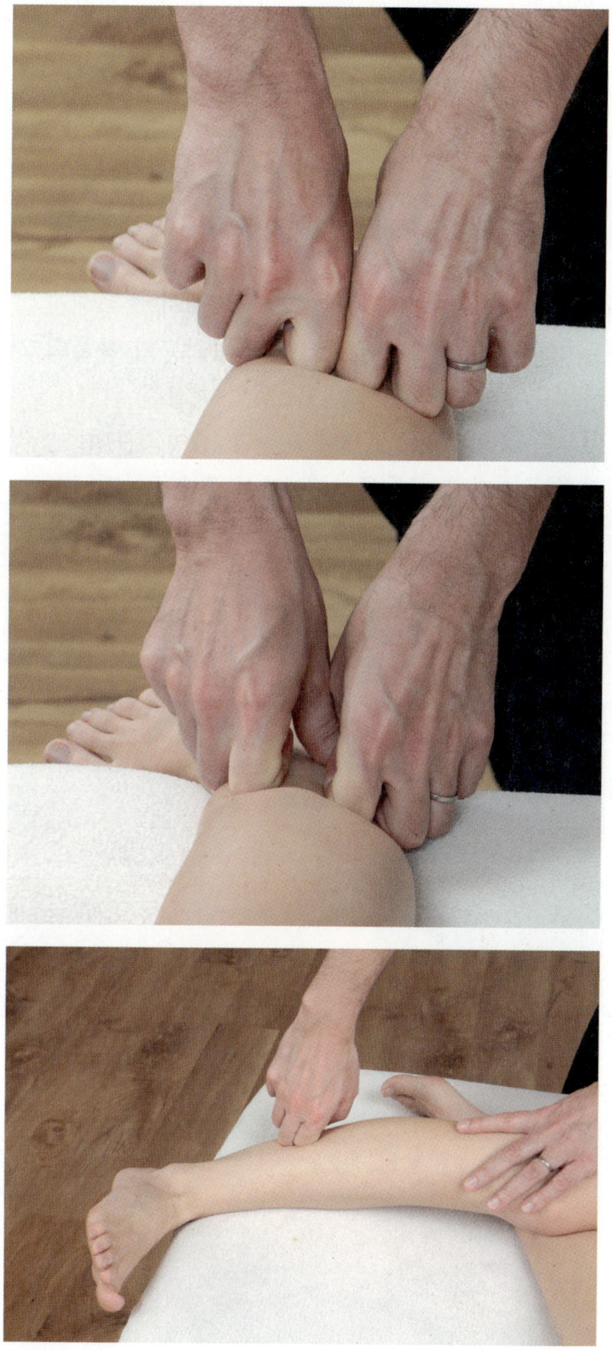

그림 4.37 a, b & c: 손허리손가락관절들 또는 손가락들을 사용해서, 우선 외측구획의 조직을 벌릴 수 있는데, 전방과 후방구획들에서 이것을 분리하는 것을 도우며 근육사이격막 내에 공간이 있는 것을 확신시켜준다 (a & b). 그런 다음 긴종아리근의 어느 선을 따르거나 고객의 패턴에 따라서 발목을 향하거나 (c) 종아리뼈의 머리를 향해라.

짧은종아리근 (Fibularis Brevi) (외측선; LTL)

짧은종아리근은 이것과 같은 이름인 더 긴 것보다 더 적은 관절들을 건너가며 (근막경선 언어에서 '다관절근육 (express)'과 대조적인 '단관절근육 (local)'이다), 더 짧고 더 깊이 위치한 근육들은 패턴들과 제한들을 유지하기가 보다 힘들다. 이 더 깊숙한 구조에 효과적으로 분리해서 접촉해서 풀기 위해서 손가락 끝들을 긴종아리근의 양쪽의 근육사이 격막에 살짝 대고 (위의 치료를 위한 이유들 중의 하나) 표면에 있는 긴종아리근의 깊숙이 손가락 끝들을 서로 짜서 짧은종아리근의 근복부를 집으려고 해라. 이 근육근막을 위쪽으로 관여한 다음 고객에게 발을 천천히 발등굽힘과 발바닥굽힘을 하게 시켜라.

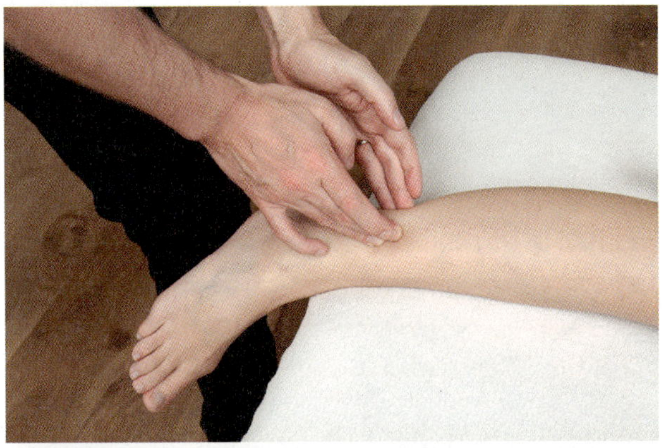

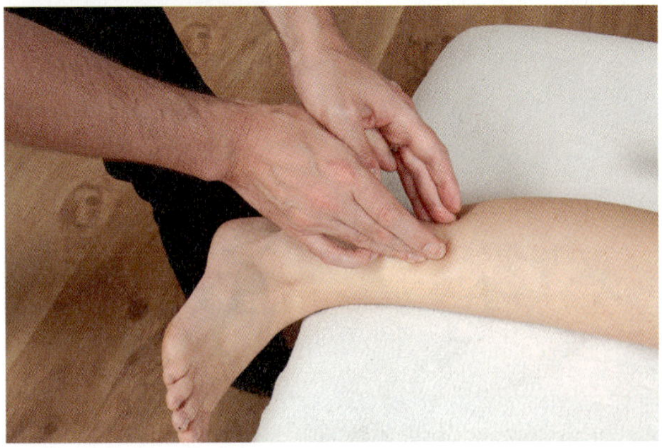

그림 4.38 a & b: 손가락 끝들로 긴종아리근 주위로 집어 넣어 짧은종아리근을 위쪽으로 관여하며 그 동안 고객은 발목을 발등굽힘하고 안쪽번짐을 하게 한다. 이 근육 전체를 다루기 위해서 몇 가지 포지션으로 이 테크닉을 반복하는데, 가쪽복숭아뼈 몇 센티미터 위에서부터 대략 아래다리를 따라 반까지 해라.

방향에 대한 노트: 이 테크닉을 위한 관여는 양 방향에서 행해져야만 한다. 이 조직의 깊이로 인해서, 하나의 길고 연속된 스트로크를 시행하기는 불가능한데, 이것은 고정해서 당기기 (pin and stretch) 이상이다. 위쪽으로 고정하는 치료에 의해서, 먼쪽 조직과 이것의 고유수용체들은 자극될 것이고, 아래쪽으로 고정하는 것으로써, (그림에 없음) 의도는 위쪽 조직들로 바뀔 것이다. 이런 방식을 통해서 함으로써 근육근막 단위의 양 끝이 의도대로 이완되었는 지를 확인해라.

후방구획 – 장딴지근과 가자미근 (Posterior Compartment – Gastrocnemius and Soleus) (표면후방선; SBL)

다리의 후방구획은 가자미근과 장딴지근을 포함하는데, 장딴지근은 보다 표면에 있고 근막적으로 둘 중에서더 길며, 발목과 무릎 관절을 지나간다. 많은 자세성 습관이 둘 모두에게 영향을 줄 수 있다. 그들은 위 아래 양쪽으로 치료될 수도 있지만, 근막 이완 치료를 위한 보다 일반적인 방향은 조직을 아래쪽으로, 발뒤꿈치를 향한다 (그림 4.39). 이 조직을 위쪽으로 치료하려면, 오직 당신이 고객의 머리를 보게 몸을 돌려, 유사한 방법과 손 포지션으로 한다.

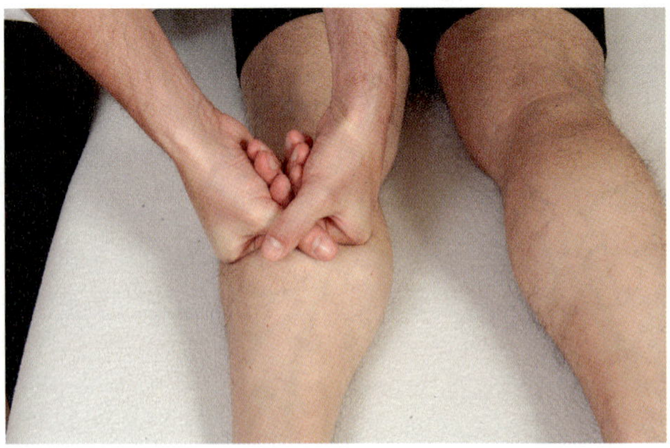

그림 4.39: 후방구획을 따라 하나 또는 두 주먹을 사용한다 (팔꿈치 또는 앞팔도 쓸 수 있다).

표면 테크닉은 두 개의 부드러운 주먹을 활용한다. 다리의 중앙선에 가까운 중간 손허리손가락관절들로 힘을 주려 하지 말고 (이 방식은 손가락 폄근들에 무리를 준다) 몸쪽 손허리손가락관절들 (다리 바깥쪽과 가까운 관절)의 무게에 초점을 둔다. 안으로 밀어 넣고 그 다음에 종아리근막을 넘어 가라. 다리 뒤를 따라 치료하면서, 고객에게 발의 발바닥굽힘과 발등굽힘을 천천히 만들라고 요구해라.

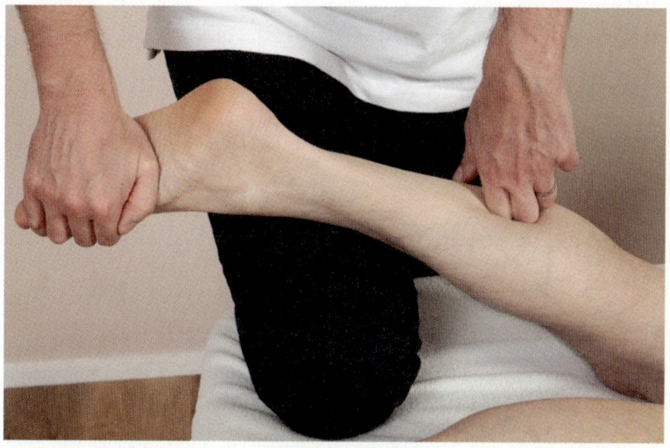

그림 4.40: 후방구획의 심부층들에 접근하기 위해서, 장딴지근을 이완시키기 위해서 다리를 굽혀서 받히고 손허리손가락관절로 제한이 있는 부위를 찾는다. 발등굽힘이 이러한 부위들을 풀어 주는데 사용되며 그리고 이 포지션에서 능동적 또는 수동적으로 실행될 수 있다.

치료하고 있는 동안 깊숙이 보다 분리된 팽팽한 조직의 띠들을 느낄 수도 있다. 이들에 초점을 맞추기 위해서, 당신의 허벅지 또는 베개로 다리를 받혀서, 고객의 다리를 움직이기 편하게 만들어라. 이것이 장딴지근을 이완되고 짧아지게 만들어서, 심부 섬유들로 보다 편안한 접근을 가능하게 해 주는데, 그런 다음 손허리손가락관절들 또는 손가락으로 고정시킬 수 있다. 그 다음 관여된 조직에 대한 도전을 증가시키기 위해서, 고객의 다리를 수동적 또는 능동적으로 발등굽힘을 만들어라.

심부후방구획 – 뒤정강근, 긴엄지굽힘근, 긴발가락굽힘근 (Deep Posterior Compartment – Tibialis Posterior, Flexors Hallucis and Digitorum Longus) (심부전방선; DFL)

다리의 이 제일 깊은 근육 그룹은 정강뼈 뒤에 숨어 있는데, 뼈들의 뒤와 그들의 뼈사이막에 붙어있어서, 도수치료사가 접근하기 힘이 든다. 그들의 힘줄은 먼쪽 끝 쪽에서 쉽게 촉진될 수 있으며, 그들이 안쪽 복사뼈 주위를 싸고 있기 바로 전인데, 그러나 우리가 보다 큰 이완을 얻을 수 있는 곳은 약간 더 몸쪽이며 그들의 근외막이 있는 곳은 보다 열려있고 영향 받기 쉬운 곳이다.

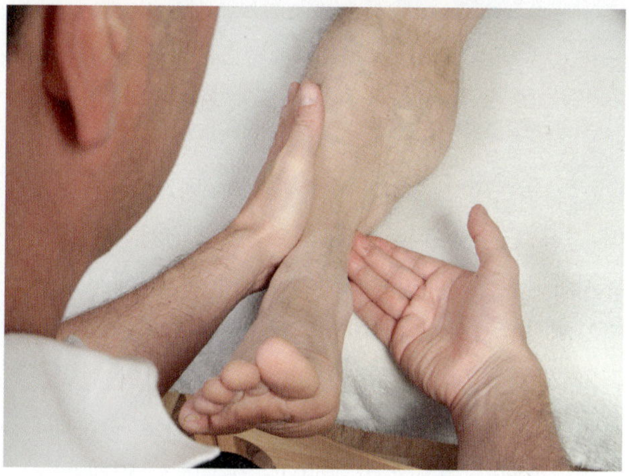

그림 4.41: 가쪽에 있는 손으로 안쪽에 있는 손가락 쪽으로 다리를 밀어라. 이것이 심부 후방구획 조직 속으로 더 이완된 접촉을 하게 하며, 치료를 받기가 더 편하게 해 준다. 이 포지션에서 조직을 위쪽으로 다루기가 가장 쉽다.

심부 후방구획의 이 부분으로 도달하기 위해서, 우리는 정강뼈의 안쪽면 주위로 손가락들을 안내할 필요가 있다. 받히는 손으로 다리를 작업 손가락 쪽으로 미는 것이 제일 좋다. 이것이 손가락들을 더 이완된 상태로 있게 해 줌으로써 고객도 치료를 받기가 편하게 된다.

스트로크의 방향은 대부분 위쪽인데, 이 구획의 조직을 들어 올리는 것을 돕고 무너진 아치들에 약간의 지지를 준다. 고객에게 발을 발바닥굽힘과 발등굽힘을 하라고 시키며 한편으로 그들이 발목 주행을 만들면서 중립적인 배열을 유지하는 것이 신경 움직임 통로들을 재교육시킴으로써 이것을 더 보조할 수 있다.

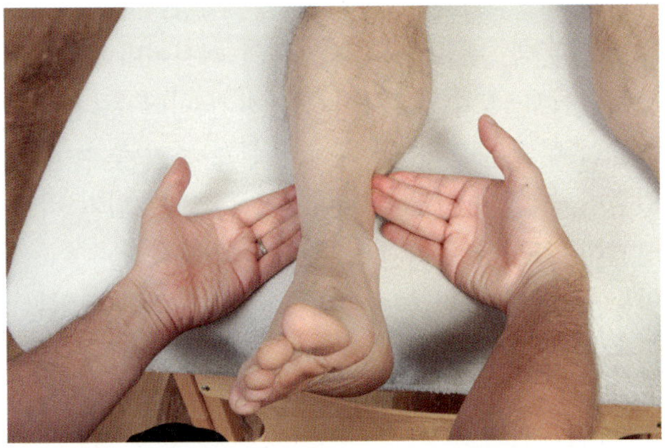

그림 4.42: 안쪽 손가락들은 정강뼈의 뒤에 그리고 가쪽 손가락들은 종아리근들과 가자미근 사이의 격막에 두면, 심부 후방구획의 양 측에 관여할 수 있다.

더 깊은 스트로크는 그 구획의 양 옆에서 양 손을 동시에 두는 것이다. 안쪽 손가락들은 위에서처럼, 정강뼈 뒤를 다시 한번 활주하고, 동시에 가쪽 손가락들은 종아리근들과 가자미근 사이의 격막 사이를 치료한다. 일단 이 근육들 사이로 충분히 들어 갔다면, 틀림없이 안쪽과 가쪽에서 일하는 두 세트의 손가락들 사이로 심부 후방구획의 덩어리를 느낄 것이다. 고객의 이 부위가 특히 열려 있지 않다면, 당신의 접촉은 이 근육들 자체에 직접이라기 보다는 심부 매몰 근막과 근육들의 그룹 주위의 근외막에 한정될 것인데, 그러나 이 높이도 위에서와 같은 동일한 방식으로 치료될 수 있다.

방향에 대한 노트: 깊은 후방구획을 위쪽 또는 아래쪽으로 치료하는 것은 발의 포지션과 반응성에 따라 결정된다. 만약 발이 안쪽 기울기 그리고 엎침과 관련된 가쪽 회전 경향일 경우, 우리는 위쪽으로 치료하는 것을 선택할 것이며, 그리고 이것이 높은 아치 양상을 보일 경우 역으로 할 것이다. 그러나, 수준 높은 치료사는 때때로 구조적 패턴 또는 기능적인 경향을 위한 치료 사이에서 선택을 해야만 하는데 그 이유는 발이 약간 '평탄(flat)'하지만 엎침을 더 만드는 능력을 보이지 않을 수 있기 때문이다. 이것은 쇼크 흡수 부족으로 인해서 고객의 시스템 내에 스트레스를 일으킬 수도 있다. 결정을 내리는 것은 환자가보이고 있는 전체 그림에 기반을 둘 필요가 있다 – 어떤 것이 더 커다란 문제하고 생각하는가 (구조적 불균형 또는 기능적 손실?), 이 사람과 얼마나 많은 세션에서 치료하기를 예상하는가 (한 번의 세션은 지속되는 변화를 만들기에 충분하지 않을 수 있으며 그래서 위쪽으로 치료하는 것은 받혀준다는 느낌을 만들기 위해서 더 안전한 옵션일 수 있지만, 그러나 여전히 장력을 '풀어준다 (releasing)'), 그리고 무엇이 그들에게 올바른 것일까 (양 방향에서 짧은 스트로크를 한 다음 탐구해 보아라 – 이것은 고객의 입장에서 상당한 양의 인체 자각을 분명히 요구한다)?

이 동작들 모두를 만들 때 손목을 똑바로 펴서 유지하는 것이 중요하다. 필요한 접근 각도 때문에 체중을 활용하기가 더 힘들므로, 어느 정도 상체 힘이 요구된다. 팔꿈치를 넓게 그리고 접촉점 약간 뒤에 두고 가능한 많이 몸을 숙여서 위쪽을 향한 스트로크를 만들어 준다.

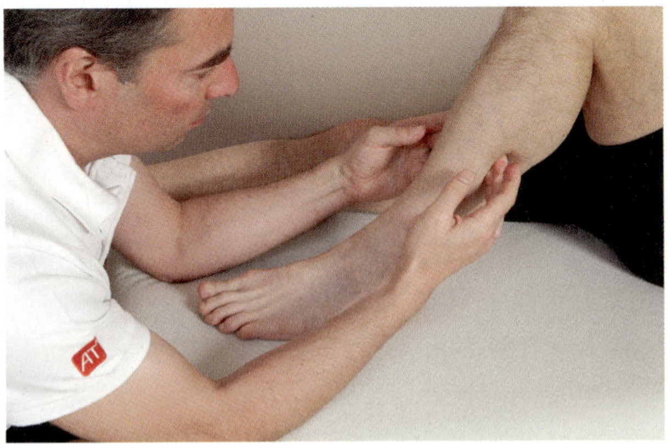

그림 4.43: 고객을 더 편하게 해주는 변형 포지션이지만 허벅지의 고정을 더 요한다.

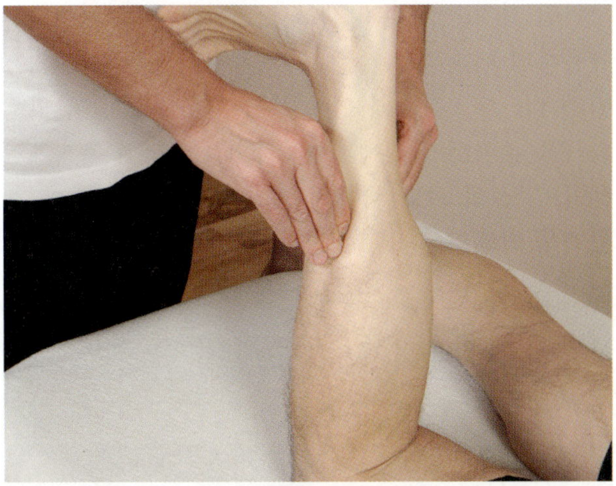

그림 4.44: 고객에게 등을 대고 눕게 하는 것이 위쪽 방향 치료를 쉽게 만드나, 그들의 지향 때문에 배를 대고 누운 포지션보다 덜 통합적인데, 이것이 발의 활동을 분리하기 때문이다.

무릎 주행-통합과 재교육 돕기 (Knee Tracking-Helping Integrate and Re-educate)

힙, 무릎 및 발목 역학을 위한 유용한 재교육은 고객을 당신 앞에 서게 하고 그의 두 번째 발가락 위에서 앞쪽으로 무릎이 주행하는 능력을 평가함으로써 얻을 수 있다. 보통 무릎은 고객 개개인의 역학에 따라서 안쪽 또는 가쪽으로 움직일 것이다. 첫째, 고객의 발들이 평행한 가를 확인하는데, 2번째 발허리뼈들이 평행한 것이다. 무릎을 앞으로 굽히는 동안, 골반은 중립을 유지해야만 하고, 후방 또는 전방으로 기울어지게 떨궈서는 안 된다.

일단 판독을 했다면, 햄스트링 힘줄들을 잡고 조절을 하기 위해서 무릎뼈 바로 위의 허벅지를 엄지로 잡고, 손가락으로 허벅지 바깥쪽 주위를 잡는다. 이제 고객에게 동일한 움직임을 반복시키는데 그러나 무릎 바로 위 주위에서 조직을 조절해서, 무릎뼈가 2번째 발허리뼈 위로 주행하게 해라-이것은 보통 아주 쉽다. 힘든 부분은 되돌아 갈 때 생기는데, 거기에서 당신은 되돌아 가면서 회전되는 것을 막는데, 다리를 잡아서 회전하지 않고 똑바로 뒤로 주행하게 하는 것이다. 또한 당신은 국소적인 스트레칭을 만들려는 의도에서 햄스트링 힘줄들 주위의 조직을 관여할 수 있다.

양 다리에 이 과정을 반복해라, 그리고 나서 고객 혼자서 무릎 굽힘을 만들라고 시키는데 그러나 정확한 정열을 유지하는데 주의를 기울여야 한다. 힙 및/또는 무릎 정열의 문제를 가진 고객의 경우에서, 집에서 이 운동을 하게 할 수도 있다.

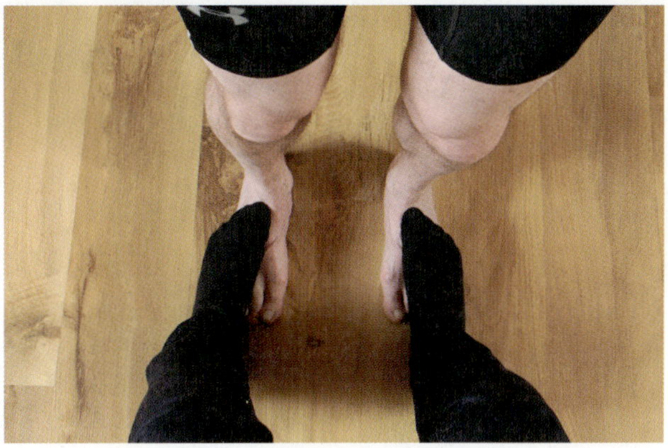

그림 4.45: 고객을 당신 앞에 서게 한다. 고객의 발을 안정시키기 위해서 당신 발 밑에 고객의 발을 놓을 수 있다.

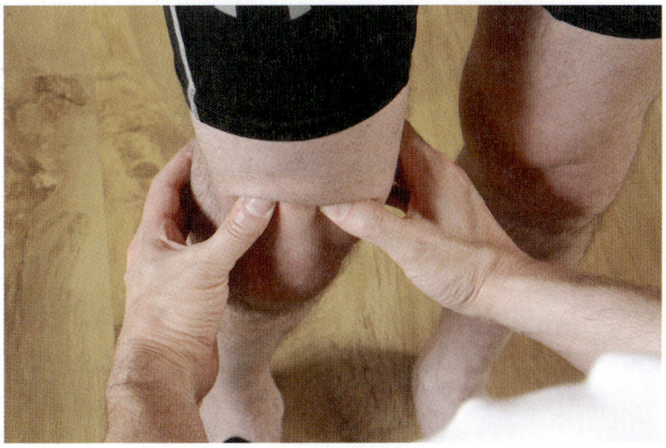

그림 4.46: 무릎은 두 번째 발허리뼈의 안쪽 또는 바깥쪽으로 주행할 (track) 수 있으므로, 두 번째 발가락 위로 그들을 안내하기 위해서 손을 사용해라.

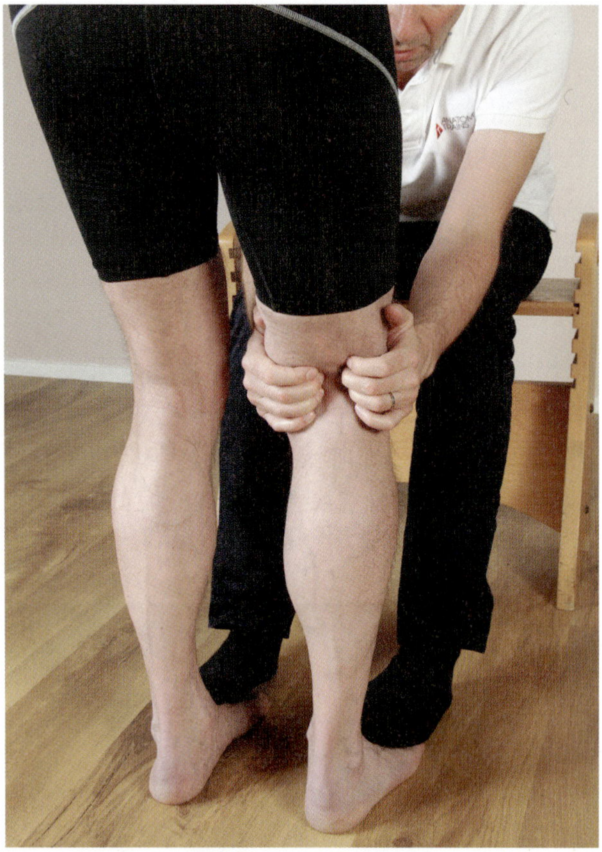

그림 4.47: 햄스트링 힘줄들을 관여하기 위해서 무릎 관절의 뒤 주위를 손가락으로로 잡는데, 특히 굽힌 무릎을 세울 때 치료를 한다.

무너진 아치를 가진 고객들을 위한 이 테크닉에 유용하게 더해지는 것은 고객을 서게 해서 당신의 손가락을 뒤정강근의 먼쪽 부착부에 대고, 약간의 자극을 주면서 고객에게 아치를 위로 당겨 올리게 해라. 당신의 의도는 이 근육의 탄력을 자극시켜, 고객이 약해진 근육들을 알아차리고 다시 인정하게 해 주는 것이다. 물론, 이 모든 것들은 일상적인 활동, 자각 및 가능한 치료 운동 등으로 보강될 필요가 있다.

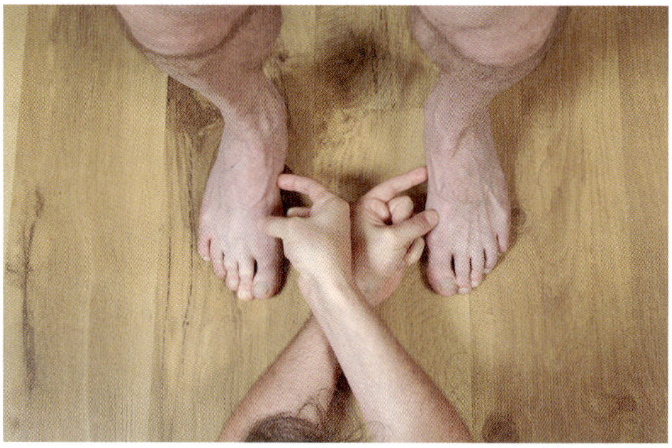

그림 4.48: 안쪽으로 기울어진 아치를 가진 고객의 무릎 주행 운동을 더 보조하기 위해서, 뒤정강근의 부착부를 누르고, 고객에게 거기서부터 아치를 위로 당겨 올려서 그가 무릎을 굽히는 동안 들어올림을 유지하라고 시킨다.

심화 인체판독 (Advanced Body Reading)

우리는 평가와 전략 사이에서 학습 전략을 바꾸는 것이 많은 학생들을 위한 유용한 학습 방법인 것을 알았다. 전체 시스템을 보고 각각 부분들이 상호작용을 하며 서로에게 영향을 주는 방식을 알게되기 까지는 시간이 걸리므로 참을성을 갖고서 이러한 운동들과 테크닉들 사이를 왔다갔다 하면서, 다른 그림들과 비교를 하는데 자신의 신체 또는 고객의 신체들 조차도 비교를 해라. 다양한 정렬을 가진 많은 다른 예들을 보고 노력하는 것이 중요하다.

한 번에 한 부위만을 판독하는 것으로 시작해라, 우리가 위에서 해왔듯이. 그러나 책을 다시 되돌아 보는 동안 "그 이유는?"에 대해서 생각해라 – 왜 골반은 여기에 있고 발은 거기에 있는가? 그들은 어떤 방식으로 연관되어 있는가? 골격 관계는 어떠한가 그리고 이 결과로 연조직에서는 어떤 일이 생기는가?

여기서 모델 B의 전반적인 패턴을 보자.

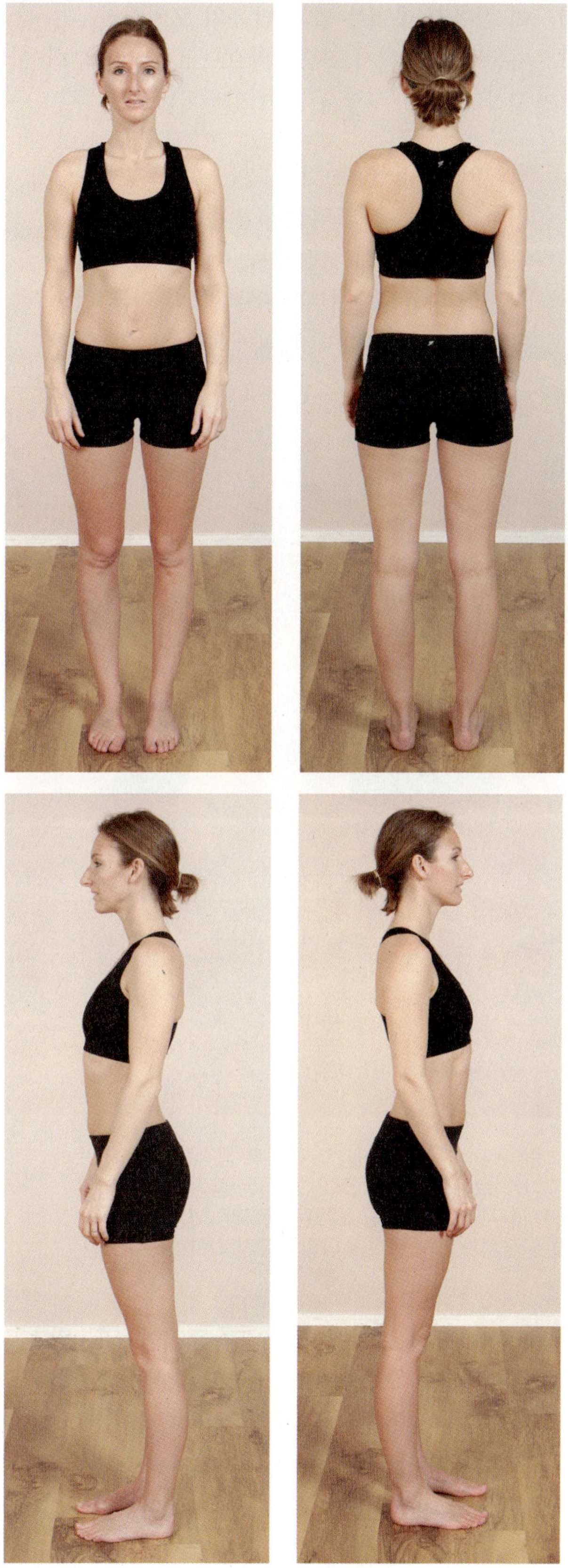

그림 4.49 a, b, c & d: 한 번에 전체적인 그림을 보는 것은 역량을 벗어난다. 한 번에 한 부분을 보고 점차적으로 바깥쪽과 위쪽으로 치료하기 위한 기술과 어휘를 쌓아나가라. 결국 아래쪽으로 치료할 능력을 가질 것이라고 믿지만, 우리는 여기서 발에서 출발해서 올라가기 시작할 것이다.

1. 이 장에서 우리는 발과 발목의 포지션과 가동성에 대해서 집중해왔으므로 거기서부터 시작하겠다 – 무엇을 보고 있는가?

   당신이 물어 볼 수 있는 많은 질문들은 우리가 지금 다뤄 온 테크닉들과 연관되어 있지만, 구조적 평가에서 시작하자. 뼈들이 (2차원 사진의 바깥쪽에서부터 구분할 수 있는 만큼 많이) 서로의 관계에 대해서 어디에 있는가?

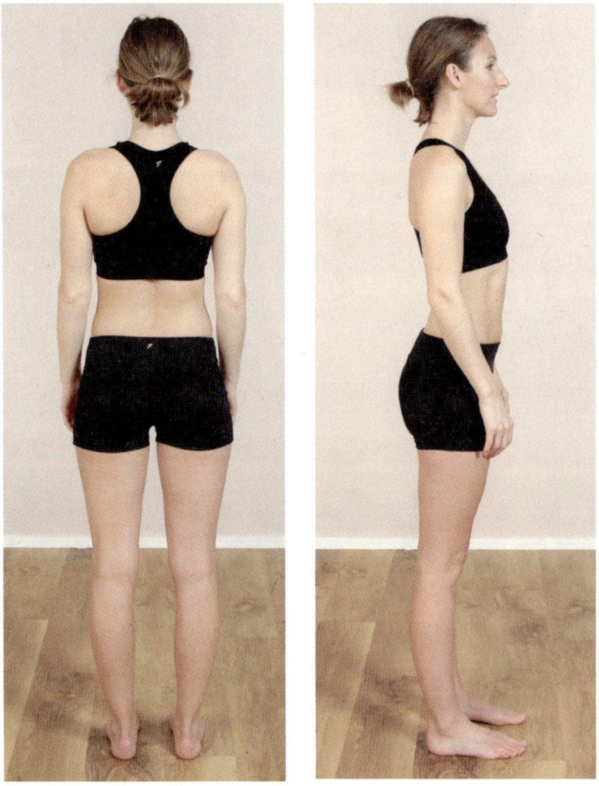

그림 4.50 a & b: 발뒤꿈치 길이를 생각해라 – 정상보다 짧아져 보이는가? 이상적인 비율은 종종 1:3이라고 열거되지만 또한 그림 4.28을 보아라 그리고 물어라, ' 발뒤꿈치가 B의 구조의 나머지를 받히고 있는가?

2. 발뒤꿈치의 길이를 어떻게 기술할 수 있는가? 이것이 어떤 방식으로 골반 포지션에 대비한 것인가? (이 책을 두 번째 읽을 때까지는 불공평한 질문일 수도 있다, 아니면 약간의 빠른 직관을 얻기 위해서 6장으로 건너뛰어라).

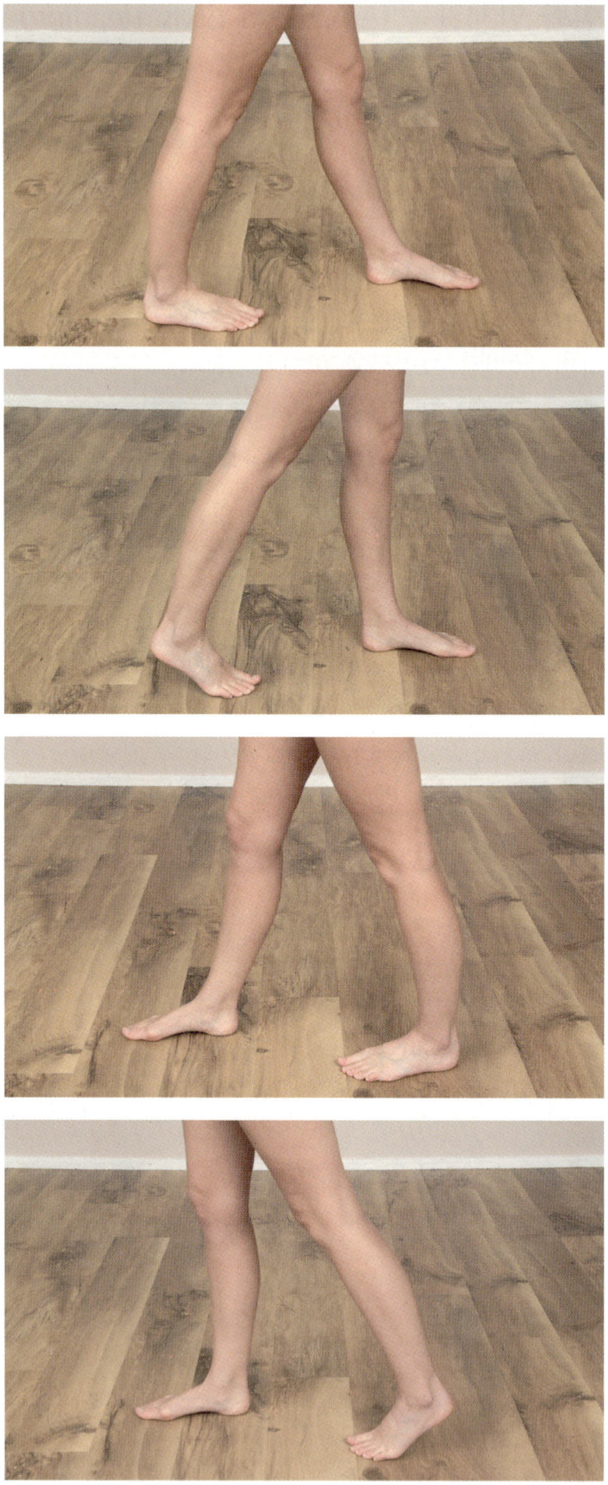

그림 4.51 a & b 왼발 엎침 테스트; c & d, 오른발 엎침 테스트.

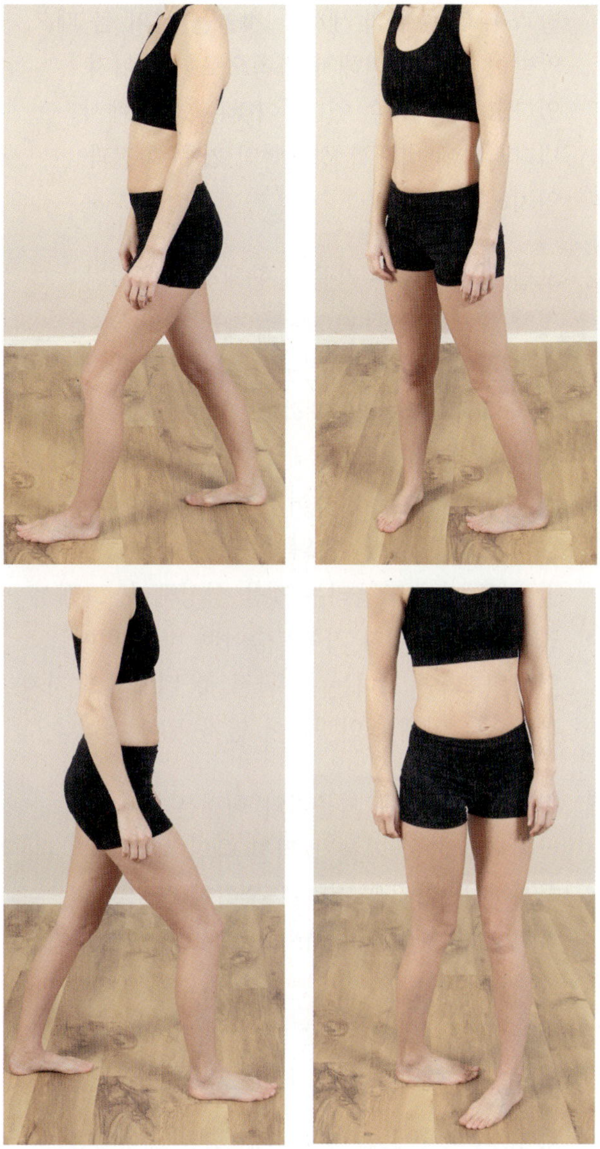

그림 4.52 a & b 왼발 뒤침 테스트; c & d, 오른발 뒤침 테스트.

3. 발 기능에서 무엇을 예상하는가? 그리고 테스트들이 당신이 예상했거나 그렇지 못했었던 조직들의 적응성에 관해서 어떤 것을 밝혀주는가? (즉, 그녀의 시스템이 "일관성"을 보이는가 - 이것 모두가 같은 이야기를 말하고 있는가? 구조와 기능 테스트들이 일치하는가?)

4. 발 포지션 (안쪽 또는 가쪽으로 기울어졌는가?), 엎침 테스트에서 반응 그리고 발목 발등굽힘의 미약한 제한을 부합시킬 수 있는가? (이것은 심화 질문이므로 그 연관을 당장 보려고 기대하지 말아라 - 우리는 94페이지에서 대답을 한다).

5. 어떤 테크닉이 가장 적절하며 어떤 방향으로 치료하겠는가?

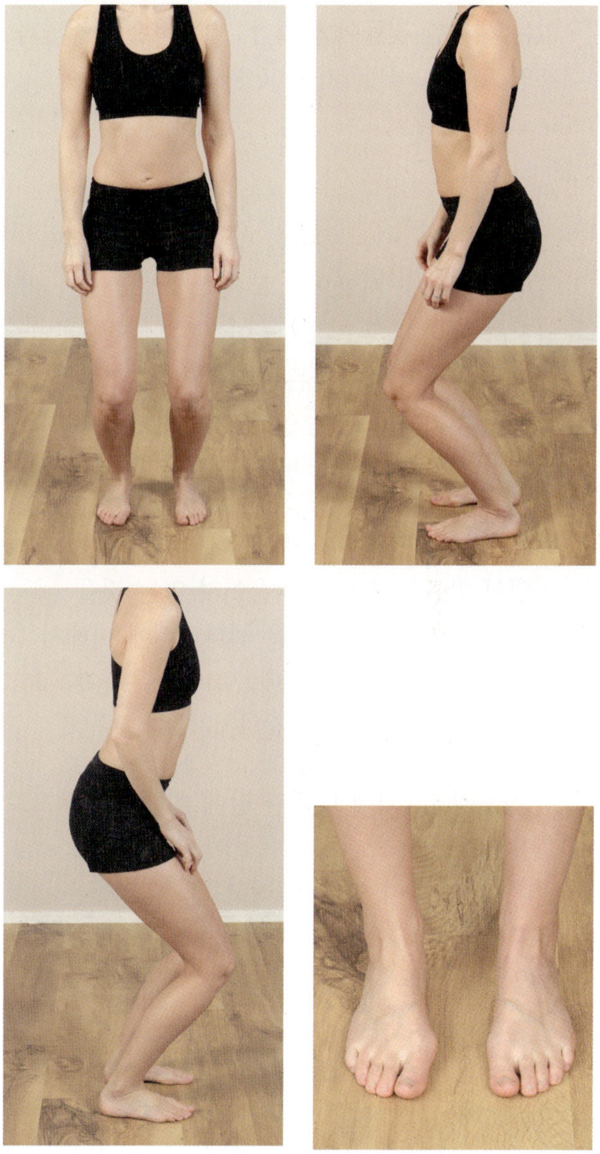

그림 4.53 a, b, c & d: B의 구조 나머지를 본 다음, 특히 뒤침 테스트에서 회전하는 능력, 발목 발등굽힘에서 예상할 수 있는 움직임 범위를 보이는가 (a, b & c)? 무엇이 오른발의 엄지발가락가쪽휨증 (무지외반증)의 원인이라고 생각하는가?

해답 (Answers)

1. 긍정적인 요소들로 시작하는 것을 기억하는가? 그녀 시스템에서 잘 돌아가고 있는 최소한 3가지를 찾을 수 있는가?

   전반적으로 긍정적인 건강 상태에 대해서 말할 수 있다 - 그녀는 분명히 몸매가 좋으며 건강하다, 근육과 피부 탄력으로 볼 때.

   좌측과 우측 사이의 균형은 아주 좋다 - 말할 수 있는 세세한 것들이 있지만, 일반적으로 전면과 후면 모습은 골반, 가슴 및 머리를 정중선에 두고 서 있다.

   이 모델은 키에 대한 콤플렉스는 없다 (비록 그녀가 특히 키가 크지 않지만); 그녀는 몸을 똑바로 세워서 서있으며 목을 늑강 밖으로 완전히 늘려서 두고 있다. 이것은 덜 확신적인 태도를 가진 사람들과는 대조적이다. 그들은 몸을 움추리거나 목을 앞으로 빼고 있던지 웅크리고서 세상에서 숨어있으려고 한다.

   앞 모습에서 정강뼈가 중력 '다림줄'에 비해서 약간 가쪽으로 기울어져 있는 것을 볼 수 있으며, 정강뼈들은 넙다리뼈에 비해서 가쪽으로 회전되어 있는데, 아마도 우측이 좌측보다 약간 더한 것 같다.

   옆 모습에서, 아래 다리가 발에 비해서 뒤쪽으로 기울어져 있으며 (즉, 발목들이 비교적으로 발바닥굽힘되어 있다) 그리고 넙다리뼈들은 정강뼈들에 비해서 매우 강하게 앞쪽으로 기울어져 있는 것을 볼 수 있다. 후자에서 넙다리뼈들은 중력에 비해서 앞쪽으로 기울어져 있으며 그들은 뒤쪽으로 기울어진 정강뼈 꼭대기에서 앞쪽으로 가 있다고 강조해야만 하는데, 이 뜻은 무릎이 아주 많이 과도폄되어 (hyperextended) 있다는 것이다.

   발과 다리 주위의 세세한 것들을 살펴 볼 때, 앞발이 뒤발에 비해서 가쪽으로 기울어져 있다고 기술할 수 있다. 이것은 양 쪽에서 넙다리뼈에 비해서 정강뼈의 가쪽 회전과 일치하고 있다.

2. 모델 B의 앞발은 가쪽을 향해서 기울어진 경향을 보이며 짧은 발뒤꿈치를 갖고 있다. 우리는 다음과 같은 질문을 할 수 있다, '뒤꿈치들이 골반을 받히고 있는가 (그럼으로써 몸의 나머지를 받히고 있는가)?' 골반이 발에 비해서 앞쪽으로 기울어져 있기 때문에, 우리는 '아니오'라고 말할 유혹을 받을 수 있다. 골반을 발 위로 가게 되돌리는 것을 상상해라, 그래서 넙다리뼈큰돌기가 가쪽복숭아뼈 바로 위에 있게, 그러면 그녀는 그 관절 축 뒤에서의 지지 부족으로 인해서 안정되어 있지 못할 것이다.

3. 정강뼈들의 가쪽 기울기와 회전은 둘 다 발에서의 가쪽 기울기/뒤침 타입 패턴을 암시한다. 이것은 정말로 우리가 본 것이며, 특히 모델 A (그림 4.15)와 비교할 때 그렇다. 그녀의 오른발은 왼발만큼 엎침되지 않았다 - 또는 다음과 같이 말할 수도 있다, 그녀의 왼발은 엎침되기 시작하지만 많이는 아니다.

   양 발의 높은 돔은 적응하는 것을 꺼려함을 보이며 체중을 받히는 동안 지면에 열려있으며 그렇게 그녀는 이 패턴으로 약간 고착되어 있다.

   뒤침 테스트는 이 논지를 어느 정도 뒷받침한다 - 그녀의 발은 정강뼈와 종아리뼈의 가쪽 회전에 대한 반응으로 만들 수 있는 추가로 쓸 수 있는 매우 작은 움직임을 갖고 있다. 뼈나 근막 같은 조직들은 더 많은 뒤침을 위한 요구에 부응하는 역량이 매우 적다. 이러한 관점에서 우리 모델은 구조와 기능성 테스트 사이에 일관성을 보이고 있으나 우리가 잊지 말아야 할 것은 그녀의 발의 조직들이 더 적응력을 갖고 있을 경우, 우리는 많은 움직임을 볼 수 있으며 그녀는 비교적 뒤침된 포지션에서 중립으로 그런 다음 엎침으로 갈 것이다. 우리는 모델 B 발 조직을 기술하는데 '짧게 고정된 (locked short)'이라는 기술어를 사용할 수 있다.

4. 한 눈으로 알 수 있는 무릎을 앞으로 굽히는 간단한 동작은 실제로 아주 많은 다른 사건들을 동반한다. 이것은 명백히 모든 발바닥굽힘근들의 (후방, 심부 후방 및 외측 구획 모두) 길어짐을 요구하며 이와 함께 아킬레스힘줄에서 발바닥근막으로 폄, 발의 많은 관절들의 적합성을 동반한 발바닥근막의 가쪽밴드로의 폄. 목말관절이 굽히는 동안 발은 어느 정도로 엎침할 수 있고 이것은 앞발의 고정을 풀고 추가된 동작 범위가 생기게 해 준다. 자신이 이것을 해 보아라 – 테스트를 하고 무릎을 엄지발가락 안쪽으로 가게 하고 그 다음 다섯번째 발가락 쪽으로 무릎 주행을 하면서 반복해라. 전자가 엎침을 조장해서 무릎이 더욱 앞쪽으로 가게하는 것을 느낄 수 있는가 그리고 후자가 발을 뒤침을 향해서 닫히게 당겨서 전반적인 동작범위를 줄이는 것을 느낄 수 있는가? 당신이 방금 활용한 엎침과 뒤침 기전은 뼈들의 안쪽 및 가쪽 회전에 의해서 조절된다 – 각 움직임에서 정강뼈들이 안쪽으로 돌아간 다음 바깥쪽으로 돌아가는 것을 느끼지 못할 경우, 이 운동을 다시 해 보아라.

우리의 전반적인 목표는 발꿈치뼈를 푸는 것이다 – 발뒤꿈치가 늘어나고 골반을 지지하게 해 준다. 일반적으로 발꿈치뼈와 발은 엎침을 더 허용하기 위해서 열려있을 필요가 있다.

5. 우리는 발을 열어주는 것을 조장시키려고 하는 평가로 우리 세션을 시작할 수 있는데, 그 동안 체중은 전달되고 이것은 우리가 어느 곳을 먼저 치료해야 하는 가에 관한 정보를 줄 수 있다. 이 전략의 요약은 다음과 같다. 발바닥 근막과 후방구획 (부록1의 표면후방선을 보라) 늘리기, 발뒤꿈치 풀기, 앞정강근과 심부후방구획을 (안쪽 돔 지탱근들) 아래쪽으로 치료하고, 긴종아리근을 위쪽으로 치료한다.

골반이 전방으로 이동되어 있기 때문에, 우리는 인체 앞면에 있는 심부 매몰 조직을 여전히 위쪽으로 치료해서 전체 구조를 위한 새로운 포지션 시스템을 '인지하는' 것을 도와준다. 교과서 전체에 걸쳐서 다른 층들에 있는 조직들에 의해서 만들어진 문제들을 계속 탐구할 것을 알고 있어라.

심부 발바닥 조직들을 풀어주고 뼈들의 가동성을 조장하는 것은 시간이 많이 걸린다. 우리는 고객에게 다시 서서하는 엎침 테스트를 하게 해서 치료의 효과를 재평가하기를 추천하며 그래서 치료를 통해서 받아들여졌을 수도 있는 어떤 새로운 능력 안에서 그 조직을 재교육 시키는 것을 도와라.

5

무릎과 넙다리

The Knee and Thigh

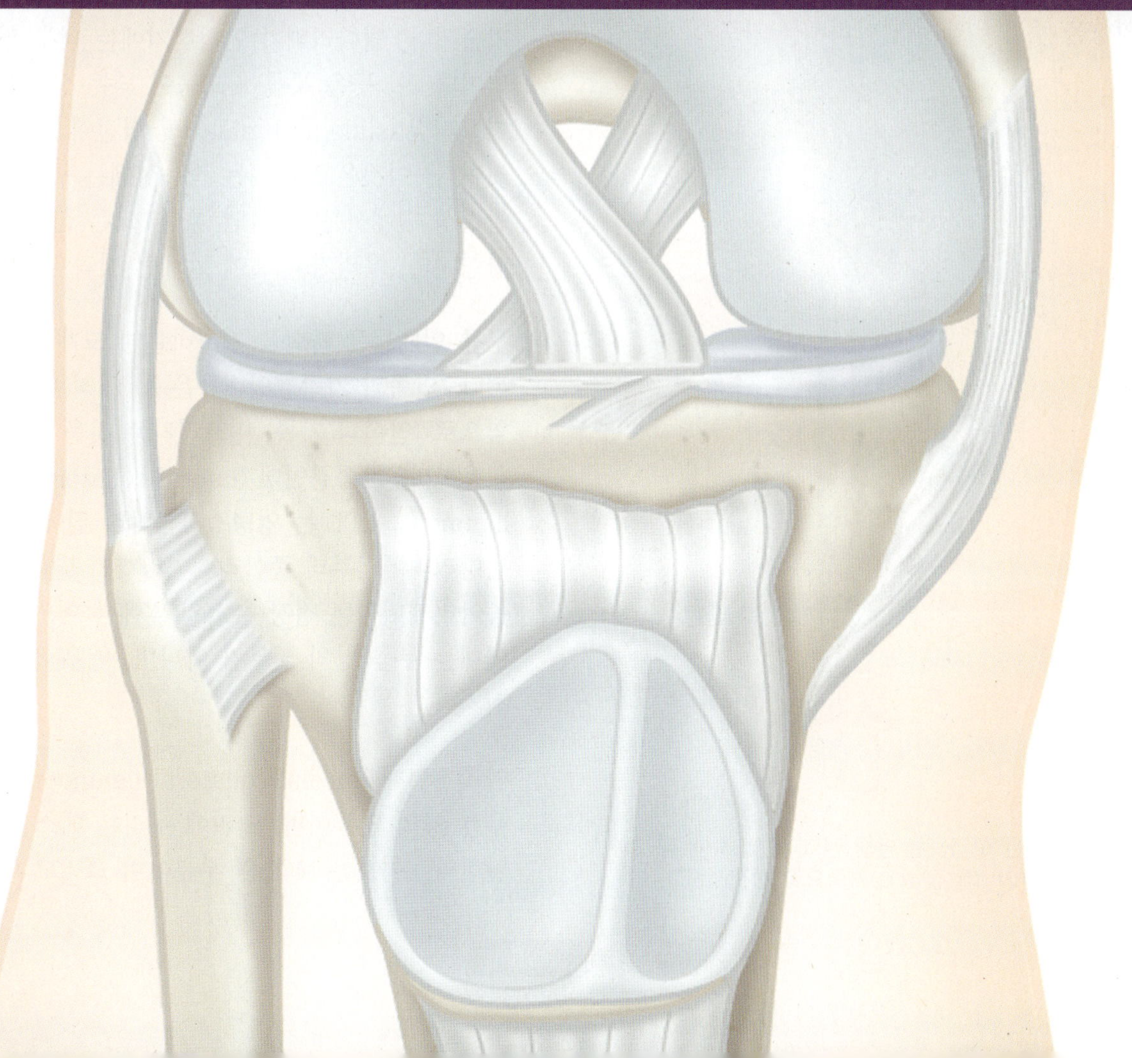

아래다리는 모든 것들과 근막적 그리고 기능적으로 연결되어있는 반면, 근육적으로는 상당히 국한되어 있다. 오직 세 개의 근육이 아래에서부터 무릎관절을 넘어 간다. 장딴지근과 이것의 자그마한 친구인 장딴지빗근, 둘다 본질적으로 발뒤꿈치에서부터 올라와서 무릎을 넘어 가며, 그리고 짧은 오금근은 무릎을 완전한 폄에서 무릎을 잠그고 푸는데 관여한다.

여기서부터 위로, 우리는 인체 부분 사이에서 보다 인위적인 구획을 만들 것인데, 많은 다-관절 근육들이 인체 구획들 사이의 경계를 모호하게 만들고 결과적으로 이 책의 구획들 또한 모호하게 만들기 때문이다. 또한, 우리는 전투 영역을 지정할 것이다-수많은 인체의 신기한 집합체들 사이에서 강조할 약간의 해부학적 지점들을 정한다는 것이다.

이 장에서, 우리는 무릎관절 자체에 관해서 약간 다룰 것이고, 그 다음으로 무릎과 힙 모두에 영향을 주기 위해서 넙다리뼈를 가로지르는 길고

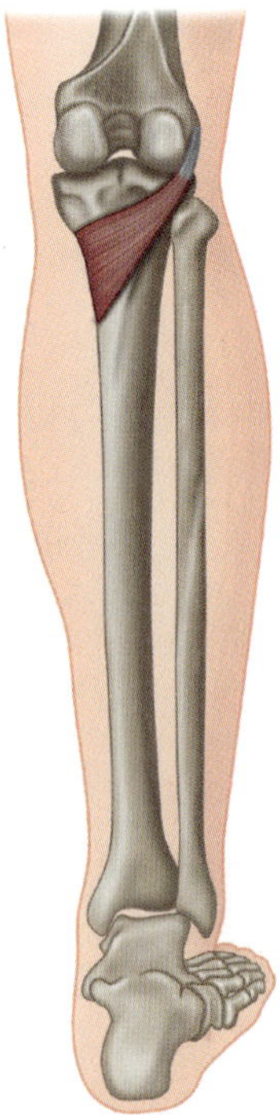

그림 5.1: 작은 오금근은 발을 딛고 서 있을 때 정강뼈 위에서 넙다리뼈를 굽히고 가쪽으로 회전시킨다.

커다란 근육들에 관하여 말할 것이다. 이 근육들은 우리에게 달리고, 오르고, 그리고 발의 기초와 척추 사이를 조화롭게 하는 힘을 준다. 6장에서, 힙관절과 이것의 내재 근육을 보다 철저히 다룰 것이다.

무릎관절 (The Knee Joint)

'무릎은 위원회에서 디자인된 하나의 팔꿈치이다' 라고 일부 농담을 즐기는 사람들은 말한다. 무릎은 인체의 가장 긴 두 개의 지렛대인 정강뼈와 넙다리뼈 사이에 위치한다-체중의 대부분이 그 위로 오게 된다 (그리고 스포츠에서 생기는 다양한 각도에서).

첫눈에, 무릎은 이러한 거대하고 다이나믹한 힘을 처리하기에 잘못 디자인된 것처럼 보인다. 우선 첫째로, 뼈들은 서로가 꽉 들어맞지 않는다. 넙다리뼈는 두 개의 둥근 과두들로 끝이나며, 반면에 정강뼈의 꼭대기는 '고원 (plateau)'이라고 기술된다. 넙다리뼈가 안착하기에는 너무 평평한 면이다. 이 뜻은 무릎에 도움이 되는 상당한 양의 미끄러짐 (slide and glide) 및 회전이 있다는 것이다. 이것은 요구되는 적응성에는 좋지만, 안정성 면에서는 아주 안 좋다. 모든 삶은 타협이다, 우리가 시초에 말했던 것과 같이.

무릎 인대들은 타협을 제한하는데 크게 도움이 된다. 안쪽과 가쪽곁인대들은 두 개의 뼈가 서로 옆으로 (안쪽과 가쪽) 미끄러지는 것을 최소한으로 허용한다. 가쪽곁인대 (lateral collateral ligament; LCL)는 엉덩정강근막띠 밑에 있으며, 넙다리뼈에서부터 종아리뼈머리까지 달리는데, 종아리뼈머리는 정강뼈 고원 밑에 붙어있다. 이 인대는 무릎 낭의 일부가 아니며, 매우 강하며 질기다.

안쪽곁인대 (medial collateral ligament; MCL)는 무릎 낭의 일부이며, 거기에 우리는 메스를 대고 말한다, '이것은 MCL의 부분이며 그리고 이것의

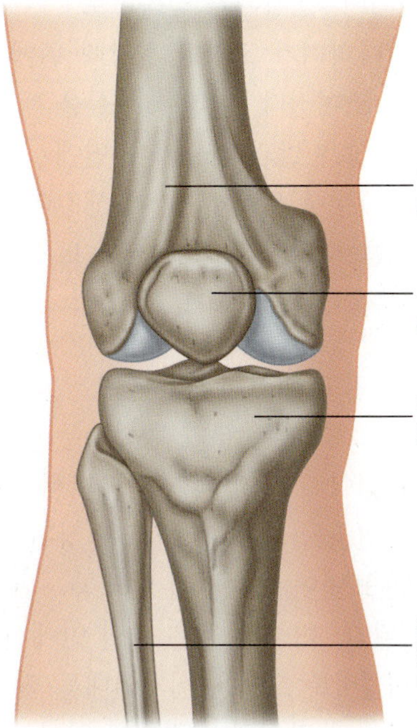

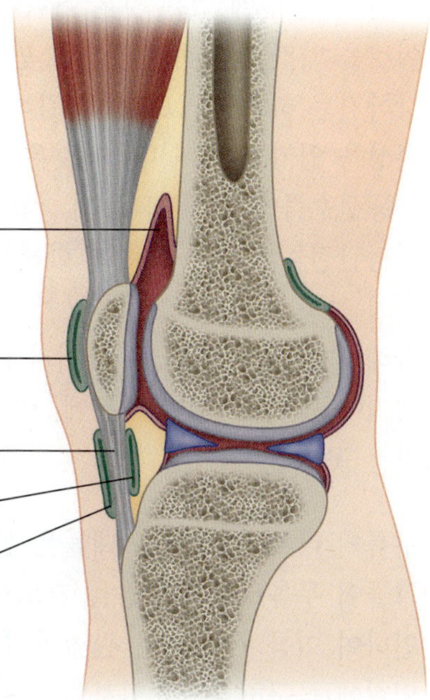

그림 5.2: 무릎관절은 인체의 가장 긴 지렛대들인 정강뼈와 넙다리뼈 사이의 힘을 절충시킨다. (a) 우측 다리, 정면; (b) 중간 – 정중면.

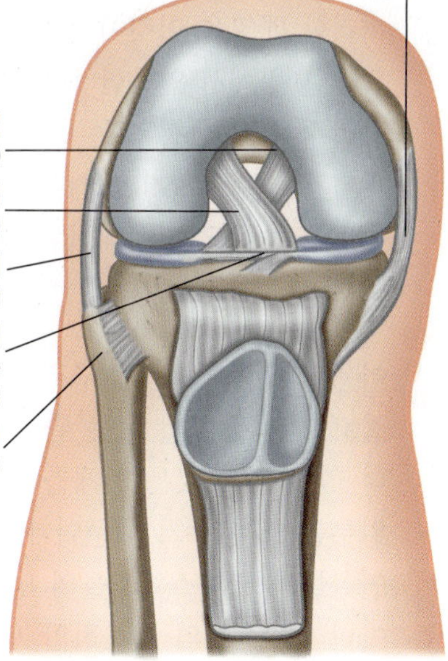

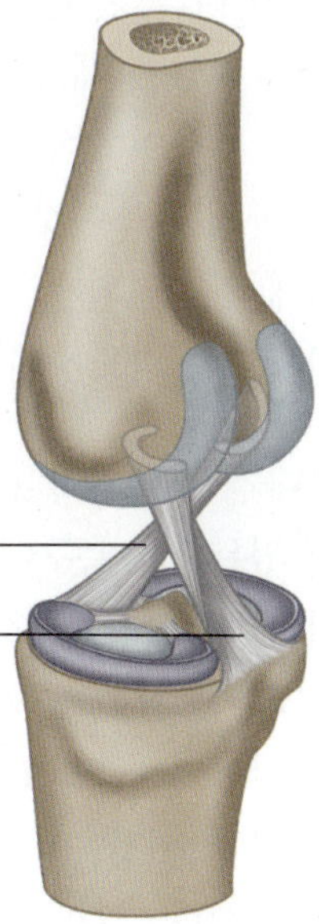

그림 5.3: 무릎의 네 개의 주된 인대는 – 안쪽곁, 가쪽곁, 앞쪽십자 및 뒤쪽십자 – 두 뼈의 옆 – 옆 전단을 엄격하게 제한하며, 전 – 후 전단을 충분히 제한해서 두 뼈가 양 방향으로 서로가 미끄러져 떨어지지 않게 해 준다. 또한 십자인대들은 무릎이 과다폄되지 않게 걸고 있는 기능을 한다. a) 우측 다리, 앞면, b) 우측 다리 뒷면.

약간 우측 옆에 있는 것은 아니다'라는 면에서 이것을 약간 임의적인 것으로 만든다. MCL은 강하기는 하지만, LCL만큼 강하지는 않아서 손상을 입기가 더 쉽다. 이것은 특히 젊은 여자 운동선수들에게 해당되는데, (평균적으로) 넓은 엉덩관절들과 운동 노력이 합해져서 보다 많은 힘이 안쪽 무릎으로 가는 곳이기 때문이다. 일단 약해지게 되면, MCL은 나머지 삶 동안 문제 영역이 될 수가 있기 때문에, 이곳은 잦은 수술을 받는 곳이다.

무릎의 다른 '중대한' 인대들은 십자인대들인데, 그들이 무릎관절의 중앙을 가로지르는 모양으로 인하여 이름 지워졌다. 관절의 중간에 위치한 외형에 불구하고, 양 십자인대들은, MCL처럼, 복잡한 무릎낭에서 그야말로 강한 부분이다 – 두껍게 보강된 부품들.

앞쪽과 뒤쪽 십자인대들 (anterior and posterior cruciate ligaments; ACL and PCL)은 넙다리뼈가 정강뼈 위에서 앞뒤로 미끄러지는 것을 막아 줄 뿐만 아니라, 무릎의 과다폄을 막기 위해서 폄에서 걸려있게 해 준다. 무릎뼈 또는 무릎뼈의 모양에는 무릎이 앞면으로 굽혀지는 것을 막아 주는 것이 없다 – 이것은 ACL과 PCL의 일인데, 지속되게 과다폄되게 서있는 자세로 인하여 너무 느슨해지거나 과도하게 스트레칭 될 수 있다.

십자인대가 찢어지거나 갈라지는 것은, 특히 앞쪽에 있는 것, 축구에서 흔히 볼 수 있는 손상이며 – 사실상, 이것은 모세 펠덴크라이스 (펠덴크라이스 테크닉의 창시자)를 치료에 몰두하게 만든 손상이다 – 그리고 우리가 '잘못된' 방향으로 무릎을 굽히는 것을 볼 때 우리 모두가 약간의 아픔을 느낀다. 그러나 무릎 안정을 위해 보아야만 하는 것은 인대이지 (그리고 그들의 근육적 보강들) 뼈가 아니다.

ACL과 PCL에 관한 하나 남은 요점: 정강뼈가 넙다리뼈 위에서 가쪽으로 돌려질 때 그들은 느슨해지도록 배열되며, 정강뼈가 안쪽으로 돌려지거나 또는 넙다리뼈가 고정된 정강뼈 위에서 가쪽으로 돌려질 때 조여진다. 이러한 무릎을 다치게 하는 많은 손상은 발과 하지가 지면에 고정되어있고 상체가 무릎 위에서 돌 때 생긴다. 이것의 예들은 스키를 타다가 넘어지거나, 또는 다리가 고정된 후 몸을 트는 백핸드 샷 들이다.

무릎의 양 표면은 두껍고 미끄러운 히알린 연골로 잘 싸여있다. 거기에는 부가적으로 두 개의 메니스쿠스가 있어서 (정강뼈와 넙다리뼈 사이에 놓인 반월상연골들) 굽히는 각도에 상관없이, 이 뼈들의 두 표면이 아늑하게 맞도록 하는데 큰 도움이 된다. 이 연골들은 관절 안에서 느슨하게 놓여 있다 (비록 그들은 십자인대들 및 안쪽 햄스트링 힘줄들과 간신히 연결되어 있기는 하지만). 이러한 C모양의 연골 '고리들'은 무릎을 펴서 넙다리뼈의 평평한 끝이 정강뼈 위에 올 때 열리고, 그리고 무릎을 굽혀서 넙다리뼈 과두들의 보다 후방 둥근 부분이 정강뼈 위에 놓일 때 닫힌다.

이러한 배열은 이것이 잘 작용할 때는 멋지다, 그러나 위에서 인용한 모든 이유로, 이 연골들은 갈려져서 닳거나, 또는 충돌 손상으로 인하여 찢기거나 부숴지기가 쉽다. 그들은 심각하게 비트는 동작으로 인해서 관절 속에서 접힐 수도 있다.

이 영역에 있는 근막 구조물들로 옮겨가기 전에 집고 넘어가야 할 무릎 관절의 독특한 요소 하나가 더 있는데, 이것은 인체를 있게 한 놀라운 디자인의 일부를 보여 주기 때문이다. 무릎 관절낭은 관절 연골들과 메니스쿠스들의 영역을 싸고 있을 뿐만 아니라, 두 개의 부가적인 '만(coves)'들을 갖고 있다 (그림 5.2) – 뼈들 사이에서 통상적 공간 바깥쪽에 있는 관절낭액의 작은 저장소들. 하나는, 무릎뼈 밑에서, 앞면 위로 올라가고, 반면에 다른 하나는 관절의 뒤에서 튀어나와, 장딴지근 머리들 밑으로 내려 간다. 이 낭은 관절의 가쪽 어느 곳으로도 뻗어 갈 수 없는데 이 이유는 우리가 전에 기술한 꽉 맞게 제한하는 결인대들 때문이다.

그렇다면 앞과 뒤에 있는 저장소의 목적은 무엇인가? 다리를 앞으로 보낼 때, 넙다리네갈래근을 수축시킨다. 이것이 무릎뼈를 밑으로 누르고, 그 밑의 만 (cove)에 있는 관절낭액은 처음에는 무릎뼈에 완충 작용을 하지만, 그러나 그 다음 압력은 낭액을 짜서 관절을 통해서 뒤쪽 만으로 보낸다. 잠시 후 발을 딛고 밀어 뗄 때, 장딴지근을 수축시킨다. 이것은 다시 처음에 액에 의해 완충 작용을 받지만, 그런 다음 계속된 압력은 그 액을 다시 관절을 통해서 무릎뼈 밑의 부위로 밀어 준다. 이런 방식으로, 이 관절은 양 끝에서 매우 효과적으로 윤활유를 바르게 되어 이 관절 내 연골의 상당량은 관절낭액에 의해서 적셔지고 활기를 찾는다.

이 기전은 걷고 있을 때 최선으로 작동되며, 달릴 때에는 그렇지 않다는 것을 주목하기를 바란다. 무릎 관절을 자연적으로 관리하며 영양을 주는 최상책은 걷는 것이다 – 걷는 것이 금기가 아니라면 – 이것이 연골을 새롭게 하고 수리하기 때문이다. 걷는 것은 치유의 한 방법으로서 4백만년 정도의 현장 훈련을 갖고 있다. 이것은 이것이 우리를 새롭게 하기 위해서 작용하는 방식의 기발한 실례이다.

넙다리의 단 – 관절 그리고 두 – 관절 근육 (The One – and Two – Joint Muscles of the Thigh)

세는 방식에 따라 다르겠지만, 대략 15개의 근육이 무릎을 넘어 간다고 한다. 우리는 이미 아래다리에서부터 위로 올라가는 것들을 다뤄왔다. 장딴지근, 장딴지빗근 및 오금근. 무릎에 영향을 주기 위해서 넙다리에서부터 내려오는 많은 긴 근육들은 두 – 관절 근육들이다, 즉, 힙과 무릎 관절 모두를 건너 간다. 이러한 배열의 논리는 이 장의 조금 나중에 우리의 초점이 될 것이다.

넙다리에는 다섯 개의 근육 그룹이 있다. 넙다리네갈래근은 단연코 제일 크고, 앞면에 있기는 하지만, 안쪽과 바깥쪽 모두로 흘러 넘어 간다. 햄스트링은 뒤에 있고; 바깥쪽에 있는 외전근들은 엉덩정강근막띠 (iliotibial tract)와 묶여 진다. 안쪽에는 모음근들이 있고; 그리고 마지막으로 이상스럽게 작고 얕은 그룹은 무릎 안쪽에서 거위발 (pes anserinus)과 연결된다. 우리는 이 그룹들의 각각을 일반적인 해부학적 기술을 위해서 잠깐 살펴보고 난 후, 단 – 그리고 다 – 관절 근육 사이의 균형을 논의할 것이다.

각각 그룹을 자세히 다루기 전에, 우리는 우리가 넙다리뼈의 말려 있는 살코기를 편다고 할 때, 갈비살을 뜨는 것을 상상한다. 이 근육 그룹들이 규칙적인 패턴을 가진 것을 알 수가 있다. 무릎 앞과 뒤에 있는 근육들은 꼭대기의 좁은 부착지에서부터 내려와서 밑에서 넓어진다. 이와는 대조적으로, 넙다리 안쪽과 바깥쪽에 있는 근육 그룹들은 힙 주위의 꼭대기, 넓은 부착지에서 시작해서, 무릎 아래에 있는 대략 하나의 부착지로 좁아진다.

이것으로서 우리는 앞과 뒤의 근육 그룹들은 – 넙다리네갈래근과 햄스트링 – 안정된 힙/골반에 붙어 있으므로 무릎 작동을 보다 많이 조절하는 것을 알 수가 있다. 안쪽과 가쪽 그룹들은 – 모음근들, 벌림근들, 거위발에 붙는 특이한 그룹 – 일차적으로 무릎을 안정시키다고 볼 수는 있으나, 힙을 움직이는데 있어서 보다 능동적이라는 것을 알 수 있다. 그러므로 우리는 넙다리네갈래근과 햄스트링과 거위발 (pes) 그룹을 이 장에서, 벌림근들과 모음근들을 힙의 부채들 (fans)의 부분으로서 6장에서 다룰 것이다.

넙다리네갈래근은 네 개의 머리를 갖고 있으나 발은 오직 하나다. 모든 힘줄들은 무릎 근처에서 근막 굴레로 모여 들어서 이것은 무릎뼈를 싸고 포함하고 있다. 이 굴레는 정강뼈 위/앞면 가장자리 주위 전체에 붙지만, 가장 두꺼운 부분은 무릎뼈에서 정강뼈결절로 가는 하나의 근막 띠 (정강뼈 앞면 꼭대기에서 명백하게 만져지는 튀어나온 부분)로 좁아진다. 넙다리네갈래근의 작용은 무릎뼈를 지나서 이 근막 띠를 경유해서 무릎을 펴고 아래다리로 차게 한다.

그러면 우리는 이 근막 띠를 무릎뼈아래인대 또는 힘줄이라고 부를 수 있을까? 한편으로, 이것은 명백히 힘줄이다, 넙다리네갈래근이 그들의 의도한 목적지인 정강뼈로 가는 여정을 마치는, 그렇다고 이것이 확실히 힘줄일까? 다른 한편으로, 이것은 무릎뼈에서부터 정강뼈로 가는 하나의 강한 띠다 – 우리가 이것을 인대라고 부르면 안될까?

후자에 관한 논쟁을 더 진행해보자, 만약 손을 다리에 대고 팔꿈치가 손목 위로 가게 위팔뼈를 안쪽으로 돌린다면, 팔꿈치는 무릎과 평행한 포지션으로 될 것이다. 이 포지션에서, 자뼈의 팔꿈치머리가 다리의 무릎뼈와 평행인 포지션이 있는 것을 보기 쉽다. 이런 추론에 의해서, 무릎뼈는 정강뼈에서 깨져서 떨어진 (broken off) 일부다. 이것이 두 개를 (무릎뼈와 정강뼈) 명백하게 연결하는 그 근막 띠를 하나의 인대로 만들 수 있다.

이러한 논의는 인간 명명법의 한계점을 이해하는데는 유용할 수 있지만, 어느 누군가가 우리를 창조했다는 것 이외에 확실한 답은 없으며, 창조자는 우리의 명명법에 아무런 관심을 두지 않는다. 이것은 단지 명명법은 인간의 발명품이라는 것을 기억하게 해주는 것인 반면에, 인체는 실제로 이러한 엄중한 법칙을 따라서 조립되지 않았다. 우리 몸을 모양 짓는 법칙들은 매우 어렵지만 자연적 선택의 느린 법칙이다.

넙다리네갈래근 논의로 다시 돌아가서, 이들은 다리의 가장 큰 근육들이다. 머리중의 셋만이 – 넓은근들 (vasti muscles) – 무릎을 건너가며, 그래서 그들 자신을 무릎 폄에 제한시키거나 또는 무릎 굽힘에 저항을 한다. 중간넓은근은 넙다리뼈 앞면 위로 똑바로 달리는데, 전체에 걸쳐서 붙어 있다 (그리고 꼭대기에서 엉덩넙다리인대에

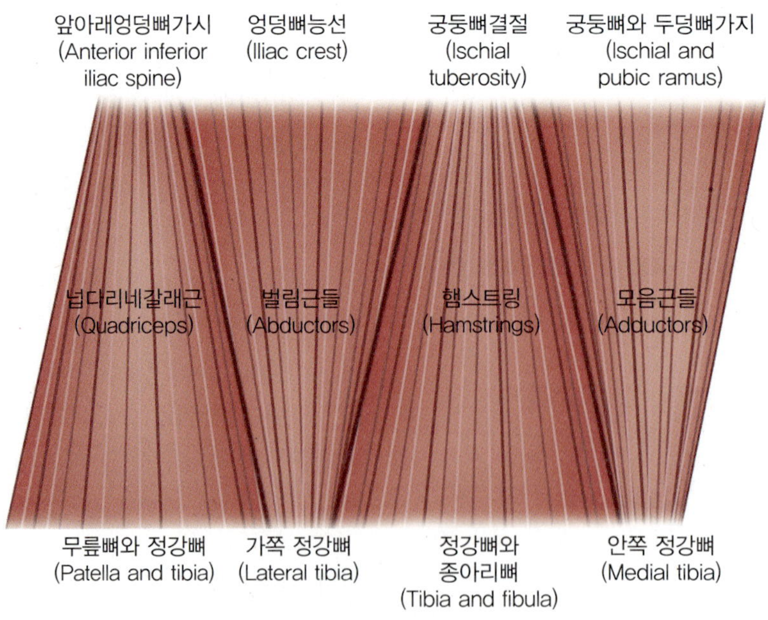

그림 5.4: 넙다리 주위의 네 개의 근육 그룹은 꼭대기에서 넓고 바닥에서 좁으며, 그 역을 반복한다. 안쪽과 바깥 근육들은 꼭대기가 넓고; 앞쪽과 뒤쪽 근육들은 바닥이 넓다.

묶이는데, 중간넓은근이 두 개의 관절에 영향을 주는 지는 논쟁이 있다). 안쪽넓은근과 가쪽넓은근은 중간넓은근의 양 옆에 놓이며, 넙다리뼈 주위를 싸서 뒷면에 있는 넙다리뼈거친선(linea aspera)에 붙는다.

네 번째 머리인 넙다리곧은근은 진정한 두-관절 근육이며, 또한 엉덩관절을 건너가서 골반에 붙는데, 이와 같이 힙을 굽힐뿐만 아니라 무릎을 펴는 작용을 하고 있다. 부착점들은 다양하지만, 앞아래엉덩뼈가시 (anterior inferior iliac spine; AIIS)가 주된 부착지이다. 일부 사람들은 엉덩관절 가장자리 위로 감긴 거울상 머리를 갖고 있다. 이것은 촉진될 수 없다. 다른 사람들은 넙다리네갈래근에서부터 앞위엉덩뼈가시 (ASIS)로 가는 명확한 근막 부착을 갖고 있다. 이러한 기형은 있을 경우 매우 쉽게 촉진된다.

넙다리네갈래근 내의 모든 근육 섬유들은 깃털 모양 형태로 무릎뼈를 향하여 간다. 물론, 이들은 스쿼트 또는 다른 무릎을 펴는 운동을 할 때 우리가 주되게 운동을 하는 근육들이다.

우리가 이 근육들에 대해서 언급해야 될 것은 많은 체육관들은 넙다리네갈래근을 훈련하는 머신들을 갖추고 있는데 이 기구는 우리에게 앉아서 발목에 바 또는 중량을 달고 무릎을 펴서 들어 올리게 만든다. 이것이 넙다리네갈래근을 더 강하고 더 불어나게 명백히 만들기는 하지만, 이러한 접근이 인체를 전체적인 면으로 볼 때 강하게 만들지 약하게 만들지 의문을 준다.

당신이 무릎 위에 귀여운 손자를 올리고 반동을 주지 않는 한, 당신은 이런 방식으로 넙다리네갈래근을 거의 사용하지 않는다. 넙다리네갈래근은 대부분의 경우, 걷기, 달리기, 차기, 및 점핑에-서서 하는 모든 활동-사용된다.

앉아서 넙다리네갈래근 운동을 한다면,

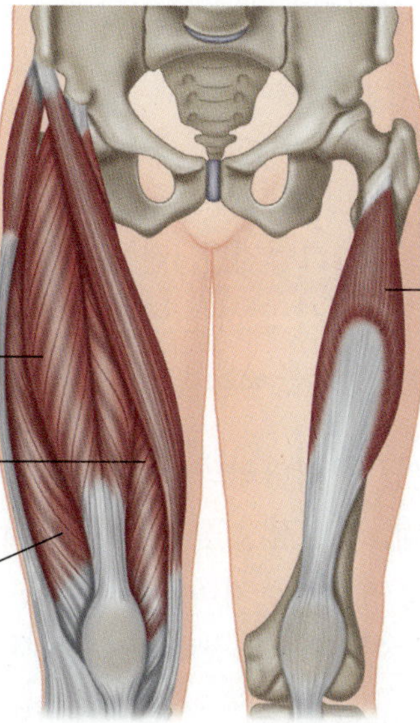

그림 5.5: 넙다리네갈래근은 무릎의 주된 폄근들이다 (그러므로 무릎의 편심 굽힘을 조절한다).

넙다리네갈래근이 더 강해지는 것은 보장되지만, 넙다리네갈래근 근력과 반대 힙 안정화 사이의 신경학적 연관은 점점 약해진다. 이런 방식으로 그들의 넙다리네갈래근을 강하게 하려는 사람들은, 엉치엉덩 (sacroiliac; SI)관절 문제를 만들고 있는데, 보통 잘 쓰지 않는 쪽에서 생기며, 신경학적 연관을 강하게 하기 유지하기 위해서 충분한 스포츠 또는 운동을 하지 않는 경우에 그렇다. 이런 종류의 SI 관절 통증과 기능 이상의 교정은 카이로프랙틱 또는 접골요법 조절로는 안되며, 연조직 치료로서도 안 된다. 이것은 넙다리네갈래근 근력을 반대쪽 힙 안정화에 맞추는 재교육을 요구한다.

손을 넙다리 앞면에 댄다면 넙다리네갈래근을 못 찾을 수가 없다. 아래쪽 끝에서, 우선 정강뼈 결절을 찾고 이것과 무릎뼈 사이의 무릎아래힘줄 (infrapatellar tendon)을 느껴라. 무릎뼈 양쪽을 만지고 있는 동안 당신의 모델은 능동적으로 그의 무릎을 능동적으로 완전히 펴게 해서 무릎뼈를 싸면서 내포하고 있는 결합조직 굴레를 느껴라.

무릎뼈 위로, 넙다리곧은근은 넙다리 앞면 위로 올라가는 하나의 분리된 근육으로 느껴진다. 위쪽 끝에서, 넙다리곧은근은 넙다리근막긴장근과 (ASIS로 가는) 넙다리빗근 밑으로 들어가서 AIIS로 간다. 그렇지만, 전에 말한 것처럼, 해부학 책들에서 말하는 것과 상관이 없이, 일부 넙다리네갈래근은 ASIS에 부착지를 갖는다.

가쪽넓은근은 넙다리의 가쪽 부분을 따라 느껴질 수 있는데, 엉덩정강근막띠 (iliotibial tract; ITT) 깊숙이 놓여 있다. 가쪽넓은근의 수축은 ITT를 밀어내어 이 밴드의 장력을 증가 시킨다.

안쪽넓은근은 무릎 근처 넙다리곧은근의 안쪽에서 느껴질 수 있다. 그러나 위쪽으로 옮겨가면, 모음근들이 그 근육을 덮어서, 안쪽넓은근은 모음근들 밑으로 달리며, 그래서 더욱 더 직접 촉진하기가 어렵게 된다. 이 두 근육군들 사이의 복잡한 근육사이격막 (intermuscular septum)의 촉진을 6장에서 다룰 것이다.

마지막으로, 중간넓은근은 넙다리곧은근과 넙다리뼈 사이에서 촉진될 수 있다. 손가락 끝을 넙다리곧은근을 통해서 부드럽게 누르거나, 이것을 안쪽 또는 가쪽으로 미끄러뜨려 길을 비키게 한다. 당신과 뼈 사이에서 밀집한 근육 층을 느낄 것이다 – 이것이 중간넓은근이다.

넙다리 뒷면에 있는 햄스트링 근막 집합체로 돌아가서, 고전적인 해부학에서 햄스트링을 세 개로 보지만, 그러나 임상적인 목적에서, 우리가 당신에게 요청하는 것은 햄스트링을 넷으로 생각하라는 것이다.

우선 전통적인 셋을 볼 때 – 반힘줄모양근, 반막모양근 및 넙다리두갈래근의 긴머리 – 그들은 모두 두 – 관절 근육들로, 골반 뒤의 궁둥결절에서부터 시작해서 무릎 아래 아래다리로 가서 붙는 것에 주목할 수 있다. 이와 같이, 그들은 모두 힙을 펴고 무릎을 굽힌다.

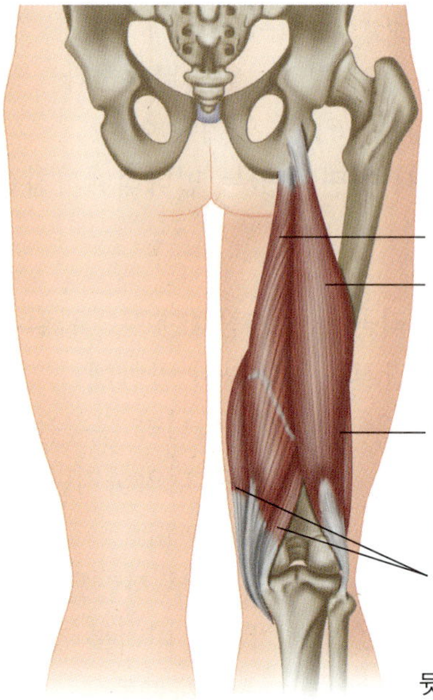

그림 5.6: 세 개의 두 – 관절 햄스트링들이 – 넙다리두갈래근, 반힘줄모양근, 반막모양근 – 넙다리의 뒤를 채운다. 햄스트링들은 힙을 펴고, 무릎을 굽히며, 힙의 편심 굽힘을 조절한다.

부가적으로, 무릎 안쪽으로 가는 두 개의 반근들은 무릎이 충분히 굽혀졌을 때, 넙다리뼈 상에서 정강뼈의 안쪽 회전에 관여할 수 있다. 무릎 가쪽에서 종아리뼈머리에 붙는 넙다리두갈래근은 무릎을 굽혔을 때 아래다리를 가쪽으로 회전할 수 있다. 그러나, 햄스트링들은 근육을 안정화시키는데 자주 사용되어 왔기 때문에 무릎의 회전 또는 폄, 및 힙의 굽힘을 조절하거나 막는 그들의 편심/등장성 역할을 항상 고려해야만 한다.

그들의 공통 몸쪽 부착지를 찾기 위해서, 모델을 배를 대고 눕게 하고 당신의 손바닥을 넙다리 뒤에 대는데, 손가락 끝이 엉덩이 주름의 안쪽 부분에 가게 한다. 여기서부터 위로 궁둥뼈결절 (ischial tuberosity; IT)을 찾아라 – 일반적으로, 여성은 약간 넓고, 남성은 약간 좁다. 모델에게 무릎을 굽혀서 발뒤꿈치로 당신의 어깨 또는 다른 받침을 밀게 해서 햄스트링이 장력을 받아 튀어 오르는 것을 느껴라. 이런 방식으로, 햄스트링들이 하나의 그룹으로 IT의 뒷면에 붙는 것을 명백하게 느낄 수 있다. 만약 모델이 허락한다면, IT에서부터 위쪽으로 가는 엉치결절인대까지 올라가는 근막 연속체를 느낄 수 있다.

먼쪽 끝에서, 두 개의 '반 (semi)' 힘줄들이 무릎 뒤의 오금 (popliteal fossa) 안쪽 면에서 느껴질 수 있는 반면에, 넙다리두갈래근의 하나의 강한 힘줄은 가쪽면에서 느껴질 수 있다. 또 다른 흥미로운 촉진은 허벅지의 얼마나 위까지 안쪽과 가쪽 햄스트링들이 제 각기 일을 할 수 있는가를 보는 것이다. 두 세트의 힘줄 사이에 있는 오금 공간에서부터, 손가락 끝들을 허벅지 위로 움직여 보아라, 궁둥결절을 향해서, 안쪽과 가쪽 햄스트링들 사이로, 그 근육들은 서로 조금씩 가까워질 것이나, 그들 사이에 손가락 끝들을 여전히 집어 넣을 수 있을 것이다.

다양한 고객들을 비교할 때, 일부 사람들은 넙다리의 반 또는 약간 더 위까지 이러한 분리를 유지하는 반면에 다른 사람들에서는 안쪽과 가쪽 햄스트링들이 단지 무릎 위 1-2인치에서 근막적으로 합친다는 것을 발견할 것이다. 옆에서 옆 움직임을 많이 사용하는 사람들, 예를 들어, 스키 선수, 축구 선수, 및 아프리카 댄서는 보통 안쪽과 가쪽 햄스트링들 사이에 분리가 잘 되어 있다 (분리가 잘 되어있지 않더라도 이득을 본다). 예를 들어, 햄스트링들 전체 세트를 항상 함께 사용하는 달리기 선수들은 그렇게 분리될 필요가 없다.

이 근육들 속에는, 그들의 이름이 암시하는 것처럼, 근막으로 된 다수의 줄들과 시트들이 있으며, 빨리 진행되며, 앞서가야 하는 우리 세상에서 만성적으로 긴장한 근육들이 있는데, 이것들에 대한 당신의 숙련된 치료로 그들 모두가 수그러질 수 있다.

이제 추정되는 '네 번째 햄스트링'으로 돌아가자. 우리는 아직까지 넙다리두갈래근의 짧은머리를 포함시키지 않았는데, 이것은 종아리뼈머리에서부터 넙다리뼈 뒷면에 있는 넙다리거친선의 아래 부분으로 주행한다. 사실상, 이것은 긴머리에서부터 불완전하게 분리되었다. 이 두 개의 근육 섬유들은 하나의 근육 덩어리로 섞이는데 (가쪽넓은근과 중간넓은근 또한 그렇듯이), 인체의 복잡성 앞에서 우리의 명명법의 한계를 다시 한 번 보여 준다.

그러나, 그것 자체만을 볼 때, 넙다리두갈래근의 짧은머리는 무릎을 굽히는 한-관절 근육이다. 그러나 이것은 전적으로 그것 자체에만 있지 않는다. 큰모음근의 중간부가 넙다리거친선의 아래 부분으로 내려와서, 넙다리두갈래근의 짧은머리와 합해져서 다른 셋 밑에서 '4번째 햄스트링'을 형성한다 (그림 5.7). 이 구성의 차이는 우리가 두 개의 한-관절 근육을 갖고 있으며, 반면에 햄스트링들의 나머지 셋은 두-관절 근육이라는 것이다.

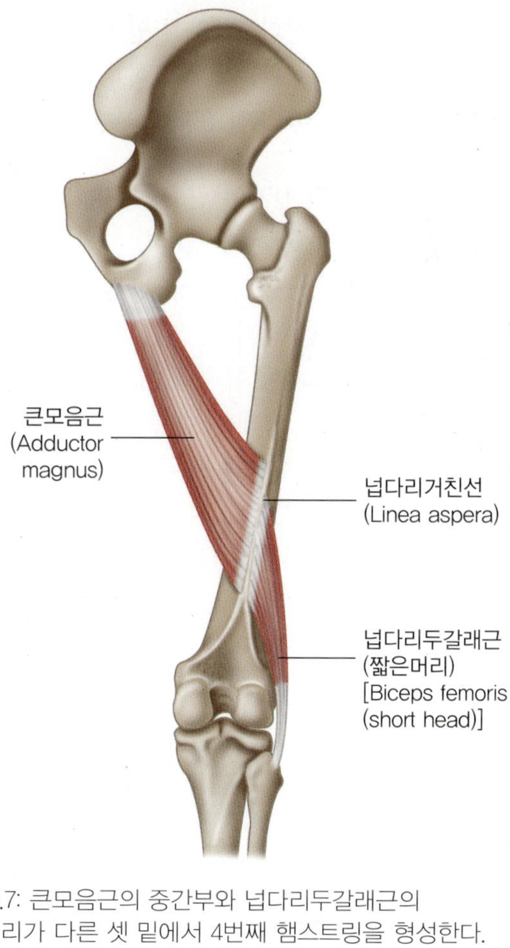

그림 5.7: 큰모음근의 중간부와 넙다리두갈래근의 짧은머리가 다른 셋 밑에서 4번째 햄스트링을 형성한다.

햄스트링들을 한 그룹으로 수축시켜보아라. 그러면 당신은 힙을 펴고 무릎을 굽히는 힘을 어쩔 수 없이 내야만 한다. 어떻게 인체가 이 동작들의 어떤 것이 일어나게 조절할까? 힙 굽힘근들 또는 무릎 폄근들의 수축을 통해서 원하지 않은 움직임을 '멈추는' 것이 한가지 방법이지만, 그러나 다른 방법은 두-관절 햄스트링들 밑에 놓인 이러한 한-근육 햄스트링 집합체를 통해서 조절한다. 여기서의 현실적인 적용은 때때로, 정규 햄스트링들에 대한 성실한 치료가 당신이 추구하는 이완을 얻지 못했을 때, 밑에 놓인 큰모음근의 중간부 또는 넙다리네갈래근의 짧은머리를 특정시켜 치료해서 효과를 볼 수가 있다.

무릎 바깥쪽에서, 넙다리근막긴장근과 볼기근들에서부터 내려가는 ITT (엉덩정강근막띠)는-6장에서 이것에 관하여 자세히 다룸-무릎의 바깥면과 가쪽곁인대를 안정시키는 작용을 한다. 넙다리 안쪽에 여러 개의 모음근들이 있지만, 이 근육들의 아무 것도 무릎을 건너 가지 않는데, 이 또한 6장에서 다룰 것이다.

안쪽에서 무릎을 건너 가는 근육들은 놀라울 정도로 작은 근육들 덩어리 셋이다-넙다리빗근, 박근, 및 반힘줄모양근 (그림 5.8). 일부 해부학자는 절개할 때 이들 셋을 당기면, 그들의 아래 부분에 있는 세 개의 힘줄들 이 함께 튀어 올라와서, 거위 발처럼 보인다. 그래서 이름이 거위 발(pes anserinus)이다. 이 힘줄들 모두 안쪽곁인대를 지지하는 것을 돕지만, 그러나 그들이 매우 길기 때문에, 그들이 완전히 팽팽하게 되어있지 않다면, 지지하는 그들의 역할은 미미할 것이다.

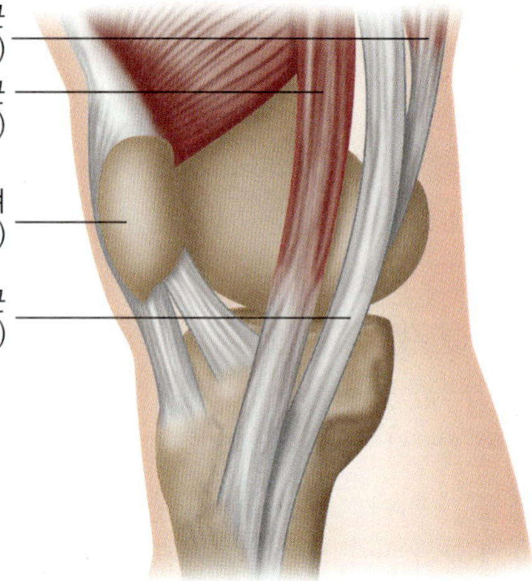

그림 5.8: 무릎 안쪽의 세 개의 얇은 근육들은-넙다리빗근, 두덩정강근, 및 반힘줄모양근-이러한 '약한 연계'를 골반의 앞, 바닥 및 뒤로 안정시킨다.

거위 발의 세 근육은 힙에서 아주 다른 곳들로 간다. 넙다리빗근은 골반 제일 앞에 있는 ASIS로; 두덩정강근은 골반의 제일 바닥에 있는 궁둥두덩가지 (ischiopubic ramus)로 똑바로 올라가고; 반힘줄모양근은 골반 뒤에 있는 IT으로 간다. 이런 방식으로, 무릎 안쪽 면은 골반의 어느 부분으로 안정화될 수 있다. 이것의 안정화 작용에 있어서 이 집합체를 보기 위하여 한 날 위의 스케이트 선수를 생각해라.

이와 같이 무릎의 근육들은 인대들의 안정 효과를 보강하면서, 동시에 무릎의 힌지를 굽히고 조정한다. 간단하지만 거대한, 무릎은 인체에서 가장 크고 가장 강한 근육들의 일부에 의한 지배를 받는다.

무릎과 넙다리의 인체판독 (Body Reading the Knee and Thigh)

아래다리는 발, 무릎, 및 힙이 동일한 수직면에 있고 무릎을 약간 굽히고 있을 때 편안하게 배열될 수 있다. 우리는 발과 발목관절이 정강뼈결절과 함께 어떻게 주행해야만 하는 지를 관찰했고, 그리고 우리는 이제 무릎을 그 공식에 넣을 수 있다. 우리는 정강뼈결절이 무릎 중심의 아래에 있고 그리고 무릎뼈가 넙다리뼈고랑 안에 잘 놓이기를 원한다. 옆에서 볼 때, 가장 효율적으로 서있는 배열은 엉덩관절을 (누구를 믿느냐에 따라서) 가쪽복사뼈의 바로 위, 또는 바로 앞에 놓을 것이다.

무릎을 살필 때, 우리는 안쪽/가쪽 햄스트링들과 넙다리네갈래근 사이의 균형을 해석할 수 있다. 넙다리네갈래근은 넙다리뼈고랑 안에서 무릎뼈의 주행에 영향을 줄 수 있으며, 그리고 햄스트링들은 정강뼈와 종아리뼈에 부착지를 갖기 때문에 그들의 균형은 무릎의 회전에 관여된다.

무릎뼈는 정상적으로 넙다리뼈에 있는 고랑을 타고 다니지만, 넙다리네갈래근의 불균형, 발 또는 힙에서의 불안정성, 또는 심지어 무릎뼈 밑의 넙다리뼈 회전이 모두 무릎 굽힘과 폄에서 발 위의 무릎뼈 주행에 영향을 끼칠 수 있다. 무릎 주행을 평가할 때 넓게 보아야 하는데, 그 이유는 무릎 행동은 너무 자주 위 또는 아래에서 오는 힘들의 결과이기 때문이다.

그림 4.13에 있는 모델 A의 경우에서, 오른발의 안쪽 기울기에 의해서 우측 무릎이 안쪽으로 조장되고 있는 것을 볼 수 있다. 이러한 움직임의

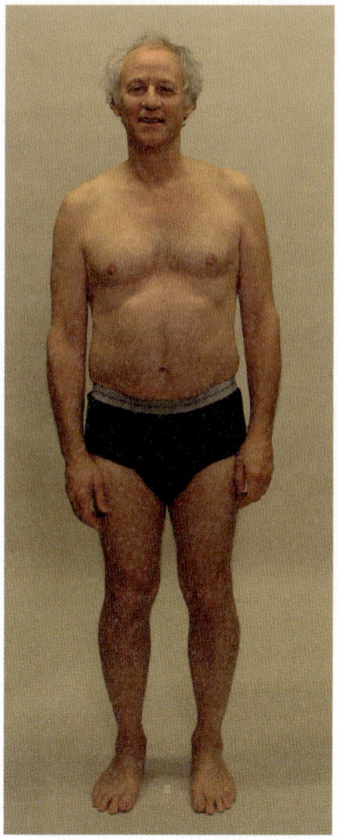

그림 5.9: 이 남자는 넙다리뼈들에 비교해서 정강뼈 모두가 가쪽으로 돌아간 것을 보여 주는데, 특히 좌측에서, 넙다리두갈래근이 단축된 가능성을 보여 준다. 그러나 또한 무릎뼈가 가쪽으로 당겨진 것도 볼 수 있는데, 이것은 안쪽넓은근과 가쪽넓은근 사이의 불균형을 나타낸다.

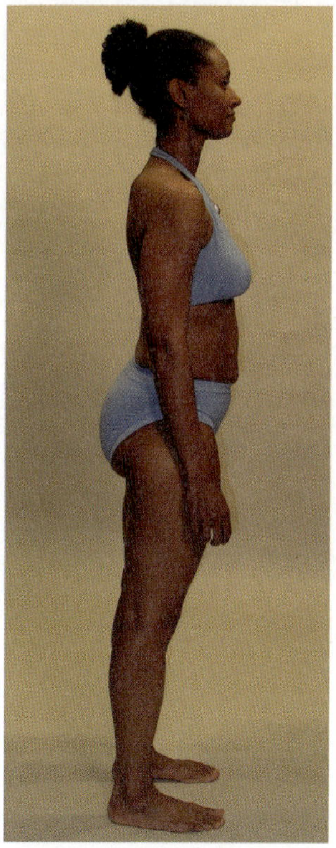

그림 5.10 a: 이런 종류의 무릎 과다폄은 앞면에 있는 넙다리네갈래근에 의해서 도움을 받을 수 없는데, 그렇다면 무릎관절 앞의 옆모습은 편평할 것이다. 정강뼈와 종아리뼈가 이와 같이 넙다리뼈 뒤에 있다면 우리는 관절 뒤를 건너가는 조직에 대해서 생각할 필요가 있는데, 특히 넙다리두갈래근의 짧은머리이다.

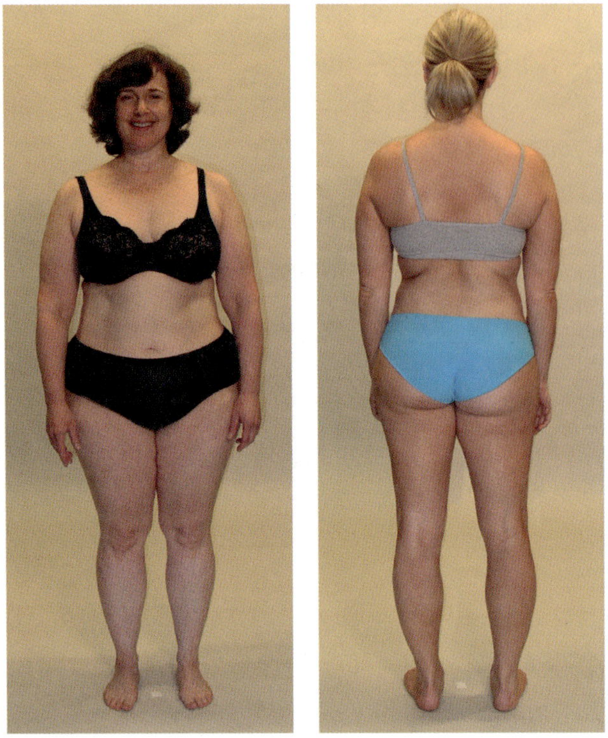

그림 5.10 b & c: 우리가 이러한 종류의 'X' (무릎의 안쪽 이동)와 'O' (무릎의 가쪽 이동) 패턴들을 볼 때, 우리는 벌림근들과 모음근들 (후자는 6장에서 자세히 다뤄질 것이다) 사이의 불균형을 다룰 필요가 있는데, 그들 둘 다 관절의 바깥쪽과 안쪽에 있는 또 다른 활시위를 형성하기 때문이다. 그들은 또한 넙다리뼈의 회전에 연관될 수 있어서, 무릎의 옆모습을 변하게 만드는데, 가쪽 회전의 경우에서 안쪽 과두들이 더욱 두드러지게 되어서 'X' 다리들인 인상을 주며, 'O' 패턴에서는 그 반대이다. 넙다리뼈의 회전 또한 골반을 둘러싸고 있는 근육의 치료를 통해서 균형 잡힐 수 있을 것이며, 이 테크닉들은 6장에서 다뤄진다.

조절에 대한 인체의 자연적인 요구는 안쪽넓은근과 가쪽넓은근 사이의 불균형을 만들 것인데, 우측 가쪽넓은근이 무릎 복합체의 안쪽 이동의 약간을 조절하도록 요구될 것이기 때문이다. 우리는 넓은근들 사이에 있는 힘과 탄력의 차이가 종종 발 역학에 관련이 있다는 것을 알았다.

또한 햄스트링과 넙다리네갈래근 모두 엉덩관절을 건너 가며, 그래서 단축이 전방 기울기 (넙다리곧은근의 단축)와 후방 기울기 (모든 햄스트링들과 큰모음근의 단축)에 관여될 수 있다. 6장에서 다룰 것이다. 그러므로 이 장에서는 무릎 패턴에 집중할 것이지만, 골반의 균형을 잡는데 유용할 테크닉을 포함할 것이다.

무릎과 넙다리 테크닉 (Knee and Thigh Techniques)

이 섹션에서의 목표는 무릎관절 주위 힘의 균형을 잡아서 관절에 부하가 덜 가게 하는 것이다. 무릎은 강하지만, 그림 5.4에서 볼 수 있듯이, 각도 그리고 날개가 있는 구조는, 무릎을 가로지르는 근육들의 다관절 기능의 꼭대기에서, 이 관절을 가로질러 작용하는 힘을 다루는데 어려움을 만들 수 있다.

무릎 주위 풀기 (Release Around the Knee) (표면전방선; SFL)

논의한 것처럼, 넙다리네갈래근에서 온 근막은 많은 해부학 책들에서 본 것처럼 아주 깔끔한 선인 힘줄로 모두가 합쳐지지 않는다. 그것 보다는, 이것은 함께 합쳐져서 넙다리네갈래근 확장 (quadriceps expansion)이라고 불리는 것을 만드는데, 이것은 무릎 관절 앞을 수영모자처럼 싸고, 이것의 강한 섬유성 초 (sheath) 내에 무릎뼈를 넣고 있는 하나의 근막 봉투이다. 이것은 안쪽넓은근과 가쪽넓은근이 당기는 힘과 다른 각도들에 적응할 것인데, 안쪽넓은근과 가쪽넓은근의 근육 섬유들은 비스듬한 각도로 이것을 당긴다.

손가락끝들을 무릎 상부 위까지 뻗어 가게 해서 넙다리네갈래근 높이까지 손가락들을 댄 채로 고객에게 무릎을 천천히 굽혔다 펴라고 해 보면, 당신은 틀림없이 다른 옆쪽들이 서로 서로 연관되어 있은 것을 느낄 것이다. 어떤 쪽이 완전히 개통될 수 있는가? 만약 있다면, 무릎 주위 조직의 질에서 차이는 무엇인가?

자주, 섬유들을 구분하기 위해서 약간 추가적 집중을 필요로 하는 곳은 가쪽면일 것인데, 무릎을 펴는 마지막 10°가 될 때까지 안쪽넓은근은 덜

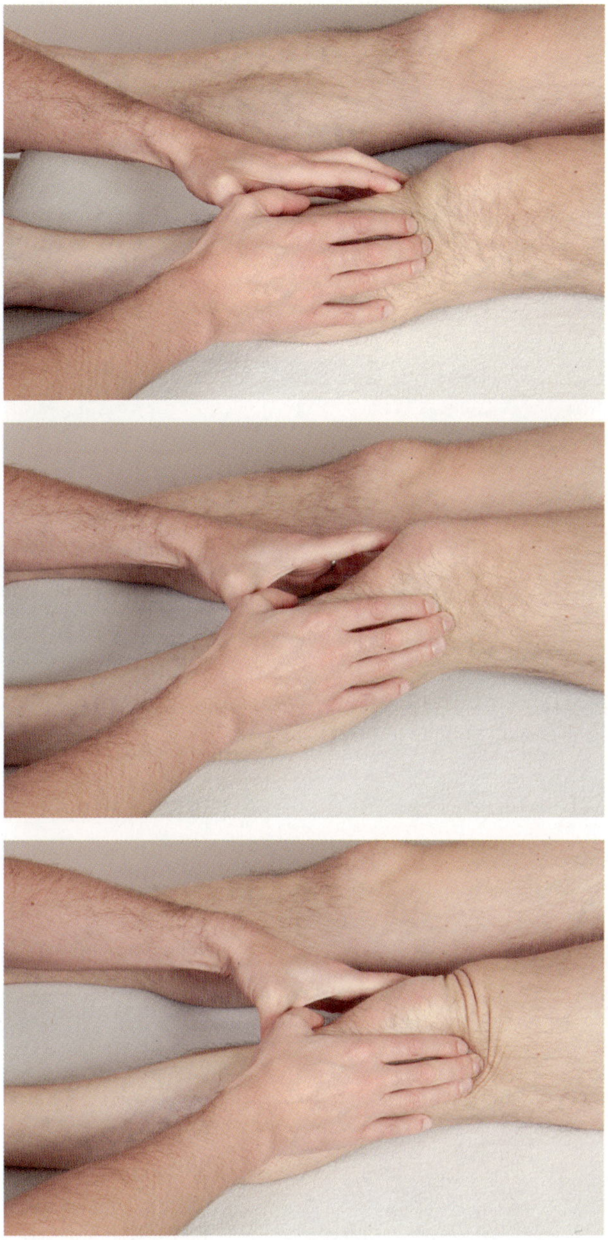

그림 5.11 a, b & c: 무릎뼈 주위를 지나가는 조직을 포함하기 위해서 손가락들을 사용해서, 고객이 무릎을 굽힐 때 이것을 평가하는데, 제한되거나 유착된 부위를 느낀 다음 이 부위의 접촉에 집중한다. 넙다리네갈래근 확장 층에 확실히 관여해라. 만약 고객이 날카로운 통증을 표시한다면, 더 깊은 골막에 대고 있을 것이다.

활동적이기 때문이다 (사이클 선수와 축구 선수들은 대표적인 예외이다). 몇몇 제한된 조직을 풀기 위하여, 고객이 무릎을 테이블에서 오직 일 인치 정도를 들어 올려 굽히는 동안 그 부위로의 당신의 압력에 집중해라. 더 높이 들어 올려 굽히면 조직은 팽팽해져서 당신을 밀어 낼 것이다.

불균형은 무릎 위에서 더욱 두드러지기 쉬운데, 특히 근육힘줄 연결부 쪽이며, 조직이 이것을 요구할 경우, 주먹관절들 또는 팔꿈치를 사용해서 치료될 수 있다.

거위발 (Pes Anserinus)

넙다리빗근, 두덩정강근, 및 반힘줄모양근 셋의 부착지인 거위발은 매우 제한될 수 있다. 이것은 정강뼈 결절의 아래 안쪽에서 발견된다. 고객을 등을 대고 눕게 한 후, 손가락 끝으로 조직에 관여한 다음, 무릎을 천천히 천장을 향해서 굽히라고 시키는데, 테이블에서 1-2 cm를 들어 올리게 한다. 당신은 조직을 단지 위쪽으로 들어 올리거나 고객이 움직이는 동안 손가락들을 벌려서 조직을 약간 펼칠 수 있다.

부착지에서 약간 위쪽으로, 당신은 밑의 조직에서부터 힘줄들을 구분해서 들어 올리는 치료를 할 수 있다. 이 움직임을 위해서, 고객을 옆으로 눕게 하고, 위쪽 넙다리를 굽혀서 베개를 받히고 있으면서 아래다리의 안쪽면을 치료할 수 있다. 고객에게 무릎을 다시 굽히라고 해라, 그러나 이 번에는 손가락들과 엄지로 집는 그립을 만들어서 조직을 푸는 치료를 한다.

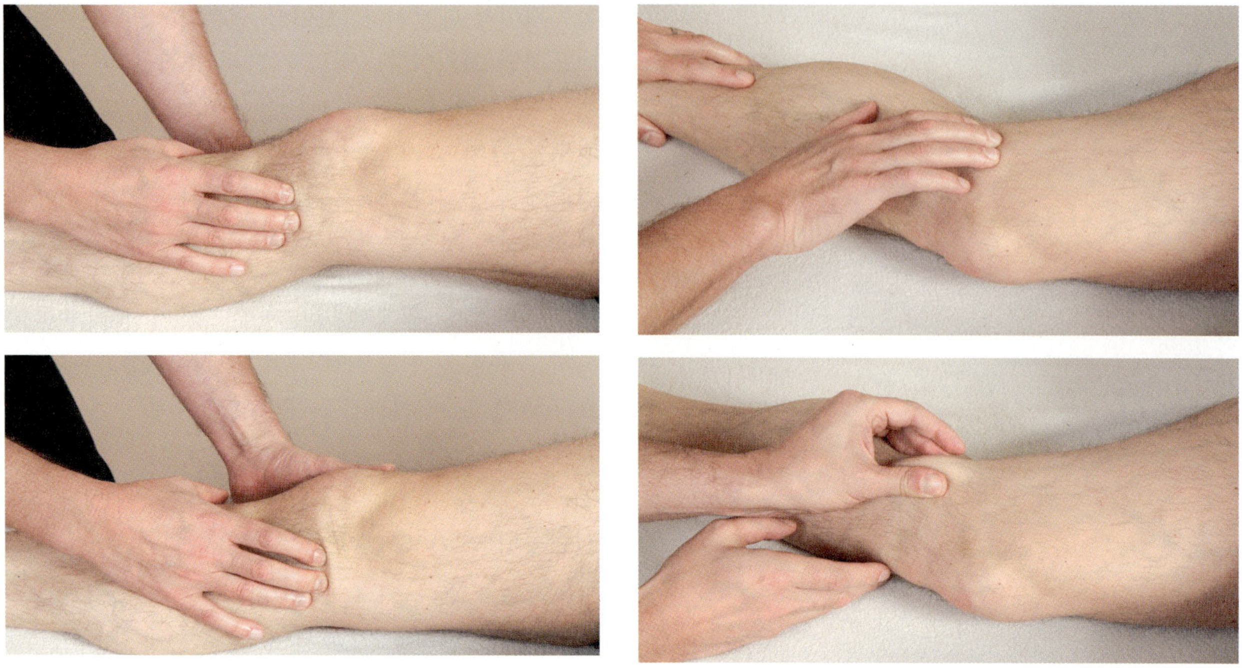

그림 5.12 a, b, c & d: 거위발 층에 관여하기 위해서 손가락 끝들을 사용하며 이것을 그 밑의 골막과 주위 조직으로부터 구분해라. 관절의 안쪽면 주위에서, 이 조직은 뼈에서부터 약간 떨어질 정도로 자유로워야만 한다.

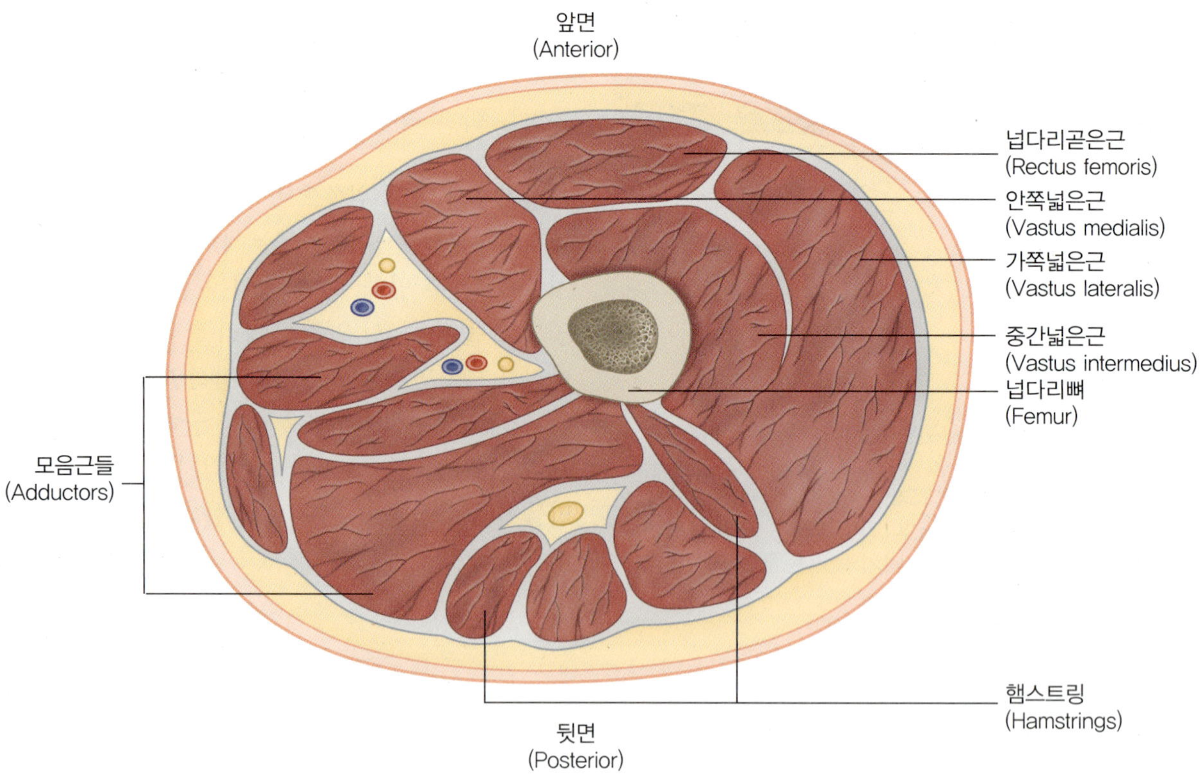

그림 5.13 a: 넙다리 근육들의 절단면

넙다리네갈래근 (Quadriceps) (표면전방선; SFL)

넙다리의 단면 (그림 5.13a)는 넙다리네갈래근의 깊이와 크기를 보여준다. 세 개의 넓은근들 각각은 넙다리뼈에 붙고 넙다리뼈거친선은 모음근들과 넙다리두갈래근 짧은머리의 부착을 위해서 남겨 놓는다.

회전을 사용하는 것은 직접적인 압박 테크닉들에 대한 하나의 유용한 변형으로 심각한 면들을 따듯하게 하고, 준비하며 평가하는 것이다. 당신의 그립으로 넙다리의 얕은 조직들을 제한하고 있으면서 환자에게 넙다리를 돌리라고 시켜라, 그러면 당신은 깊은 조직에서부터 보다 얕은 쪽을 향해서 바깥쪽으로 가동을 느낄 것이다.

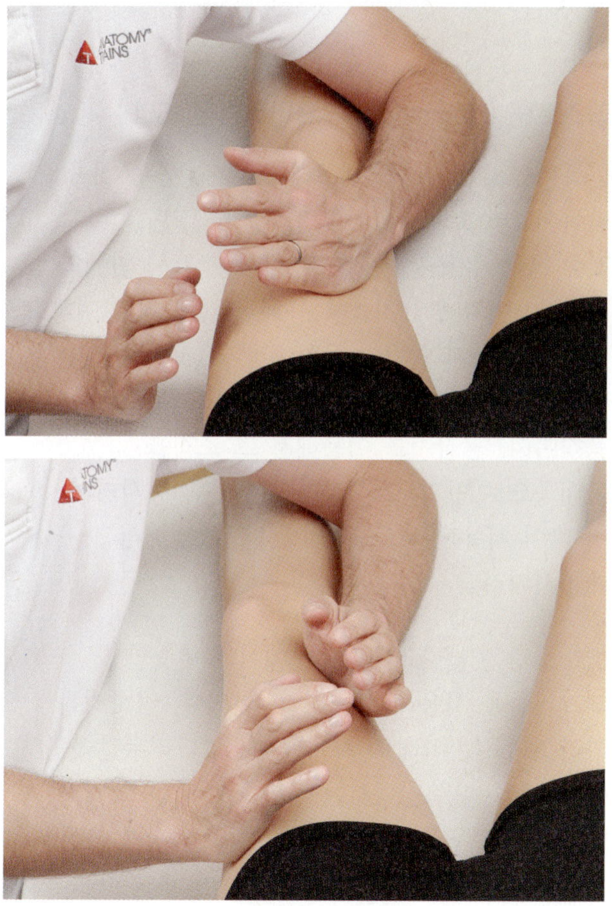

그림 5.13 b & c: 손꿈치를 사용해서 얕은 조직에 관여하고, 고객이 다리를 좌우로 돌리는 동안 조직에 대한 맞서는 수평적 관여를 번갈아해라.

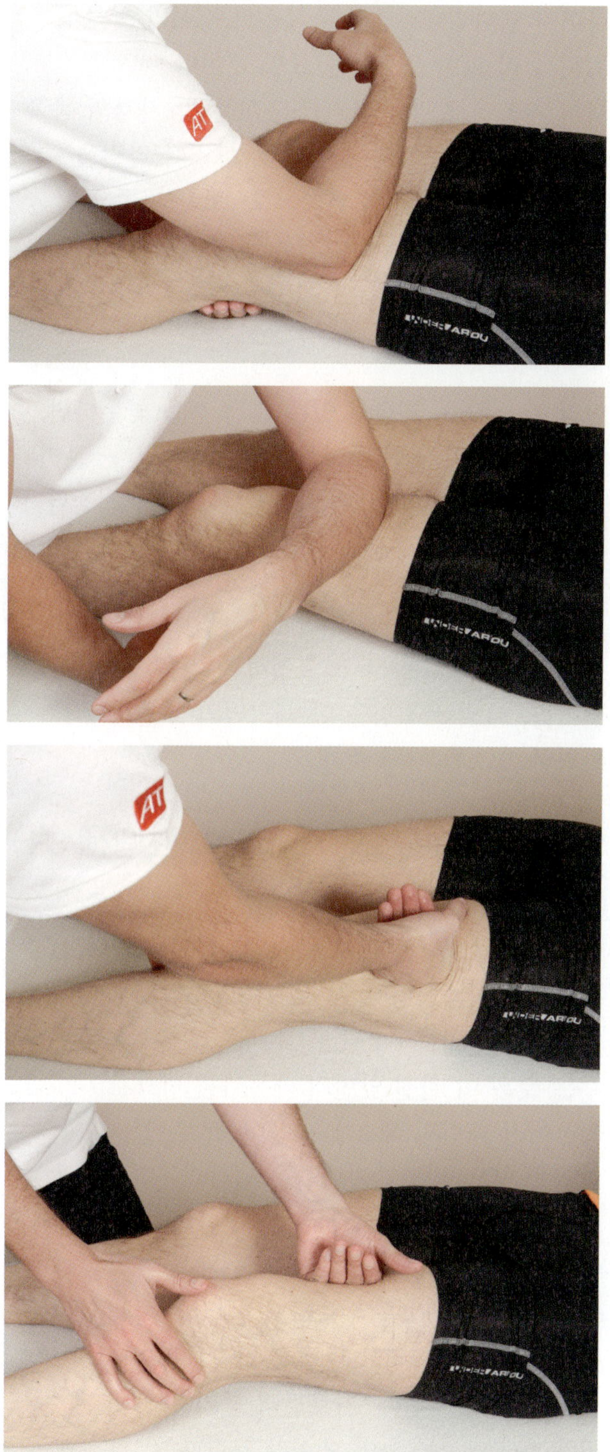

그림 5.14 a, b, c & d: 넙다리네갈래근 확장 주위의 조직이 풀리고 균형 잡혀졌다면, 그 다음 더 강한 도구로 넙다리의 더 위를 치료할 수 있다. 앞팔 또는 열린 주먹으로 넙다리네갈래근을 푸는 것이 더 넓은 영역을 다루게 해 주지만, 그러나 넙다리곧은근, 안쪽넓은근, 또는 가쪽넓은근을 관여하기 위해 치료하는 팔을 바꾸거나 기울여서 다양한 면들에 집중할 수가 있다. 안쪽 또는 가쪽 조직에 보다 쉽게 접근하기 위해서 인체 자세가 어떻게 바뀌는 가를 보아라, 그림 5.14 a & b, 그리고 c와 d.

나머지 넙다리네갈래근은 그들의 덩어리를 다루기 위해서 더 강한 도구들을 요할 것이다. 우리는 특히 처음에 앞팔을 쓰기를 권하는데, 자뼈의 몸쪽 1/3로 압력을 주는데 집중해라. 그러나 앞팔을 넙다리에서 중심으로, 안쪽으로, 또는 가쪽으로 관여를 향하기 위해서 앞팔을 굴려서 (손목을 들어 올리거나 낮춰서 만들 수 있다) 중점을 두는 선을 바꿀 수 있다.

만약 긴장 또는 제한이 있는 특정 선을 찾는다면, 보다 감각적인 열린 주먹이 사용될 수 있다. 분리된 영역들인 경우에서는, 주먹관절들 조차도 적절할 것이다.

넙다리 앞면 근육들을 지나가는 동안 고객에게 무릎을 올리고 내리라고 요청하는 것을 잊지 말아라; 그의 움직임은 이 테크닉의 효율성에 활기찬 요소를 더해 준다.

넙다리곧은근 (Rectus Femoris) (표면전방선; SFL)

전에 말한 것처럼, 넙다리곧은근 힘줄은 종종 이것의 몸쪽 부착지에서 둘로 갈라지는데, 한 섹션은 앞아래엉덩뼈가시로 가고, 다른 하나는 엉덩관절의 입술 (labrum)로 섞인다. 이 힘줄을 푸는 것은 이 관절 앞면의 개통과 전방으로 기울어진 패턴의 해소에 도움이 될 수 있다. 이 힘줄을 찾으려면, 손가락들을 넙다리근막긴장근 (tensor fascia latae; TFL)과 넙다리빗근 사이의 공간 속으로 집어 넣는다. 고객에게 넙다리를 내회전시켜 - TFL을 수축하게 만든다 - 이 함몰부를 찾을 수 있고, 그리고 나서 손가락들을 이것의 안쪽에 위치 시킨다. 가로질러 퉁기거나, 또는 고객에게 다리를 들어 올리라고 한다면, 가는 밧줄 같은 힘줄을 느낄 수도 있다.

손가락 끝으로 이것의 조직에 관여한 다음, 압력을 밑으로 향해서 골반에서 멀어지게 하는 동안 그에게 골반을 뒤쪽으로 기울이라고 해라 (또는 그의 꽁지를 밀어 넣으라고).

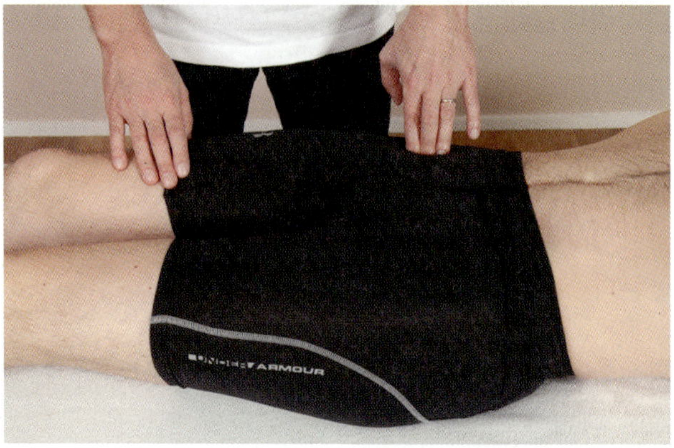

그림 5.15: ASIS 약간 밑에 있는 넙다리빗근과 TFL 사이에 있는 함몰부를 찾아라. 넙다리곧은근의 힘줄을 찾기 위해서, 안쪽에서 가쪽으로 조직을 가로질러 퉁겨라 그러면 틀림없이 가는 줄 같은 힘줄을 촉진한다. 이것을 올바르게 찾았는지 확인하기 위해서, 고객에게 다리를 들어 올리라고 시킨다. 그러면 힘줄은 힙을 굽히는 동안 긴장한다. 고객이 골반을 뒤쪽으로 천천히 기울이는 동안 조직을 아래쪽으로 치료한다.

햄스트링 (Hamstrings) (표면후방선; SBL)

근복부들 (bellies)을 치료하기 전에, 몸쪽 힘줄을 막아서 햄스트링 내의 몇몇 과도한 장력을 푸는 것이 종종 유용할 수 있다. 인체 손 (즉, 인체와 가까운 손)의 팔꿈치를 사용해서, 힘줄에 관여하고, 처음에는 단지 압박만을 가해라. 이것이 풀리거나 이완되기를 기다리고 나서, 어깨를 위쪽으로 움직여서, 팔꿈치를 이용해서 그 조직을 아래쪽으로 당기도록, 부착 부위를 소통시키며, 이 많이 사용되는 그룹의 기시를 특정해서 개통시켜라.

햄스트링은 넙다리네갈래근에서와 비슷한 테크닉들을 사용해서 늘려질 수 있다. 넙다리를 따라 위 또는 아래로 치료할 때, 넙다리두갈래근 (허벅지의 가쪽면)에서는 바깥쪽 주먹을 그리고 안쪽 햄스트링들에서는 '인체 손'의 앞팔을 사용하는 것이 더 쉬운데, 이것이 인체 역학을 쉽게 해 주기 때문이다. 이 경우에서 고객은 간단히 무릎을 테이블로 밀어서, 넙다리네갈래근과 힙 굽힘근들을 관여시킨다.

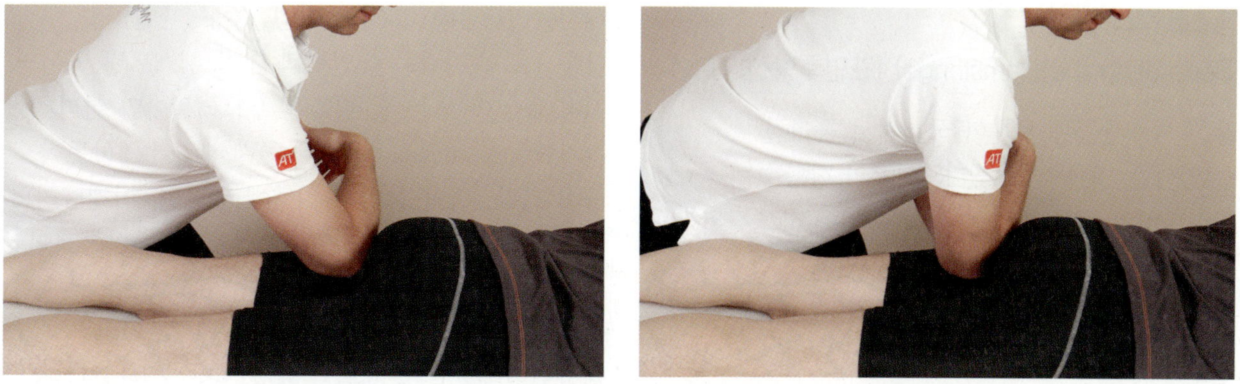

그림 5.16 a & b: 햄스트링 힘줄 풀기. 우선 압박을 가하고 이완되기를 기다린 다음, 그 힘줄 조직에 댄 고정을 유지한 채로 어깨를 접촉부 꼭대기 위로 가게 옮겨서 궁둥결절에서부터 조직을 깨끗이 치우는 것을 도와라.

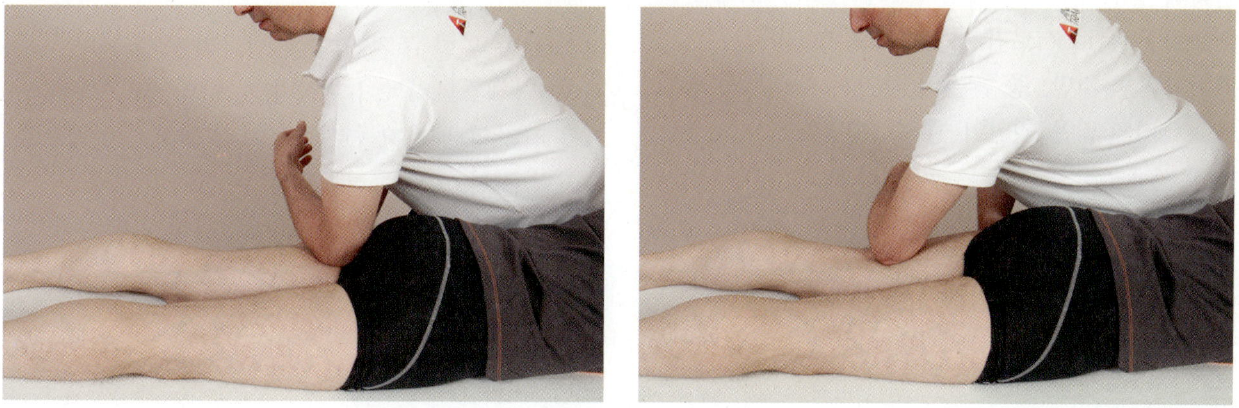

그림 5.17 a & b: 앞팔은 다리 뒤 공간을 가로질러 관여하기 유용한 도구이다. 흔히 일반적인 패턴을 교정하는 것을 돕기 위해서 인체의 뒤를 따라 아래쪽으로 조직이 다뤄진다.

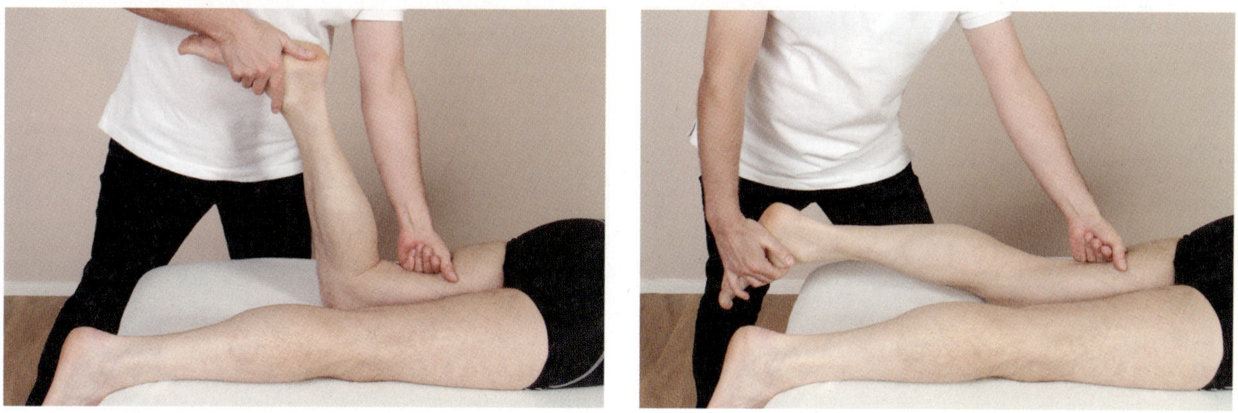

그림 5.18 a & b: 햄스트링을 위한 보다 특정한 스트레칭을 하는 방법은 무릎을 굽히게 해서 그 조직을 이완시킨 다음, 몇몇 팽팽하거나 제한된 섹션을 누른 다음, 무릎을 능동적으로 또는 수동적으로 펴는 것이다.

보다 능동적인 움직임은 고객의 다리를 무릎에서 굽히고 조직에 관여하는 것인데, 그에게 발을 치료대로 되돌리게 해서 이것을 천천히 늘리라고 시키는 것이다. 이것은 고객이 중력의 당김에 저항하면서 능동적으로 할 수도 있거나, 또는 수동적으로, 그 동안 당신은 천천히 테이블로 되돌아가는 다리를 받힌다.

햄스트링의 분리 (Separating the Hamstrings) (표면후방선; SBL)

많은 치료사들은 무릎이 굽혀져서 돌려질 수 있다는 것을 잊고 있다. 이것의 상당수는 햄스트링의 서로 맞서는 동작에 의해서 조절된다. 넙다리두갈래근은 가쪽으로 종아리뼈를 당길 것이고, 그래서 정강뼈는 가쪽 회전을 한다. 두 개의 반근들은 아래다리를 안쪽으로 당길 것이다. 이것을 하는 그들의 능력은 그들 각각의 근외막 자유도에 달려있을 것인데, 근외막들은 뒤쪽 넙다리 중간 1/3에서 서로가 만난다. 이 '포대들 (bags)'은 서로 서로가 독립적으로 미끄러질 수 있어야만 하지만, 종종 들러 붙어서 햄스트링 당김 (strains)의 많은 원인이 될 수 있다.

첫째로, 고객에게 필요한 움직임을 가르쳐라. 무릎을 굽히게 한 후, 다리를 안쪽과 가쪽으로 돌리게 해라. 반드시 아래다리 전체를 돌리게 하며, 많은 이들이 하듯이, 발만 좌우로 흔들게 해서는 안 된다. 그가 움직임을 배웠다면, 그 다음으로 손가락들을 안쪽과 가쪽 햄스트링 사이의 격막에 밀어 넣는다. 접촉은 부드러워야만 한다. 손가락들로 비교적 열린 계곡 사이로 수영하듯이 들어 간다. 만약 올바른 위치에 있다면, 아래다리의 안팎 회전에 의해서 고객이 만들고 있는 반복적인 수축을 손가락들이 들어 가면서 그들 어느 한쪽 면에서 느낄 수 있어야만 한다. 조직이 제한되었다고 느껴지는 곳에서, 당신은 안쪽/가쪽 그리고 상방/하방의 억지로 비트는 동작 모두를 사용해서 이것을 다시 한 번 당겨 열을 수 있다.

이 치료를 위한 주된 영역은 넙다리 중간 1/3일 것인데, 햄스트링들이 먼쪽 1/3, 다리 양 쪽에서 그들 각각의 부착지들로 향하기 위해서 필연적으로 분리될 것이고, 궁둥결절로 붙는 하나의 힘줄을 형성하기 위해서 몸쪽 1/3에서 정당하게 합쳐질 것이기 때문이다.

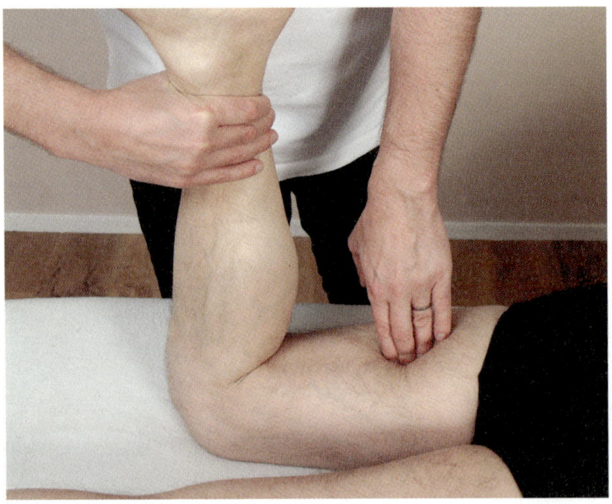

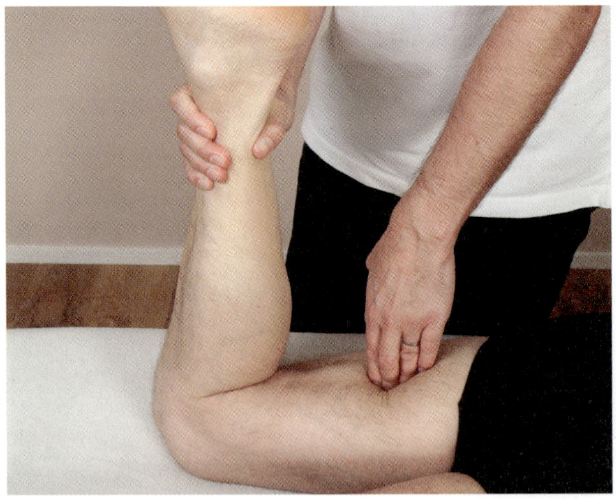

그림 5.19 a & b: 안쪽과 가쪽 햄스트링 사이의 근육사이 격막 안으로 밀어넣어 개통하는 동안 고객은 다리를 회전시킨다.

넙다리두갈래근의 짧은머리 (Short head of the Biceps Femoris) (표면후방선; SBL)

많은 무릎 문제에서 가쪽 햄스트링인 이 섹션을 치료하고 푸는 것이 중요할 수 있는데, 이것이 아래다리를 외회전 할 때 아래다리를 잡고 있을 수 있기 때문이며, 과다폄에서도 기여를 한다. 이것은 보다 얕게 있는 긴머리 섬유들의 어느 한쪽에서 손가락들을 사용해서 접근될 수 있는데, 무릎을 굽혔을 때 무릎관절 위쪽으로 대략 2-3인치이다. 이 긴머리의 얕은 섬유들로 깊숙이 밀어 넣은 다음, 가슴으로 밀어 손가락들을 함께 가져가서, 넙다리뼈에 가까운 넙다리두갈래근의 더 깊은 섹션 속에 고정시킨다. 당신이 조직을 위쪽에서 관여하고 있는 동안, 고객에게 아래 다리를 테이블 쪽으로 천천히 내리라고 시킨다.

이 테크닉은 위쪽과 아래쪽 모두에서 조직을 관여하고 치료할 수 있는데, 이것이 그 근육의 어느 한 끝에서의 이완을 분리할 것이기 때문이다.

장딴지근과 오금근 풀기 (Releasing the Gastrocnemius and Popliteus) (표면후방선; SBL)

무릎 뒤를 가로지르는 조직은 많은 불균형을 갖고 있으며, 그리고 종종 오금 공간을 통해서 지나가는 가까운 혈관들로 인해서 위험 영역으로 간주된다. 손가락들로 먼쪽 힘줄들 주위를 싸게 해서 이들을 피할 수 있는데, 관절 뒤의 중앙에서 멀게 접촉을 유지하는 것이다. 무릎을 굽히게 해서 그 공간 속으로 들어갈 때, 넙다리뼈 과두들의 뒤로 접근해서, 장딴지근 몸쪽 부착지들과 뒤쪽 관절낭을 싸고 있는 조직에 고정시킬 수 있다. 고객이 무릎을 천천히 펴는 동안 그 조직은 풀어질 수가 있으며, 장딴지 근육을 더 스트레칭 시키기 위해서 약간의 발목 발등굽힘을 더할 수 있다.

이 테크닉은 생각을 하면서 조심스럽게 시행해야만 한다. 고객이 신경 자극을 느낄 때 말하라고 해라, 당신이 정강신경 가까이를 치료하기 때문이며, 주위 조직을 누르고 스트레칭 하는 것이 신경을

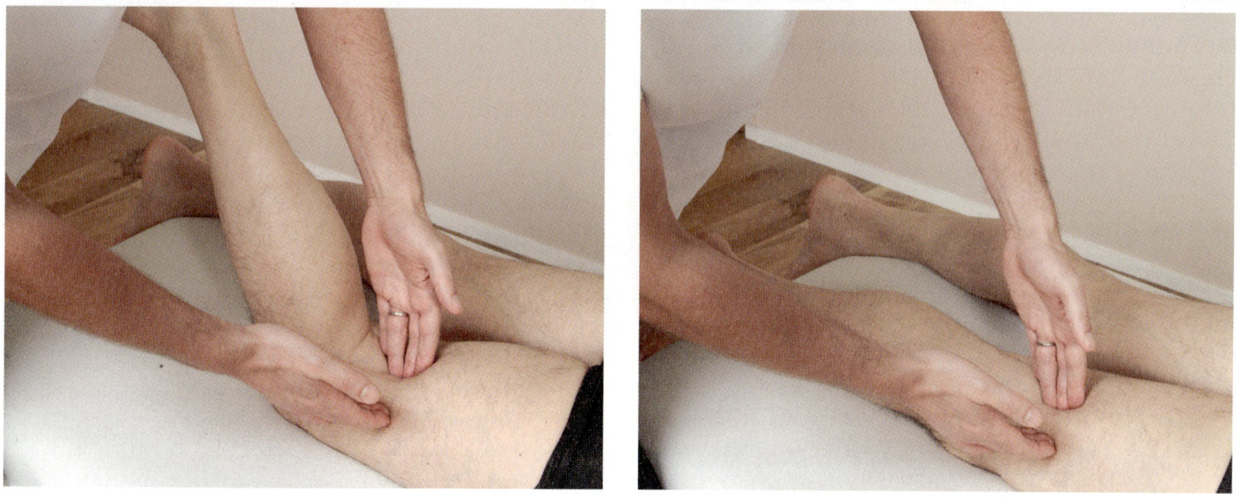

그림 5.20 a & b: 넙다리두갈래근의 먼쪽 힘줄 양쪽의 깊은 조직에 대고, 위쪽 방향으로 고정한 다음, 고객이 무릎을 천천히 펴는 동안 접속을 유지해라.

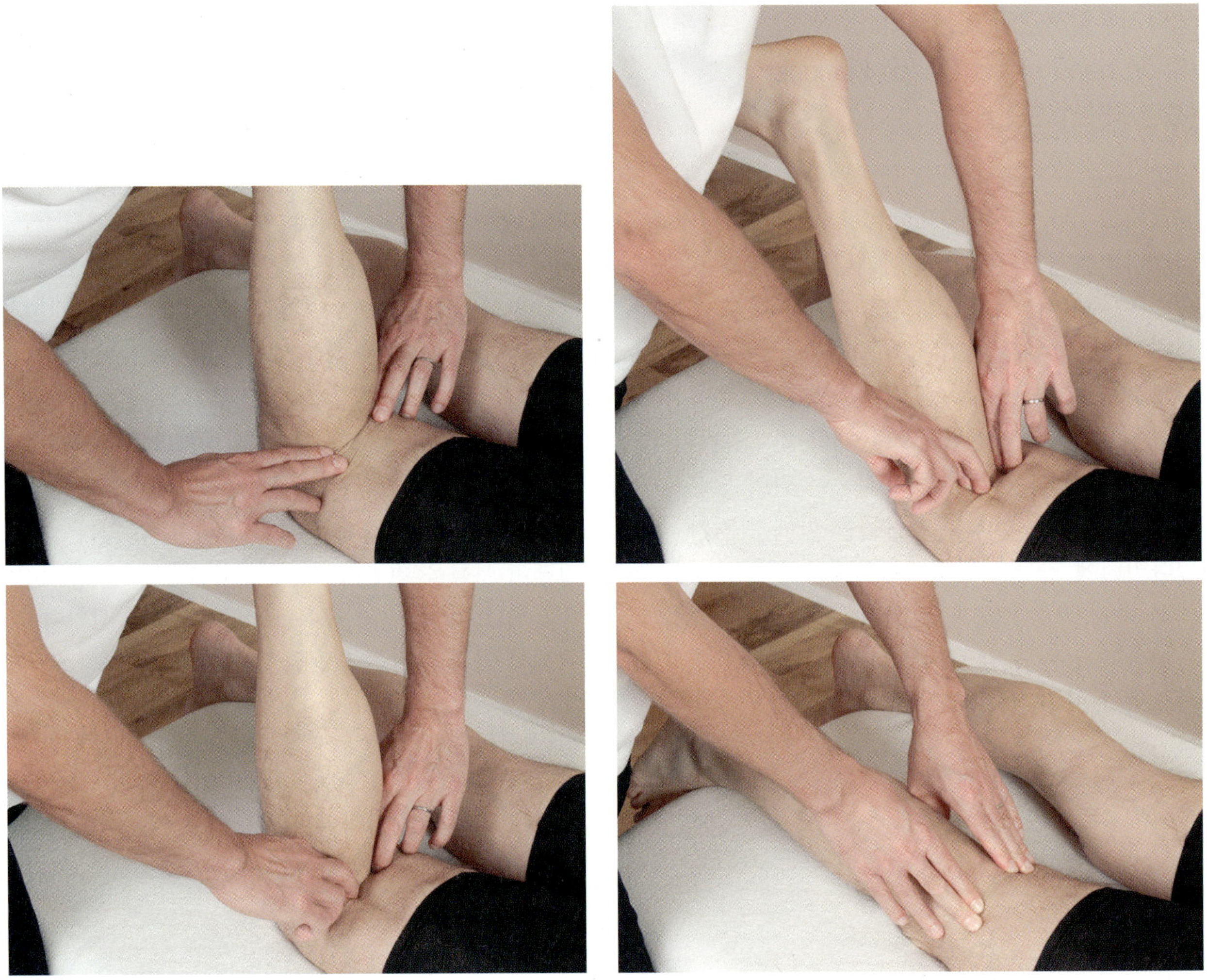

그림 5.21 a, b, c & d: 손가락들을 넙다리뼈 과두들 뒤로 안내하기 위해서 햄스트링들의 힘줄들을 사용해라. 오금 공간을 가로지르는 스트레칭을 최소화시키기 위해서, 그 공간으로 들어가면서 피부에서 생긴 주름의 약간을 안쪽으로 만들어라. 부착지들에 위쪽으로 대고, 고객이 무릎을 천천히 펴서 조직이 팽팽해지는 동안, 햄스트링들을 넘어 바깥으로 치료한다.

당길 수 있기 때문이다. 이 자극을 피하는 최선책은 햄스트링 힘줄들 주위로 손가락들을 싸는 동안 '피부를 당신과 함께 옮기는 것 (bring skin with you)'이며, 그리고 테크닉 동안에 반드시 당신의 안쪽과 가쪽 손가락 끝 사이의 피부를 당기지 않게 해라. 찌르는 느낌 또는 신경 통증이 보이면 그만두고 나와서 다시 시작하는데 피부의 주름을 더 만들어서 다시 시작해라.

고객이 무릎을 펴서 조직의 장력이 증가하면 손가락들을 밖으로 밀 것이다. 밀어내면서, 손가락들이 관절의 양 쪽을 지나가는 동안, 햄스트링들의 근막을 가쪽으로 당길 수 있다.

안쪽으로 회전된 정강뼈의 경우에서, 같은 포지션에서 오금근을 치료하는 것이 유용할 수 있다. 무릎 관절선 약간 밑의 먼쪽 부착지에 고정하는데 정강뼈 뒷면에 손가락들을 확실히 대라 (그림 5.21b; 이것은 무릎의 안쪽면에서 치료하고 있는 손일 것이다). 무릎을 펴는 초기 단계에서 추가적 스트레칭을 얻기 위해서 고객에게 아래다리를 가쪽으로 돌리라고 요청할 수 있다. 무릎을 펴는 동안 아래다리는 자연스럽게 중립으로 돌아갈 것이다.

심화 인체판독 (Advanced Body Reading)

무릎이 발과 힙 역학과 포지셔닝 둘 다에 아주 많이 의존하기 때문에 힙과 골반의 포지션을 살펴보지 않고는 '무릎'의 판독을 더 많이 얻기 힘들다. 그러나, 방향과 관여에 관한 일반적인 아이디어라는 면에서, 모델 B를 다시 한 번 살펴봄으로써 약간의 개념을 얻을 수 있다.

그림 5.22 a, b, c & d를 보아라.

1. 두 개의 옆 모습을 보아라, 무릎을 어떻게 기술하겠느가? 그들을 개선시키기 위해서 "아치와 다리'에서 배운 어떤 아이디어들 또는 어떤 테크닉이 이 장에서 배운 것들과 함께 도움이 될 수 있을까?
2. B의 무릎 위치를 인체의 다른 부위들과 연관시킬 수 있는가? 그렇다면, 그 부위는 어디이며 그리고 어떤 것이 원인 또는 이 패턴의 '추진 요인'이라고 생각하는가?
3. 정면과 후면에서 어떻게 무릎을 기술하겠는가? 정강뼈와 넙다리뼈 사이에 어떤 상대적인 회전이 있는가? 그렇다면, 어떤 조직을 손 볼 것인가?
4. 측면과 정면에서 보는 두 가지 우세한 패턴을 묶어주는 단관절인 '로컬(local)' 근육이 있는가?

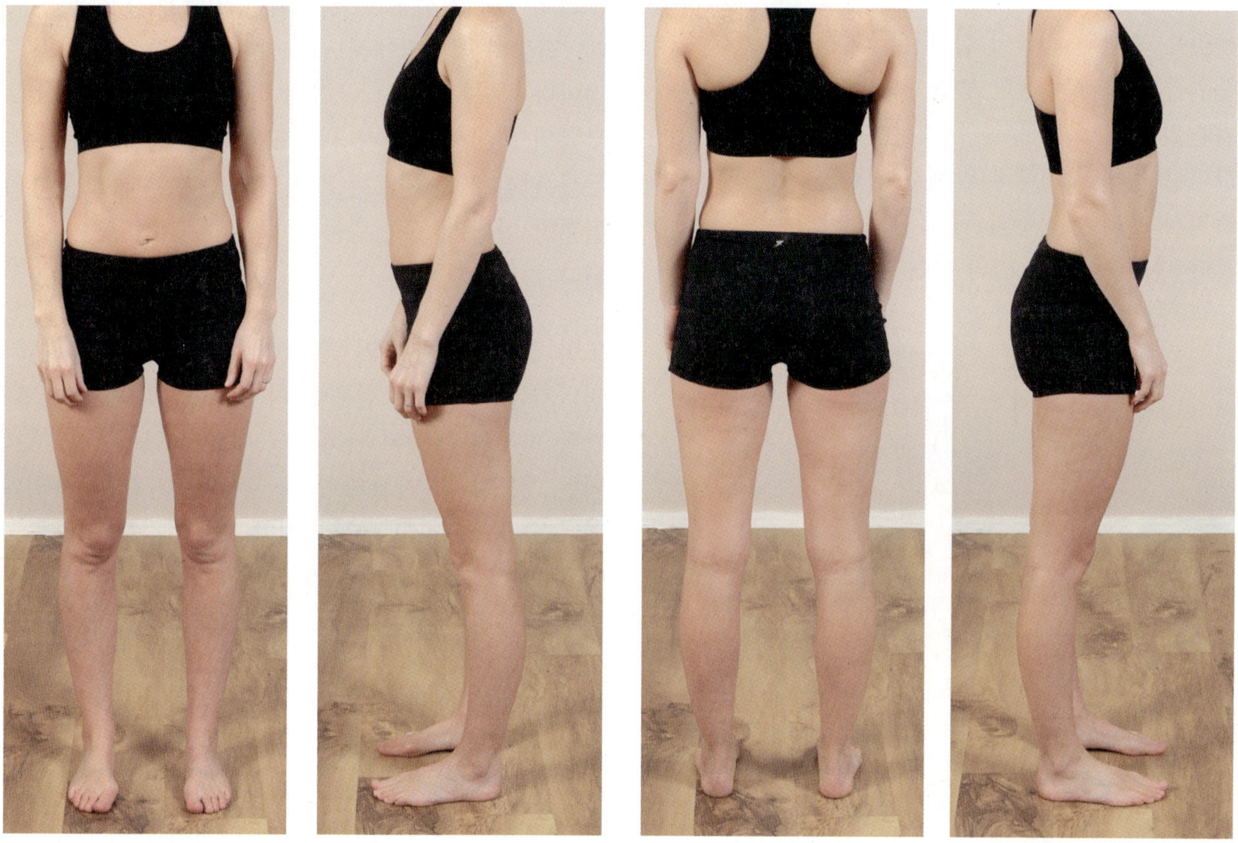

그림 5.22 a, b, c & d.

심화 인체판독 분석 (Advanced Body Reading Analysis)

질문 1과 2의 답. 모델의 두 측면은 이전 장에서 본 것처럼 '과도폄된 무릎"을 향한 경향을 보여준다. 그 장에서 우리는 발에 비해서 뒤쪽으로 기울어진 정강뼈 그리고 정강뼈에 비해서 앞쪽으로 기울어진 넙다리뼈라고 그 관계를 기술했다.

발바닥 그리고 발바닥굽힘근 조직의 일부 개통이 이러한 패턴을 푸는데 요구될 뿐만 아니라, 오금 조직을 구별하기 위해서 무릎 뒤에서 치료해야만 한다. 무릎이 그것 뒤를 가로지르는 조직을 밀고 있을 경우, 그 조직은 늘려질 뿐만 아니라, 분리되어 있어야만 하는 그 층들은 소성조직 (areolar tissue) 내의 변화에 의해서 서로가 약간 늘러붙어 있을 수도 있다.

우리는 조직의 층들이 겹쳐진 굽힘들 (bends) 주위를 지나가는 동안 종종 더 제한된다는 것을 발견했으며, 그녀 무릎 뒤에서 일어난 것처럼 그리고 등허리 연결부 앞에서 생길 수 있는데, 거기서 우리는 척추의 뒤 굽힘 (back bend)을 본다. 한 굽힘 (bend)의 볼록한 면 주위에서

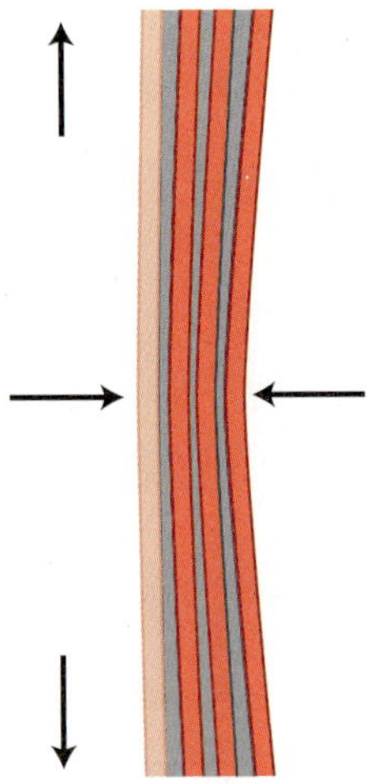

그림 5.23: (전방 이동 패턴을 보이는 골반의 앞에서처럼) 거듭되는 굽힘 주위의 조직 장력은 안쪽으로 향해서 압박한다. 습관적으로 유지된 패턴들은 결과적인 압박에 의한 유체의 쥐어짬으로 인해서 소성조직 층들 내에 치밀화를 만드는 것처럼 보인다.

만들어진 장력은 조직들을 뼈가 있는 안쪽을 향해서 압박한다. 이러한 압박은 유체 교환을 제한시킬 수 있어서 조직 층들 사이에 있는 소성조직의 치밀화를 만든다.

이 모델에서 척추 폄을 만든 휨 (hinging)은 무릎 뒤에서 폄과 강하게 연관되어 있다 – 하나를 편하게 해 주는 것은 다른 것의 교정을 도와줄 것이다.

질문 3과 4의 답. 정면에서 볼 때, 몸의 양쪽에서 넙다리뼈에 비해 정강뼈의 가쪽 회전을 볼 수 있다. 또한 우리는 이전 장의 일부로서 언급했는데, 다시 한 번, 그들은 연관되어 있다 – 아래 다리의 가쪽 회전은 목말 장부축 이음 관절을 통해서 발의 뒤침을 만든다.

그러나, 넙다리뼈와 정강뼈 사이의 관계는 '스크류 – 홈 기전'으로 결합되어 있어서, 서 있을 때, 정강뼈 꼭대기에서 넙다리뼈를 안쪽으로 돌릴 것이다. 무릎을 약간 굽히게 하는 것이 자동적으로 무릎의 회전적 포지셔닝을 도울 것이다. 그러므로 무릎 관절 뒤의 치료는 장딴지근을 푸는데 도움이 될뿐만 아니라 조직 층들을 구분하는데 도움이 된다.

또한 정면도는 무릎의 앞을 가로지르는 조직을 지나가는 비스듬한 선을 보여 준다 – 넙다리뼈의 가쪽 과두가 정강뼈 안쪽면에 대해서 있어야만 되는 것보다 더 가깝게 있다. 우리는 거위발, 특히 넙다리빗근 그리고 넙다리네갈래근 확장을 위쪽 바깥쪽으로 풀어주는 것과 함께 치료함으로써 그 부위를 탐색하는 것에 흥미로움을 갖고 있다.

또한 우리는 이러한 종류의 패턴을 위한 주범으로 넙다리두갈래근 짧은머리를 말했었다 – 이것은 종아리뼈 머리를 뒤쪽으로 당겨서 자세성 무릎 폄을 조장할 뿐만 아니라 아래 다리의 가쪽 회전근이다. 우리는 무릎을 풀고, 발을 풀고, 손가락들을 교차시켜, 등 폄을 풀기 위해서 이 조직을 철저히 조사하는 것을 추천한다.

위에서 기술한 그 패턴을 유지하거나 몰고가는 단 하나의 근육을 생각하기가 어렵다. 구조적 평가는 우리에게 멋진 추측을 하게 해주지만, 그러나 진정으로 적절하게 조사하기 위해서 그들은 기능적 평가 및/또는 촉진으로 추적돼야만 한다. 그러나, 이것은 한 고객을 살필 때 자신에게 묻기 위한 유용한 질문인데 (특히, 고객과 오직 한 번 또는 두 번의 치료만 있을 경우), 그 이유는 고객의 패턴을 이야기를 함에 있어서 이것이 보다 창조적인 사고를 하게 이끌 수 있으며 고객의 쑤심과 통증을 기술할 때 그들이 지적할 수 없는 부위들을 탐색하도록 당신을 이끌게 하기 때문이다.

6

엉덩관절 (힙)

The Hip

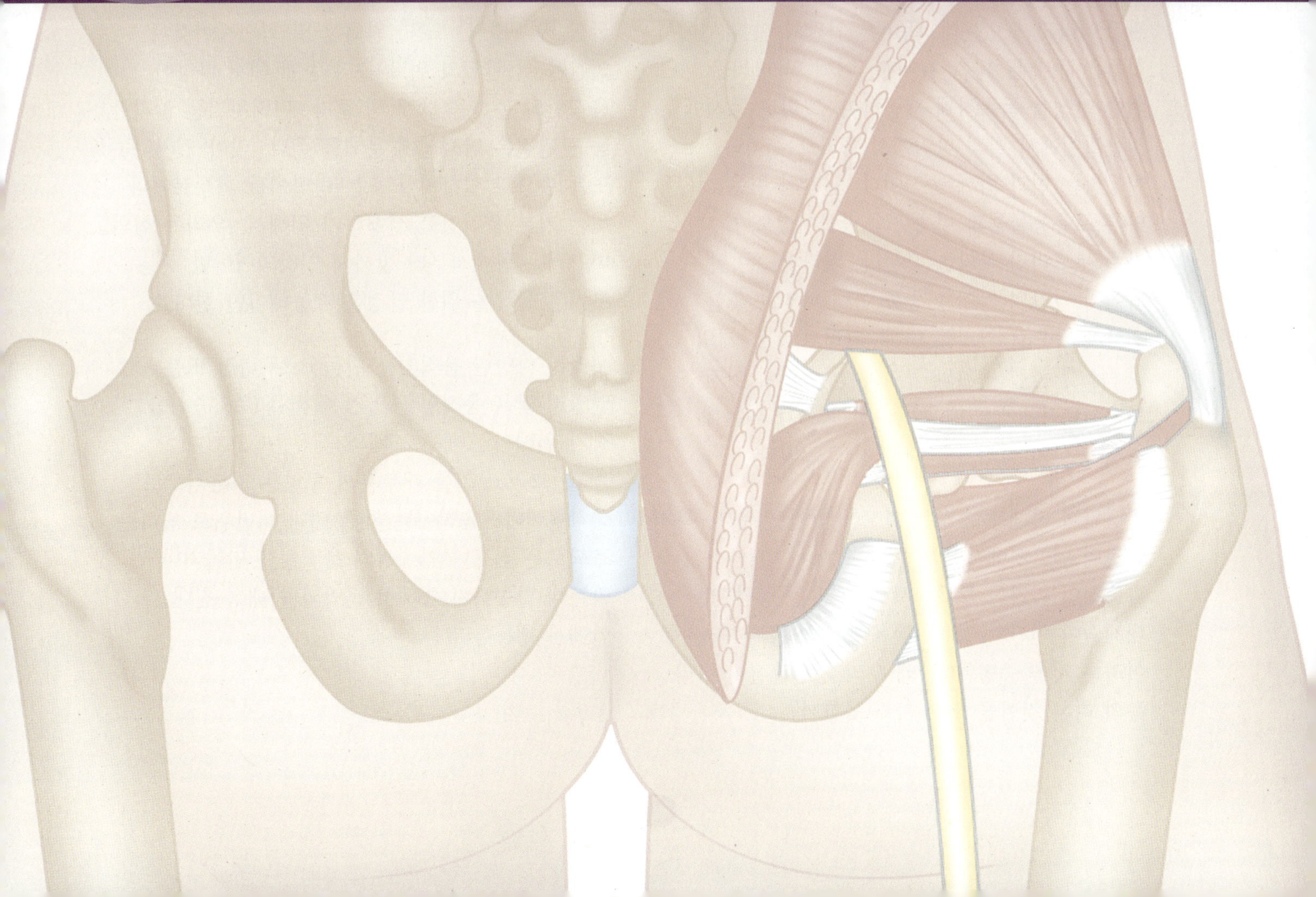

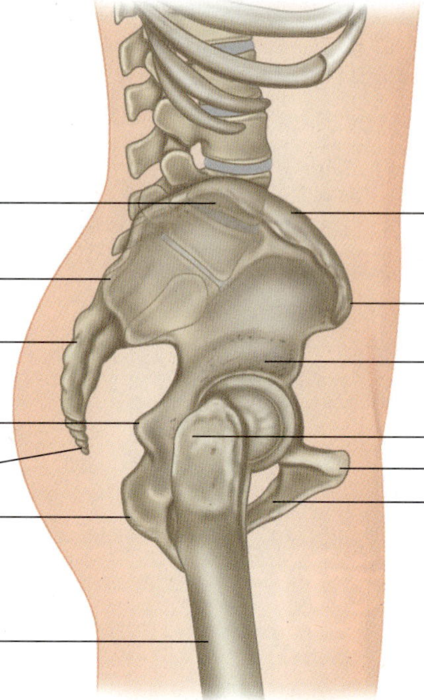

그림 6.1: 힙의 가쪽면.

아이다 롤프 (Ida Rolf)는 힙을 '대칭을 결정하는 관절'이라고 불렀는데, 똑바른 인간의 선 자세에서, 힙들은 똑바른 척추, 갈비뼈, 어깨 및 머리를 위한 안정을 독특하게 제공하며, 그리고 동시에 걸음걸이에서 발과 다리에서 올라오는 계속 이동하는 힘과 함께 움직이다. 인간의 힙은 다른 포유동물들과 비슷하게 만들어졌으나, 아주 두드러진 부담을 갖는다. 따라서, 두 힙 사이의 약간의 차이는 종종 아래 다리로 또는 위로 몸통으로 가지를 낸다. 그러므로 두 개의 볼-소켓 관절 주위의 균형을 얻는 것이 어떤 도수치료사에게도 매우 중요한 목표가 되는데, 현재 증상이 들썩거릴 때 조차도 그렇다.

엉덩관절 자체는 수많은 마모를 받기 쉬운데, 특히 이것의 연골면에서이다. 주로 앉아서 일을 하거나 활동적인 환자들 모두에서 보는 많은 엉덩관절 대체술이 인간의 엉덩관절을 건강히 유지하기가 어려운 것을 증명한다. 왜 우리 엉덩관절이 우리 몸의 다른 것만큼 오래 가지 못할까?

이 관절은 명백하게 수 많은 자유도를 만드는데 - 굽힘, 폄, 벌림, 모음, 원회전 및 회전 - 이것이 인간을 이 관절의 위로 올려 놓게 해서 다양한 움직임의 옵션을 갖게 해 준다. 명백하지는 않지만, 둥근 관절은 안정성에 문제를 준다. 앉아 있거나 또는 손으로 일하거나 또는 방망이를 휘두르거나 하는 기본 움직임을 실행하기 위해서, 우리는 힙의 미끄러운 공에서부터 발까지 연장되어야만 하는 무거운 몸통을 위한 안정을 제공해야만 한다.

우리는 다양한 움직임을 만들고, 무너짐 또는 달갑지 않은 움직임을 막기 위해서 (즉, 중심을 잡기 위해서), 대략 20개의 근육은 - 크거나 작고, 그리고 그들 대부분의 모양은 기본적으로 삼각형이다 - 움직이는 하루 내내 초단위로 변하는 조화로운 심포니 안에서의 움직임을 만들거나 막는데 활동하기 위해서 근막과 인대성 침대 안에서 행동한다.

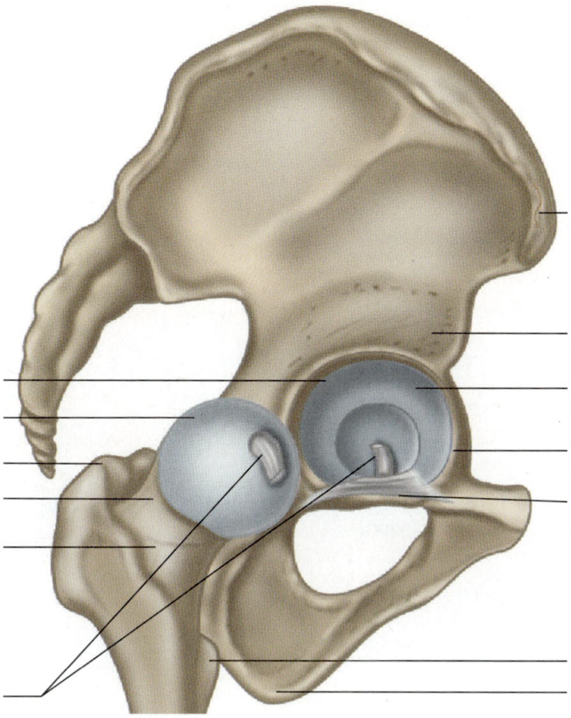

그림 6.2: 모습을 들어낸 힙의 가쪽면.

이 개념을 강조하기 위해서, 골반에 있는 다양한 불균형을 분석하는데 있어서, 독자는 골반 근육을 (종종 그 근육 이름 안에서 언급된) 동심 수축 내에서 그들이 성취한 것에서 골반의 근육을 고려하지만, 그러나 동등하게 편심 수축 안에서 그들이 성취한 것으로 고려해야 한다. 무슨 동작이 그 근육을 감속시키고, 늦추고, 제한하거나 일반적으로 브레이크를 거는가를 묻는 것을 뜻한다. 굽힘근은 폄을 늦추고 궁극적으로 폄을 제한 할 수 있고, 모음근은 수동적 또는 능동적 벌림을 막고, 깊은 가쪽 회전근은 안쪽 회전 힙 굽힘을 막고, 그리고 등등. 이 근육 기능은 종종 훈련에서 덜 간주되는데, 이것이 한 운동이 하고 있는 것에 대한 우리의 이해를 제한한다.

매일의 움직임뿐만 아니라 고도로 노력하는 스포츠에서, 우리는 종종 반대 방향으로 짧은 스트레칭으로 한 방향의 움직임을 미리 해 본다. 점프를 위한 준비로 다리를 굽히고, 테니스 포핸드 스트로크 전에 라켓을 뒤로 많이 보낸다. 이 원칙은 (스트레칭 - 단축 사이클) 보행 주기에서 일어나는 것처럼, 중간 - 범위 동작에 가까운 더 작은 움직임에 적용된다. 오른발로 지면을 디딜 때, 오른힙은 매우 짧게 모음으로 떨어져서, 벌림근들의 스트레칭 - 단축 사이클을 유도하는데, 이것은 차례로 몸통 안정을 유지하기 위해서 편심 스트레칭 이후 동심적으로 수축한다. 이 과정은 몸 전체에 걸쳐서 생기며 인체 움직임의 주된 지지물을 구성하며, 특히 이 움직임을 위해서 요구되는 주위의 안정성을 구성한다.

뼈, 관절 및 인대에 대한 간략한 복습을 제공하기 위한 통상적인 절차를 따를 것이고 그런 후 이 많은 수의 근육이 힙 주위에서 배열된 세 개의 일련된 공동 작용할 수 있는 부채들을 사용해서 보다 이해되기 쉽게 만들 것이다.

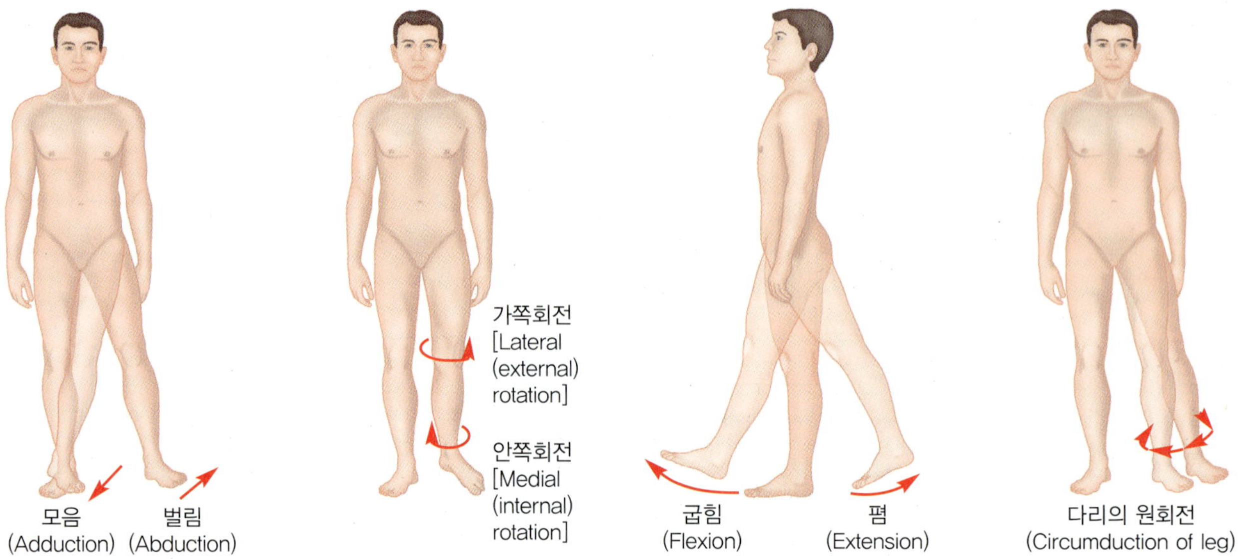

그림 6.3: 힙 관절을 통해서 안정되고 만들어지는 많은 움직임들.

뼈 (The Bones)

엉덩관절은 고전적인 볼-소켓 관절이다. 넙다리뼈 대 (shaft)는 무릎에서부터 시작해서, 위로 두 개의 튀어나온 돌기 (바깥에 있는 큰뼈돌기는 볼기근의 용도로, 안쪽의 작은뼈돌기는 허리근 복합체를 위한 용도로)까지 지나간다. 대의 꼭대기에서부터, 넙다리뼈의 목은 우아한 각으로 둥근 머리까지 가서, 그 뼈를 특징적인 '7' 모양으로 만든다.

그 머리는 힙뼈의 볼기뼈절구 (acetabulum; '식초 양념통' 모양)에 들어 맞는데, 이것은 세 개의 뼈로 시작한다. 엉덩뼈, 궁둥뼈 및 두덩뼈 (그림 6.1). 이 뼈들은 아기가 걸어 다니는 한 살 경에 하나로 융합되는데 - 엉덩관절골 (os coxae) 또는 무명골 (os innominatum), 그러나 우리는 여기서 '힙뼈' 만을 사용할 것이다 - 그러나 원래 이름들이 이 뼈의 명명된 부분들로 남겨져 있다. 예, 엉덩뼈능선, 궁둥뼈결절, 및 두덩뼈결합 들이다.

눈에 잘 띄고 쉽게 만질 수 있는 뼈 중에서, 힙뼈는 삼차원으로 형상화하기가 가장 힘들다. 이 뼈의 모양을 이해하는 가장 좋은 방법은 두개의 날이 있는 프로펠러로 생각하는 것이다. 그림 6.7.

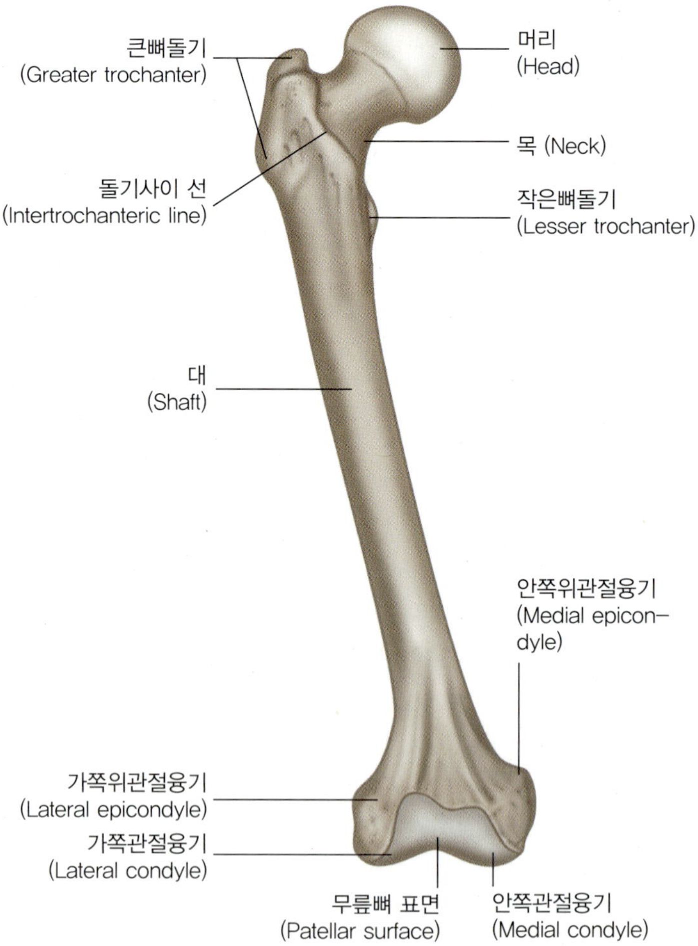

그림 6.4: 오른 넙다리뼈, 앞면.

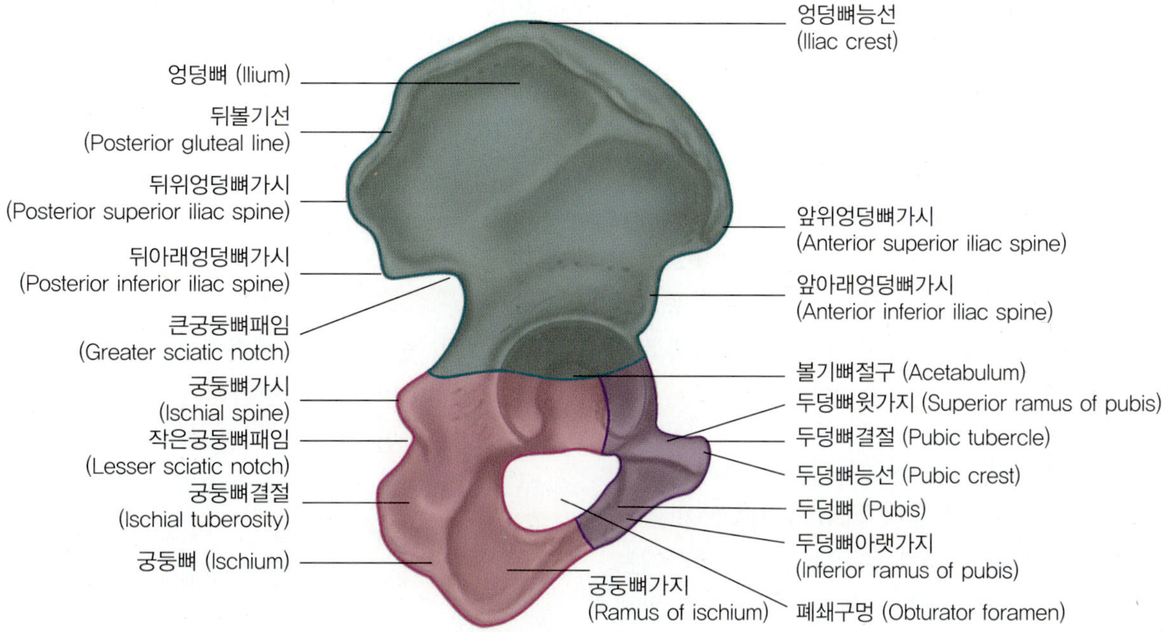

그림 6.5: 우측 골반뼈, 가쪽 면.

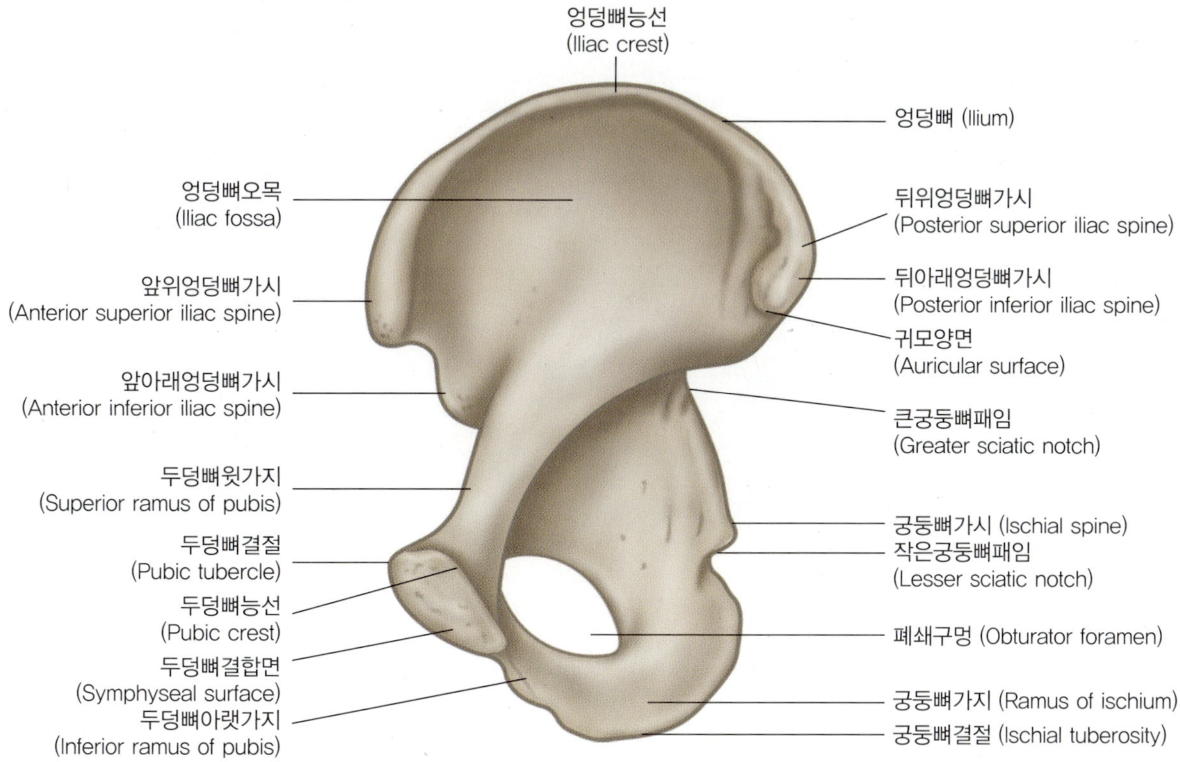

그림 6.6: 우측 골반뼈, 안쪽 면.

프로펠러의 중심은, 넙다리뼈머리가 볼기뼈절구 꼭대기에 들어가는 바로 그 곳이다 (그런데 이곳은 힙의 원래 세 개의 뼈가 만나는 곳이다).

프로펠러의 윗 날은 엉덩뼈인데, 엉덩뼈능선이 앞위엉덩뼈가시 (anterior superior iliac spine; ASIS)부터 뒤위엉덩뼈가시 (posterior superior iliac spine; PSIS)까지 달린다. 엉덩뼈의 중앙에 있는 (엉덩근과 작은볼기근 사이) 뼈는 실제로 아주 얇다.

프로펠러의 아래 날은 궁둥두덩가지 (ischiopubic ramus)인데, 궁둥뼈결절 (ischial tuberosity; IT)부터 두덩뼈결절까지 달린다. 이 날 중간에는 '뼈'가 없는데, 폐쇄막과 폐쇄근육들로 거의 완전히 덮인 하나의 구멍이다.

프로펠러가 작동하기 위해서는 (비록 힙뼈가 프로펠러처럼 작동한다고 생각하는 사람은 아무도 없지만, 단지 그것처럼 보이므로), 날은 다른 각도로 있어야만 하고, 이것은 힙 프로펠러도 마찬가지이다. 하나의 힙뼈를 올려보거나 내려 볼 때, 엉덩뼈능선을 따라 ASIS부터 PSIS까지 그어지는 한 선은 IT 부터 두덩뼈까지의 가지를 따라 그려진 한 선에 거의 90°인 것을 볼 수 있을 것이다.

그러므로, 중간에 볼기뼈절구가 있는 '8' 모양의 뼈를 형성하며, '8'을 위 아래가 서로 서로 직각이 되게 비튼다면, 힙뼈의 기본 형태를 갖게 된다. 두덩뼈들의 두 구석은 두덩결합 (pubic symphysis)에서 만나고, 그리고 PSIS밑의 두 가장자리는 엉치엉덩관절에서 만난다.

두 개의 '8'모양을 합치면 – 앞에서 서로를, 그리고 뒤에서 엉치뼈를 – 새 개의 뼈 사이에서 강한 고리를 형성하며 (그림 6.9와 6.11을 보라), 이것은 골반 안정성에 기여를 하는데 거기서 끊임없이

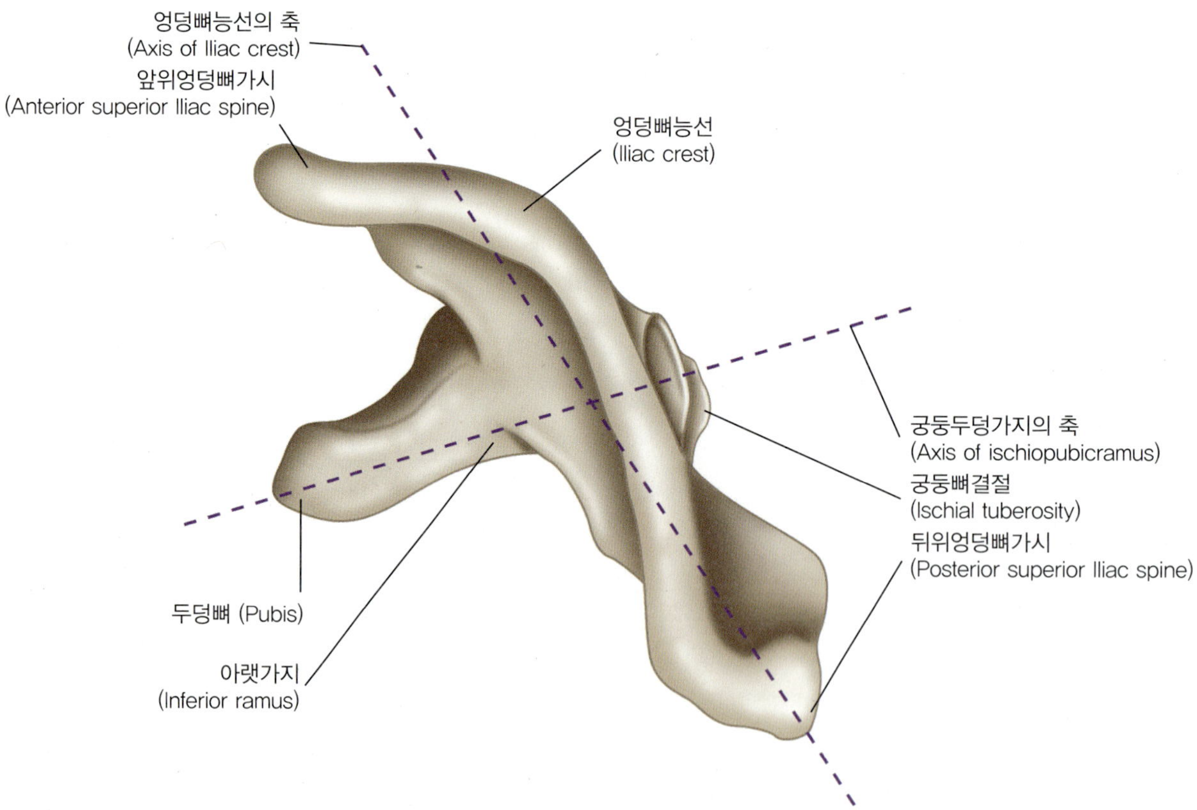

그림 6.7: 우측 골반뼈, 위쪽 면.

이동하는 힘이 다리에서부터 몸통으로 그리고 다시 뒤로 통과된다. 또한 그 고리는 자궁, 방광 및 하부 내장들을 싸고 보호한다.

두덩결합은 (그림 6.8) 섬유성연골로 만들어진 연골성 관절이다 – 고무 같은 콘드로이틴에 파묻혀 있는 콜라겐 섬유로 된 두 뼈를 결합하는 강한 교량 역할을 하며, 걸을 때와 힙을 강하게 움직일 때 틀고 전단하는 약간의 움직임을 허용한다.

콘드로이틴과 콜라겐의 결합이, 이 관절이 압박을 견뎌야만 하고 – 점프했다가 착지하면서 그 뼈들이 서로 부딪힐 때 – 그리고, 예를 들어, 말 위에서 다리를 흔들 때, 장력을 견뎌야만 한다고 우리에게 말해준다. 골반 주위의 모든 관절처럼, 이 관절은 출산 시 옥시토신 유사물에 의해서 어느 정도 이완되며, 그래서 출산 후 아탈구가 될 수 있다.

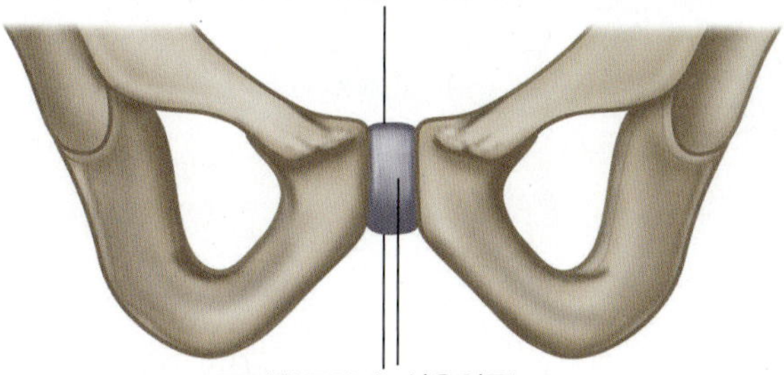

그림 6.8: 두덩뼈 결합, 앞면.

인대들 (The Ligaments)

아주 넓은 인대성 침대가 두 개의 무명골과 엉치뼈를 함께 꽉 맞게 잡고 있지만 약간 움직일 수 있는데, 약간 자동차 엔진 마운트처럼, 인체가 진동을 약화시켜서 골반을 통해서 지나가게 해준다.

특정 인대에 관해서 이야기를 할 때 이들은 분리된 구조라기보다 대부분의 골반에서 정상적으로 보이는 침대 안의 두꺼워짐이라고 이해해야만 한다. 해부를 해 보았더니 다음에 나오는 인대들은 사람마다 크기, 강도 및 배열이 상당히 다양하다는 것을 알았다. 뿐만 아니라, 무엇이 그 지정된 인대를 구성하는 가는 개개 해부자의 선택으로 남겨진다 – 얼마나 긁어내며 얼마나 남겨둘까?

골반 뒤를 싸고있는 근막 주머니가 상당히 굵게된 부분이 세 개가 있는데 중요하지 않다. 또한 우리가 어떤 인대와 마주쳤을 때마다, '이것이 어떤 움직임을 막아줄까?'라는 의문은 중요하지 않다. 인대는 움직임을 만들 수 없으며, 오직 제한한다.

엉덩허리 (iliolumber)인대는 양 무명골의 엉덩뼈능선을 L5의 (그리고 때때로 L4) 가로돌기에 연결한다. 이것은 상체의 무게가 엉치뼈의 '화살 축'을 통해서 내려 갈 때 힙뼈들이 벌어지는 것을 막아 주는데, 즉, 양 발로 착지할 때다. 또한 이것은 L5가 엉치뼈 테이블에서 앞쪽으로 미끄러지는 것을 막아 준다 (그림 6.10을 보라).

엉치가시 (sacrospinous)인대는 기저부에서 같은 일을 하는데, 엉치뼈의 제일 밑 부분을 궁둥가시 (ischial spine)와 연결해서 힙뼈들의 기저부가 서로 떨어지는 것을 막아 준다 (그림 6.9에서 6.11).

엉치결절 (sacrotuberous)인대는 햄스트링들과 엉치허리근막 사이에서 보다 수직으로 달리는데, IT (궁둥뼈결절)를 엉치뼈와 결합한다. 이 인대는 힙뼈들 내에서 엉치뼈의 앞쪽 굽힘 (nutation;

전방 기울기)을 막는다. 이것은 같은쪽과 반대쪽 모두에서 긴등쪽엉치엉덩인대로 연결되는데, 이 인대들 모두 걸음걸이를 완성하는데 매우 중요한 역할을 한다 (Earls이 2014년에 쓴 'Born to Walk'를 보라).

엉치가시인대와 엉치결절인대들은 엉치뼈와 궁둥뼈 사이의 공간을 두 개의 구멍으로 나누는데, 큰/작은 궁둥구멍 (greater and lesser sciatic foramina)이라고 불린다 (그림 6.10과 6.11).

이 구멍들 각각은 우리의 첫 번째 부채에 있는 근육들이 골반 사발 속으로 부착하기 위한 통로를 제공한다.

엉덩관절 자체의 인대들은 마치 뒤틀린 타월처럼 넙다리뼈 목 주위를 둘러싸고 있다 (그림 6.12). 비록 힙에서 발원된 세 개의 뼈로부터 내려가는 세 개의 인대이지만, 그들은 하나처럼 함께 작용한다. 틀어짐의 양상은, 힙을 굽힐 때 인대들은 느슨해지고, 그리고힙을 펼 때 인대들은

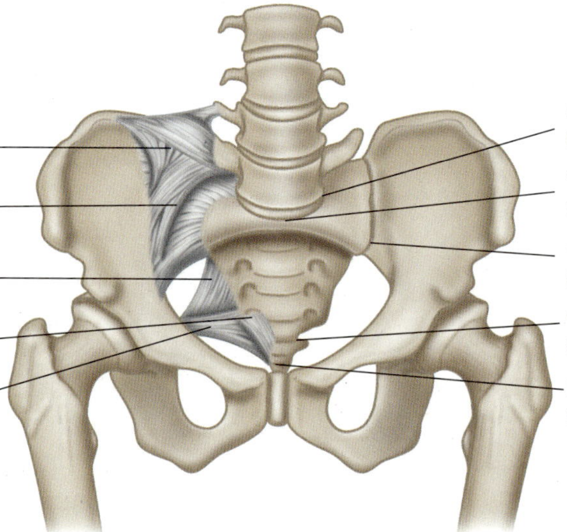

그림 6.9: 골반의 인대들, 앞면.

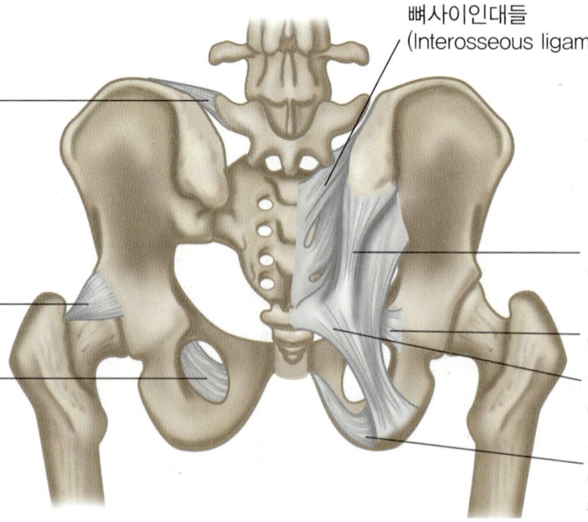

그림 6.10: 골반의 인대들, 뒷면.

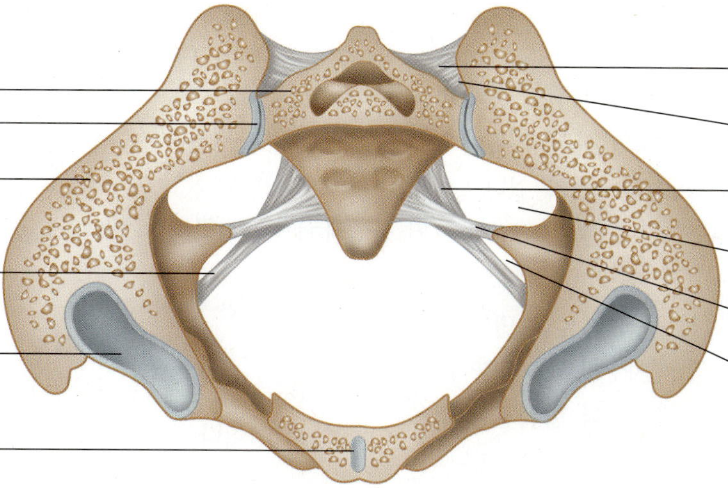

그림 6.11: 골반 가로단면.

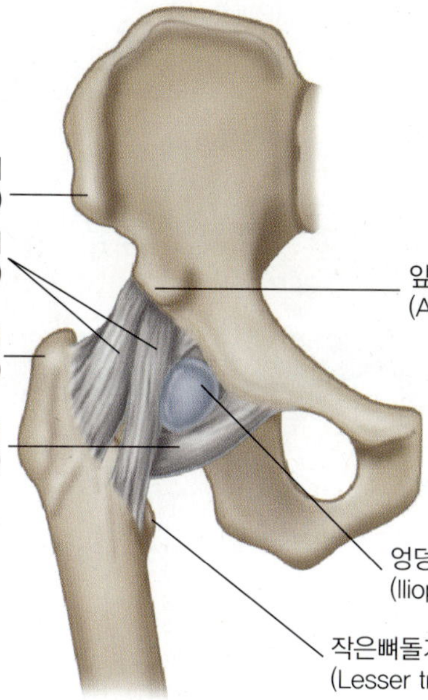

그림 6.12: 엉덩관절의 인대들, 앞면.

팽팽해진다 – 특히 앞에 있는 엉덩넙다리(iliofemoral)인대인데, 엉덩허리힘줄 (iliopsoas tendon)의 바로 뒤에 있다. 이와 같이, 몸통을 뒤로 기울이거나 또는 발을 뒤로 뻗을 때 (런지 동작을 만들 때)처럼, 우리가 서있는 위치를 더 넘어서 엉덩관절을 펴려고 한다면, 우리는 이 인대들이 곧바로 제한하는 것을 알 수 있다.

걸을 때, 발에서부터 몸통이 앞쪽으로 가게 하는 발을 떼는 것을 효율적으로 전달하기 위해서 펴진 관절 안의 이러한 팽팽함을 사용한다. 무릎과 힙이 굽혀있을 때, 우리는 힙 인대들 안에서 많은 작동을 갖게 되어서 자유롭게 움직일 수 있다. 무릎과 힙이 펴있을 때, 양 관절들의 인대들이 움직임을 덜하게 만들지만 보다 직접적인 힘의 전달을 하게 해 준다.

근육 (The Muscles)

힙의 여러 근육들은 관절 주위에서 상호 접속하고 공동 작용을 할 수 있는 세 개의 삼각형 부채 세트로 보는 것이 가장 잘 이해하기가 쉽다. 각각의 부채는 중심 (hub) 또는 축을 갖는데 그것 주위로 부채가 펼쳐진다. 각 부채는 테 또는 바깥 가장자리를 갖는데 거기서 근육의 넓은 면이 부착한다. 흥미롭게도, 각 부채는 중간에 하나의 '정점 (apex)' 근육이 있는데 – 오직 힙에만 영향을 주는 것이 아니라, 두 관절들을 포함하는 하나의 근육이다. 그리고 마지막으로, 부채들 사이의 전환 근육들은 네모꼴인, 안정 근육이다.

이 방식으로 힙의 근육들을 이해하는 것은 힙 가동성과 안정성에 대한 입체적인 이해를 마련해주며, 한 번에 근육을 파악하게 해 준다.

우리는 ASIS에서 시작하고 거기서 끝날 것인데, 골반의 한 면 주위를 둘러보고 그 근육들의 각각을 차례로 다루는데, 전체적으로 세 개의 부채들 개념에서이다.

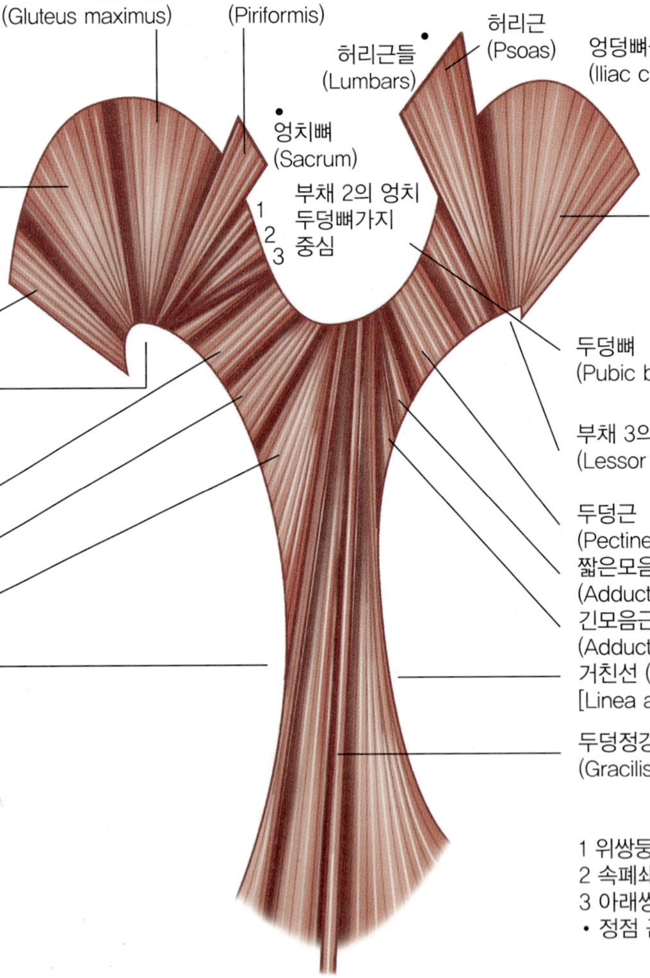

그림 6.13: 엉덩관절을 둘러싸고 있는 일련의 근육들을 펼치면 그들이 만든 패턴에 대한 통찰력을 우리에게 주고 아래에 세세히 다룬 세 개의 부채들을 보여 준다. 이것은 한 힙에서 근육들을 도해적으로 표시한다 – 즉, 도해의 양 끝에 있는 앞위엉덩뼈가시는 동일하다. 이 도해는 실물 크기로 잘라내어 한 골격의 한쪽 힙 주위를 쌀 수 있다.

1. 전자부채 (The Trochanteric Fan)

중심: 넙다리뼈 큰뼈돌기
테두리: 엉덩뼈능선과 뒤쪽 궁둥뼈 (posterior ischium)
근육들: 넙다리근막긴장근 (Tensor fasciae latae; TFL); 중간볼기근과 작은볼기근; 큰볼기근 상부; 궁둥구멍근 (정점); 위/아래 쌍둥이근; 속/바깥 폐쇄근; 넙다리네모근 (이행)

벌림근 그룹은 TFL에서부터 시작하는데, ASIS부터 아래로 뒤로 뻗어 큰뼈돌기 위쪽 앞면까지 갈 뿐만 아니라, 넙다리를 따라 내려가며 심지어 ITT의 앞면을 경유해서 무릎 아래로 간다. 이와 같이, 이것은 힙을 굽히고, 힙을 안쪽으로 회전시키고, 당연히, 힙의 벌림에 관여한다.

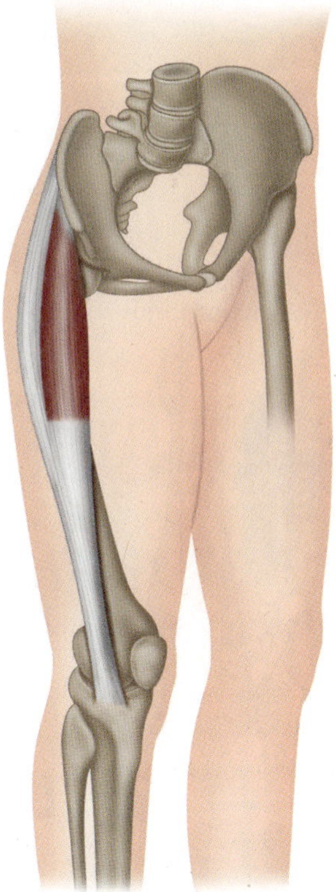

그림 6.14: 넙다리근막긴장근과 엉덩정강근막띠 (iliotibial tract; ITT).

중간볼기근과 이것의 작은 형제인 조밀한 작은볼기근은, 엉덩뼈 테두리 바깥 전체 (볼기오목; gluteal fossa)에서 큰뼈돌기의 꼭대기 바깥쪽으로 붙는다. 어깨에 있는 어깨세모근처럼, 그들은 관여된 섬유들에 따라서 안쪽 또는 가쪽 회전에 관여할 뿐만 아니라, 함께 다리를 강하게 벌린다.

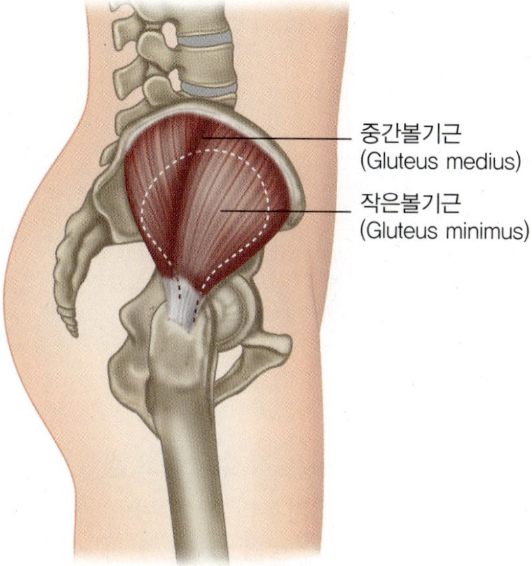

그림 6.15: 중간볼기근과 작은볼기근.

큰볼기근은 실제로 두 개의 근육으로, (힙뼈에서 온 – 그래서 부속 – 부속 근육인) 윗 부분은 이 부채의 부분으로 볼 수 있고, 힙을 펴고 벌림을 돕는다 (엉치뼈와 엉치결절인대에서 온 – 그래서 축 – 부속 근육인) 아래 부분은 힙의 폄근이다.

비록 말 등에 올라타거나 또는 허들에서 다리를 올릴 때 벌림을 연습하지만, 이 근육들은 모음을 막는데 더 자주 (매 발걸음에서) 소집된다. 우리가 체중을 한 다리로 받치고 서있을 때, 골반은 체중이 가지 않은 다리 쪽으로 기울어지기 쉬운데, 벌림근들이 이러한 기울기를 막아서, 걸음걸이에서 몸통이 똑바로, 안정되게 유지하게 해 준다. 벌림근들이 없다면 – 소아마비 또는 뇌성마비에서처럼 – 체중은 틀림없이 매 스텝마다 한쪽 힙에서부터 다른 힙으로 완전히 전달되거나, 아니면 그 사람은 틀림없이 트렌델렌브르크 보행 (Trendelenburg gait)을 만든다.

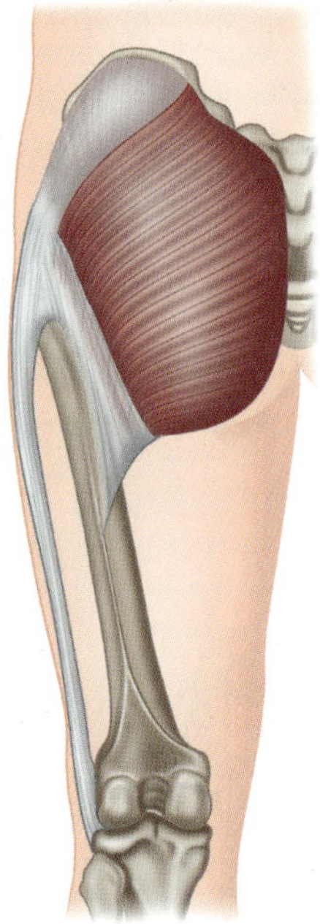

그림 6.16: 큰볼기근.

궁둥구멍근 (piriformis)은 작지만 중요한 근육으로 큰뼈돌기 꼭대기부터 위로 뒤로 가서 (궁둥신경을 따라서) 큰궁둥뼈구멍을 지나 엉치뼈 앞면까지 간다. 이와 같이 이것은 엉덩관절과 엉치엉덩관절을 건너간다. 이것이 이 부채의 다른 근육들보다 이것을 '더 길게 (longer)' (외관상 의미가 아니고 생체역학 의미에서) 만들어 주는데, 이 부채의 다른 근육들 모두는 (TFL과 ITT의 근막 확장을 경유해서 두 개의 관절들을 건너가는 것으로 볼 수 있는 상부 볼기근을 제외하고) 오직 엉덩관절 자체만을 건너간다.

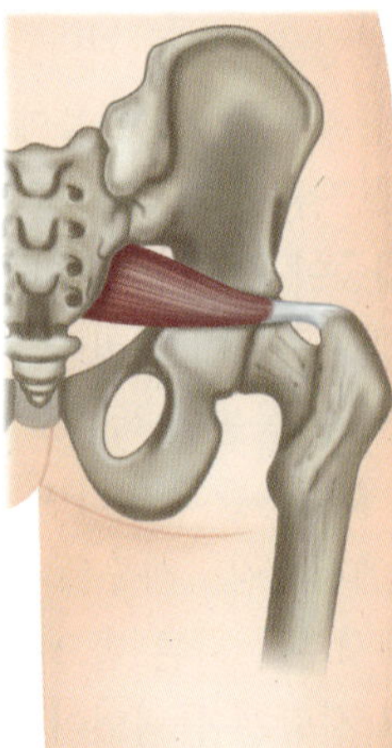

그림 6.17: 궁둥구멍근.

궁둥구멍근은 이와 같이 엉치뼈와 엉치엉덩관절의 중요한 안정 장치인데, 발뒤꿈치가 부딪히는 순간에 때를 맞추어 수축해서 엉치엉덩 (sacroiliac; SI)관절을 힘 폐쇄시킨다. 우리 견해로 볼 때, 가쪽 회전근으로서 궁둥구멍근의 역할은 조정 가능한 골반 안정 장치로서의 역할에 비해서 왜소해 보인다.

양 쪽에 있는 두 개의 궁둥구멍근 근육을 한 복합체 일부의 어느 한쪽으로 생각한다면 쉽게 이해될 수 있다. 그들은 엉치뼈 앞면을 가로질러 근막적으로 실제로 결합한다 (그림 6.18). 함께 생각할 때, 이 두 근육은 엉치뼈 바닥의 미세한 조정을 만드는데, SI 관절의 지렛목 바로 아래에서, 위쪽 척추의 옆에서 옆으로의 굽힘에서부터 오는 힘을 수용하기 위함이다.

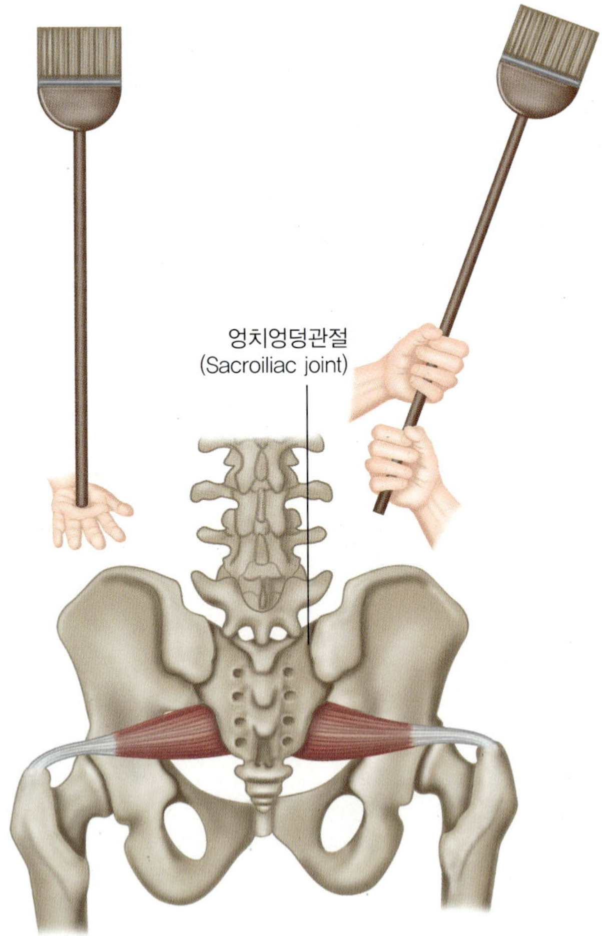

그림 6.18: 궁둥구멍근은 '조절 가능한 인대'의 역할로 척추의 가장 바닥을 안정시키는 것을 도와서, 걸음 또는 스포츠 활동에서 순간적인 좌우 힘을 다뤄준다. 장력이 지속된다면, 이 근육은 탄력적으로 부적응된다.

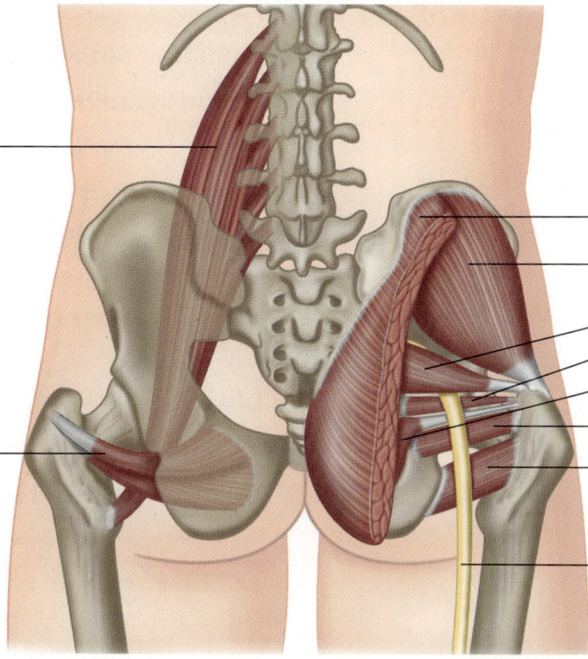

그림 6.19: 여러 주위를 둘러싼 조직들이라는 맥락을 가진 속폐쇄근. 해부에서 이 근육의 깊은 면을 보기 위해서 이것을 들어올릴 경우, 그것 안에 다섯개의 분명한 힘줄을 볼 것이다. 위/아래 쌍둥이근은 약간 속폐쇄근의 6번째와 7번째힘줄들과 같은데, 넙다리뼈에서 골반까지의 그들의 동작을 고려할 경우에서이다 ('깊은 가쪽 돌림근들'이라기보다 '짧은엉덩관절폄근' 이다 – Myers 2009b).

그들의 동작은 손으로 빗자루를 공중에서 거꾸로 잡고 있으려고 만드는 미세한 조정에 비교될 수 있다. 균형을 잡기 위해서, 손바닥으로 작은 조정을 계속 만들어야만 한다. 만약 조정 능력을 벗어나서 빗자루가 넘어가면, 우리는 이것이 넘어가는 것을 막기 위해서 하나 또는 두 주먹으로 잡아야만 한다. 척추가 자세가 틀어져 유지될 때, 궁둥구멍근이 비슷한 운명에 처하게 된다. 자세의 오류가 어떤 것에 상관이 없이, 하나 또는 모두의 궁둥구멍근들이 계속된 장력 상태로 있어야 하는 짐을 지게 되기가 쉬운데, 이것은 위쪽 척추에서의 문제가 우선적으로 다뤄지지 않는 한 해결되기 힘들어 진다.

쌍둥이근들 (gemelli)은 더 크고 더 중요한 속폐쇄근의 바로 위와 밑에 놓여 있다. 쌍둥이근들은 엉치결절인대와 엉치가시인대의 먼쪽 끝에서부터 근본적으로 나오고 이 인대들에 근육적인 보강을 마련해주는 일부 역할을 가질 수 있다. 그들의 먼쪽 끝에서, 그들은 때때로 속폐쇄근의 힘줄과 합쳐져서, 깊숙이 있는 큰뼈돌기오목으로 들어가는 길에 하나, 둘 또는 셋의 힘줄들이 여기 있다고 느낄 수 있다.

속폐쇄근 (obturator internus)은 놀랍게도 큰 근육인데, 왜냐하면 이것이 IT (궁둥뼈결절)의 후방 부위 주위를 거의 90° 돈 후, 작은궁둥뼈구멍을 통해서 골반 공간 속으로 지나가서, 전체 폐쇄구멍을 덮기 위해서 펼쳐진다 – 또는, 이 뼈들의 비유로, 아래쪽 프로펠러 날의 전체 내면을 덮기 위해. 가쪽 힘줄성 (tendinous) 부분은 이것의 위와 아래에서 두 개의 작은 쌍둥이근에 의해서 동반된다.

이 근육들 세트는 강력한 가쪽 회전력을 갖고 있을 뿐만 아니라, 힘을 펴는 작용을 하고 종종 골반의 후방 기울기 (자세성 힙 폄)에서 활약이 지나치게 된다. 이 근육들은, 골반 바닥과 엉치뼈인대들과 함께, 엉덩관절을 위한 '스프링들', 또는 충격 흡수 장치 같은 역할도 한다.

바깥폐쇄근 (obturator externus)은 이 부채에서 외톨이다. 이것은 다른 것들처럼 가쪽 힙 돌림근이지만, 하부 프로펠러 날의 바깥쪽에 있는 이것의 원래 위치 때문에, 이것은 두덩넙다리인대를 동반하고 그리고 이 다른 것들의 어떤 것과 달리, 골반을 전방으로 기울이는 힙 굽힘근으로 작용한다. 이 근육은, 어떤 경우에서, 도수치료사가 찾고 치료하기가 힘이 든다.

넙다리네모근 (quadratus femoris)은 전자부채 (trochanteric fan)와 가지부채 (ramic fan) 사이의 이행 (transition)이기 때문에 둘 모두의 멤버이다. IT의 낮은 후면에 있는 이것의 기시는 전자부채 테두리의 끝점을 표시하며, 그리고 가지부채 중심의 시작을 표시한다. 큰뼈돌기 하부 뒤에 있는 이것의 종지는 가지부채 테두리의 시작인, 거친선 (linea aspera)을 표시한다.

넙다리네모근 자체는 힙의 강한 안정 장치로서, IT를 넙다리뼈의 뒤에 붙들어 매고, 인간이 서있을 수 있는 힙 폄을 유지하는 것을 돕는다.

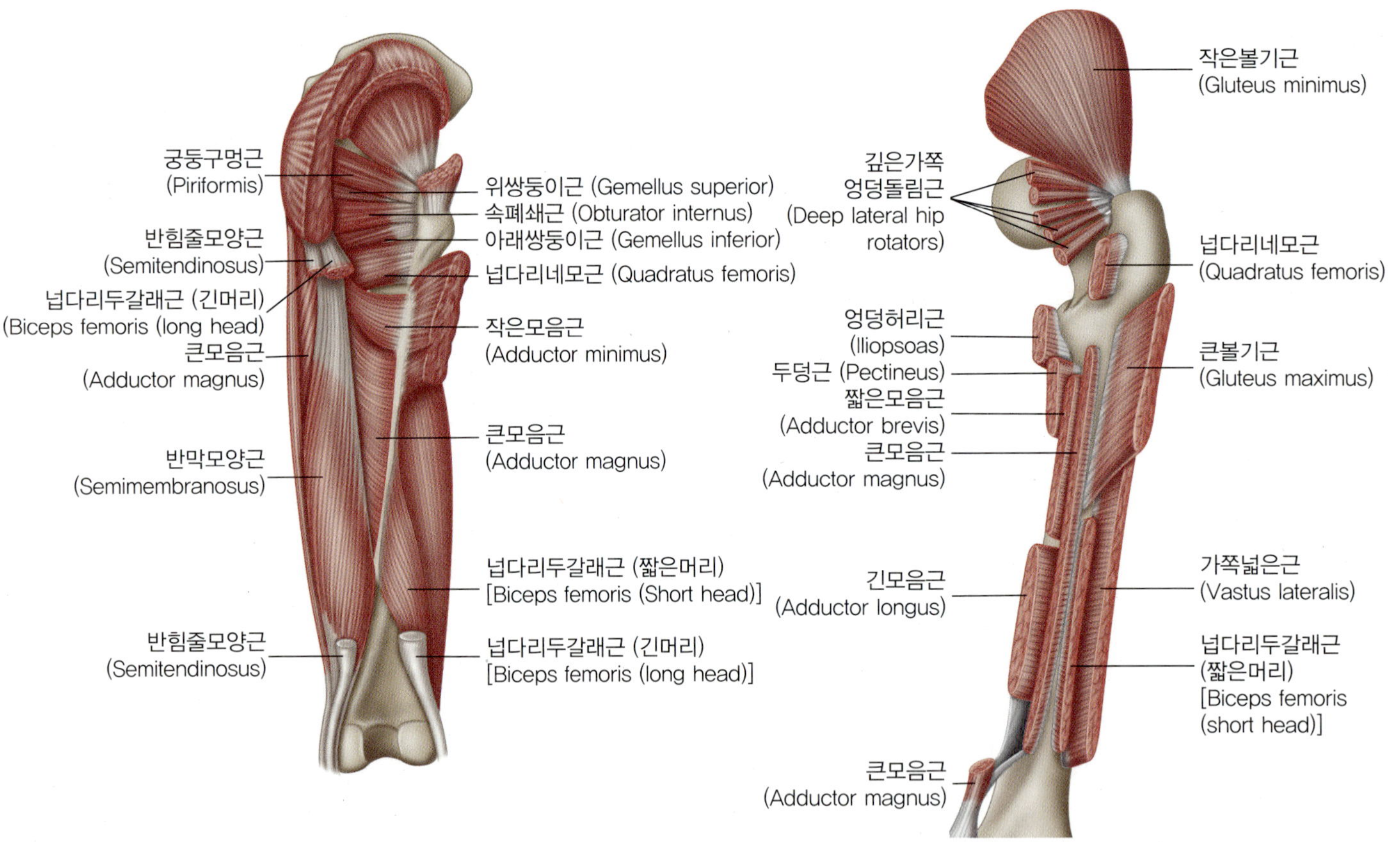

그림 6.20: 가지부채는, 부채가 접혀있는 채로 있어서, 이 각도에서 보기가 쉽다. 그 테두리의 한 선이 거친선 후면을 내려가고 (큰모음근), 그 다음 정점 근육인 두덩정강근 (보이지 않음)과 함께 무릎 관절을 뛰어 넘고, 그 다음 거친선의 앞면에서 긴/짧은 모음근들과 함께 골반으로 다시 올라가서, 같은 선 상에서 두덩근과 엉덩허리근 부착들을 이끈다. 이런 방식으로, 우리는 한 큰뼈돌기에서 다른 것으로 부채의 가지를 건너가는데, 거친선 안에 있는 후방 및 전방 부착 선들에 의해서이다.

2. 가지부채 (The Ramic Fan)

중심: 궁둥두덩가지 (Ischiopubic ramus)
테두리: 넙다리뼈 뒤의 안쪽과 가쪽 거친선 (linea aspera)
근육들: 넙다리네모근 (이행), 작은모음근, 큰모음근, 두덩정강근 (정점), 긴모음근, 짧은모음근, 두덩근 (이행)

가지부채는 다른 어떤 것들보다 형상화하기가 힘이 드는데, 그 이유는 모음근들은 일반적으로 우리에게 덜 익숙하며, 근육들의 배열이 이 부채의 '테두리'를 잘 안보이게 만들기 때문이다. 이것은 거친선의 바깥쪽을 따라 내려가고, 안쪽에서 다시 올라가는데, 그들 사이의 거리는 거의 구분할 수 없다. 보통 때처럼 부채를 넓게 펼치는 대신, 두 끝을 함께 놓아두고 부채의 테두리의 중간을 최대로 당긴다고 상상한다면, 이 근육-뼈 배열들 세트에 평행되게 가까워질 것이다.

뒤에서 넙다리를 보면서, 우리는 넙다리네모근의 먼쪽 부착지가 있는 거친선의 가쪽 (또는 만약 다리가 바깥쪽으로 돌아갔다면, 후면 가장자리)을 따라 여행을 시작한다. 우리는 한 세트의 근육들이 그 선을 따라 붙어있는 것을 볼 수 있다. 그 선을 따라 다음에는 큰모음근의 작은모음근 구획이 있는데, 폐쇄신경 (Obturator nerve)에 의해서 각각 신경 지배를 받는다.

그 밑에서 우리는 큰모음근의 중간을 (우리는 이것을 5장에 있는 넙다리두갈래근의 짧은머리와 연계시킨다) 발견한다. 거기에는 큰모음근의 이 섹션을 가장 긴 부분과 분리하는 틈이 있는데, 이것은 넙다리뼈의 안쪽 위관절융기까지 쭉 내려 가서, 안쪽 무릎 바로 일 인치 정도 위에서 손쉽게 만져질 수 있다.

이 부채의 정점은 두덩정강근인데, 궁둥뼈가지 바닥을 따라 있는 넓은 부착지에서부터 달리기 시작해서 힙과 무릎 모두를 건너서 거위발의 중간 근육이 되는데, 우리는 이것을 5장에서 논의했다.

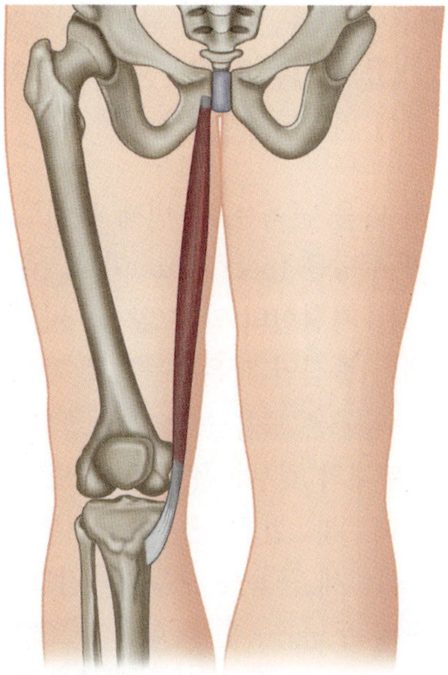

그림 6.21: 두덩정강근.

이 부채의 나머지 반은 거친선의 안쪽 또는 앞쪽 가장자리에 붙는데, 특히 큰모음근의 바로 옆이지만, 분리된 근막 평면 내에 있다. 이들 중 제일 긴 것은, 대략적으로, 긴모음근이다. 이것은 커다란 둥근 힘줄로 샅고랑에서 쉽게 촉진되며 보통 다리를 교차해서 앉을 때 손쉽게 볼 수 있다.

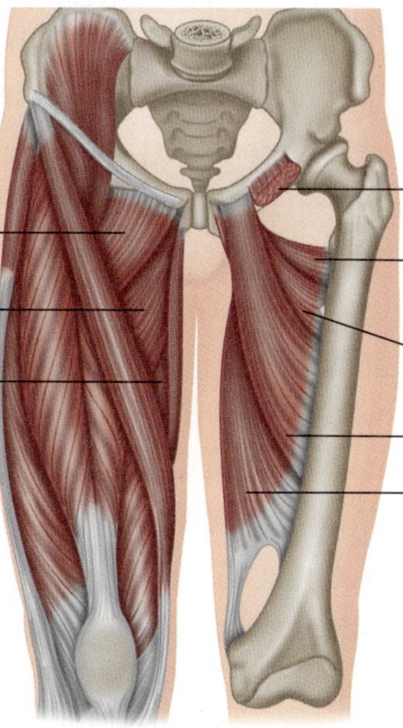

그림 6.22: 앞쪽 모음근들은 우리를 골반의 뒤로 그리고 이행 근육인 두덩근으로 안내한다.

짧은모음근은 긴모음근의 위쪽에서 깊숙이 놓이지만, 그들의 기능은 비슷해서 하나의 독립체로 함께 치료될 수 있다.

이 부채에서 다음 근육은 세 번째 부채로 가는 이행 근육인 두덩근 (pectineus)이다. 두덩근의 먼쪽 부착지는 거친선의 안쪽/앞쪽 부분을 따라 마지막 부채의 중심인 작은뼈돌기로 가는 여행을 끝마친다. 두덩근은 모음근이며 힙 굽힘근이다. 사실상, 그 부채의 뒷부분은 (근본적으로, 큰모음근의 대부분) 힙 폄근이며, 그 부채의 앞쪽 반에 있는 세 근육들 모두는 – 긴모음근, 짧은모음근 및 두덩근 – 힙 굽힘을 보조한다. 그러므로 이 그룹 또는 부채는, 우리가 5장에서 논의했던 햄스트링들 및 넙다리네갈래근 그리고 살펴 볼 예정인 허리근 복합체와 함께 힙 굽힘과 폄을 중재하는 것을 돕는다.

힙의 안쪽 및 가쪽 회전에 있어서 모음근들의 역할을 둘러싼 논쟁이 있다. Netter (1989)는 명백히 가쪽 회전을 택하고, Kendall과 McCreary (1983)는 안쪽 회전을 주장한다. 이 동작은 회전하려 할 때 힙의 굽힘 또는 폄에 따라 다를 수 있다. 그러나 구체적인 논쟁없이 (Meyers 2015), 우리의 결론은 모음근들은 넙다리뼈의 역학적 축에 비교해서 낮은 회전 모멘트 때문에 넙다리뼈 회전에 있어서 안정 장치 역할을 더 한다는 것이다. 즉, 그들은 넙다리뼈의 안쪽 또는 가쪽 회전 어느 하나를 만들기 위한 중요한 지렛대로 디자인되지 않았다는 것이다.

우리가 넙다리뼈에 대한 골반의 움직임에 관해서 말하려고 할 때 하나의 예외는 두덩근 자체이다. 두덩근은, 한 쪽이 더 짧아질 때, 두덩뼈를 넙다리뼈 쪽으로 당기는데, 이와 같이 우리가 말하는 것은, 골반의 인체판독을 할 때, '두덩뼈는 짧은 두덩근 쪽으로 향한다'이다. 이것은 힙관절의 안쪽 회전에 해당하지만, 그러나 이 동작은 넙다리뼈 기준으로 힙뼈의 안쪽 회전이다.

3. 서혜부채 (Inguinal fan)

중심: 넙다리뼈의 작은뼈돌기
테두리: 골반의 안쪽 가장자리
근육들: 두덩근 (이행) – 허리근 복합체와 연계한다, 큰허리근 (정점), 엉덩근 (허리네모근과 연계한다)

비록 작은뼈돌기의 축 주위에 중심잡고 있는, 세 번째인 마지막 부채는 오직 세 근육으로 구성되지만, 우리는 다른 두 개의 근육을 이 셋에 연계시켜 살필 것이고 이 전체를 허리근 복합체 (psoas complex)라고 부른다.

두덩근은 이행 근육이며 – 동시에 하나의 모음근이자 하나의 깊은 힙굽힘근 – 비교적 사각형이다. 엉덩두덩능선에 있는 넓은 몸쪽 부착지는, 작은뼈돌기와 그 밑의 거친선으로 가는 넓은 먼쪽 부착지와 잘 들어 맞는다. 손가락 끝을 '다리의 구덩이 (leg pit)' – 긴모음근 힘줄의 바로 가쪽에 있는 열린 공간 – 속으로 부드럽게 위치시키는데, 넙다리 동맥을 누르지 않도록 조심하는 것이다. 고객에게 무릎을 반대쪽 어깨로 보내라고 시킨 다음, 두덩근이 손가락으로 튀어나오는 것을 느껴라.

두덩근은 근막적으로 작은허리근과 연계된다. Travell (Travell & Simons 1992)에 따르면, 이것은 고객들의 대략 반에서 하나의 근육으로 존재하지만, 그러나 이 저자에 따르면, 이것은, 사체에서 볼 때 75%이상이 하나의 근막끈으로서 존재한다. 작은허리근은 하나의 가는 근육으로, 허리근을 위해서 신경 지배가 많이 되어있는 장력 조절 장치일 수 있는데, 이것과 같은 방식은, 아킬레스 복합체에 대한 장딴지빗근 또는 척추세움근 복합체에 대한 작은뒤머리곧은근이다. 어떤 경우라도, 작은허리근은, 만약 존재한다면, 허리부위 척추를 굽히고 골반을 후방 기울기로 보내기 위해서 두덩뼈를 들어올린다.

두덩근 – 작은허리근 복합체를 느끼고 스트레칭 될 수 있게 만들려면 런지 포지션으로 가게 만드는데, 그러나 허리뼈를 척추앞굽음증 (lordotic)으로 만들면 안 된다. 넙다리뼈를 가쪽으로 돌려서 무릎을 밖으로 벌리고 발을 보다 엄지발가락 쪽으로 서있게 해서, 이 연계를 느끼기 위해서 런지를 깊게 해라.

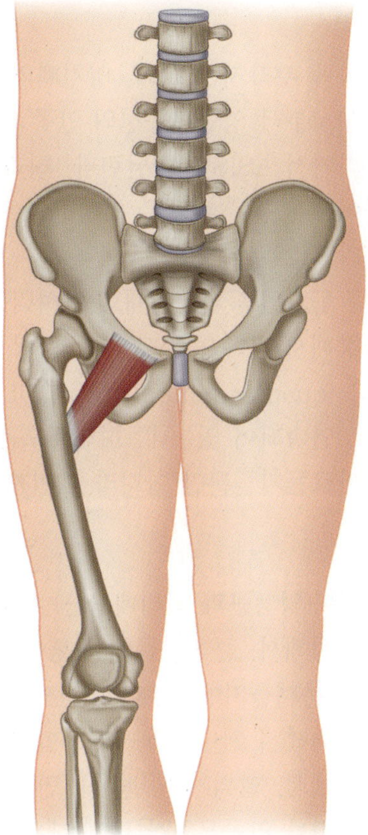

그림 6.23: 두덩근.

큰허리근은 이 부채의 중간에 있는 정점이며, 골반 테두리를 크게 지나 올라가서 모든 허리뼈의 가로돌기들과 척추 몸체들까지 그리고 종종 12번째 흉추까지 간다. 이것은 명백히 하나의 강한 힙 굽힘근이며, 그래서 힙 회전근으로서의 이것의 역할은 덜 명확하다 – 위의 모음근들에서처럼, 허리근이 강한 회전 모멘트를 갖지 않게 디자인되었다는 강한 논쟁이 있다.

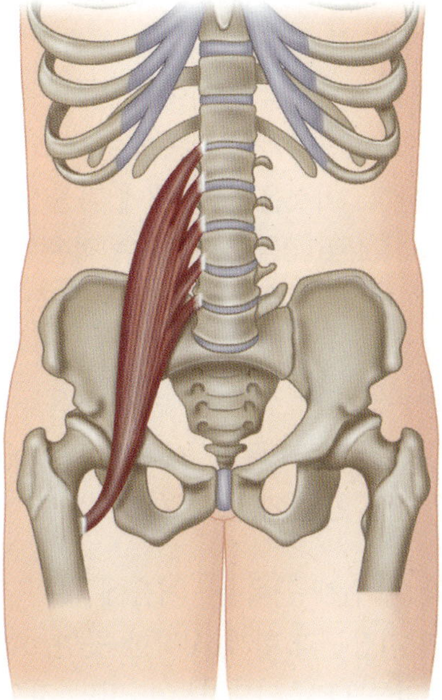

그림 6.24: 큰허리근.

게다가, 우리는 허리근은 허리뼈에 영향을 주지 않는다는 Bogduk (1992) 들의 의견을 인정하지 못한다. 우리 자신의 임상적 관찰로 볼 때 허리근은 본질적으로 삼각형 근육이다 (어깨세모근처럼 – 이 요점에 관한 당신 자신을 재확신시키기 위해서 허리근이 네발이 달렸다고 보아라). 위쪽 허리뼈들로 가는 섬유들은 허리 굽힘과 골반 후방 기울기를 만드는데 작은허리근이 하는 방식대로다. 아래쪽 허리뼈들로 가는 섬유들은 허리 과다폄을 만들며, (L5와 엉치뼈의 결합을 통해서) 궁극적으로 전방 기울기를 만든다.

위쪽 허리뼈로 가는 섬유들은 주로 큰허리근의 앞쪽과 가쪽에 있는 것들이고, 아래 허리뼈들로 가는 섬유들은 (swayback sustainer; 척추앞굽음증 지속장치) 허리근의 안쪽과 뒤쪽에 있다는 것을 일단 우리가 이해한다면, 우리는 특이한 척추 패턴과 포지션을 위한 매우 정확한 전략을 세울 수 있다 – 우리는 허리뼈들에서 종종 과도하거나 역 커브를 보는데 이것은 그 지점 위 또는 아래에서 긴장 패턴으로 느껴지는 것과 같다.

큰허리근은 작용 부위가 매우 넓고 민감하다. 이것은 상체를 하체와 연결하고, 호흡을 걷는 것으로 (이것은 가로막과 이어져있다), 주 골격을 부속 골격으로, 안쪽과 바깥쪽을, 그리고 뒤를 앞과 연결한다. 이것은 그것 내에 자율신경망 (autonomic plexus)를 가진 매우 적은 수의 근육 중의 하나이며, 이것은 신장, 내장 및 성생활과 긴밀한 관련을 갖고 있다. 궁둥구멍근과 함께, 이것은 균형을 잃기 쉬운 첫 번째 근육들 중의 하나이며, 통합으로 가는 길에서 이것의 균형을 유지하기 가장 힘든 것 중의 하나이다.

이 부채의 세 번째 근육은 - 처음에 넙다리근막긴장근과 함께 시작한 곳인, ASIS 주위로 우리를 다시 인도하는 마지막 것으로 - 엉덩근 (iliacus)이다.

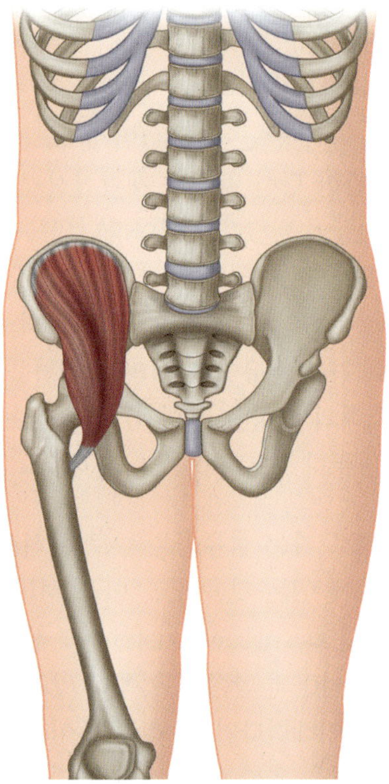

그림 6.25: 엉덩근.

엉덩근은 큰허리근과 함께 작은뼈돌기에 먼쪽 부착지를 갖지만, 엉덩관절 앞면을 너머 지나가고 엉덩뼈오목을 (또는 한 번 더 비유를 하자면, 상부 프로펠러 날의 내면을) 채우기 위해서 큰허리근의 약간 가쪽에서 샅고랑인대 밑을 지난다. 엉덩근은 힙 굽힘근이므로, 힙 폄을 막아준다. 어깨에서의 엉덩근에 해당하는 근육은 어깨밑근인데, 엉덩근이 엉덩뼈 앞면을 채우는 것처럼 어깨뼈의 앞면을 채운다.

엉덩근의 몸쪽 부착지는 크며, 엉치뼈의 날개 또는 가까이서부터 엉덩뼈능선의 안쪽 가장자리를 모두를 따라가서 ASIS까지 달린다. 허리근과 엉덩근 사이에 있는 "계곡"은 엉덩근을 싸고 있는 엉덩근 근막으로 채워져있다. 이것이 과도하게 팽팽하거나 묶여있을 때, 때때로 큰허리근을 엉덩근을 향해서 가쪽으로 당긴다. 엉덩근은 허리네모근 (quadratus lumborum; QL)과 근막적으로 연속되어 있는데, 허리네모근은 허리뼈의 가로돌기들뿐만 아니라 12번째 갈비뼈로 달린다.

이 두 근육은 (엉덩근과 허리네모근) 두 번째 복합체를 형성해서, 큰허리근에 평행이며 가쪽으로 달리는데, 작은뼈돌기에서부터 12번째 흉추와 12번째 갈비뼈까지 지나간다. 이 복합체는 런지 포지션에서, 발의 새끼발가락 면을 바닥에 대고 넙다리뼈를 안쪽으로 돌리게 해서, 느끼고 스트레칭 되게 할 수 있다. 같은 쪽에 있는 갈비뼈들을 스트레칭된 힙에서 멀리 뻗는 것은 이 스트레칭을 늘려줘서 이 복합체에 분명한 경감을 준다. 큰허리근의 어느 한 쪽에 있는 이 복합체들의 어느 하나는, 자세성 보상 패턴들 안에서, 약하거나 동결된 큰허리근을 대체할 수 있다.

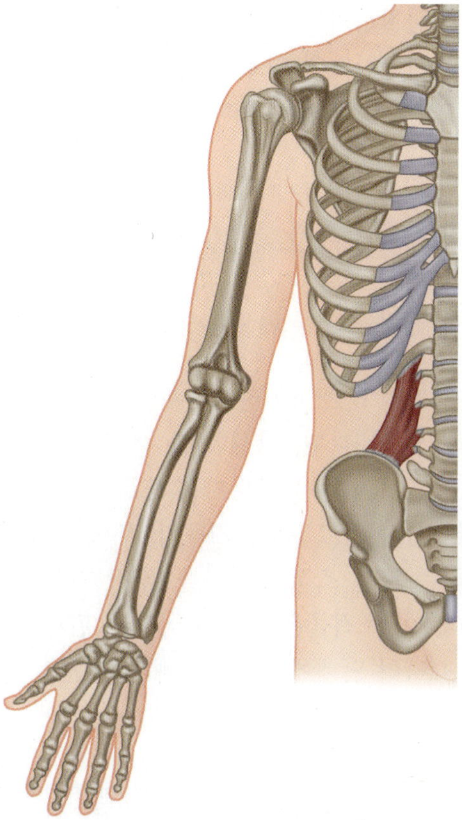

그림 6.26: 허리네모근.

이것이 엉덩관절 주위의 세 부채의 순환을 완성하는데 우리는 ASIS에서 ASIS까지 프로펠러 주위를 줄 곳 돌아 보았다. 물론, 임상에서, 이 부채들은 움직임 동안에 안정시키고 움직이게 하기 위해서 끊임없이 작용하는데, 어떤 것이 나빠져서 다른 섹션이 더 일을 고되게 하거나, 또는 이것이 일을 전혀 하지 못하게 막을 때까지이다. 이러한 불균형은 걸음걸이 패턴에서 손쉽게 읽을 수 있다.

명백히, 유사한 과정이 반대쪽 엉덩관절 주위에서 만들어질 수 있는데, 그러나 대부분의 사람들에게서 치료하는데 있어서 둘 사이에 약간의 유사점과 약간의 상이점이 있다. 시상 (sagittal) 기형들이 - 골반의 전방 기울기, 굽어진 허리뼈, 또는 과다폄된 무릎들 - 대칭성으로 보상적인 팽팽함을 만드는 경향일 것이며, 반면에 모든 회전성 패턴들은, 가쪽 기울기 또는 이동도 마찬가지로, 비대칭성 패턴을 만든다. 이것은 효율적인 고객 - 중심의, 개별적으로 맞춰진 전략을 개발하기 위해서 유능한 시각적 그리고 촉진적 분석을 요하게 만든다.

예를 들어, 어떤 고객은 각각의 다리를 안정시키기 위해서 허리근 복합체의 다른 부분을 사용할 수도 있다. 우세한 다리와 우세하지 않은 다리를 위해서 다른 안정 패턴화가 아주 흔히 있다. 골반 회전 패턴에서, 우측 두덩근은 종종 좌측 궁둥구멍근과 짝을 이루며, 그리고 그 반대도 또한 같다. 이와 같이 재발하는 패턴의 일부가 식별될 수 있는 반면에, 이러한 20개 근육 사이의 개개의 특성은 두 개의 힙에서 곱해져서 전체 세트에 대한 개별적인 평가를 요구하는 변화성을 제공한다. 최상의 결과를 위해서, 서있고 걸을 때 시각적 평가를 할뿐만 아니라, 철저한 촉진 평가를 해라.

일반적으로, 부채들 사이의 이행 근육근막들은 - 두덩근 부위와 넙다리네모근 부위 - 심각한 자세성 틀어짐에서 근막적으로 압박될 것이다. 두덩근은 짧아진다, 특히 전방 기울기와 안쪽 넙다리 회전의 경우에서; 넙다리네모근은 후방 기울기와 가쪽 넙다리 회전의 경우에서 특히 근막적으로 두꺼워지고 짧아진다.

인체판독 골반 (Body Reading the Pelvis)

골반은 아마도 그것과 인접한 뼈들의 관계에서 우리가 관찰해야 할 가장 중요한 부위일 것이다. 대부분의 학설들은 골반과 지면의 수평 평면 또는 수직 중력 축 사이의 관계에 대한 기준을 제시한다.

많은 치료사들은 앞위엉덩뼈가시와 뒤위엉덩뼈가시 사이에서 만들어진 각도를 우선 측정하라고 배워왔을 것이다. 이 관계가 수평이거나 또는 약간의 각도를 가져야 하는 견해에 따라 기준들은 달라지며, 그리고 그들은 종종 성별 사이에 약간 각도의 차이가 있는 것을 보여 준다. 그러나, 최근의 연구가 보여 주는 것은 이 측정치는 상당히 믿을만하지 못한데, 이 각도에 영향을 주는 골반 뼈들의 모양과 크기가 사람들마다 자연적인 차이가 있을 뿐만 아니라 (Preece et al. 2008), PSIS를 정확히 촉진하기가 어렵기 때문이다 (Cooperstein & Hickey 2016). 이것은 여전히 배열과 각도 차이에 관한 약간의 아이디어를 얻게 해 줄 수 있어서 유용하지만, 그러나 기억해야만 할 것은, 고정된 '중립 골반 (neutral pelvic)'에서 판독할 때, 그 각도는 0–23° 까지 바뀔 수 있다는 것이다. 각도를 읽거나 또는 수평 바닥에 대한 골반의 관계를 관찰하기 보다는, 넙다리뼈의 맥락에서 이것을 관찰한다면 연조직 관계들에 관하여 정보를 더 잘 얻을 수 있을 것이다.

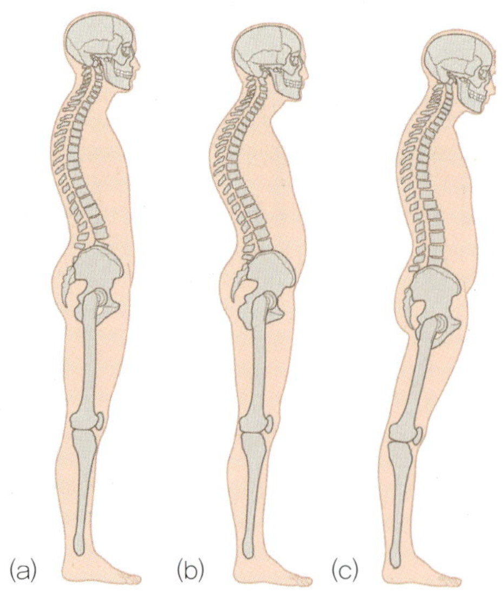

그림 6.27: 여기서 우리는 넙다리뼈, 골반 및 허리척추뼈에 비교한 골격 관계의 세 가지 가능한 패턴을 볼 수 있다. (a) 중립 골반, (b) 전방 기울기, (c) 전방 이동.

그림 6.27a는 이동과 기울기 모두의 의미에서 중립인 골반을 보여 준다. 그러나 우리가 연조직을 관찰한다면 (그림 6.28), 엉덩관절 앞과 뒤의 모든 것들이 균형을 이루고 있는 것을 볼 수 있다.

우리가 그림 6.28a에 전자부채와 서혜부채를 첨가해서 살핀다면, 당신이 볼 수 있는 것은 관절 중간선의 앞을 지나가는 모든 근육 섬유는 힙 굽힘을 만들고 (전방 기울기) 뒤에서 관절로 접근하는 모든 조직은 폄근들 (후방 기울기)일 것이다. 이 조직들은 인체가 굽힘과 폄의 전체 범위 내내 각각의 단계에서 넙다리뼈와 골반을 안정되게 해 준다.

그림 6.28b는 이동은 중립이지만 전방으로 기울어진 골반을 보여 준다. 이 뜻은 엉덩관절이 굽혀 있다는 것인데, 이것 때문에 힙 굽힘근들을 짧게 만든다 (또는 짧아진 힙 굽힘근들 때문에). 그러므로 우리가 부채들의 관점에서 이것을 해석한다면, 전방 부분의 모든 것은 전자부채와 가지부채 모두에서 단축되어 고정되어 있을 것이다. 서혜부채의 모든 것들은 단축되어 고정될 것이다 (큰허리근은 허리척추뼈 패턴에 따라 다를 수 있다는 것을 기억해라). 근육 사이의 격막은 모음근들 내에서 유사하게 달라질 것이다 – 후방 격막은 당겨 올려지고 전방 것은 당겨 내려간다.

언뜻 보기에, 그림 6.28c는 전방 기울기인 것처럼 보이는데, 특히 허리 척추의 과다앞굽음증 (hyperlordosis)의 정도에서 볼 때 그렇다. 그러나 우리가 이것을 세세히 살펴 볼 때 골반이 발의 훨씬 전방으로 이동되어, 넙다리뼈의 전방 기울기를 만든 것을 볼 수 있다. 우리는 바닥에 대해서가 아니고, 넙다리뼈의 이러한 새로운 각도에 대비한 골반 기울기를 읽어야만 한다. 이 경우에서 이제 우리는 골반이 넙다리뼈에 비해서 후방으로

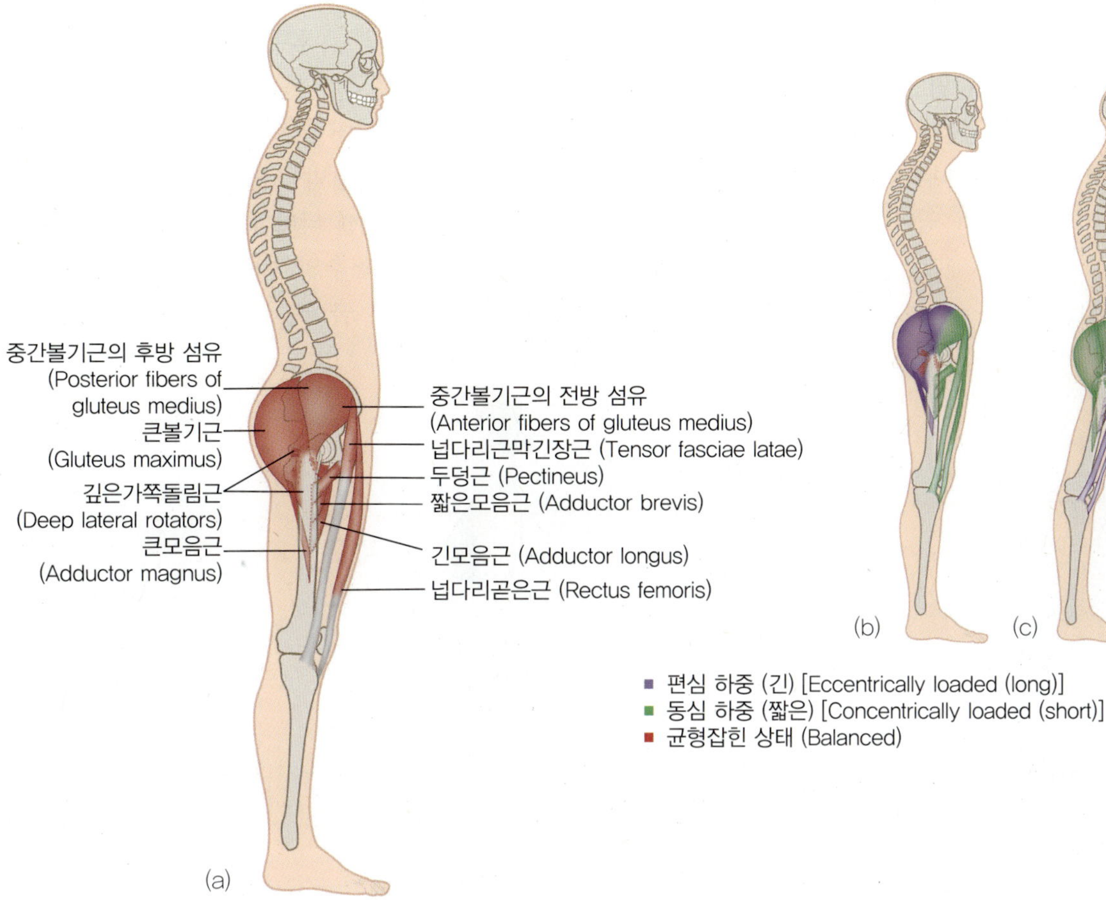

그림 6.28: 형태에 연조직을 더함으로써 우리는 치료를 더 받을 필요가 있는 어떤 부위를 명백하게 알 수가 있다.

기울어졌고 그래서 늘릴 필요가 있는 것은 부채들의 후방 요소들인 힙 폄근들이라는 것을 알 수 있다.

이동과 기울기 사이에 9개의 가능한 골반 포지션의 변형이 있다.

1 중립 이동, 중립 기울기
2 전방 이동, 중립 기울기
3 후방 이동, 중립 기울기
4 중립 이동, 전방 기울기
5 전방 이동, 전방 기울기
6 후방 이동, 전방 기울기
7 중립 이동, 후방 기울기
8 전방 이동, 후방 기울기
9 후방 이동, 후방 기울기

전방 이동을 치료할 때 우리는 발을 손 볼 필요가 있고, 특히 4장에서 본 발뒤꿈치인데, 고객이 발뒤꿈치 상으로 돌아 가기 위해서 후방에서 충분한 지지를 확실히 갖도록 하기 위함이다. 그 다음 우리는 또 근막 평면을 손 볼 필요가 있을 것인데, 앞쪽을 들어 올리고 뒤쪽을 떨구는 것이다.

우리가 이것을 염두에 두고 그림 6.29를 관찰한다면, 넙다리뼈에 대비한 기울기라는 의미에서 골반은 매우 중립인 것을 볼 것이다. 허리 척추뼈들의 후방 굽음은 늑강의 후방 기울기에 의해서 만들어 졌으며, 하부 등에 비교한 복부의 길이를 명백하게 볼 수가 있다.

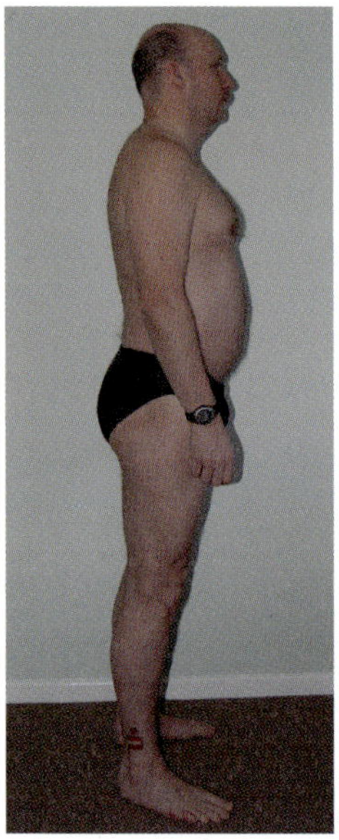

그림 6.29: 기울기에 관해서는 중립인, 전방으로 이동된 골반을 보여주는 한 고객.

그림 6.30에서 우리는 넙다리뼈의 전방 이동과 기울기를 다시 볼 수 있는데 - 그리고, 보기가 좀 더 까다롭지만, 넙다리뼈에 비교한 골반을 판독할 때 골반이 약간 후방으로 기울어진 것처럼 보인다.

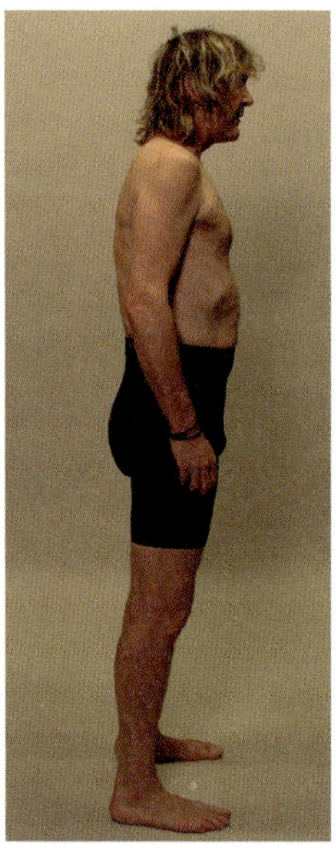

그림 6.30: 여기서 골반의 전방 이동을 동반한 후방 기울기의 흔한 패턴을 본다.

그림 6.31의 모델 또한 약간 전방 이동된 골반을 보이는데, 흔히 동반하는 후방으로 기울어진 늑강과 함께, 그러나 골반을 살펴볼 때 이것은 약간 전방으로 기울어진 것처럼 보인다. 이 패턴이 허리척추뼈들에 만든 압박을 들어올리기 위하여, 상부 허리척추뼈들 훨씬 너머까지 (T5 또는 T6 높이까지도 갈 수 있다) 척추의 후방 굽음 (bend)을 연장시켜서 후방으로 굽어진 척추를 보상한다.

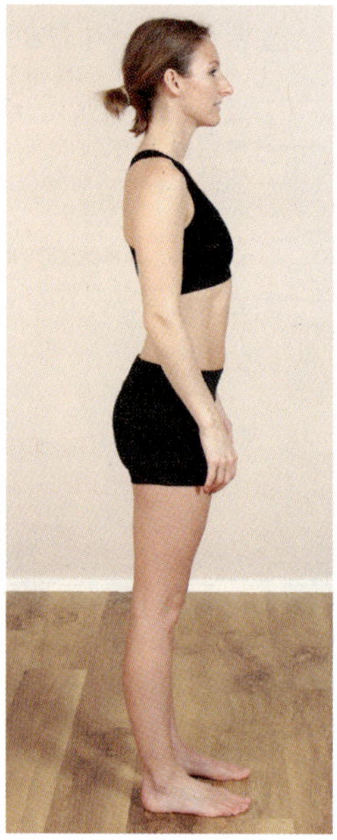

그림 6.31: 우리 모델을 살펴 볼 때 골반의 기울기에 관한 다른 패턴을 볼 수 있다.

넙다리뼈에 비례해서 골반을 판독하는 것의 많은 이점들 중의 하나는 우리가 실제로 엉덩관절의 포지션에 관한 판독을 하는 것이다. 바닥에 비례해 골반을 판독하는 것은 L5가 엉치 기저에 올라타 있는 방식에 대한 느낌을 갖게 해 줄 것이며, 이것도 똑같이 유용하지만 이것은 다른 정보이다.

우리는 고객이 움직임을 시작한 곳에서부터 분석하기 위해서 넙다리뼈에 대비한 골반을 판독한다. 힙이 이미 펴있나 (즉, 넙다리뼈에 비해 후방으로 기울어짐) 아니면 굽힘에서 시작 했는가 (즉, 넙다리뼈에 비해 전방으로 기울어짐)? 앞쪽 힙 조직의 능력은 그 때 간단한 전방 런지를 사용해서 평가될 수 있으며, 우리는 힙의 앞쪽이 열리는 것을 관찰할 수 있다.

만약 한 고객이 후방으로 기울어진 포지션에서 시작한다고 했을 경우, 우리는 매우 작은 움직임을 볼 것이라는 것을 틀림없이 예상하는데, 그 이유는 그가 이미 폄에서 시작했기 때문이다. 힙은 오직 10-12°의 폄을 가지며, 만약 이것의 일부가 이미 서있는 자세에서 사용되었을 경우, 그 때 우리는 그가 발을 앞으로 내딛는 동안 그 관절에서 훨씬 많은 것이 생기는 것을 볼 수 없을 것이다.

역으로, 고객이 전방으로 기울어진, 굽힌 포지션에서 시작했을 경우, 그 때 우리는 많은 열림을 볼 것이라는 것을 틀림없이 예상하는데, 그 이유는 그가 굽힘에서 시작하고, 중립으로 온 다음 펴기 때문이다. 그렇지 않을 경우, 그의 조직은 '단축되어 고정되어 (locked short)'있다.

'단축되어 고정되어'있는 시나리오에서, 우리는 움직 범위 감소를 볼 수 있거나 - 고객은 멀리 발을 내딛지 않을 것이다 - 아니면 고객은 또 다른 부위에서 더 많은 움직임으로 보상할 수 있는데, 일반적으로 척추를 통해서이다 (그림 6.32).

힙의 세 부채들은 모두가 모든 평면에서 움직임이 가능한 볼 - 소켓 관절을 건너 간다. 그 근육들의 각각은 그들이 관절을 건너가는 각도에 따라 패턴들의 범위에 관여된다고 보여질 수 있다. 예를 들어, 우리가 골반의 가쪽 기울기를 볼 경우, 낮은 쪽의 벌림근들 (전자부채)과 맞은편 넙다리의 모음근들 (서혜부채) 사이의 관계를 균형 잡을 필요가 있는데, 둘 다 단축되어 고정되어 있을 수 있기 때문이다.

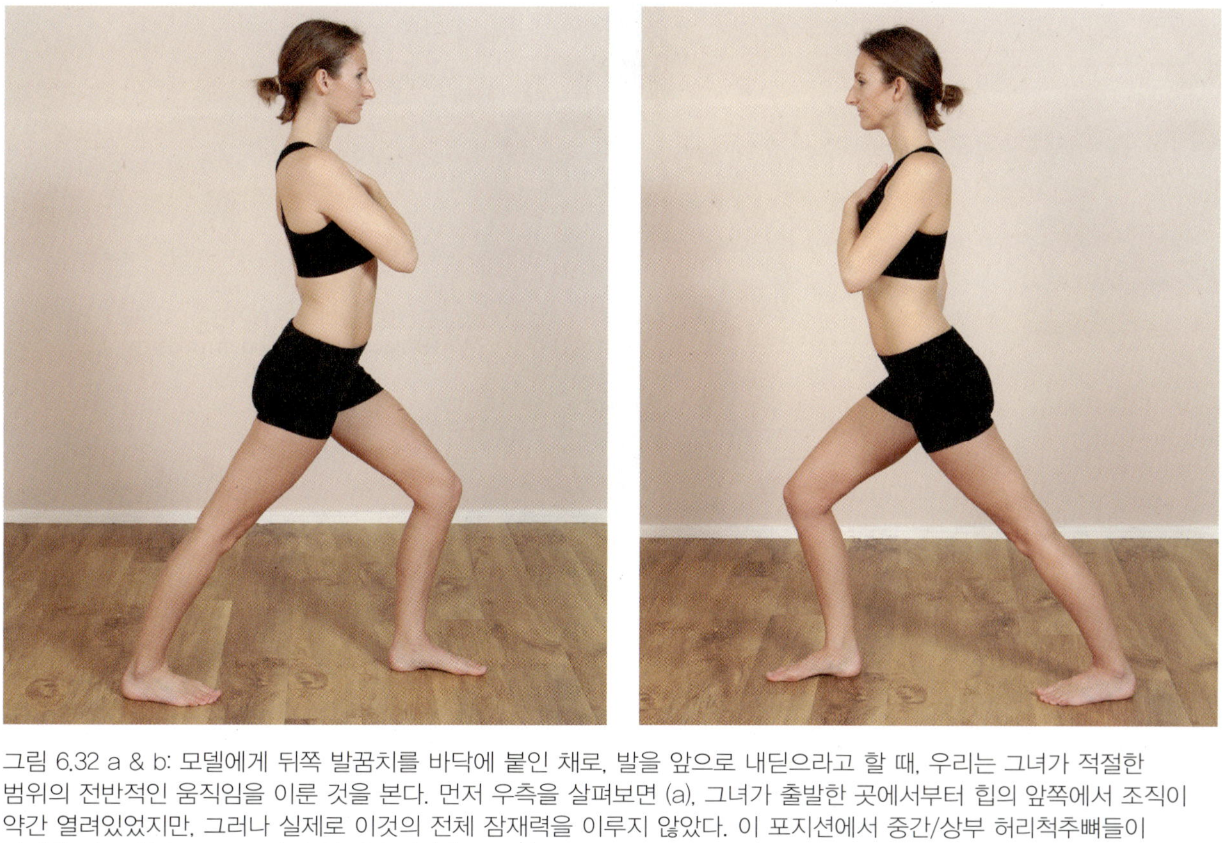

그림 6.32 a & b: 모델에게 뒤쪽 발꿈치를 바닥에 붙인 채로, 발을 앞으로 내딛으라고 할 때, 우리는 그녀가 적절한 범위의 전반적인 움직임을 이룬 것을 본다. 먼저 우측을 살펴보면 (a), 그녀가 출발한 곳에서부터 힙의 앞쪽에서 조직이 약간 열려있었지만, 그러나 실제로 이것의 전체 잠재력을 이루지 않았다. 이 포지션에서 중간/상부 허리척추뼈들이 명백한 옆 굽힘 (side flexion)과 함께한 접힘 (hinging), 골반이 우측으로 기울어짐을 (척추가 좌측으로 굽음) 본다. 좌측 (b)은 훨씬 더 적응되어 있는 것처럼 보이는데 그 이유는 척추가 접힘이 있다하더라도 덜 보이며, 골반 회전의 결과로서 6.32a에서 우리가 보는 복부를 가로질러 생긴 긴장이 덜 하기 때문이다. 비록 이것이 과장된 포지션이지만, 이것은 발목 발등굽힘, 힙 폄 및 등 폄 사이의 움직임 관계를 강조하고 있다.

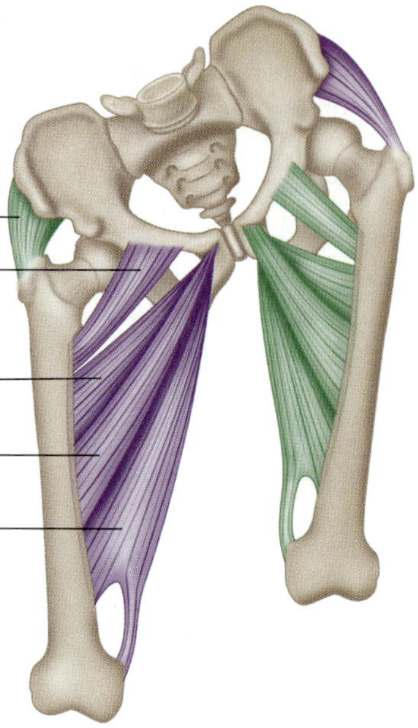

벌림근들과 맞은 편 모음근들 사이의 장력 불균형은 걷는 동안 체중 이동에 영향을 줄 수 있다. 선 다리 (stance leg)로 체중을 보내기 위해서, 골반은 발가락 - 떼는 (toe - off) 쪽에서 약간 떨어진다. 기울기를 만들기 위해서, 한 힙은 모아지며 반대쪽 힙은 펴는 동안 벌릴 수 있어야만 한다 (그림 6.34).

그림 6.33: 가쪽 기울기 경우에서, 벌림근은 낮은 쪽에서 짧게 될 것이어서, 엉덩뼈를 큰뼈돌기 쪽으로 잡아 당긴다. 이것이 궁둥두덩가지를 맞은 편인 높은 힙 쪽과 가까워지게 잡아당길 것이다.

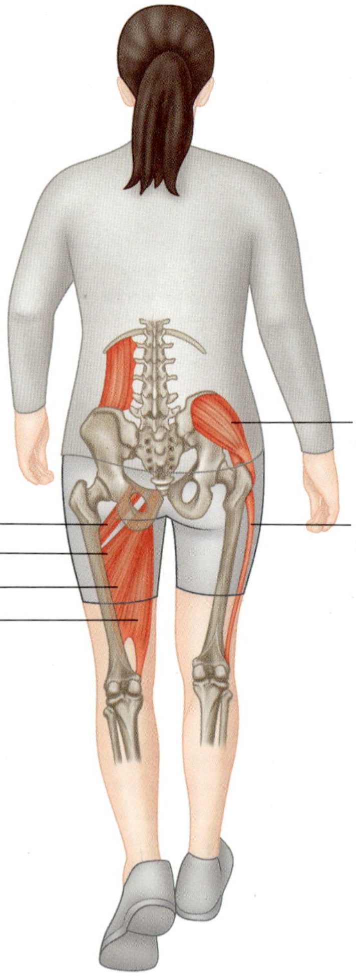

그림 6.34: 뒤꿈치 닿기 (heel - strike)에 뒤이은 골반 기울기는 뒤꿈치 닿는 쪽에서 벌림근들의 힘과 적응을 요구하는 반면, 반대쪽의 앞쪽 모음근들은 (두덩근, 짧은모음근, 긴모음근) 늘어나서 뒤쪽 다리의 벌림을 조절해야만 한다 (8장에 있는 움직임에서 허리네모근 영향을 관찰할 것이다).

고객에게 선 다음 체중 이동을 시행하게 해서 이 관계를 확인할 수 있다 (그림 6.35). 움직임을 다루는 법에 관해 고객에게 지시하는 법을 배우는 것은 약간 끈기를 요할 수도 있지만, 일단 완전히 학습하고 목표 조직들에 대한 직접적인 촉진을 병행할 경우, 어디를 치료할 건가에 관해서 매우 유용할 수 있다.

그림 6.35a & b에서 보이는 포지션과 움직임을 사용하는 것은 유용한 치료-후 재평가이며 재교육 도구이다. 종종 많은 사람들이 빠뜨리는 부위인, 앞쪽 모음근들을 치료할 때, 조직들에게 치료 동안 얻은 어떤 새로운 능력을 기억시키는 것이 유용할 수 있다. 이런 방식에서, 긍정적인 결과는 크리닉 바깥의 움직임으로 매일의 삶으로 보다 전달되기 쉽다.

회전 면에서, 한 근육이 관절 작용 선을 건너갈 때 이것이 보다 수평으로 있을수록, 이것은 회전해야만 할 잠재력이 더 커진다. 수평 근육은 힘 커플을 형성할 수 있다-예를 들어, 골반의 우측 회전에서, 우측에 있는 두덩근은 짧아져 있으며, 좌측에 있는 가쪽 회전근들 안의 힘 커플 단축과 함께한다.

인체는 이러한 상호작용하는 주동근/길항근 관계의 많은 것 (철저한 치료사가 감시해야만 할 것들)을 통해서 균형을 잡는데, 고전적인 해부학 책들로는 부족한 것들이 많아서, 몇몇 사람이 기대하는 것만큼 언제나 명백한 것은 아닐 것이다.

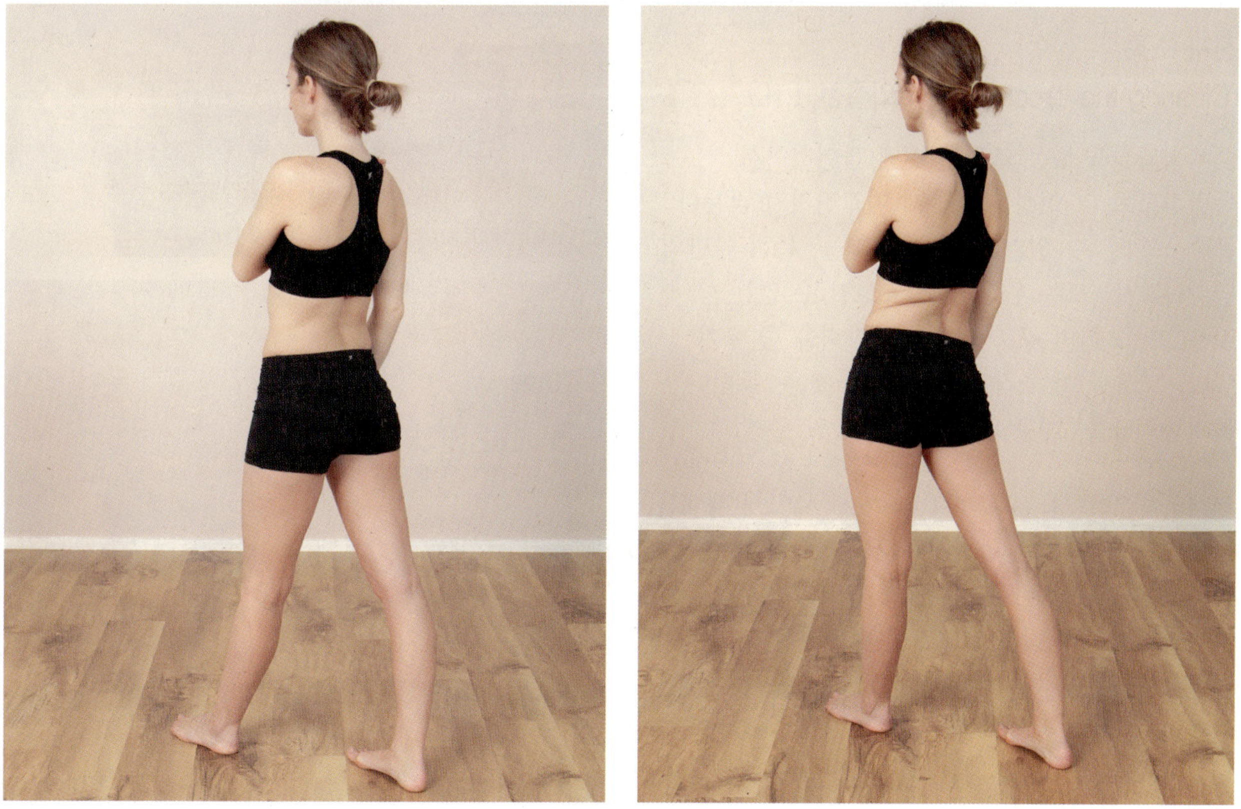

그림 6.35 a & b: 우측 벌림근들과 좌측 모음근들 사이의 상호작용을 보기 위한 선 평가 (명백히 이것은 양 쪽에서 반복될 것이다). 일단 치료사가 완전히 익히면, 이 간단한 움직임에서 얻어진 정보를 이용할 수 있는 많은 변형이 있다 (아래의 심화 인체판독을 보라). 주목: 이 포지션은 어르신 또는 휘청거리는 고객들에게 불안정할 수 있다. 의자나 벽 따위의 잡고 있을 것을 제공하는 것이 이러한 고객들에게 안정감을 주어서 보다 많은 움직임을 이끌어 낼 수 있다.

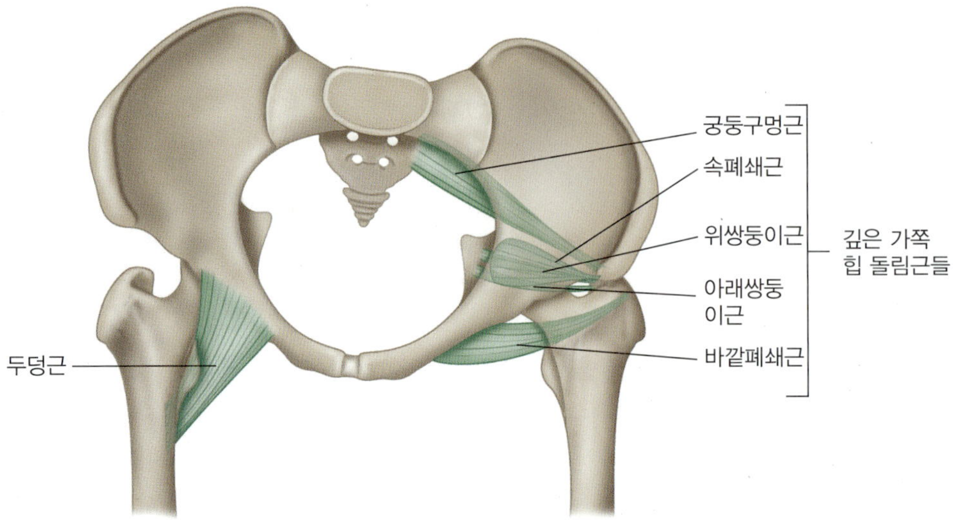

그림 6.36: 골반이 우측으로 돌아갈 때, 두덩뼈가지 (pubic ramus)는 오른 넙다리뼈와 가깝게 움직일 것이고 (두덩근을 짧게) 왼쪽 궁둥뼈가지 (ischial ramus)는 왼쪽의 넙다리뼈와 가깝게 움직일 것이다 (좌측에 있는 모든 가쪽 회전근들이 짧아짐).

골반 테크닉 (Pelvic Techniques)

전자 소통
(Clearing the Trochanters) (외측선; LTL)

큰뼈돌기들을 덮은 조직은 뼈에 붙어있어서 독립적으로 더 이상 자유롭게 미끄러지지 않는다고 종종 느껴질 수 있다. 자세성 문제들, 특히 골반의 옆 기울기들 또는 완전히 굽히고 펼 수 없는 것은, 가쪽 힙의 구조에 과외의 장력을 줄 수가 있다. 그래서 이 조직을 구분 짓는 것은, 특히 돌기점액낭을, 매우 완화해 주는 것일 수 있다.

고객을 옆으로 눕게 하는데, 허벅지 사이에 베개를 놓고 위쪽 허벅지는 굽혀서 베개 위에 두고, 아래 허벅지는 똑바로 편다. 양 검지와 중지의 주먹관절들의 편평한 면으로 큰뼈돌기를 덮고 있는 얕은 조직을 펼치고 개통한다. 양 주먹을 붙여서 시작하고 나서 부드럽게 이것들을 서로 서로를 대고 굴려서 움직임을 만드는 것이 어깨에서 손을 벌려 당기는 것보다 보다 쉽고 이완된 접촉을 만든다. 치료하고 있는 동안 고객은 골반의 전방 및 후방 기울기를 작게 만들어서 개통을 도울 수 있다.

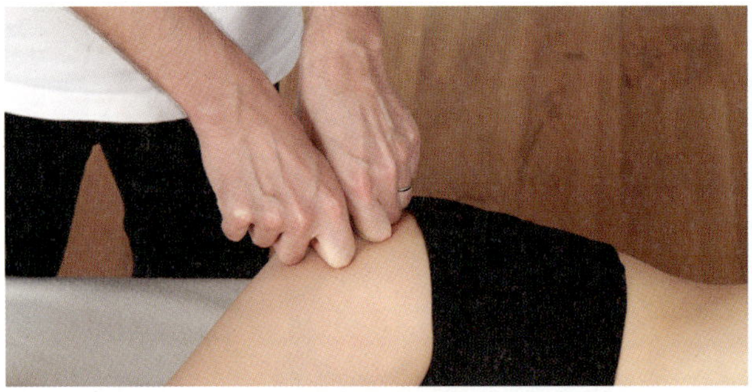

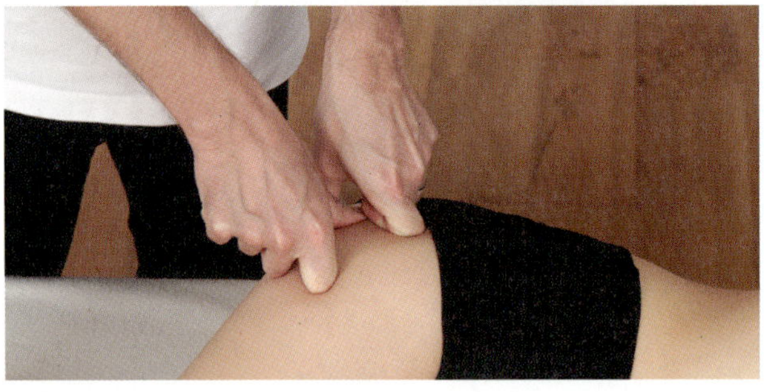

그림 6.37: a & b: 큰뼈돌기를 덮은 조직을 개통하기 위해 주먹관절들을 사용하는데 어깨로 구르는 동작을 만들고 손을 서로 서로를 구르게 해서 팔과 손목의 피로를 감소 시킨다.

엉덩뼈 가장자리 소통 (Clearing the Edges of the Ilium) (외측선; LTL)

엉덩뼈능선 내면과 외면 모두의 근육 부착들은 빈번하게 조직 안에 제한, 매듭 및 혹으로 줄줄이 서 있는데, 자주 층들이 서로 묶여서 몸통의 옆-굽힘과 회전을 감소시킨다.

고객을 위에서 처럼 눕게 하고, 엉덩뼈능선의 상면을 따라 손가락 끝을 사용하는데 두 세트의 손가락 끝들로 중립 골반의 중간부터 바깥으로 치료하거나 또는 그 조직을 웜업시킨다. 전방으로 기울어진 골반의 경우에서는 엉덩뼈능선 바로 옆의 조직을 후방으로 보내고 (ASIS에서 PSIS로), 후방 기울기에서는 역으로 해라.

엉덩뼈능선 위로 당신은 복부 층들을 다루고 있을 것이다. 엉덩뼈능선의 바깥면, 능선의 꼭대기 그리고 능선의 입술 (lip)의 내면 각각에서 배바깥빗근과 배속빗근 그리고 배가로근을 위한 세 개의 다른 깊이를 따라 치료함으로써 보다 특수함을 얻을 수 있다.

조직을 앞쪽으로나 뒤쪽으로 취하는 하나의 대안적인 방법은 자뼈의 평평한 가장자리를 사용하는 것이다. 고객 뒤의 치료대에 앉아서, 고객 몸과 가까운 앞팔로 조직에 고리를 걸 수 있으며, 골반을 안정시키고 지지하기 위해서 다른 손을 뒤쪽에서 사용해라. 고객은 골반을 전 후방으로

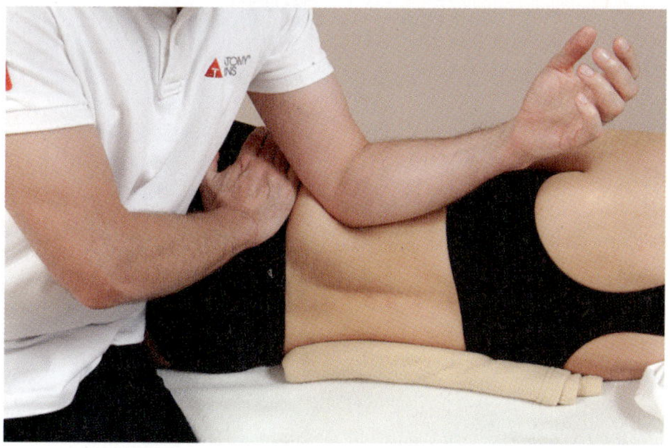

그림 6.38: 자뼈와 팔꿈치머리를 사용해서 조직을 뒤쪽으로 보내라.

작게 기울이거나, 또는 당신이 조직을 취하는 방향과 반대로 늑강을 돌려서 보조할 수 있다.

자뼈 날은 엉덩뼈능선 밑의 조직을 개통하는데 이상적인데, 이 조직은 더 조밀하기가 쉬워서 손가락에 피로를 주기 쉽기 때문이다. 만약 약간 더 민감한 도구를 원한다면 주먹관절들이 좋은 대안일 수 있다. 이 조직들-큰볼기근, 중간볼기근 및 넙다리근막긴장근, 장근의 상부 부착들을 따라 있는 것들-모두가 아래쪽으로, 엉덩뼈능선에서 멀리 풀던가 또는 고객의 패턴에 따라 전방 또는 후방으로 움직여 질 수 있다.

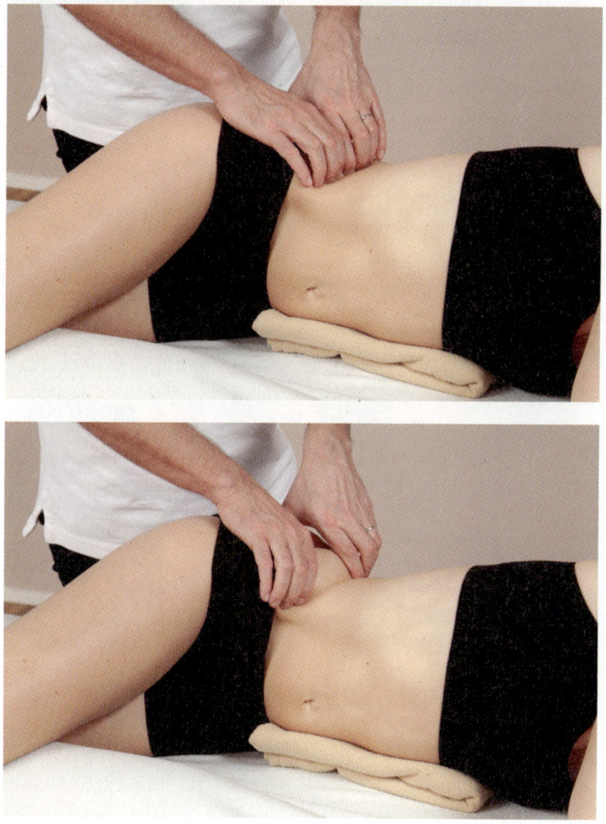

그림 6.39 a & b: 복부 부착들을 펼치는 것, 중립 골반에 이상적인 방법이다.

위의 모든 테크닉들은 고객의 움직임을 동반해야만 하는데, 골반을 전방과 후방으로 기울어뜨리는 것이 가장 흔한 방법이다. 이것은 조직을 더 좋은 중립 포지션으로 되돌아가게 도울 뿐 아니라 하부 등과 골반 복합체 주위의 많은 약해진 근육을

재교육하고 강화시키는 것을 돕는다. 그들의 짧아진 근육을 개통하는 것을 돕고 어떤 약한 근육 내의 감각-운동 건망 (amnesia) 사이클을 부수기 위해서 그들이 중립 패턴으로 가는 반대 움직임에 중점을 두는 것이 특히 유익할 수 있다.

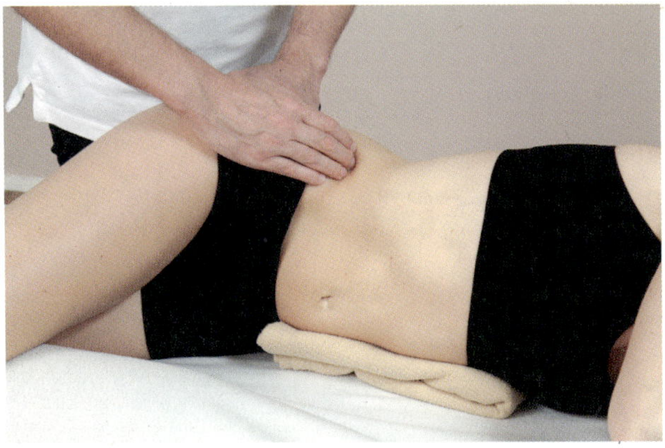

그림 6.40: 전방으로 기울어진 골반 패턴에서는 조직을 뒤쪽으로 보내라.

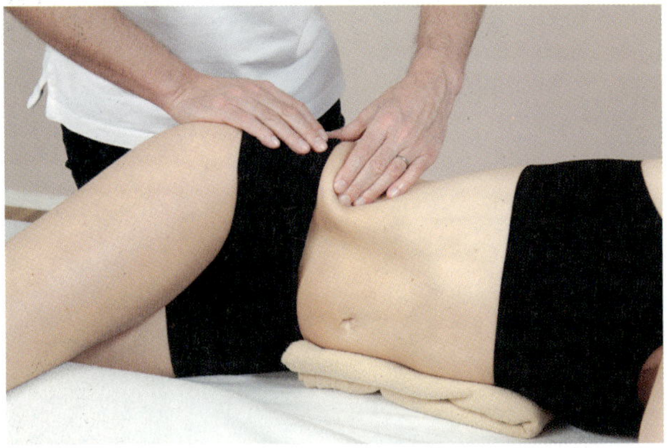

그림 6.41: 후방으로 기울어진 골반 패턴에서는 근막을 앞쪽으로 보내라.

부채의 개통 (Opening the Fan) (외측선; LTL)

동일한 포지션에서 큰뼈돌기에 붙어있는 근육들의 부채를 따라 치료하기 위해서 편평하거나 뾰족한 팔꿈치를 사용할 수가 있다. 큰뼈돌기에서 시작해서 위로 치료하고 TFL를 따라 ASIS를 향해서 앞쪽으로 치료하고 나서 PSIS와 큰볼기근의 윗 부분 쪽으로 점차적으로 뒤로 펼쳐라. 그 길을 따라 중간볼기근의 앞쪽과 뒤쪽 (굽힘근과 폄근) 부분들을 치료해 갈 것인데, 그러나 중앙선에 수직으로 놓인 두꺼운 근막선인, ITT의 위쪽 부분을 피하기를 원할 수 있다.

이 치료는 간단한 선들로 행해지거나-부채살처럼-또는 베개를 따라 고객이 무릎을 앞·뒤로 미끄러뜨리게 하는 힙 굽힘과 폄을 병합해서 할 수 있는데, 각 섹션에서 고정해서 스트레칭 시키거나 또는 반대 방향으로 섬유들을 따라 미끄러뜨려서 할 수 있다.

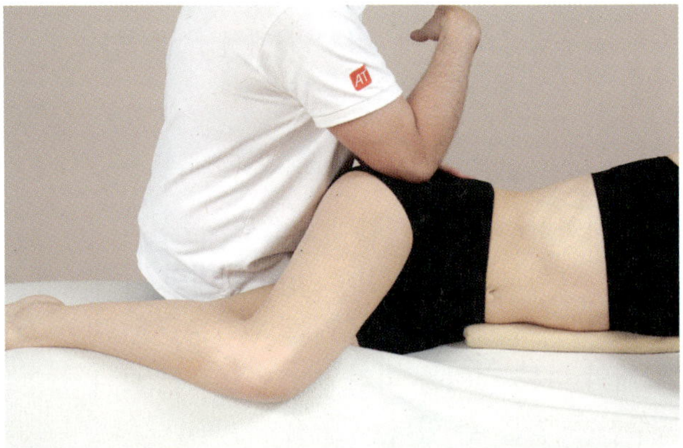

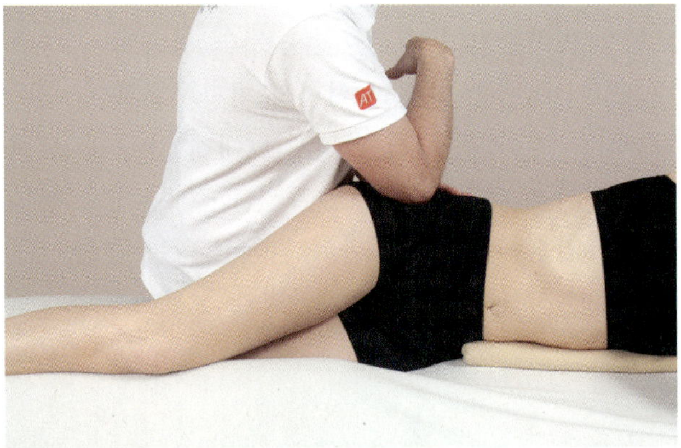

그림 6.42 a & b: 전자부채의 앞쪽 부분을 치료하면서 고객에게 베개를 따라 무릎을 미끄러뜨리게 해서 힙을 펴라고 한다. 중점을 두는 곳은 '단축되어 고정된 (locked short)' 조직인데, 즉, 전방 기울기 패턴에서는 중앙선 앞쪽의 모든 것이고, 후방 기울기에서는 그 반대 부위이다.

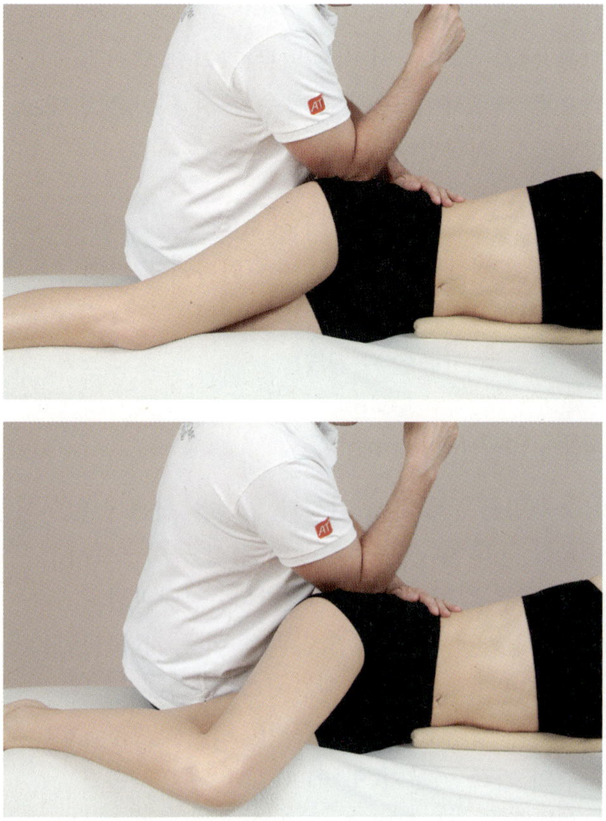

그림 6.43 a & b: 고객이 베개를 따라 허벅지를 미끄러뜨려, 힙을 굽히는 동안, 부채 뒤쪽 부분 (폄근들)의 치료.

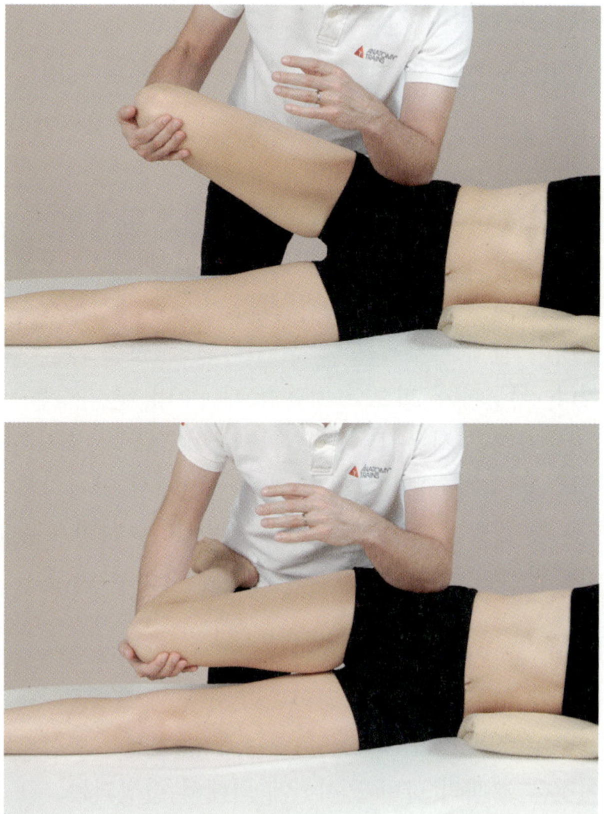

그림 6.44 a & b: 얕은 벌림근들을 이완시켜 두기 위해서 수동적으로 허벅지를 벌리고, 더 깊숙이 있는 작은볼기근을 관여하기 위해서 얕은 벌림근들을 통해서 민감한 팔꿈치를 밀어 넣으며, 그런 다음 천천히 허벅지를 다시 중립으로 모은다. 작은볼기근은 주로 중앙선을 따라 놓여 있으므로 이것은 골반의 전방/후방 문제들 보다는 가쪽 기울기에 더 관여되어 있을 것이다.

작은볼기근 (Gluteus Minimus) (외측선; LTL)

작은볼기근은 중간볼기근 밑에서 매우 깊이 있으므로, 약간 다른 치료 포지션을 요구한다. 고객의 허벅지는 위를 덮고 있는 중간볼기근과 표면의 장근막 (fascia lata) 조직을 짧게 하고 이완되게 하기 위해서 수동적으로 벌려야만 한다. 당신 자신의 힙에 고객의 발을 받히고, 그의 무릎을 당신의 아래 손으로 잡거나, 또는 아래 팔을 그의 무릎 밑으로 미끄러뜨려서, 그의 다리를 앞팔 위에 올리고 안쪽 무릎을 손으로 잡는다. 당신의 편안한 포지션은 당신의 힘과 그들의 체중에 달려있다 - 적절하게 조정해라.

큰뼈돌기의 상방 가쪽 중앙선 주위 더 깊숙한 조직 속으로 팔꿈치를 조심스럽게 밀어 넣는다. 고객에게 그의 모음근들을 당신의 받힌 팔 또는 손으로 밀게 해서 상호 억제를 통한 보호 장력의 일부를 없애는 것을 돕게 한다. 여기는 대부분의 고객들에게 매우 민감하고 손을 대지 않았던 부위이므로, 때때로 당신은 신중해야만 하며 그리고 그들의 편안한 동의를 얻기 위해서 다른 이미지들을 시도해야만 한다. 일단 팔꿈치를 더 깊은 근육근막에 관여하고 엉덩뼈에서 멀리 걸었다면, 그 다음 당신은 무릎을 테이블로 천천히 다시 내리며 그러는 동안 당신은 작은볼기근에 댄 연결을 유지해서, 이것의 조직에 특별한 스트레칭을 만든다.

엉덩정강근막띠 치료 (Working with the Iliotibial Tract) (외측선; LTL)

이제 당신은 자주 악명 높게 팽팽한 엉덩정강근막띠 (iliotibial tract; IT)로 가는 장력의 대부분을 결정하는 조직들을 풀었으므로, 이것은 쉽게 할 수 있고 조작에 더 잘 반응할 것이다. 힙에서 무릎으로 치료할 때, 자뼈 또는 손가락들을 (충분히 강해서 이러한 긴 스트로크를 할 수 있다면) 사용할 수 있다. 무릎에서 힙으로 치료할 때, 주먹, 손가락들 또는 자뼈가 사용될 수 있다. 일반적으로 이 조직은 밑에 놓인 가쪽넓은근의 바깥 중앙선에서 멀어지게 펼쳐질 필요가 있으나, 동시에 상방 또는 하방으로 치료될 수도 있는데, 고객의 패턴에 따라서 한다.

자뼈를 바이올린의 활처럼 사용해서, 더 치료할 필요가 있는 가쪽 넙다리의 어떠한 면에도 초점을 맞출 수 있다 (ITT의 전방 또는 후방 부분). 또한 이것은 고객의 골반 포지션에 의해서 결정되는 다른 방향에서 할 수 있다. 전방 골반을 교정하는 것을 돕기 위해서 전면은 위로 그리고 후면은 밑으로 치료하며, 후방 경향을 가진 골반은 반대 방향으로 치료한다.

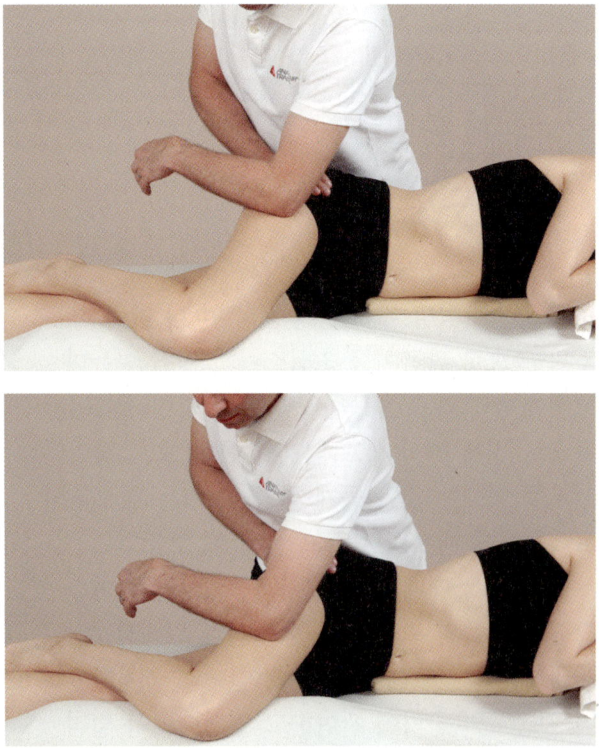

그림 6.45 a & b: ITT의 다른 면들을 손 보기 위해서 자뼈를 사용하는데, 이것의 전방 또는 후방 면을 따라 상방 또는 하방으로 가져갈 필요가 있을 것인데, 고객의 골반 기울기에 따라 달라진다.

하방으로 치료하는 테크닉을 보였으나, 당신이 테이블의 반대편에 서 있다면, 넙다리의 바깥 면을 위로 올라가면서도 할 수 있다. 주먹 또는 손가락들도 사용할 수 있다.

궁둥구멍근 (Piriformis)

궁둥구멍근은 골반 포지션과 균형을 잡는데 있어서 중요한 근육이다. 전자부채의 정점 근육으로서 이것은 두 개의 관절을 건너간다, 엉덩관절과 엉치엉덩관절. 이것이 엉덩관절 뒤를 지나가므로 이것은 골반의 후방 기울기에서 양 쪽에서 유사하게 짧아질 것이다. 골반, 엉치뼈 또는 하부 척추의 가쪽 기울기 및 골반 회전 경우라면, 몸 양 쪽의 궁둥구멍근 사이의 균형을 더 많이 잡아줄 필요가 있다.

궁둥구멍근을 찾으려면, 고객의 엉치허리 연결부와 꼬리뼈를 촉진한 다음, 위의 점들 사이 중간에서 큰뼈돌기로 선을 긋는다. 이 근육은 엉치뼈 앞면에서 밑으로 바깥으로 넙다리뼈 꼭대기로 감으로써, 이 선 중간에서 상측방/하내방 방향으로 퉁기면 깊고 작은 근육 복부의 '과속 방지턱'을 틀림없이 느낄 것이다 (비록 궁둥구멍근이 크기가 다양할지라도). 몸쪽 섬유들에게 바깥 방향의 스트레칭을 만들기 위해서 어깨를 몸쪽으로 떨구거나, 먼쪽 부분의 스트레칭만을 하기 위해서 안쪽으로 미는 방식으로 그 근육에 고정하기 전에 근육이 편해지기를 기다린 다음, 이것의 층들 속으로 점차적으로 깊이 밀어 넣기 위한 시간을 가져라.

이 방법들 모두 고객이 넙다리뼈의 가쪽 회전을 만드는 것과 병행되어야만 한다. 궁둥구멍근은 작으며 두꺼운 큰볼기근 밑에 놓여 있으므로, 항상 명백하게 느껴질 수 없다. 그러나 위의 지시를 따른다면, 당신은 궁둥구멍근을 치료할 것이며, 당신이 이것의 힘줄을 명확하게 느끼거나 그렇지 못하거나에 상관이 없다.

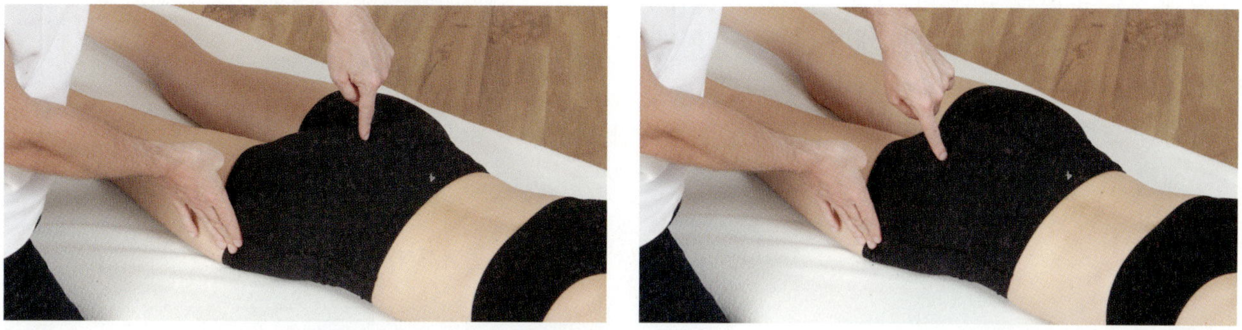

그림 6.46 a & b: 엉치뼈의 중앙을 따라 중간점을 찾고 나서 이것과 큰뼈돌기 사이 중간에 있는 점을 집어서 궁둥구멍근을 찾는다.

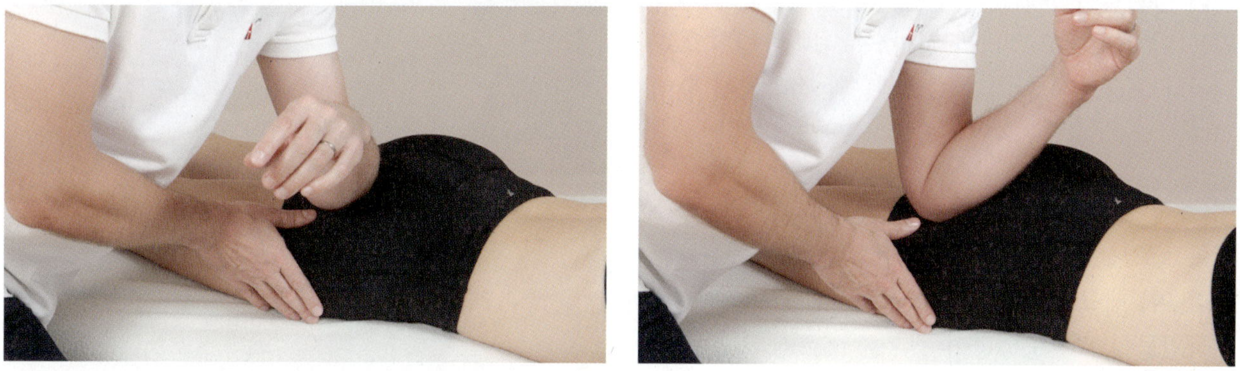

그림 6.47 a & b: 팔꿈치를 사용해서, 위를 덮고 있는 볼기근들을 통해 밀어 넣고 궁둥구멍근의 조직 속으로 고정한다. 그 다음 근막 스트레칭을 할 수 있는데 조직의 가쪽 스트레칭을 만들기 위해서 인체의 중앙선을 어깨로 가로지른다. 고객이 넙다리를 안쪽으로 돌리게 시키는 것과 병행할 수 있다.

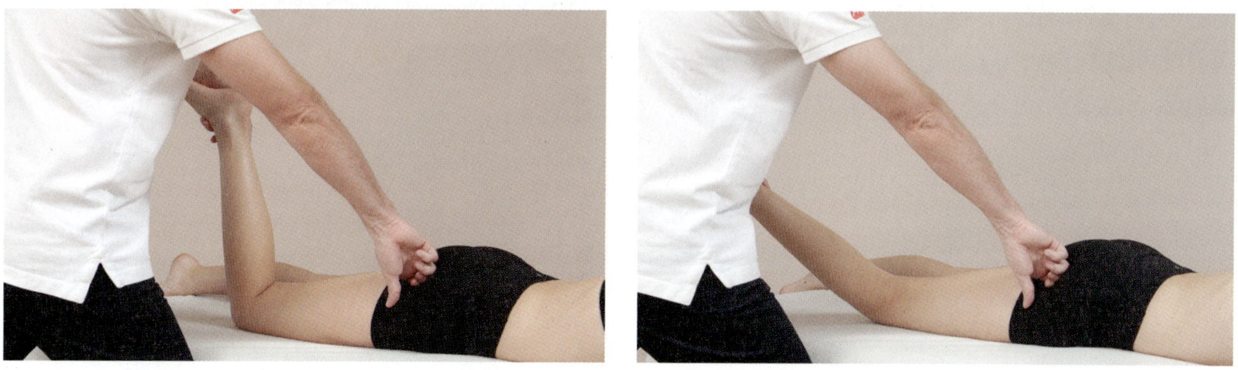

그림 6.48 a & b: 주먹관절들을 사용해서, 궁둥구멍근에 관여하고, 이 조직을 개통시키기 위해서 넙다리를 능동적 또는 수동적으로 안쪽으로 돌린다. 이 자세에서 인체의 중앙선을 향하여 각을 만든 고정 때문에 궁둥구멍근의 먼쪽부를 분리시킨다 (isolate).

속폐쇄근 (Obturator Internus) (심부전방선; DFL)

속폐쇄근 가쪽부와 쌍둥이근들은 유사한 방식으로 접근될 수 있는데, 궁둥구멍근의 바로 아래쪽과 엉덩이 주름의 위쪽에서이다. 일부 고객들에서, 명백하게 촉진되는 둘 또는 세 개의 힘줄이 있지만, 그러나 대부분에서 이 세 개는 하나의 커다란 힘줄처럼 느껴진다. 전방으로 기울어진 골반의 경우에서 이 조직들을 밑으로 보내라; 후방으로 기울어진 골반의 경우에서 그들을 가쪽으로 치료한다.

용기를 내서 허락을 받은 후, 속폐쇄근 복부에 대한 가치 있는 치료를 할 수 있다. 고객을 옆으로 눕게 한 후, 그의 낮은 쪽에서 궁둥뼈결절을 찾아라. 그 다음 엉치결절인대를 가이드로 사용하는데, 손가락 옆을 이것에 대고 전방과 상방으로 (배꼽 방향으로) 헤쳐나가 궁둥뼈를 지나 속폐쇄근과 접촉하게 뻗어 간다.

이 조직에 관여하는 동안, 고객에게 다리를 안쪽으로 천천히 돌리라고 시켜서 이것을 풀어 준다. 이 테크닉은 후방으로 기울어진 골반 또는 미국인들이 '꽉 낀 엉덩이 증후군 (tight-ass syndrome)'이라 부르는 것을 가진 사람들에게 특히 중요하다. 당신이 항문 가장자리에 있다는 것과 이 영역을 치료하는 것이 골반 바닥에 영향을 준다는 것을 잊지 말아라. 처음에 친한 동료와 이 테크닉을 연습하는 것이 최상이며, 임상에서 조심스럽게 접근하며, 당신이 어디에 있을 것이라는 것과 이 부위를 치료하는 이유를 명확하게 교류해야 한다.

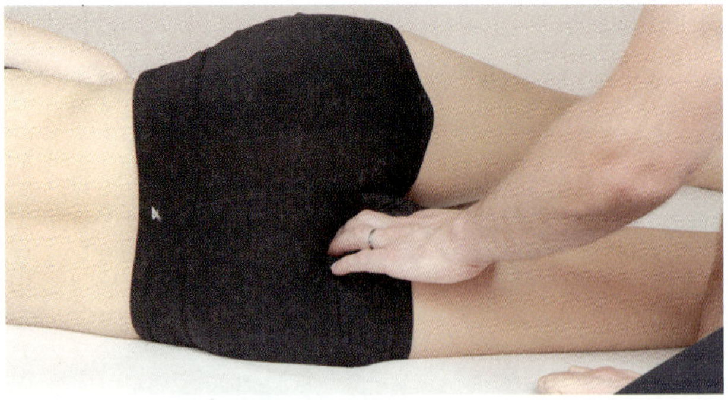

그림 6.49: 고객에게 치료하려는 곳과 이유에 대하여 정확하게 설명한 후, 엉치결절인대의 안쪽과 아래쪽으로 조심스럽게 들어가서 속폐쇄근을 찾는다.

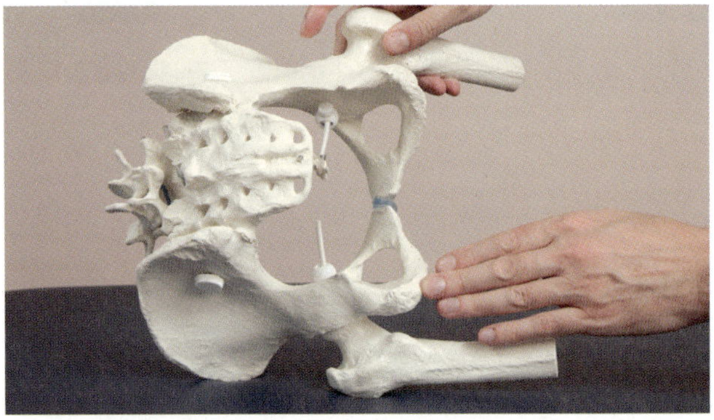

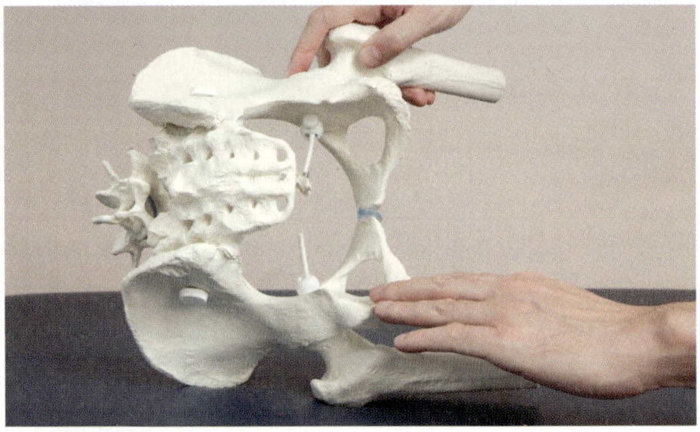

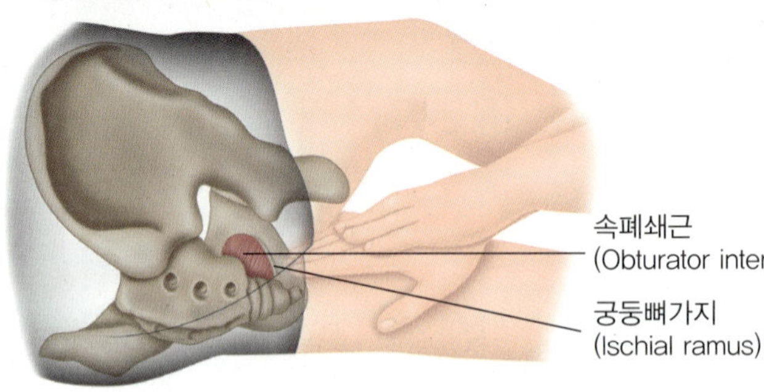

그림 6.50 a, b & c: 여기서 우리는 손가락끝들이 궁둥뼈가지의 내면을 따라 그 다음 그 뼈의 안으로 미끄러져서 속폐쇄근에 닿는 것을 명백하게 볼 수 있다. 골반의 3차원은 초보 치료사가 도해로서 파악하기가 어려우므로 감독을 받으면서 이 테크닉을 배우는 것이 제일 좋다.

넙다리네모근 (Quadratus Femoris)

궁둥뼈결절의 낮은 가장자리에서부터 바깥 약간 위로 가면서 넙다리네모근의 복부를 찾는다. 이것은 네모꼴 근육이며 부드럽고 둥근 과속 방지턱처럼 느낄 것이며, 이 그룹의 다른 것들처럼 현을 튕기는 듯한 근육이 아니다. 이 근육은 거의 항상 큰뼈돌기 뒤에 있는 엉덩이 주름의 위쪽에서 가장 쉽게 발견된다. 이것에 대고, 이 조직을 몸쪽 또는 먼쪽으로 끌면서 고객에게 다리를 안쪽으로 천천히 굴리라고 요청한다.

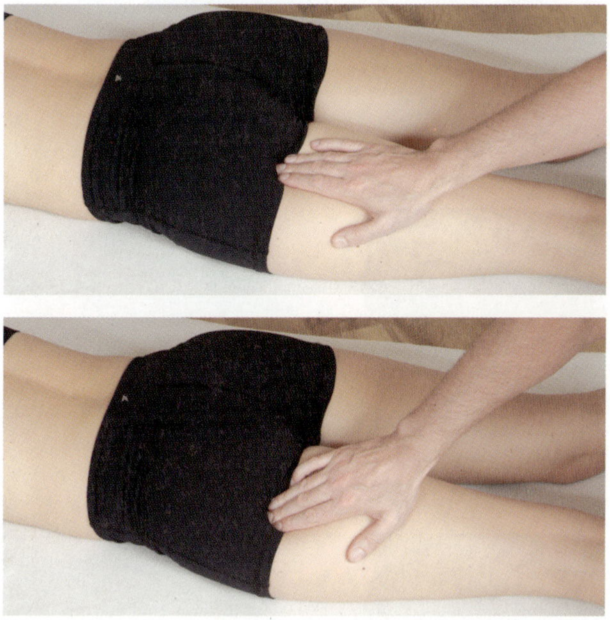

그림 6.51 a & b: 넙다리네모근 조직을 찾으려면, 우선 궁둥뼈결절을 찾은 다음, 이것의 가쪽과 약간 위쪽에 있는 조직 속으로 밀어 넣는다. 조직을 가쪽으로 (위의 그림) 또는 안쪽으로 관여하는데, 그 동안 고객은 넙다리를 안쪽으로 돌린다.

모음근들 – 가지부채 (Adductors – The Ramic Fan) (심부전방선; DFL)

많은 바디워크 치료사들은 모음근들에 거의 시간을 쏟지 않는다. 그들은 넙다리의 안쪽인 사적인 부위에 숨어있다. 그들은 종종 만지면 아프고 팽팽하며, 그리고 위를 덮고 있는 피부조차도 더 얇아져 있다고 보이며 앞쪽 넙다리의 그것보다 덜 튼튼한 것처럼 보인다. 그렇기 때문에 시간이 부족할 때 생략되는 첫 번째 부위들 중의 하나라는 것이 이상한 일이 아니다. 이 부위를 치료해 달라고 요청하는 고객들은 거의 없지만, 신중한 평가와 감각적인 테크닉을 사용한다면, 많은 사람들은 나중에 당신에게 고마움을 표시할 것이다.

모음근들은 벌림을 제외한 넙다리의 거의 모든 동작들에 관여한다고 위에서 말했다. 모음근 그룹은 또한 골반안정화에 특히 활동적이며, 그래서 종종 묶여지고, 팽팽하며 매듭지어 진다. 부가적으로, 이 부위는 흔히 감정적으로 하중을 많이 받는 (loaded) 부위이므로, 천천히 그리고 열정을 갖고 치료해라.

이 영역에 대한 감을 갖기 위해서, 우리는 간단한 연습을 사용한다. 고객을 옆으로 눕게 한 후, 고객 넙다리 쪽과 같은 쪽 손을 사용해서, 손바닥을 대략적으로 중간 허벅지에 대고, 손가락을 약간 펼친다. 넙다리의 폭과 손의 폭을 차이를 감안해서, 엄지는 대략적으로 넙다리빗근의 꼭대기에 있어야만 한다. 긴모음근은 검지 밑에, 그리고 얇지만 넓은 띠인 두덩정강근은 중지 밑에 있을 것이다. 큰모음근은 약지 밑에 깊이 있다. 펼쳐진 새끼는 안쪽 햄스트링의 둥근 복부들 위에 있을 것이다 (넙다리빗근 – 긴모음근 – 두덩정강근 – 큰모음근 – 안쪽 햄스트링).

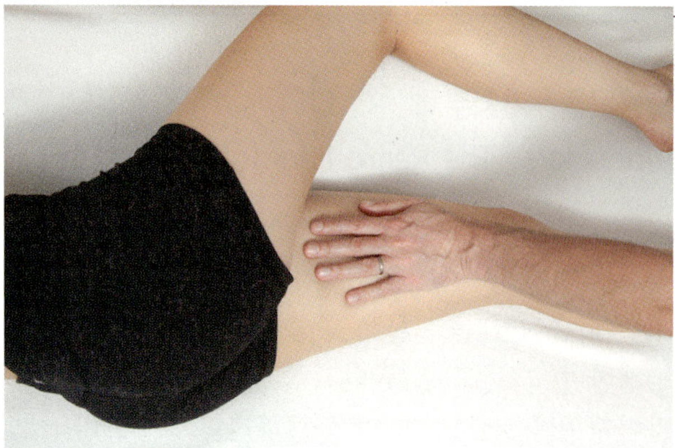

그림 6.52: 모음근들이 지향된 펼친 손가락들을 보여 준다. 엄지는 가느다란 넙다리빗근 깊숙이 약간의 홈을 느껴야만 한다 (전방 격막의 포지션). 검지는 긴모음근의 둥근 턱을 느낄 것이고, 중지는 두덩정강근을 덮고 있을 것이고 그리고 약지는 큰모음근에 있을 것이다. 새끼는 햄스트링과 큰모음근 사이로 집어 넣을 수 있어야만 한다 (후방 격막).

고객을 옆으로 뉘어서 하부 넙다리를 치료하는데, 부드러운 주먹들을 속으로 밀어 넣고 중앙선에서 멀어지게 모음근 조직을 간단히 치료한다. 주먹들을 서로의 주위로 동일하게 굴리는 동작을 사용하거나, 또는 체중이 일을 하게 만들도록 팔들을 교차시켜 사용할 수 있다.

이 움직임을 위한 목표는 우선적으로 전방으로는 넙다리네갈래근과 모음근들 사이의 격막을 그리고 후방으로는 모음근들과 햄스트링 사이의 격막을 개통시키는 것이다. 그러나 이것은 또한 모음근들에 대한 보편적인 입문으로서 작용을 할 수 있어서, 당신에게 더 많은 주의가 요구되는 곳에 대한 평가 기회를 준다.

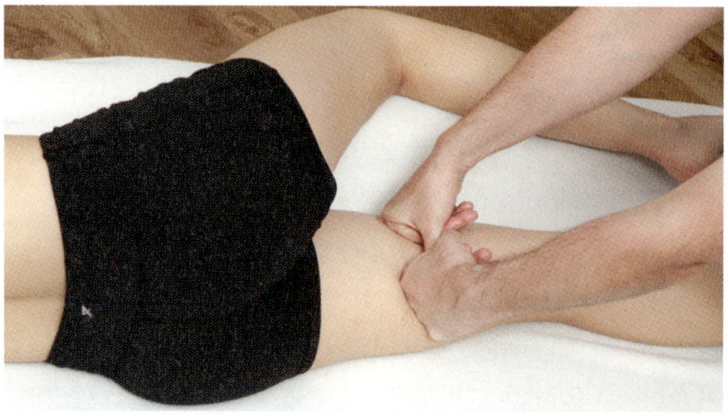

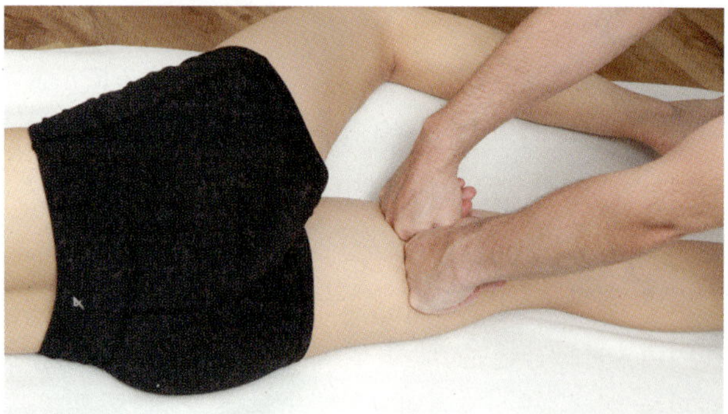

그림 6.53 a & b: 모음근 조직 속으로 밀어 넣고 그들을 펼치며, 천천히 주먹들을 굴려서 조직을 개통시킨다. 다른 방법은 손들을 교차시킨 다음, 간단히 체중을 움직임 속으로 떨어뜨려 스트레칭을 만든다.

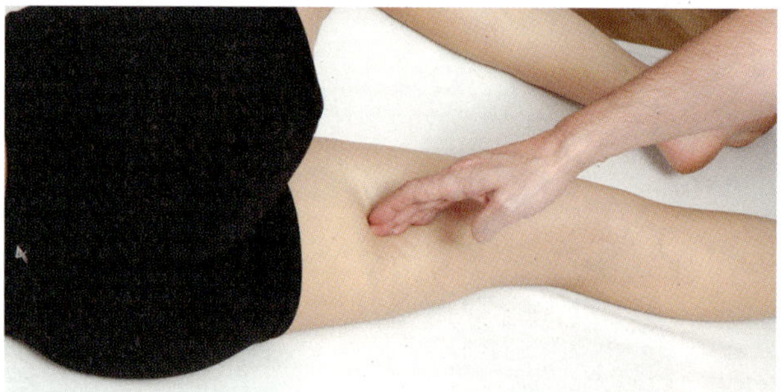

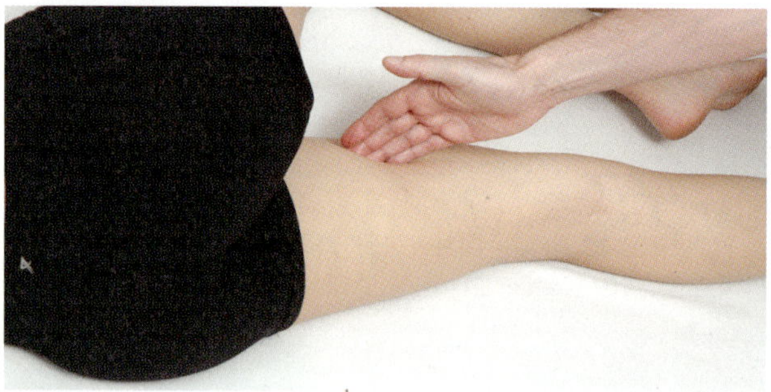

그림 6.54 a & b: 손가락 끝을 사용해서 후방과 전방 격막들의 치료. 방향은 골반 패턴에 따라 바뀔 수 있다.

그 다음 격막들은 손가락 끝 같은 더 날카로운 도구로 개통될 수 있는데, 축구 선수 넙다리에서는 주먹관절들 조차도 가능하다. 격막들은 들어 올리거나 떨궈질 수 있는데, 골반 기울기의 패턴에 따라 정해진다 (즉, 전방으로 기울어진 골반에서, 전방 격막은 위로 그리고 후방 격막은 밑으로, 또는 후방으로 기울어진 골반에서는 그와 반대다).

넙다리빗근 밑의 전방 격막을 치료할 때 주의를 기울여야 하는데, 이것은 넙다리 신경혈관 다발을 포함하고 있기 때문이다. 이 혈관들의 어떤 것을 폐쇄시키거나 영향을 주는 것을 피하기 위해서 당신의 힘을 넙다리 속으로 똑바로 향하는 것보다, 어느 한 쪽 벽을 향한 약간의 각도를 만드는 것이 좋다. 고객의 신경 따끔거림 또는 손 밑에서 박동하는 어떤 것을 누르고 있다는 느낌은 (둘 다 드물지만) 재치료의 이유가 되고 다른 각도로 시도해라.

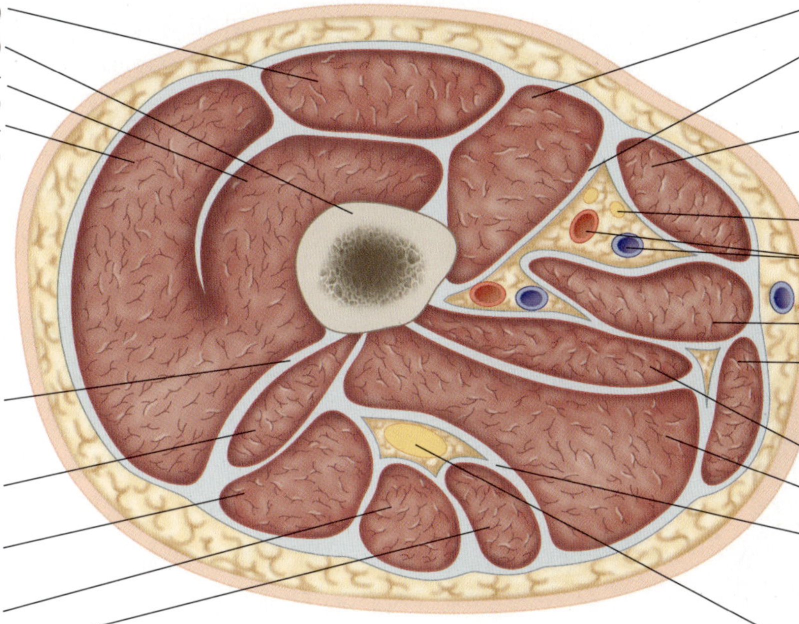

그림 6.52: 격막은 넙다리의 다양한 근육 그룹들을 나누고, 또한 신경혈관 다발들의 통로를 위한 경로로 종종 작용한다.

다리 늘리기 (Leg Lengthening)

넙다리뼈 '7' 내면 (작은뼈돌기 안과 주위) 조직은 종종 제한되기가 쉬어서, 힙 폄과 벌림에 영향을 주며, 심지어 기능성 '짧은 다리' 또는 골반의 비틀림을 만든다. 부드러운 손가락 끝을 두덩정강근과 큰모음근 사이의 공간 속으로 밀어 넣으면, 작은뼈돌기에 가까운 공간 속으로 접근할 수 있다. 그리고 나서 고객에게 발뒤꿈치를 테이블을 따라 힙에서 멀어지게 뻗으라고 시키고, 이러는 동안 당신은 손가락들을 말아서 엉덩관절 내면에 있는 조직을 아래쪽으로 당긴다 (위에 있는 손가락들로 아래 손가락들 위에 덧대는 것이 접촉하는 손가락들을 부드럽게 만들게 도울 수 있고, 그들에게 힘을 더 내게 만든다). 비록 이 부위를 깊게 하는 치료는 처음에는 숨이 막히겠지만, 걸음이 쉬워지고 또 길어진 다리 면에서의 보상은 넙다리뼈의 내면 가까이로 가는 상호 합의에 도달하는 시간과 노력을 가치 있게 만든다.

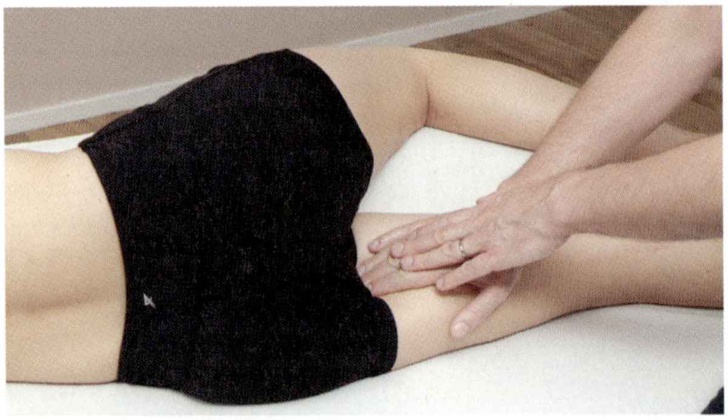

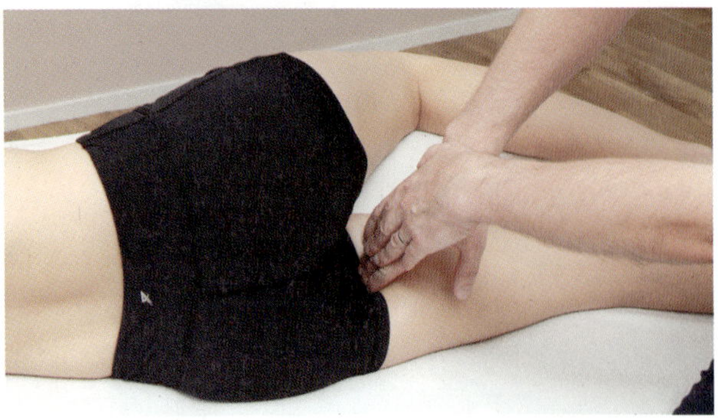

그림 6.56 a & b: 궁둥뼈가지 바로 아래쪽에서 큰모음근과 두덩정강근 사이의 홈 속으로 손가락들을 밀어 넣고, 테이블을 따라 발을 밖으로 뻗는 동안 발 쪽으로 조직을 풀어 준다.

골반 바닥 (Pelvic Floor) (심부전방선; DFL)

고객을 옆으로 눕히고 위쪽 넙다리를 굽혀서 베개를 받힌다. 당신 손을 배꼽 쪽으로 안내하기 위해 위쪽 힙의 엉치결절인대를 사용하며, 손가락 끝들이 골반 바닥에 닿을 때까지 간다. 바닥을 느낄 때, 당신은 고객의 교육을 위해서 그 접촉을 사용할 수 있다. 이 직접적인 피드백은 골반 바닥근들을 분리하거나 조절하는데 어려움을 갖고 있고 그리고 종종 더 많은 탄력을 개발할 필요를 가진 고객들에 대한 하나의 가이드로 사용될 수 있다. 이것이 이미 매우 많이 긴장되어 있다는 것을 발견할 경우, 손가락들에 약간 고리를 만들어서 이 조직을 아래 쪽으로 끌어 당겨라. 당신이 이 동작을 시도하려 한다면 고객의 허락과 완전한 인지 하에 치료한다는 것을 기억해라.

이 동작의 변형은 고객이 테이블에 앉고 발들을 바닥에 대고 시행할 수 있다. 그에게 한 쪽 엉덩이를 들어 올리라고 하고 옆에서 손가락들을 밑으로 밀어 넣어라 (조심스럽게 - 너무 많이 가지 말아라), 그래서 손가락 끝만 궁둥뼈결절 주위에 고리를 건다. 부드러운 가쪽 압력을 가해라, IT를 당신 쪽으로 당기듯이, 이러는 동안 고객은 천천히 그리고 부드럽게 전방과 후방 기울기 사이로 30초 이상 흔든다. 당신이 손을 빼냈을 때, 당신이 다른 쪽을 하기 전에 고객에게 양 궁둥뼈로 앉으라고 시킨다. 단지 이 간단한 테크닉이 종종 골반이 어떻게 지탱되는 지에 관련하여 고객에게 매우 큰 촉진적인 차이를 만들 것이다.

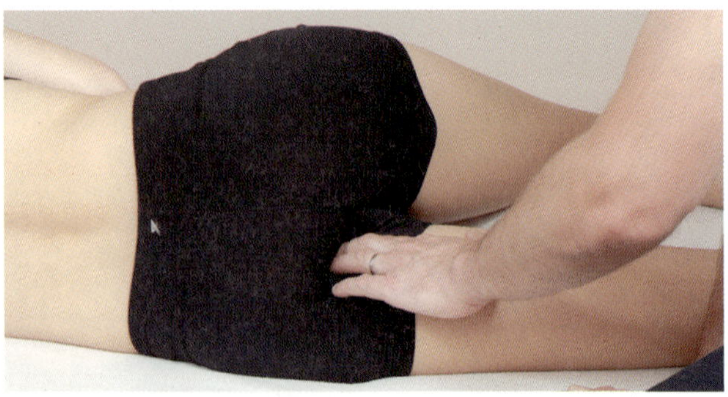

그림 6.57: 엉치결절인대를 가이드로 사용해서, 속폐쇄근의 안쪽면을 따라 손가락 끝들이 부드러운 벽에 닿을 때까지 미끄러뜨린다.

두덩근 (Pectineus) (심부전방선; DFL)

고객을 등을 대고 눕게 한 후, 무릎을 구부려 올리고, 넙다리 위로 가게 한 다음, 긴모음근의 길고 둥근 힘줄을 당신의 안쪽 손 약지를 위한 가이드로 사용해서 손바닥을 내부 앞쪽 넙다리의 꼭대기에 있는 주름을 향해서 허벅지 내면을 따라 미끄러뜨리는데, 두덩뼈의 바로 옆이며, 피부를 과도하게 스트레칭 시키지 않도록 주의한다.

당신이 앞팔로 저항을 만들면서 고객에게 허벅지를 그의 반대쪽 어깨를 향해서 들어올리라고 요청해서 당신이 두덩근 조직에 관여하고 있는지를 확인하는데, 이 근육의 수축을 증가시켜서 손가락 끝에 '반동력 (bounce)'을 확실히 만들어 주어서 당신이 제대로 대고 있는지를 확인해 주는 것이다.

두덩근의 먼쪽부를 손보기 위해서, 고객이 무릎을 바깥쪽으로 떨구는 (위와 같이) 동안, 골반을 향해서 고리를 건다. 몸쪽부의 스트레칭을 분리하기 위해서, 넙다리뼈를 향해서 고리를 걸고 나서 고객에게 그의 서있는 발을 밀어서 골반과 몸통을 천천히 돌리는데 마치 그의 반대 어깨 너머를 보려는 듯이 한다.

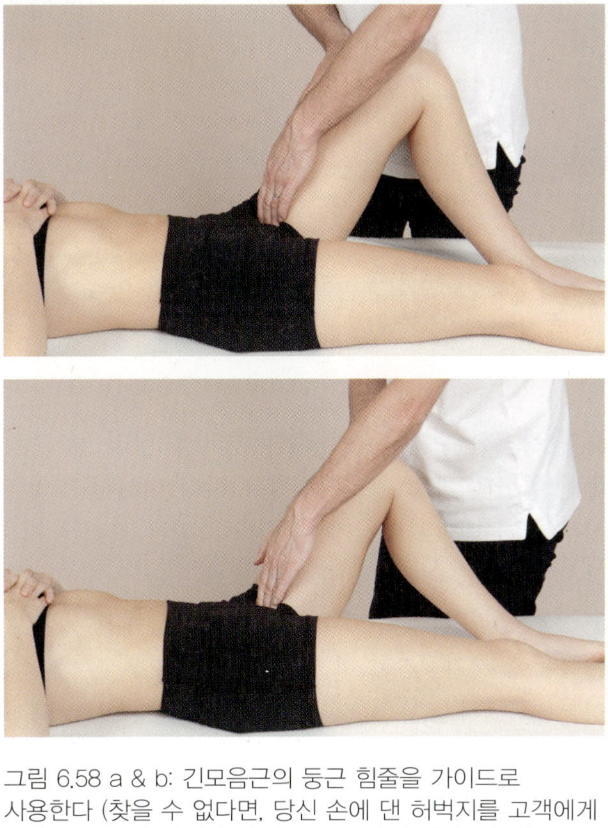

그림 6.58 a & b: 긴모음근의 둥근 힘줄을 가이드로 사용한다 (찾을 수 없다면, 당신 손에 댄 허벅지를 고객에게 모으라고 해서, 반대편 어깨 쪽으로 가게 하면, 이것은 틀림없이 튀어 나올 것이다). 넙다리동맥의 박동 위를 누르지 않도록 하고, 그 다음으로, 당신이 두덩근의 근막에 관여하고 있는 것을 확인한 후, 천천히 허벅지를 벌린다. 당신은 비작업 손으로 무릎을 밑으로 안내하는데 사용할 수 있다. 고객에게 댄 손을 밖으로 밀어내라고 시키는 것에 의한 상호 억제를 사용하는 것조차 몇몇 저항을 줄이게 도울 수 있다.

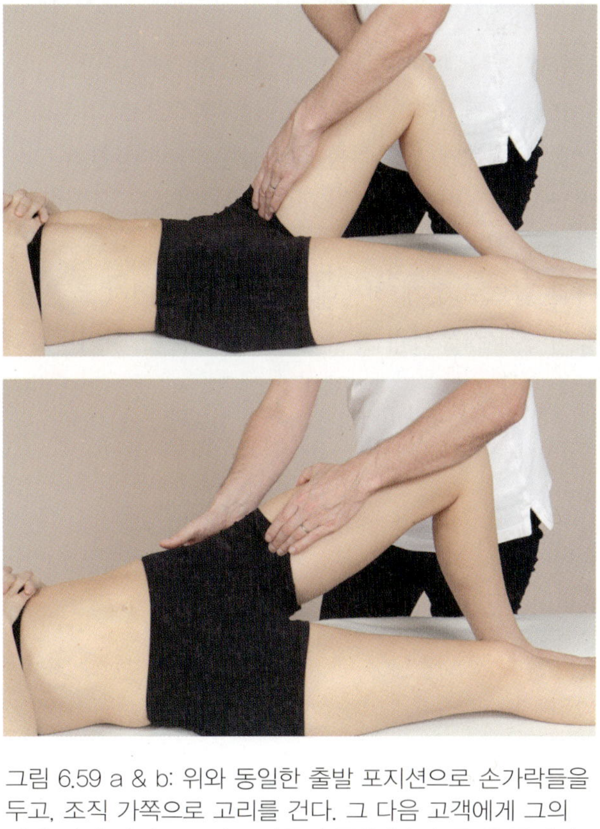

그림 6.59 a & b: 위와 동일한 출발 포지션으로 손가락들을 두고, 조직 가쪽으로 고리를 건다. 그 다음 고객에게 그의 반대 어깨 너머로 보려고 하듯이 몸을 (특히, 골반) 돌리기 위해서 발을 밀라고 요청한다. 이 테크닉은 (두덩가지를 따라 있는) 몸쪽 부착지를 넙다리뼈 부착지에서 멀어지게 만들며 그래서 이 조직의 다른 부분을 분리할 뿐만 아니라, 더 강력한 재교육 요소를 갖고 있다.

엉덩근 (Iliacus) (심부전방선; DFL)

배꼽에서 ASIS를 향해서 가쪽으로 느슨한 피부의 약간을 보내는 것은 (샅고랑인대를 피하기 위해서) 이 뼈 경계 바로 안쪽과 약간 위쪽에 있는 엉덩뼈오목 (iliac fossa) 속으로 피부를 과도하게 스트레칭 시키지 않고 손가락들을 떨구게 해 줄 것이다. 엉덩근은 손가락 끝 바닥 바로 밑에 있을 것이다. 엉덩근 근막은 손가락 끝 앞에 있으며 그리고 당신이 충분히 깊이 들어갔다면, 큰허리근은 손톱에 닿을 것이다. 만약 당신의 접근이 엉덩근과 허리근 사이의 계곡 속으로 들어가지 못한다면, 이것으로 통하는 길을 부드럽게 헤쳐나가거나 비틀어 엉덩근 근막을 개통시켜서, 엉덩근과 큰허리근을 분리해서 치료하게 해줘라.

골반 그릇 내면에 있는 엉덩근과 이것의 근막 속으로 연결시켜, 엉덩근 조직을 위쪽으로 걸은 다음 고객에게 발꿈치를 테이블을 따라 천천히 미끄러뜨려 다리를 펴라고 시켜서 엉덩근 조직에 장력을 줄 수 있다. 마지막으로, 그에게 발뒤꿈치를 바깥 밑으로 뻗게 하는데, 손가락 끝들에서 조직이 벗어나게 개통시키는 더 큰 과제를 주는 것이다.

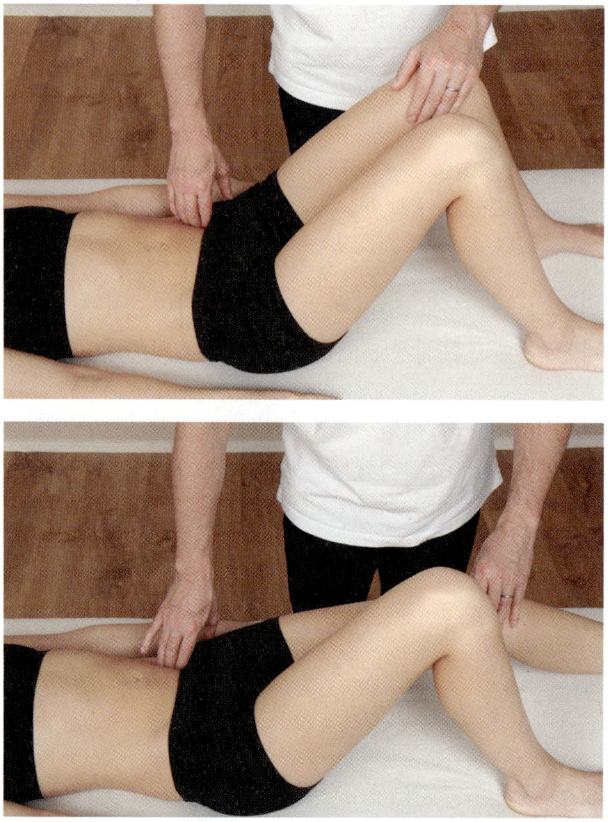

그림 6.60 a & b: 고객의 무릎을 굽히게 하고, 늘리는 것에 저항을 주기 위해서 엉덩뼈오목 내면으로 천천히 밀어 넣어서 위쪽으로 엉덩근 근막에 관여하며 그 동안 고객은 발뒤꿈치를 테이블을 따라 미끄러뜨려서 다리를 편다.

보다 정교한 수준을 더하려면, 다리를 멀리 늘리는 동안 골반의 중립 기울기를 유지하기 위해서 그의 복부를 가볍게 관여시키도록 (너무 많은 장력은 당신을 밀어 내거나 통증과 불쾌함을 만들 것이다) 고객을 훈련 시킬 수도 있다. 이것은 약해진 근육들에 자각, 조절 및 탄력을 갖게 도울 수 있는데, 당신 치료를 오랫동안 효과 있게 만든다.

허리근 (Psoas) (심부전방선; DFL)

깊이 있으며 구조적으로 중요한 이 근육은 접근과 치료 모두의 면에서 이득을 얻는다. 고객은 등을 대고 눕는데, 무릎을 구부리고, 발을 테이블에 붙이며 발뒤꿈치를 엉덩이에 가깝게 둔다.

엉덩근에서와 동일한 부위 속으로 밀어 넣는데, 안쪽으로 계속 갈 수 있으며, 큰허리근의 가쪽 섬유로 가는 길을 안내하기 위해서 엉덩뼈오목의 윤곽을 따라 간다. 이 각도로 큰허리근에 접근하는 것은 큰허리근과 엉덩근의 비교적인 포지션들과 관계를 평가할 기회를 주는데, 그들이 종종 엉덩근 근막에 의해서 서로 붙어 있을 수 있기 때문인데, 전 섹션에서 논의한 것과 같다. 붙어있게 되면, 큰허리근은 약간 가쪽으로 이주할 수 있다.

만약 엉덩근과 큰허리근이 서로 붙어 있다면, 엉덩근에서 큰허리근을 '부드럽게 떼는데 (teasing)' 시간이 좀 걸릴 것이다. 큰허리근 자체는 고객의 골반 패턴에 따라 치료될 수 있다. 만약 전방 기울기라면, (아래 허리뼈들로 가는) 안쪽 섬유들에 초점을 맞추고, 또는 골반이 후방 기울기이거나 또는 허리척추뼈 굽힘 패턴을 보이고 있다면 (위쪽 허리뼈로 가는) 가쪽섬유들에 초점을 두어라.

옆에서부터 큰허리근에 접근할 때 당신은 먼저 가쪽 섬유들에 닿을 것이다. 안쪽 섬유들로 갈 필요가 있다면, 손가락들이 그 근육과의 접촉을 유지하면서, 고객에게 발을 들어 올리게 시켜서 근육을 수축시키게 하고, 손가락 끝을 근육 복부를 넘어 미끄러뜨리거나 조금씩 가서 더 짧은 안쪽부로 가라. 큰허리근의 근육근막과의 접촉을 유지하고 있는 것으로, 당신이 이 근육 조직을 눌러 스트레칭 시키기 전에 어떤 민감한 내장을 건드리지 않도록 피하게 해 줄 것이다.

이 부위를 치료할 때 주의를 기울여라, 그리고 배꼽 높이 밑에 머물러라. 만약 고객이 가스 같은 어떤 것이나 날카롭게 찢는 통증을 느끼거나, 기침, 하품, 또는 웃음이 나오려 한다면 (이 부위를 치료하면서 어떤 농담을 하지 말아라) 알리라고 요청해라. 이 모든 것들은 당신이 하던 것을 멈추고 약간 다른 부위로 밀어 넣거나 또는 불쾌감이 잠잠해 질 때까지 기다리라는 뜻이다. 과민성대장증후군 또는 기타 장의 염증들은 이 치료의 금기증이며, 적어도 매우 천천히 예민하게 움직이라는 경고이다.

패턴에 따라 큰허리근의 어느 한 섹션에 관여하는데, 위쪽으로 조직에 고리를 걸은 다음 고객의 다리를 천천히 멀어지게 늘리고, 발뒤꿈치를 테이블을 따라서 미끄러뜨리고 마지막으로 뻗으라고 요청해라.

간단한 양측성 균형잡기 동작으로 마무리 하는 것을 잊지 말아야 하는데, 두 개의 큰허리근을 달리 치료했을 때 조차도 그렇다 (허리뼈 옆 굽힘 또는 척추회전옆굽이증에서 하듯이). 고객은 여전히 무릎을 세우고 똑바로 누워있는 채로, 양쪽의 큰허리근에 부드럽게 똑같이 관여하고, 고객에게 테이블에서 골반을 여러 번 전방 및 후방 기울기로 천천히 흔들라고 시킨다. 비록 한 쪽 큰허리근이 다른쪽보다 매우 많이 짧더라도 그리고 지금까지 모든 집중을 기울여 왔다면, 큰허리근이 생리학적으로나 신경학적으로 아주 풍부한 근육이기 때문에, 양측성 균형잡기 동작으로 치료를 끝냈다면 고객을 좀 더 좋게 만들었을 것이다.

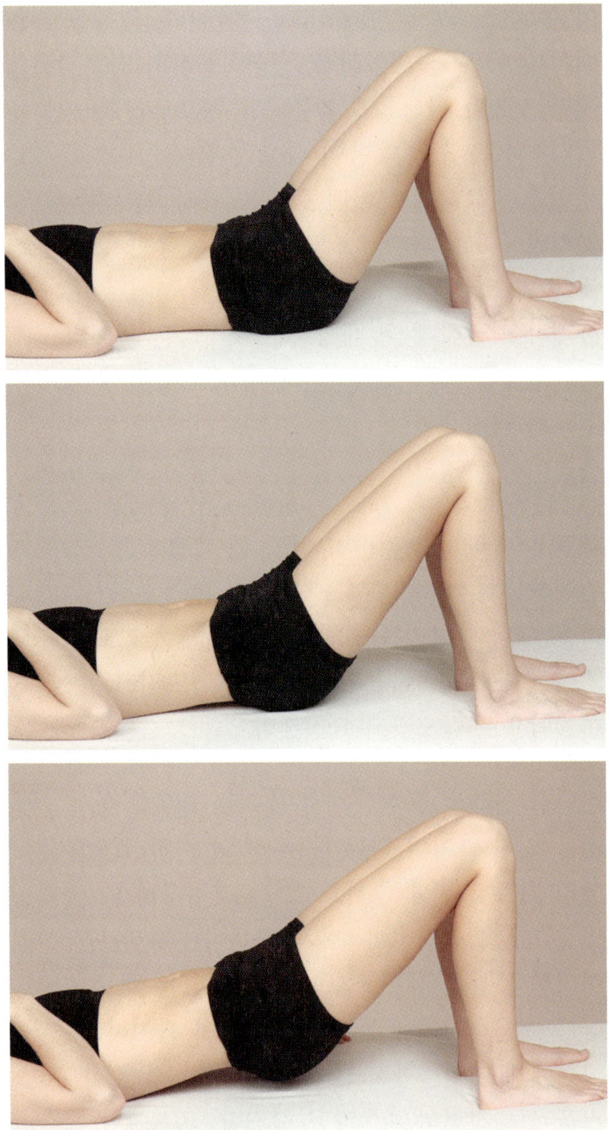

그림 6.61 a, b & c: 고객에게 가르칠 허리와 허리근을 위한 하나의 간단한 통합 운동은 한 번에 하나의 허리 척추뼈를 들어올리기 위해서 등을 뒤로 굴리면서 테이블에서 떼게 하는데 테이블 면을 누르고 무릎을 밀어내라고 한다. 고객에게 T12근처까지 올리게 한 다음 천천히 역으로 테이블로 유념하면서 내리라고 하는데, 각각의 척추뼈가 테이블로 차례차례 돌아가게 하는 것을 목표로 한다.

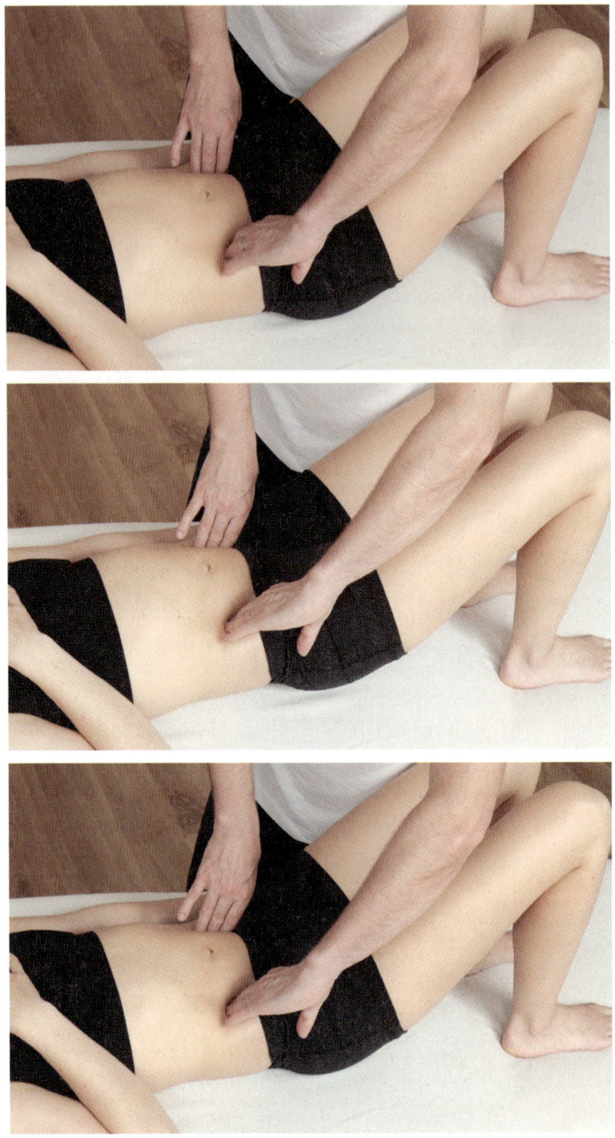

그림 6.62 a, b & c: 허리근과 허리를 위한 보다 상급 도수 통합 테크닉은 고객이 위에서 기술한 들어올리기를 수행하는 동안 허리근들을 양측성으로 치료하는 것이다. 허리근으로의 치료사의 진입은 그림 6.60에서 기술한 것과 동일하지만, 그러나 추가되는 것은 양측성이며 손가락들이 허리근 근처로 헤쳐 들어간다기 보다는 치료사의 손가락에 맞춰 골반을 들어올려라 (6.62 a & b). 고객이 올라가는 동안 손은 허리근에 위치해 있으며 그리고 고객이 천천히 테이블로 되돌아가는 동안 치료가 행해진다. 이 포지션은 양쪽에서 허리근들의 탄력에 대한 미세 보정을 허용하게 해 주어서 대칭을 확실히 해 준다. 요구된 대로 조직의 치료를 통해서 균형을 얻는데. 이것이 뜻하는 것은 두 손이 약간 다른 치료를 하고 있는 것이다 - 예를 들어, 가벼운 '고정과 스트레칭 (pin and stretch)', 점진적인 이완, 일깨우기 위한 섭동 (perturbation)이다 (6.62 c). 이 심화 테크닉은 치료사가 탐색하기 위한 다양한 터치 언어들을 가질 것을 요구하며, 조직 변형의 다양한 특징에 익숙하며, 어떻게 관여해서 그들을 바꿔놓는 가에 익숙할 것을 요구한다. 이 테크닉을 최상으로 이용하기 위해서 우리가 제안하는 것은 한 쪽의 허리근 치료를 어느 정도 많이 해서 그 부위와 허리근에 대한 수 많은 특징들을 잘 안 다음에 하라는 것이다.

심화 인체판독 (Advanced Body Reading)

1. 그림 6.32를 시간을 내서 다시 연구해라. 이 움직임은 뒷발에 무슨 영향을 끼치는가? 뒷발은 그 힙의 앞면에 무슨 영향을 끼치는가?

2. 그림 6.35a & b에서, 맞은편 벌림근/모음근 균형이 평가되고 있다. 그러나, 두 세트들이 동시에 테스트되고 있다. 이 조직들에 관해서 보다 정확한 정보를 밝히기 위해서 테스트를 어떻게 준비하는 가에 관해서 생각할 수 있는가?

3. 그림 6.63은 모델 A의 골반/아래 다리 관계에 관한 세 가지 모습을 보여준다. 앞 모습에서, 골반을 어떻게 기술하겠는가 (기울기, 이동, 회전 및 '비교해서' 그러나 가능한 비대칭들을 관찰해라)?

   두 개의 옆 모습은 힙 굽힘근과 폄근 사이의 장력에 대한 아이디어를 보여준다. 발, 넙다리뼈 및 중력에 대한 골반을 어떻게 기술할 수 있는가? 구조적 패턴을 교정하기 위해서 어떤 방향으로 치료하겠는가? 힙 굽힘근들에 대한 정보를 더 얻기 위해서 어떤 기능적 테스트를 더할 수 있는가?

4. 그림 6.64a & b는 체중 이동 테스트 결과를 보여준다 – 좌우측 사이의 차이를 볼 수 있는가? 그렇다면, 이것을 기술하고, 치료할 곳은 어디인가? 기능성 테스트를 자세성 소견에 연관지을 수 있는가?

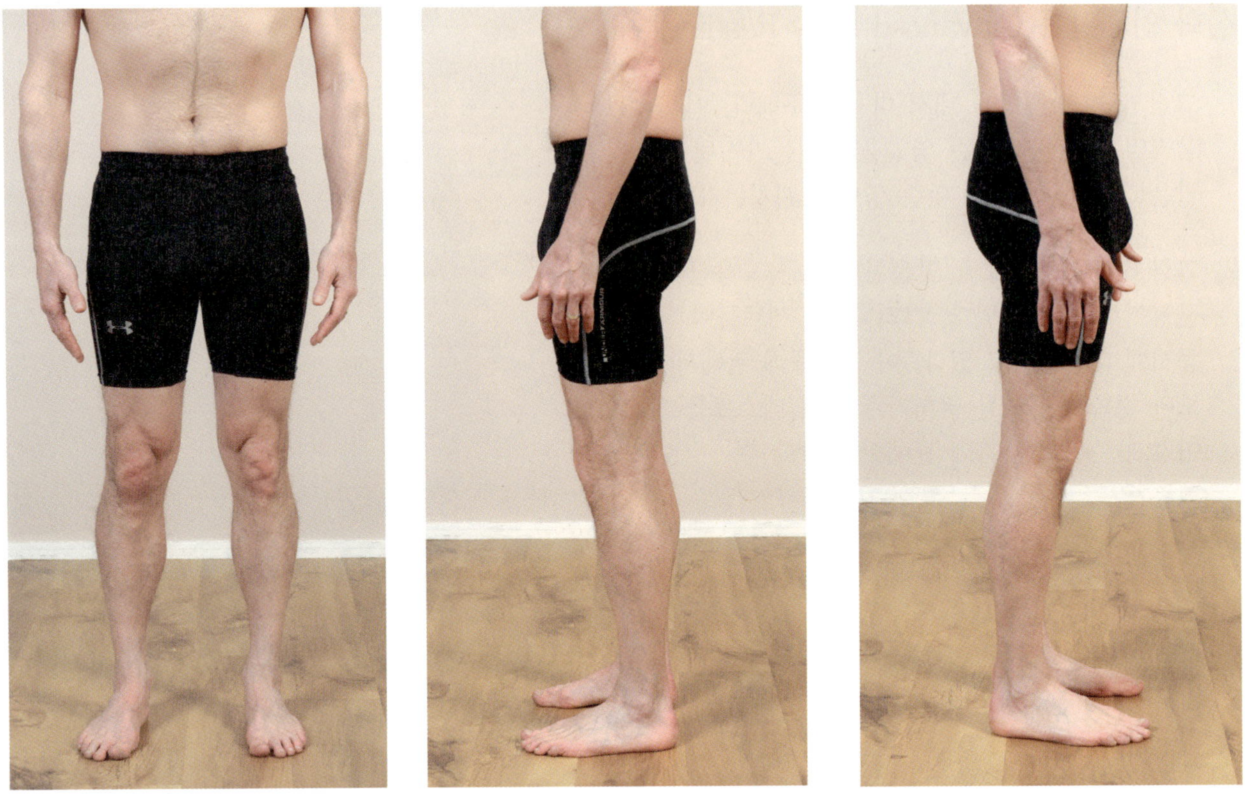

그림 6.63 a, b & c.

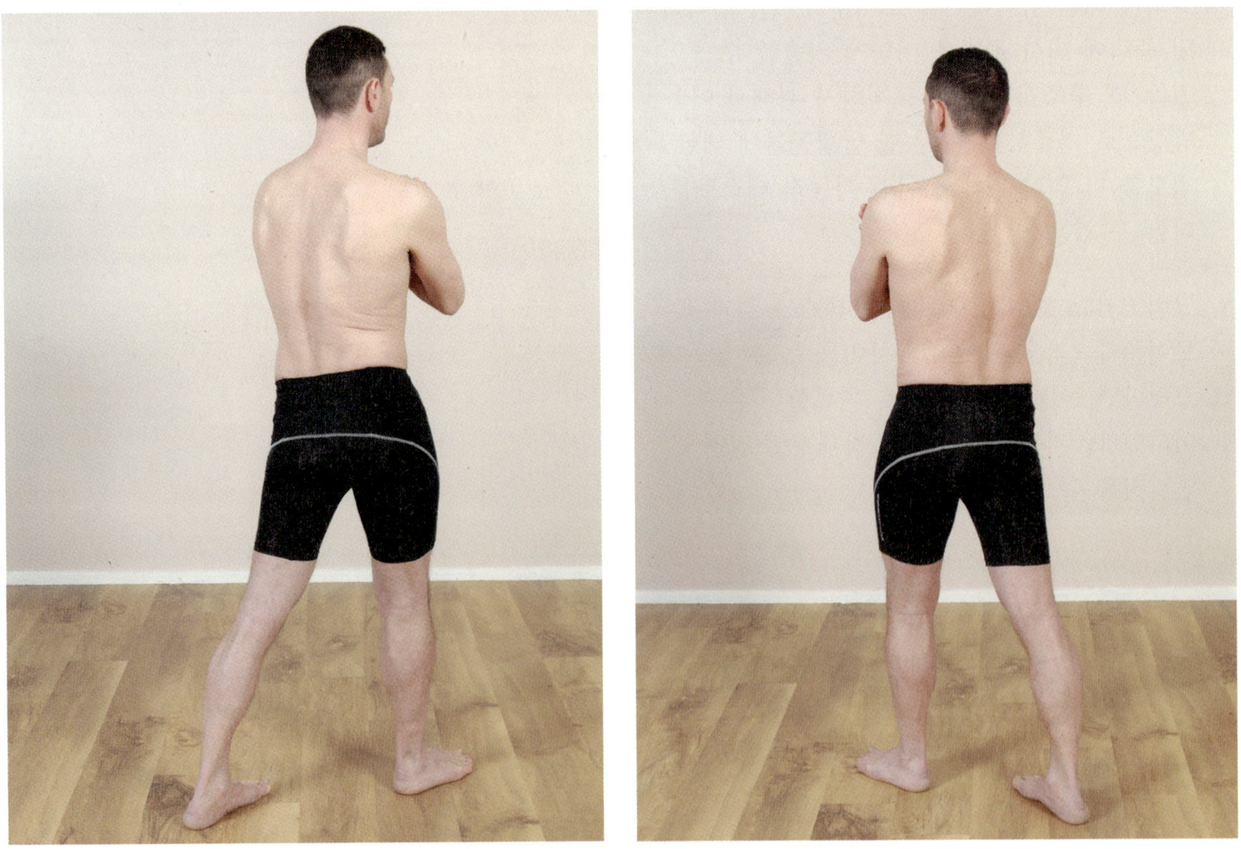

그림 6.64 a & b.

해답/논의 (Answers/Discussion)

1. 뒷발은 밖으로 약간 벌려져있다. 이것은 그 발과 발목의 가동성 부족에 대한 보상일 수 있거나, 힙 앞면의 팽팽함에 기인할 수 있다 – 만약 그 힙을 똑바로 앞으로 굽힐 수 없다면 이것은 종종 가쪽으로 돌아갈 것이다. 힙의 가쪽 회전은 모음근들에 움직임 힘을 주는데, 특히 두덩근, 짧은모음근 및 종종, 허리근들이다.

   이 관계는 발과 발목에서 올라 올 수 있다 – 만약 그들을 (또는 발가락, 엄지건막류를 주목해라)펼 수 없다면, 그 때 그 발은 보상하기 위해서 바깥으로 돌아갈 수 있다.

   이 패턴에서 우리는 힙 그리고 추측컨대 허리를 풀기 위해서 발을 개선해야만 하며 엄지발가락가쪽휨증 (무지외반증)을 도와주고 등의 압력을 줄여주기 위해서 힙을 개선해야만 한다.

2. 우선 조직들이 늘어나는 동안 그들을 (허락 하에) 직접 촉진할 수 있으며, 그런 다음 고객에게 여러 조직에 미리 장력을 주기 위해서 고객을 다양한 스탠스로 두고 – 더 길거나 더 짧은 발걸음 또는 더 넓거나 더 좁은 것을 생각해라 – 실험을 더 해라. 더 긴 발걸음은 움직임 전에 모음근/굽힘근들에 미리 장력을 줄 것이고 더 짧은 발걸음은 이 시스템을 이완시켜서 보다 많은 움직임을 허용할 것이다.

   더 넓은 스탠스는 모음근들에 미리 장력을 주고, 좁거나, 심지어 교차된, 스탠스는 벌림근들에 미리 장력을 줄 것이다.

   제거 과정을 통해서 – 어디서 움직임이 생겨는가, 언제 그렇지 않은가? – 치료사는 어디를 치료하는 것이 최선일까에 관한 더 명확한 정보를 만들 것이다.

3. 앞 모습은 골반이 발에 비해서 약간 좌측 이동되고 우측으로 기울어진 경향을 보여주어, 좌우측 벌림근들에서 약간 바뀐 윤곽을 보인다. 이것은 우리가 4장에서 본 발의 정렬과 들어올림 (lift) 사이의 차이와 연관이 있을 수 있다 – 오른발은 정강뼈에 비해서 보다 안쪽으로 기울어지고 가쪽으로 돌아간 것처럼 보이며, 이것은 우측 하지를 기능적으로 짧게 만들었다.

   또한 복부의 아래 좌측에 약간의 흉터 조직이 있는데, 아마도 수술을 한 것 같다. 이러한 두 가지 요인들이 모음근들과 벌림근들 사이에 불균형을 암시하는데, 특히 좌측에 있는 심부전방선으로, 수술 후 흉터로 기인한다.

   옆 모습은 골반이 발에 비해서 전방 이동을 보인다 (정강뼈가 바닥에 비해 전방으로 기울여져서 만들어진 – 넙다리뼈는 정강뼈에 비해 중립이지만 바닥에 비해 전방으로 기울이졌다고 기술될 수 있다). 골반은 바닥에 비해 매우 중립으로 보이지만, 전방으로 기울어진 넙다리뼈들 꼭대기 올라 앉아있다. 그러므로 이 골반은 중력에 비해 중립으로 되돌아가기 위해서 넙다리뼈로부터 후방으로 기울어야만 한다.

   넙다리뼈에 비해 후방 기울기를 갖고 전방으로 이동된 골반은 매우 흔한 패턴이다 (경고 – 이것이 보편적인 것이라고 간주하지 말아라. 항상 당신이 찾은 것에 대한 선입관이 없이 고객에 접근해라).발에 비해 전방 이동된 골반은 발목에서 (위에서 본 것처럼), 또는 무릎에서, 또는 결합해서 시작할 수도 있다. 이 패턴은 발의 꼭대기에서 후방으로 기울어진 정강뼈와 함께 시작한 다음, 넙다리뼈가 전방으로 기울어져서 있을 때도 생긴다, 그림 6.65에서 보듯이.

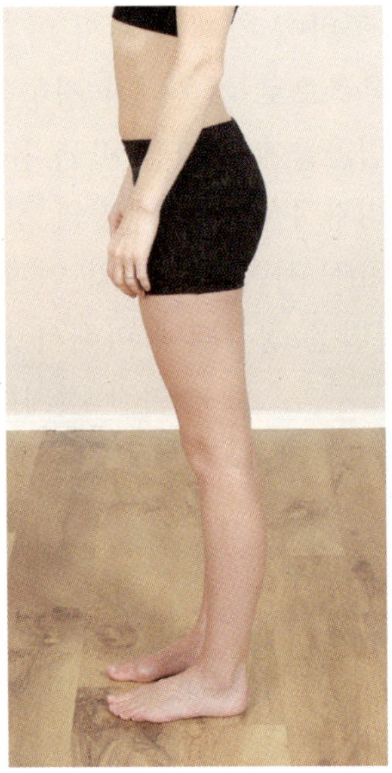

그림 6.65: 전방으로 이동된 골반을 보는 것은 하지의 기울기 패턴을 예측하지 않는다. 우리는 일련의 넙다리뼈와 정강뼈의 전방 기울기 또는 조합을 예상할 수도 있지만 그러나 이 모델은 발에 비해 정강뼈의 후방 기울기, 이어서 넙다리뼈의 강한 전방 기울기를 보여 준다.

만약 모델 A의 골반이 넙다리뼈에 비해 후방으로 기울어져 있다면, 우리는 이것을 힙이 펴져 있다고 기술할 수 있다. 이 결론에서의 논리적인 연장선은 굽힘근들이 늘어난 포지션에 있는 반면, 폄근들은 더 짧아져 있다는 것이다. 특히 주목할 것은 – 이 조직들이 '길다', '짧다' '팽팽하다', 또는 '약하다'는 진단이 아니다. 이것은 오직 A의 움직임이 펴진 포지션부터 시작할 것이다를 나타낸다. 우리는 그에게 움직이라고 요청하기 전까지 어떤 진단을 내릴 수 없다 (그림 6.66).

모델 A에게 양쪽에서 런지로 전방으로 내딛으라고 요청할 때, 몸통이 앞쪽으로 기울어지는 경향을 볼 수있다. 앞쪽 런지는 뒤쪽 힙의 적응성을 확인하는데 사용될 수 있다 – 그 조직이 열려 있으며 더 많은 힙 폄을 허용하는가?

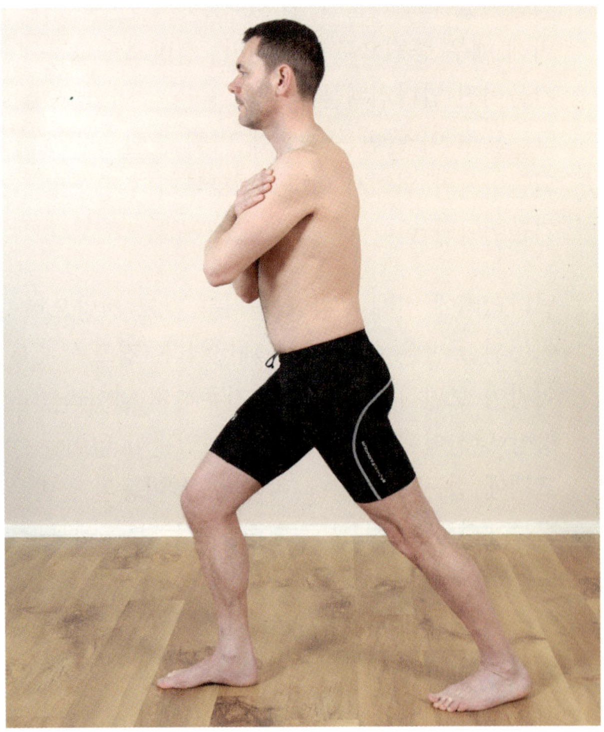

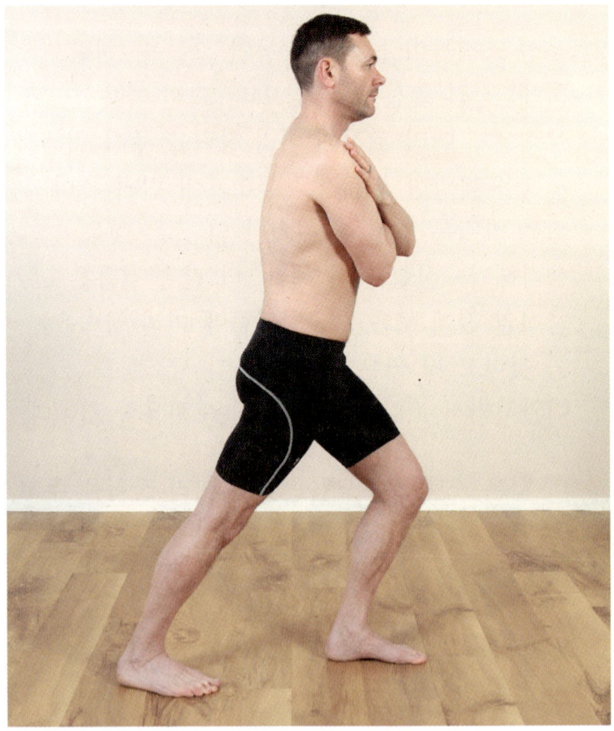

그림 6.66 a & b: 고객에게 뒷발 뒤꿈치를 바닥에 붙인 채로 앞으로 내딛으라고 시키는 것은 그의 시스템에 관한 많은 정보를 밝힐 수 있다. 이것은 앞 장에서 논의된 발목 발등굽힘과 무릎 폄일 수 있거나, 이 경우에서, 힙 폄일 수 있다. 힙 자체만으로 12~15°의 폄을 가질 수 있다. 이것의 의미는 자세에서 펴진 포지션에서부터 출발하는 것은 그 범위의 약간을 이미 사용한 것이다. 모델 A의 보상 전략은 움직임에서 상체를 앞쪽으로 기울이는 것이며 이것은 힙 폄의 요구를 줄여주며, 그 폄을 L2/L3 근처 어느곳까지 위로 보낸다.

이 경우에서, 작은 비교적인 힙 폄은 실제로 발생하며 이것은 중립으로 서있을 때 펴진 포지션으로 이미 있기 때문일 수 있다. 이에 더해서 좌측에 있는 수술 흉터조직은 좌측에서 힙 폄을 방해하고 있을 수 있다.

이와 같은 패턴을 교정하기 위해서 우리가 하기 원하는 것:

전방에 있는 얕은 조직을 들어올리고 하지 뒤에서 아래쪽으로 치료해서 그 시스템의 재교육을 돕고 얕고 깊은 층들 사이의 적절한 자유를 확보하는 것이다.

푸는 치료를 하는데, 아마도 모든 힙 굽힘근들, 햄스트링들뿐만 아니라 깊은 가쪽 회전근들인 '단관절근육들 (locals)' 그리고 뒤쪽 모음근들 (큰/작은)을 늘려라.

힙 굽힘근들은 '길게 고정'되어 있으며 그러므로 제한된 소성조직에 의해 서로 '늘러붙어' 있을 수 있는 조직을 미끄러뜨려 조직 층들을 평행하게 되돌리기 위한 가로 치료에서 이득을 볼 수 있다.

전방 런지를 하는 기능성 테스트가 우리에게 보여주는 것은 비록 'A'가 '긴' 힙 굽힘근들로 서있을 수도 있지만, 그는 이 움직임 동안 어떠한 더 많은 힙 폄을 이루지 못한다. 그러므로 우리는 구조적이고 기능적인 목표 모두를 이루기 위해서 재-교육적 스트로크들을 사용하고 이 조직들이 자유롭고 미끄러지는 것을 확인해서 치료를 병합해야만 하지만 (자세 위치잡기를 위해서) 폄근들과 (기능적인 범위를 늘리기 위해서) 굽힘근들 둘 다의 더 큰 길이를 만들 필요가 있다.

4. 우측 다리를 앞으로 둔 사진에서, 모델은 골반을 더 기울일 수 있는 듯이 보이며 허리 척추에 약간의 굽음 (bend)을 보인다. 이것은 좌측 다리를 앞으로 한 것과 대조되는데, 거기서 이 범위는 줄어들어 있고 그 굽음은 상부 허리척추들/하부 등척추들을 향해서 더 높다 (우리는 다음에 오는 두 장들에서 척추를 다룰 것이다).

그러므로 관심 부위들은 좌측 벌림근들, 우측 모음근들 및 우측 하부 등 근육들이다. 이것은 발에 대비해서 골반이 약간의 좌측 이동과 우측 기울기를 보이는 그림 6.63a에서 보는 것과 맥락이 닿아 있다.

자세 패턴은 좌측에서 비교적인 모음과 우측에서 벌림을 만드나 이것은 위에서 기술한 다른 발 패턴들과 긴밀히 연결되어 있다. 질문 3에서의 굽힘근/폄근 균형 논의에서처럼, 골반 기울기는 우리가 예상할 수 있는, 맞은편 근육들이 '짧게 고정된' 것이 라기보다는 '길게 고정된' 조직을 만들 수 있다.

이 패턴은 골반, 다리 및 발 사이의 공생을 다시 보여준다 - 골반 이동과 기울기는 발의 돔 패턴을 바꾸는가 아니면 그 반대인가? 자신이 시도 해보아라 - 골반을 가로질러 이동하고 발을 느껴라 그런 다음 역으로 해라. 두 개의 비슷한 패턴을 교정하는 것은 두 개의 다른 전략을 필요로 한다.

이 경우에서 우리는 분명히 외측선 (벌림근들과 엉덩정강근막띠) 조직과 심부전방선을 (모음근들, 엉덩근 및 허리근-복부 흉터를 기억해라)손 볼 필요가 있다. 첫 번째 간단한 전략은 우측 외측선을 위로 치료하는 것이고, 이것을 좌측과 구별해라. 허리근을 양측성으로 치료해라 - 좌측을 더 해라. 모음근/넙다리네갈래근 근육사이 격막들이 양 쪽에서 미끄러지는 가를 확인하고 발을 균형잡는 치료를 해라.

7

복부, 흉곽 및 호흡

The Abdomen, Thorax, and Breathing

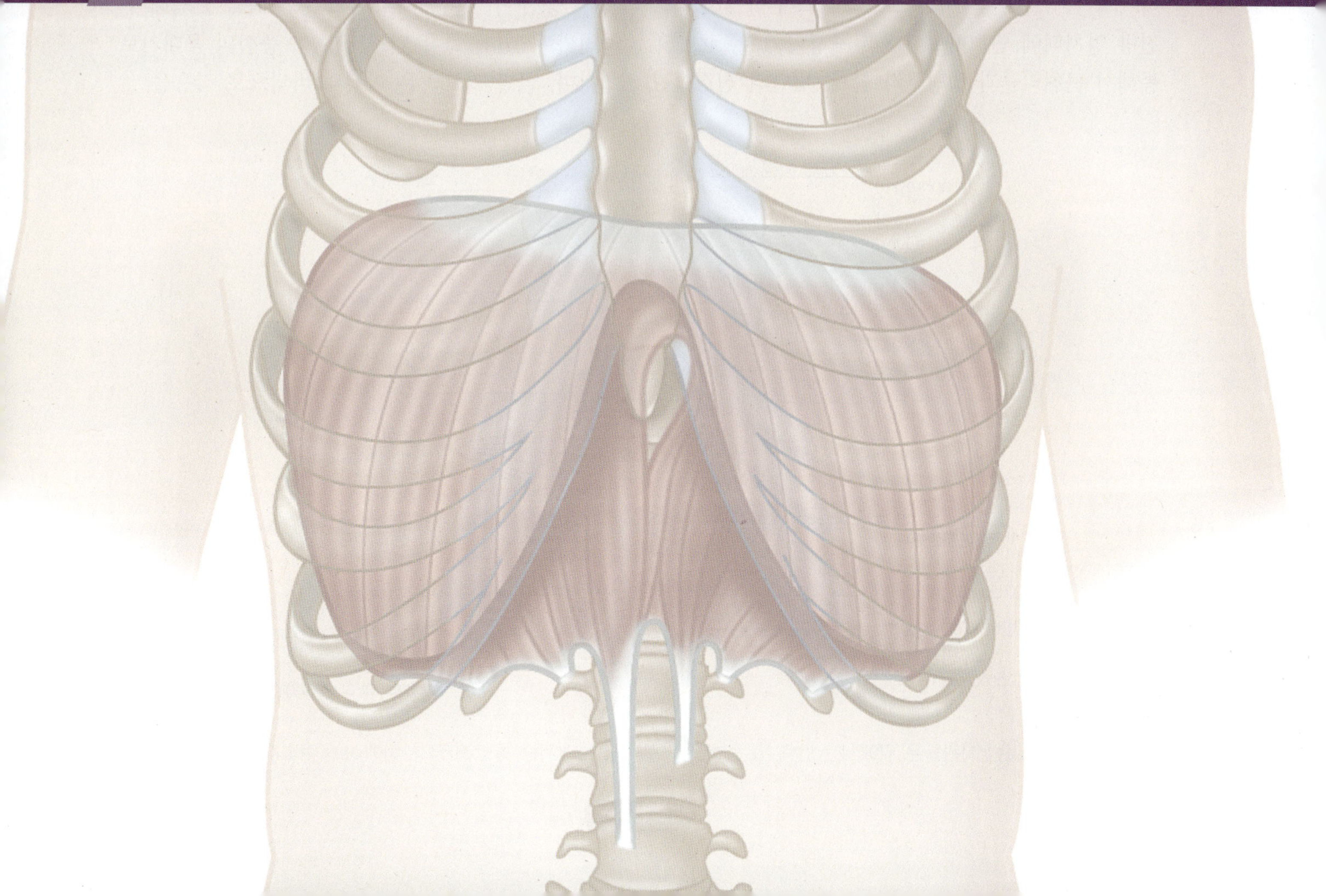

복부와 갈비뼈: 복강의 지지 (The Abdomen and ribs: Support for the Ventral Cavity)

다리에서 위로 올라가는 치료를 해왔으므로, 우리는 다리와 몸통 사이의 자연적 기능적 구획으로 왔으며, 우리는 지금 전통적인 분리를 따르지만, 주의를 주는 한 단어가 있다. 다리는 척추를 위한 생체역학적 기초일 뿐만 아니라; 그 둘은 여러 방식에서 장기적 (viscerally)으로 그리고 근막적으로 서로 얽혀있다.

외측선 (Lateral Line)의 근막긴장근은, 이것이 비록 엉덩뼈능선에 붙어있지만, 속/바깥 배빗근의 가쪽 부분에 있는 복부 근막들과 함께하는 연속된 직물이다. 햄스트링들은, 엉치결절인대를 경유해서, 척추세움근과 연속되는데, 우리는 이것을 8장에서 다룰 것이다. 마지막으로, 심부전방선의 핵심 조직들은 햄스트링들과 모음근들 (궁둥신경 역시) 사이의 격막을 골반 바닥으로 그리고 뒤쪽에서 전방 엉치뼈에 연결하고, '다리 구멍이 (leg pit)'를 통해서 큰허리근과 엉덩근과 함께 (넙다리 신경혈관 다발과 마찬가지로) 복강 속으로 앞쪽에서 달린다. 이와 같이, 다리와 몸통 사이의 '자연적인' 분리는 거짓된 것이며, 내장은 자체를 신경과 혈관을 경유해서 다리로 뻗어가며, 다리 자체는 12번째 갈비뼈와 허리척추뼈들 위치에 있는 장기들의 뒤로부터 발원한다.

즉, '복강 (ventral cavity)'이라는 용어는 유용한 것이다. 이것은 상단에서 작은 구멍들 (cavities) - 구강, 비강, 인후강 - 그리고 커다란 가슴, 복부, 및 골반을 구성하는데, 우리는 이제 그것들을 밑에서부터 위로 탐색할 것이다.

복부 풍선 (The Abdominal Balloon)

복강 (대부분이 가로막 밑에 있고 복막으로 싸여있다)과 골반강 (진정한 골반의 장기들은 복막 밑에 놓여 있다) 사이의 외과적 구분은 중요한 것이다. 그러나, 생체역학적인 면에서, 이들 두 개의 강들은 함께 고려될 수 있는데, 우리가 '복부 풍선'이라는 용어로 부르는 근육들에 의해서 둘러싸여 있다. 호흡 가로막은 이 풍선의 꼭대기로 쓰이며, 골반 가로막은 이것의 바닥으로 작용을

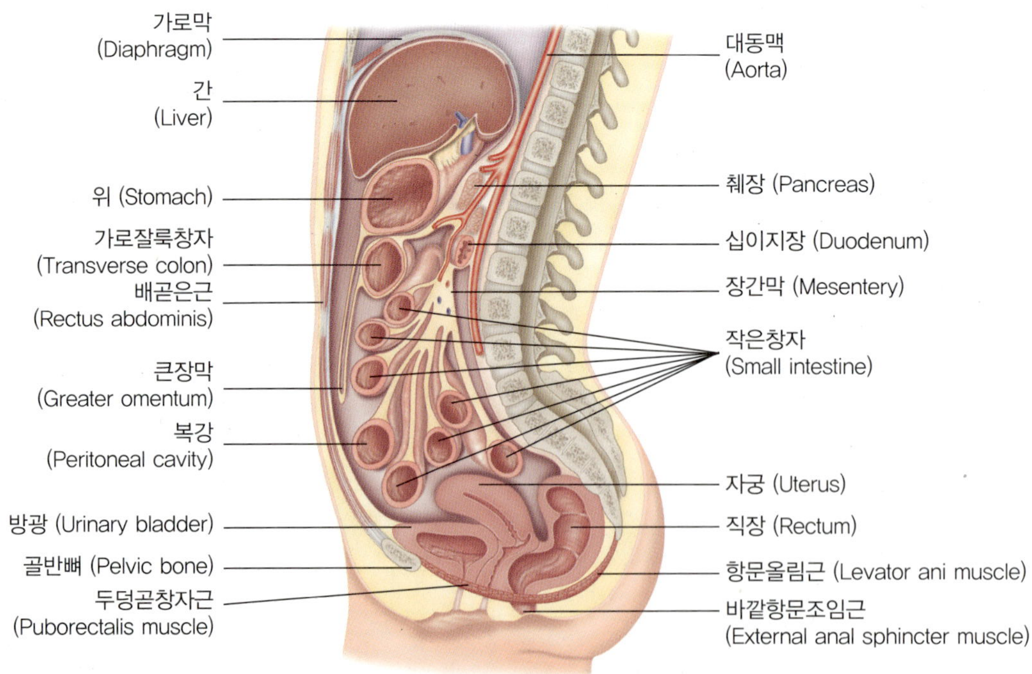

그림 7.1: 복부 - 골반 기관들은 위에서는 탄력 있는 호흡 가로막과 아래서는 골반 바닥 사이에서 묶여있다.

한다. 이 두 구조물 사이에서 균형 잡힌 호혜를 이루는 것은 지금 '코어 지지 (core support)'라고 부르는 것과 오랜 기간의 인간 생체역학적/호흡적 건강에 필수적이다.

이러한 균형을 이루는 것은 이 두 근육들의 (가로막과 항문올림근) 어느 정도 건강한 탄력과 움직임의 기능이지만, 그들 사이에 놓인 근육근막들의 관 내에 있는 요소들 사이의 균형에 더 의존하는데, 기관들을 잡고 있고 가슴을 받치고 있는 요소들이다. 이들은 주로 앞면과 옆면을 따라있는 복부 근육들의 '유니언 잭'으로 이루어져 있다. 배곧은근, 베가로근 그리고 배바깥/속 빗근. 뒤쪽 벽을 따라 큰허리근과 허리네모근이 있을 뿐만 아니라, 척추 자체도 있다. 골반에서는, 우리는 골반 바닥 근처에서 궁둥구멍근과 속폐쇄근의 작은 노출 또한 갖고 있다.

우리는 이 후자 근육들을 6장에서 다뤘으므로, 가로막과 갈비뼈들의 움직임으로 옮겨가기 전에, 우리는 여기서 복부 안에 있는 네 개의 커다란 근육근막 시트 그리고 그들 내에 있는 약간의 흥미로운 근막 경로에 집중할 것이다.

복부 근육들의 유니언 잭 (The Union Jack of Abdominal Muscles)

유니언 잭 이미지를 잠시 동안 떠올려라. 성 앤드류의 X 모양 십자가는 대측성인 바깥과 속 배빗근들의 결합된 노력으로 구성되며, 갈비뼈들에서 중앙선을 가로질러 맞은편 힙까지 협력해서 일을 한다. 이 뜻은 이들 근육 복합체는 중앙에 있는 곧은근근막 (rectus fascia)과 백선 (linea alba)을 통하여 일을 해야만 한다는 것이다. 배곧은근을 이것의 싸개에서 제거해라 이러면 이들은 하나의 두힘살근과 매우 비슷하게 보이는데 갈비뼈들에서부터 대측 골반으로 달린다.

이와 같이 이 근육들은 등척성 수축에서 고려할 때 (민속 춤에서처럼), 갈비뼈들과 골반 사이의 안정을 제공한다. 그러나 그들은 또한 갈비뼈들과 골반 사이의 나선 배열에서 작은 조절을 제공할 수 있다. 이것은 'X'자의 한 다리가 약간 짧아진 다음 다른 것이 번갈아 짧아지는 것과 같은데, 걸을 때 볼 수 있다. 또는 이것은 한 쪽이 다른 쪽보다 야성적이며, 강하며 조화를 이루면서 짧아질 수 있는데, 아프리카 춤 또는 투창 경기에서 볼 수 있다.

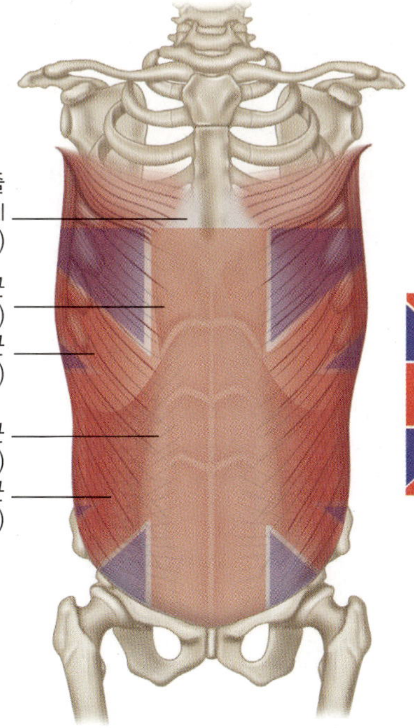

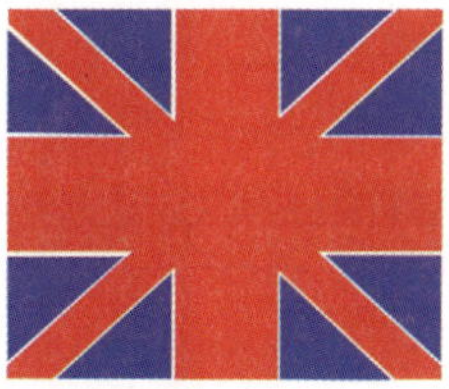

그림 7.2: 복부에 있는 네 개의 양측성 근육들은 기본적으로 유니언 잭을 닮았는데, 배빗근들은 'X'를 만들고, 배곧은근과 배가로근은 열십자를 만든다.

이 근육들은 근육의 정방형 시트들과 (보통 안정을 위해 모집된다) 삼각형 근육들의 (보통 큰 범위의 조절을 위해 모집된다) 조합이다. 위의 구절은 이 영역에서 둘 다 요구된다는 것을 나타낸다. 많은 경우에서, 무엇을 파기 위한 어깨의 사용, 무게를 들어 올리는 것, 또는 대부분의 서양 무용에서처럼, 우리는 견고하고 압력을 가한 포지션에서 골반 위의 몸통을 안정시키기를 원한다.

그러나, 허리 및 하부 가슴관절들의 결합은 골반과 갈비뼈들 사이에서 볼-소켓 관절에 상당하는데, 굽힘, 폄, 옆-굽힘, 회전 및 원회전을 하게 해 준다. 그러므로 이 복부 'X'의 네 근육들은 밸리 댄싱을 잘하게도 해주고, 또 어떤 종류의 던지는 것에 보다 많은 지레 효과를 주기도 한다.

이 근육들은 'X' 아이디어가 나타내는 이상으로 복잡하다. 예를 들어, 배바깥빗근은 하부 갈비뼈들과 갈비뼈아래연골을 반대쪽 ASIS로 묶을 뿐만 아니라 (대측성 배속빗근을 경유해서), 동측 두덩뼈로 직접 묶는다. 비록 이 결합이 강하지만, 이것은 복벽에서 약한 곳 바로 옆에 놓여 있는데, 남성에서는 그 곳에서 정관이 고환으로 가는 길에 복벽을 빠져 나온다. 여성도 유사하게 여기서 하나의 출구를 갖지만, 오직 둥근 인대를 위한 출구이며, 그래서 그들이 복부내 장력을 증가시킬 때 서혜부 탈장 (inguinal hernia)을 덜 만든다. 우리가 기술해 온 'X'가 나선선 (Spiral Line)의 일부를 제일 잘 나타내는데 반하여, 두덩뼈로 가는 이 연결은 반대편에 있는 모음근들로 건너 가서, 갈비뼈들을 반대편 넙다리뼈로 안정 시킨다. 이것이 이 근육의 일부를 전방 기능선 (Front Functional Line) 내의 하나의 통로로 만든다.

이 근육의 가장 가쪽 부분을 볼 때, 이것이 후방 하부 갈비뼈들로부터 같은 쪽 ASIS로 가는 것을 볼 수 있다. 이 섹션은 옆-굽힘에서 더 큰 지레효과를 갖고 있는데, 이것이 여전히 약간의 회전 요소를 갖고 있지만, 어떠한 경우에서 외측선의 영역에 더 많이 속한다.

또한 배속빗근은 시트 모양이거나 삼각형 모양인데, 'X'의 부분으로서 맞은편 갈비뼈들을 향해서 위로 올라간다. 더 낮은 밑에서 이것은

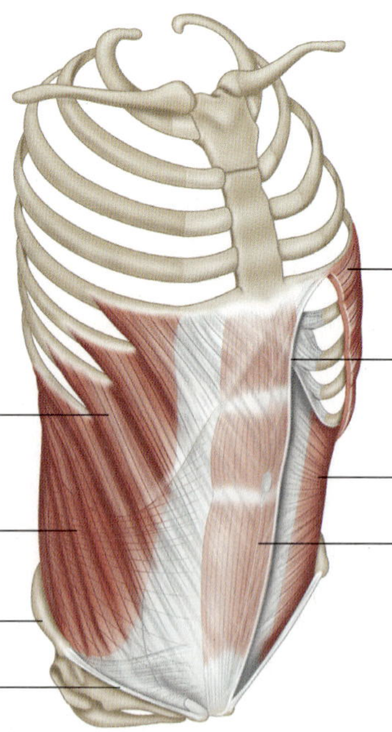

그림 7.3: 배바깥빗근은 갈비뼈들을 맞은편 골반으로 연결시키기 위해서 다른 쪽에 있는 배속빗근과 연결할 뿐만 아니라 (나선선), 이것은 갈비뼈들을 두덩뼈와 (전방 기능선) 동측의 엉덩뼈능선으로 (외측선) 연결한다.

배가로근이 하부 복벽을 보강하는 것을 돕기 위하여 맞은편 ASIS로 건너 가며, 심지어 두덩뼈를 향해서 샅고랑인대를 따라 밑으로도 간다.

상호 보완적인 성 조지 십자가는 (적십자 또는 플러스 사인 같은) 수직으로 달리는 배곧은근과 배가로근의 (이것의 섬유들은 수평으로 달리는데, 부드러운 배를 둘러 싼 커다란 벨트 같다) 조합으로 형성된다. 배가로근은 하부 등 그리고 (엉치 뭇갈래근과 함께) 엉치엉덩관절 (sacroiliac joint)을 안정시키는 큰 역할에 부합된다. 이 근육의 작용은 복부 내용물을 짜내고, 이 방식으로 압력 안정을 만들 뿐만 아니라 등허리근막의 층들을 누른다 - 당신은 그것 없이 피아노를 옮길 수 없다.

배가로근과 골반 바닥 사이에 신경학적 연결이 있다는 것을 연구가 밝혀 왔다. 그들은 종종 서로 수축하며, 그들이 제대로 일을 할 때 복부 - 골반 풍선에 강력한 안정을 마련해 주며, 그들이 제대로 일을 못할 때 요실금 및 하부 등 불안정에 관여한다. 물론, 이들은 두 개의 배가로근들이며 - 하나는 좌측, 하나는 우측 - 그리고 그들은 일반적으로 복부 근막의 가장 깊은 층에서 활동을 하는데, 장기 복막의 바로 바깥쪽, 백선을 경유해서 가로돌기부터 가로돌기까지의 가로근막이다.

이 근육들 중에서 가장 널리 알려져 있는 배곧은근은, 대부분이 바깥쪽에 있으며 (그러나 우리는 일 분 내에 이것을 근막적으로 반박할 것이다) 그리고 그들의 멋진 힘줄성 명각 (inscriptions)을 갖고 있는데 이것은 보통의 미국인의 불룩한 배와 파낸 식스팩을 구별한다. 이 명각은 근본적으로 배곧은근을 각각의 옆에서 네 개 근육들로 바꿔 놓는다. 이것은 불가피한 일인데, 그 근육이 두덩뼈부터 복장뼈까지 그렇게 먼 길을 그 밑에 지탱하는 뼈 없이 걸쳐있어야 하기 때문이다. 그러므로 이 명각은 우리의 부드러운 배꼽 하방에 강도를 더해주는데 그렇지 않다면 격렬한 운동 또는 몸을 뻗을 때에 찢어질 것이다.

물론 배곧은근은 몸통 굽힘에 활동적이고, 전통적인 윗몸 일으키기 또는 크런치에서 갈비뼈

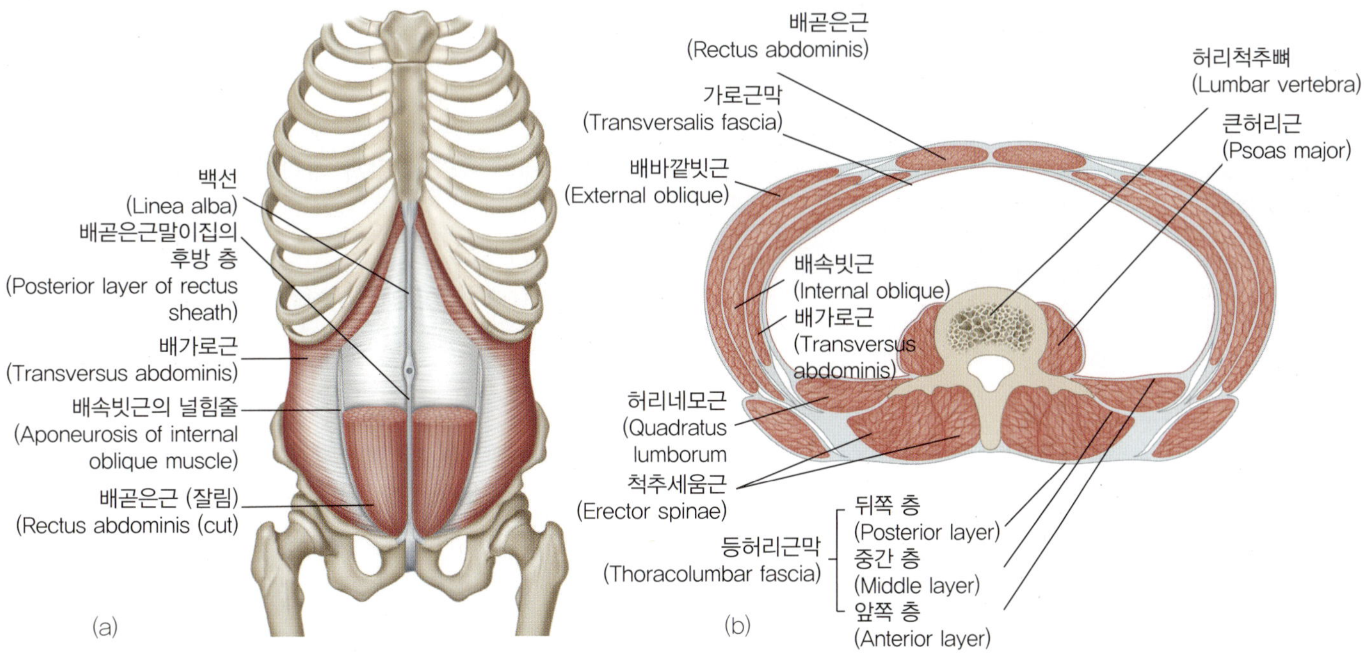

그림 7.4 a & b: (a)배가로근은 섬유들이 인체 주위를 둘러싸서 수평으로 달리는 소수의 근육들 중의 하나이며; (b) 척추세움근들과 뭇갈래근들 주위의 등허리근막은 허리 둘레의 가로 벨트를 완성하는데, 기관들과 함께 그 속에 허리네모근과 큰허리근을 에워싼다.

앞쪽을 두덩뼈로 옮기며, 많은 갈비뼈, 허리 및 심지어 엉치엉덩관절을 가로질러 이것이 그렇게 해야만 하는 것처럼 활동한다. 또한 이것은 다른 복근들처럼 (그리고 배빗근들처럼 이것은 정방형과 삼각형 근육들의 조합이다) 하나의 안정시키는 근육으로 활동적이다. 더 나가서 배곧은근은 허리척추뼈들의 과다폄을 막아주는 역할을 한다.

복부의 근막초들 (Fascial Sheaths in the Abdomen)

배곧은근은 가장 얕게 있는 배 근육이다. 어떤 곳이라도 배 앞면 속으로 핀을 찌르면, 처음 만나는 근육은 배곧은근일 것이다. 그러나, 근막적으로, 이것은 다른 이야기이다. 위로 5번째 갈비뼈에 위쪽 부착지를 갖는, 이것은 정말로 가장 얕은 근육이다. 그러나, 몇 센티미터만 갈비뼈들 밑으로 내려가면, 배바깥빗근의 근막이 배곧은근을

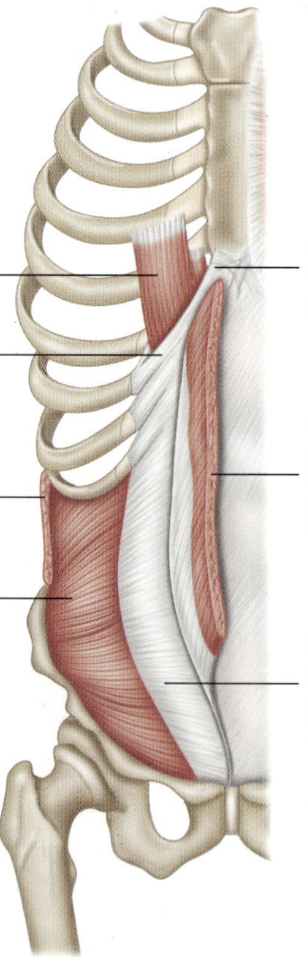

그림 7.5: 배곧은근은 가장 얕은 근육이라고 볼 수 있으나, 근막 평면들 면에서, 이것은 꼭대기의 가장 얕은 곳에서부터 두덩뼈에 도착할 때 가장 깊은 곳까지 간다 – 배빗근과 배가로근 모두의 밑으로.

덮는데, 그래서, 근막적으로 말하면, 이것은 이제 배바깥빗근보다 더 깊이 있다. 거기서 조금 밑으로, 배속빗근의 근막 확장이 배곧은근을 덮는다. 궁형선에서, 대략 배꼽 밑 몇 센티미터 배(hara) 높이에서, 이것은 가로근막과 복막 사이로 가라앉아서 이것이 두덩뼈에 닿을 때 복부의 가장 깊은 근육이 된다. 이것이 배곧은근과 골반 바닥 사이의 연결을 만든다 – 산후 회복을 고려할 때 매우 유용하다.

배곧은근과 배가로근은 복부 풍선에서 볼 수 있는 두 개의 '벨트'에서 없어서는 안 될 요소들이다. 배가로근들은, 가로돌기들에서 앞에 있는 백선을 경유해서 가로돌기들까지 가며, 수평 벨트의 대부분을 구성한다. 이것은 가시 및 가로돌기들에서 만나기 위해서 척추세움근 주위를 달리는 근막에 의해서 – 허리 근막의 얕고/깊은 판들 – 완성된다.

수직 벨트는 배곧은근에서 시작하는데, 가로막의 중심 부분과 함께 꼭대기를 넘어 위로 올라가서 각들 (crura)까지 가고, 앞세로인대를 따라 골반까지 계속된다. 두덩꼬리근은 풍선의 바닥과 이 벨트를 건너 가는데, 이것은 그리고 나서 두덩뼈에서 다시 한 번 배곧은근 뒤의 근막과 만난다. 이 두 개의 벨트들 사이에 적절한 균형 잡는 것이 늑강과 위에 있는 머리에 대한 좋은 기반과 적절한 안정성을 확실히 해 준다.

곤돌라 줄들 (The Gondola Wires)

우리는 복부 역학의 개요를 끝내기 전에 근막으로만 이루어진 구조물들의 세트 하나를 고려해야만 한다 – 열기구에서 밑으로 늘어진 네 개의 줄을 그려보자. 이 이미지를 갖고서, 가로막은 풍선이고, 골반은 밑에 달린 바구니 또는 곤돌라이다.

가로막은 여러 방식으로 골반에 묶인다 – 허리네모근, 허리근 복합체, 배빗근들 및 배곧은근

자체를 통해서 근육적으로. 그러나 초점을 이 근육들에서 그들을 둘러싸고 있는 근막으로 바꾼다면, 우리는 균형을 잡는데 필수적인 네 개의 끈을 본다.

배곧은근 바로 바깥에 반월선 (semilunar line)이라 불리는 근막 띠가 있는데 – 그림 7.5에서 배속빗근의 널힘줄 (건막; aponeurosis)이라고 표시된 – 거기는 두 개의 배빗근들과 배가로근의 세 층이 배곧은근 자체 주위로 갈라지기 전에 합쳐져 붙는 곳이다. 근육들의 균형이 중요한 반면에, 이 반월선이 균등한 탄력을 갖는 것 또한 중요하다. 이 근막선은 두덩뼈결절의 바깥 면에서부터 7번째 갈비뼈연골까지 달린다. 이것은 배곧은근의 바깥 가장자리와 배빗근들 사이의 '계곡'처럼 느껴질 수 있다.

뒤쪽에서 상응하는 끈들의 세트는 조금 짧고 조금 강하지만, 똑같이 중요하다. 바깥 봉합은 근막의 두꺼운 띠인데 11번째와 12번째 갈비뼈에서 밑으로 엉덩뼈능선까지 가쪽으로는 허리네모근까지 달린다. 이것은 등허리근막의 일부라고 말할 수 있으며, 이것은 가장 넓은 근육인 척추세움근, 허리엉덩갈비근 뿐만 아니라 허리네모근 및 배가로근과 연관된다. 다시, 이것은 여러 근막 층들이 하나로 봉합되는 곳이어서, 뒤쪽에서 갈비뼈들과 골반 사이의 강하고 안정된 연결을 제공한다.

앞의 두개의 반월과 뒤의 가쪽 봉합들인, 이 네 개의 끈들은 근막 봉합 선들이며 이 끈들 바깥쪽의 외측선과 표면전방선, 심부전방선과 표면후방선사이의 일반적인 구획선을 표시하며, 그들의 안쪽으로 달리지만, 각각의 선은 시상면의 양 쪽에서 인체 내에서 다른 깊이를 가진 층을 차지한다.

과도척추전만 또는 척추앞굽음증 (swayback) 패턴, 또는 늑강이 골반 뒤로 떨어진 사람들에게서, 가쪽 봉합 (lateral raphes)들의 뒤쪽 끈들은

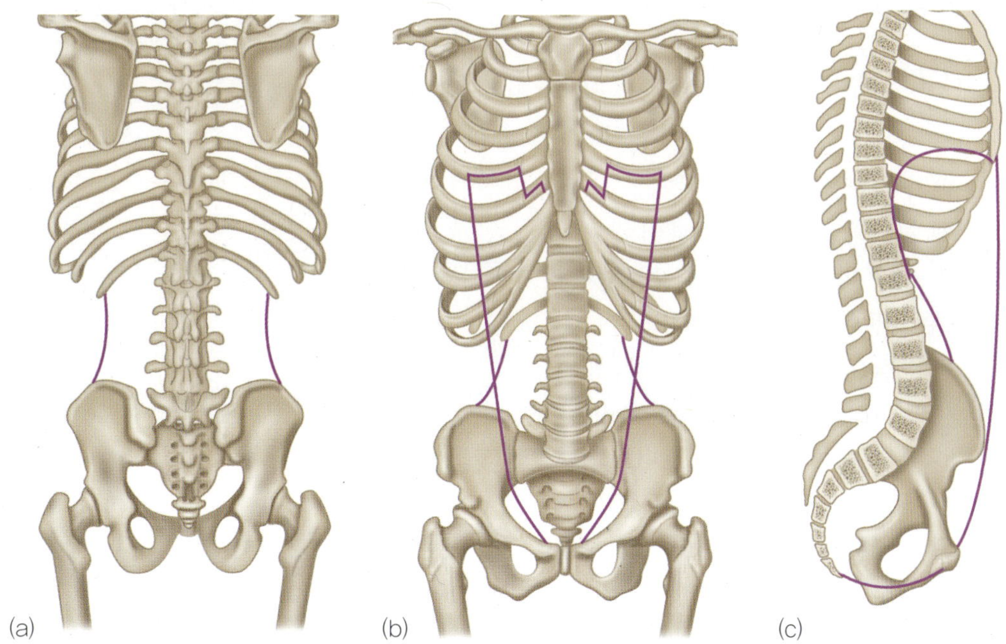

그림 7.6 a, b, & c: 복부의 근막 연결들; (a) 뒤에 해당하는 선들은 가쪽 봉합들 (lateral raphes)로 알려져 있다. 그들은 하부 갈비뼈들과 뒤쪽 엉덩뼈능선 사이의 짧고, 강한 근막 연결이며, (b) 배곧은근 바로 바깥은, 배의 다양한 근막 평면들이 함께 밀폐되는 곳인데, 두덩뼈들과 7번째 갈비뼈 사이에 강한 근막 띠를 만들어서, 앞에서 갈비뼈들을 골반에 묶으며, (c) 배곧은근말이집 (rectus sheath)의 더 깊은 면은 가로막과 허리근들로 이어진다. 이것은 심부전방선의 일부이다 (횡단면에서 이 끈들을 보려면 그림 7.4b를 보아라).

짧아져있기가 쉬워서 늘려짐이 요구되는 반면, 앞쪽 끈들은 종종 상궤를 벗어나서 팽팽하다. 굽힘되거나 무너진 패턴들에서, 앞쪽 끈들은 뒤쪽보다 비교적 더 짧다 (앞쪽 끈들은 항상 절대적으로 더 긴데, 왜냐하면 골반은 떨어지고 늑강은 앞에서 올라갔기 때문이다 - 우리는 비교적인 균형에 관하여 말하고 있으며, 동일한 미터법이 아니다).

물론, 옆 - 굽힘 패턴들에서, 앞뒤 두 개의 좌측 끈들은 상응하는 우측 끈들보다 더 짧을 것이다.

척추회전측만 (rotoscoliosis)같은, 회전 패턴들에서 대측성 끈들은 팽팽할 것이다. 즉, 좌측 뒤쪽과 우측 앞쪽, 또는 그와 반대. 물론 과도척추전만 (hyperlordotic)이거나 무너진 자세의 어느 하나와 함께 회전 패턴이 가능할 것이기 때문에, 가능한 패턴의 숫자를 여덟개까지 늘리는데, 무한정한 개인 차이를 갖는다.

허리척추뼈 주위의 지방 분포 (Fat Distribution around the Lumber Spine)

'한창 때에는 잘 나갔었는데 내 남은 생은 왜 이리 힘들까? - 폴 사이먼

어느 누군가가 배가 나왔을 경우, 그 무게를 가지고 다닐 인체 구조의 최선책은 '스페어 타이어'일 것이다 - 앞쪽과 뒤쪽 사이에 균등하게 분포된. 우리 모두 뚱뚱한 사람들이 우리와는 상대가 안되게 춤을 잘 추는 것을 안다. 그들의 체중이 움직임을 훼방하지 않고 윤활유를 뿌리는 것처럼 보인다. 비록 과체중은 신체 피트니스 위원회에서 따른 것이지만, 이러한 사람들을 관찰한다면, 그들의 체중은 척추 주위의 전후에서 균형 잡혀있는 것을 볼 것이다. 우리 경험으로 볼 때, 이런 방식으로 분포된 체중은 맥주 배, 또는 임신 말기에서 경험하는 당김 같은 것들보다는 구조적으로 덜 위협을 준다.

짧은 뒤쪽 끈들은 종종 '배불뚝이' 또는 맥주 배를 동반하는데, 즉, 몸 앞으로 매달린 지방 패턴. 이 패턴은 신체 구조에 매우 부담이 되어서, 목을 당기고, 하부 등을 누르고, 다리의 뒷면을 더 긴장되게 만든다. 뒤쪽의 가쪽 봉합들의 끈들을 늘리는 것이 체중을 실제적으로 줄이지 않더라도 보다 균형 잡힌 '스페어 타이어'를 오래 만들어 줄 것이다.

장기 - 사이 '관절들' (Inter - Organ 'Joints')

호흡 가로막과 골반 가로막 사이의 복부 - 골반강은 문자 그대로 미끌미끌한 영역인데, 그 곳은 우리가 전혀 생각하지 못해왔던 모든 일련의 '관절들'이 있는 곳이다 - 장기들간의 인터페이스들. 호흡하는 매 순간, 장기들은 두 개의 젖은 유리판처럼 서로 서로 미끄러져야만 한다. 감염, 외상 또는 사용하지 않음으로 인한 유착들이 이러한 중요한 '관절들'에서 작은 동작을 방해할 수 있다. 장기들을 위한 근막 주머니들과 복부 풍선의 인체벽사이의 이러한 중요한 관계는 Jean - Pierre Barrall (Barrall & Mercier 1988)과 Peter Schwind (2006)의 책 속에서 잘 다뤄졌다. 이 테크닉들은 이 책에서 다루지 않는다.

그럼에도 불구하고, 복부 풍선의 근육 벨트들과 낙하산의 근막 끈들을 균형 있게 만드는 것은 이 복잡한 영역을 당신의 고객들이 쉽게 조절하게 만들고, 밑으로는 골반과 다리, 그리고 위로는 늑강, 어깨 및 목에 이득을 주는 오래 가는 방법이다. 복강의 북반구를 차지하는 늑강과 호흡에 눈을 돌릴 차례가 왔다.

복부와 갈비뼈: 갈비뼈 바구니 (The Rib Basket)

전체 복강은 주로 바깥 세계와의 화학적 교환과 관련이 있다. 이것은 생물체에 있어서 바꿀 수 없는 사실이다. 만약 그들이 엔트로피에 반해서 언덕으로 계속 올라가려 한다면, 그들은 바깥 세상에서 '물질'을 안으로 옮겨서 자신의 것으로 만들어야만 하고, 소용없는 폐기물인 다른 물질을 내보내야만 한다. 복강의 아래 반에서, 우리는 소화 장기들과 신장을 둘러 싼 근육들을 보았다. 이 장기들은 주로 연료와 삶의 구성 요소들을 옮기고, 인체가 더 이상 사용할 수 없는 화학물질을 없애는 역할을 한다.

이 커다란 구멍의 위쪽 반에 자리잡고 있는 것은 모든 세포들과 주고 받는 이 화물을 움직이도록 돕는 중심 펌프가 있고, 소화관이 허용하는 것보다 더 빠른 교환을 요구하는 특별한 가스들을 거르는 특수한 풀무가 있다 – 즉, 심장과 허파.

심장은 이것이 일할 안정된 기반과 보호를 요하며, 그리고 허파는 끊임없이 올랐다 내리는 압력의 다양한 변화를 요구한다. 이러한 대조되는 필요성에 부합하도록 진화된 구조물들은 갈비뼈들과 복장뼈인데, 흉추의 트러스 속으로 구부러져 통겨져 나왔다. 심장은 후방 가슴뼈의 보다 고정된 돌출부들과 척추의 전방 부분 사이에 걸려있는 거친 세트의 주머니들 안에 자리 잡는다. 폐의 스폰지들은 양 쪽에 자리잡고, 목과 하부 등 사이에 수직으로 매달려있으며, 매우 가동력 있는 갈비뼈들에 의해서 반복적으로 스트레칭 되고 눌려진다. 갈비뼈들 각각의 그리고 집합적인 유동성은 '늑강'이라는 단어를 심장을 위한 유용한 고려라는 생각이 들게 하지만, 그러나 어머니가 사용하는 작은 가지로 만든 오래된 세탁 바구니의 이미지가 허파를 둘러싸고 있는 갈비뼈들에 더 적합할 것이다.

네 섹션의 갈비뼈들 (The Ribs in Four Sections)

이 갈비뼈 바구니는 네 섹션으로 유용하게 나뉠 수 있다. 밑에서부터 다뤄보자, 가장 낮은 세 개의 갈비뼈는 갈비뼈들을 힙에 관련시키는 유용한 섹션을 형성한다. 이 갈비뼈들의 최소한 두 개, 그리고 때때로 모든 세 개는 자유로운 먼쪽 끝들을 가진 떠있는 갈비뼈다. 이 추가적 자유가 움직임을 더 만들어 주며 큰 이익이 되는데, 복근들이, 특히 두 개의 배빗근들, 이 갈비뼈들을 골반에 연결시켜, 이 두 개의 커다란 블록 사이에서 일어나는 꼬여지고 기울이는 동작을 허용하게 하거나 제한시키기 때문이다.

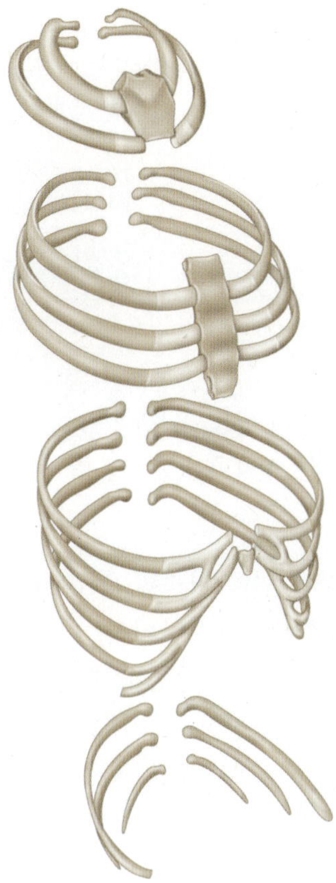

그림 7.7: 갈비뼈 '바구니'는 네 개의 주된 기능적인 섹션으로 볼 수 있다. 첫째 두 개의 목 갈비뼈, 다음 세 개는 가슴 갈비뼈, 다음 네 개는 복부 갈비뼈, 그리고 마지막 세 개는 골반 갈비뼈.

이 '골반 (pelvic)' 갈비뼈들은 신장을 싸고 있으며, 신장과 신장 위에 자리 잡은 부신과 관련이 있다. 호흡에서 그들의 움직임은 위 아래가 아니라 주로 들이 쉴때 뒤쪽으로 열린다.

갈비뼈 바구니의 다음 기능적 구획은 한 세트의 네 갈비뼈로 구성된다 – 모두가 갈비밑연골에 연결된다 – 우리는 이것을 복부 갈비뼈들 (abdominal ribs)이라고 부를 것이다. 이 갈비뼈들은 떠있는 갈비뼈들만큼 자유롭지는

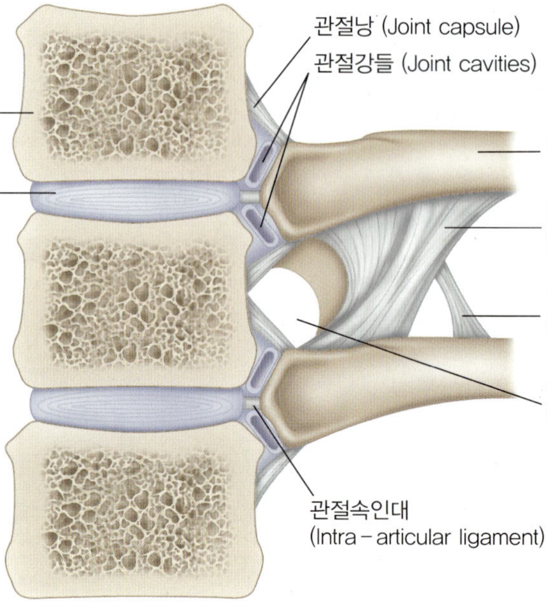

그림 7.8: 갈비뼈 머리들은 하나의 복잡하고 주목하는 관절로 가는 도중에 해당 디스크들과 함께 가로돌기들에 붙고, 갈비뼈의 양 쪽에서 두 개의 척추뼈 몸체에 붙는다.

않지만, 커다란 연골 가슴판 (breastplate)이 많은 움직임을 허용한다. 이 갈비뼈들은 강한 '바구니 손잡이 (bucket handle)' 효과를 보여서, 숨을 들이 마실 때 옆으로 팽창한다. 이 갈비뼈들은 좌측에서 위장과 비장을, 우측에서 간장을 둘러싸고, 그리고 췌장의 선들 (glands)과 간장, 그리고 복장 단검의 작은 칼모양 첨단과 관련이 있다.

다음 섹션은 세 번째 - 다섯 번째 갈비뼈들인데, 모두가 복장뼈의 몸체에 직접 묶여 있어서, 이 갈비뼈들을 보다 안정되게 만든다. 그들은 심장 자체를 둘러싸고 (이와 같이 흉선 (thymus)에 관련되며), 그리고 (양쪽 폐 사이의) 종격과 어깨 사이를 강하게 연결시킨다. 작은가슴근은 - 견갑 움직임을 위한 주된 밧줄 - 이 갈비뼈들에 붙는다. 여전히 가동성이 있지만, 이 갈비뼈들은 그들 밑의 갈비뼈들보다 더 안정시키는 역할을 갖는다.

갈비뼈들의 마지막 섹션은 위쪽에 있는 두 개이다. 이 갈비뼈들은 더 편평하고, 더 작으며 아래에 있는 나머지 갈비뼈들에 비해서 더욱 더 안정돼있다. 이 둘은 복장뼈 단검의 손잡이에 붙는다. 그들은 여기서 목 갈비뼈들 (neck ribs)이라고 불리며, 목갈비근들을 경유해서, 그들은 목 움직임 그리고 예민한 목 위의 무거운 머리의 조절을 위한 안정된 토대를 제공한다. 이 갈비뼈들은 갑상선과 관련이 있다.

갈비뼈들과 척추 (Ribs and the Spine)

갈비뼈들이 척추에 붙어있는 방식을 보기 위해 등 주위를 살펴볼 때, 우리는 매우 흥미로운 패턴을 발견한다. 우리 발달사의 한 시점에서, 우리는 여섯 팔 불가사리 형성과 유사한, 세 짝의 갈비뼈들을 가졌는데, 중심 척추 또는 척삭에서 전방, 횡단 및 후방으로 지향된 것이다 (그림 8.3을 보라). 후방 갈비뼈들은 뒤에서 함께 구부러져 신경궁과 가시돌기들을 형성했다. 횡단 갈비뼈들은 가로돌기들이 되었다.

고대의 전방 갈비뼈들은 우리에게 갈비뼈들로 남아있는데, 그러나, 옛날의 패턴을 반영해서, 그들은 갈비뼈들의 각에서 굽혀져 등 근육들 밑으로 지나가며 (척추세움근 그룹의 바깥 가장자리부근에서 갈비뼈들이 각을 바꾸는 것을 분명히 촉진할 수 있다), 가로돌기들의 앞쪽에서 (갈비가로관절과 함께) 화살촉 모양의 갈비뼈 머리들이 디스크들에 닿도록 올렸다 – 적어도, 2~9까지의 갈비뼈들에서.

이것이 뜻하는 것은 호흡에서 갈비뼈들의 완전한 움직임은 디스크들을 수화시켜서 그들을 건강하게 유지하도록 행동한다는 것이다. 우리 상당수에게서, 우리가 갈비뼈들을 인지하는 것은 옆구리 주위 어딘가에서 멈추며, 그리고 등으로 확장되지 않는데, 그 곳은 갈비뼈들의 완전한 움직임이 우리 건강을 실제로 오래가도록 기여를 하는 곳인데, 특히 나이가 들어 가슴 디스크들을 건조시키며 얇아지게 만들 때다. 여기서 기술된 치료는 갈비뼈들이 전방에서 잘 움직이도록 도울 수 있고, 8장 또한 갈비뼈들이 척추와 만나는 곳의 인지와 움직임을 생기게 하는 것을 도울 테크닉을 포함한다.

호흡의 보조 근육 (Accessory Muscles of Breathing)

호흡을 위한 주된 근육은 물론 가로막이며, 잠시 후 다룰 예정이다. 여러 다른 근육들이 갈비뼈 바구니를 둘러싸고 호흡을 돕거나 방해한다. 먼저 이것들을 살펴 보자.

배빗근들은 골반과 복부 갈비뼈들을 골반에 붙들어 매고, 그래서 그들은 가로막 움직임의 초기 부분을 위한 안정된 기반을 제공하지만, 후기 단계에서 갈비뼈들이 올라가게 해주기 위해서 누그러져야만 한다. 본 저자의 생각은, 배곧은근의 고정적인 장력 (standing tension)은 쉽고 완전한 호흡을 위해서 맞서서 달리지만, '올바른 호흡'에 관한 이론들은 이것들을 신봉하는 사람들만큼 많다.

허리네모근은 12번째 갈비뼈에서 골반까지 가로막의 직접적인 연장을 제공하며, 너무 팽팽하던가 또는 (보다 자주) 근막적으로 너무 짧다면 뒤쪽에서 깊은 호흡을 방해할 수 있다.

위뒤톱니근 (상후거근)과 아래뒤톱니근 (하후거근)은 호흡 보조 근육들로 자주 거론된다. 이 근막 세망들의 근육적인 요소들은 아주 작아서 그들이 진정으로 호흡에 많은 영향을 주는 지 미심쩍게 만든다. 갈비올림근은 (8장에서 보다 자세히 다룰 예정) 유사하게 보조 근육으로 거론된다. 다시, 그들이 갈비뼈들에 많은 운동 파워를 만드는 지는 의심스럽다 – 그렇지만 그들이 경직되면, 그들은 확실히 호흡에 문제를 만든다.

물론, 다른 부수 근육들이 어떤 이유로 호흡이 곤란할 때 사용될 수 있다. 목빗근, 가슴근들, 및 등의 세움근들이 모두 큰 곤경에 처했을 때 도울 수 있다. 그렇지만 가로막을 보조하는 주된 근육들은 목갈비근들과 갈비사이근들이다.

호흡의 보조 근육들은 힘든 들숨의 부속물로 가장 흔히 간주되지만, 등척성 장력을 유지하고 있는 것에서 그들은 쉬운 날숨을 막기 위해서 행동할 수 있다. 그 반대 또한 진실이다 – 힘을 준 날숨 근육들 내의 고정적인 장력 (standing tension)은 전체 들숨을 막을 수 있다.

갈비사이근들은 숨을 들이 쉴 때 갈비뼈들을 함께 당긴다고 흔히 생각되지만, 손가락 끝을 갈비뼈들 사이에 대고 강하게 들이 쉬면 곧바로 알게 될 것이다. 갈비뼈들은 실제로 강한 들숨에서 조차 서로 서로가 가까워지지 않는다. 또 그들은 날숨 동안 벌어지지도 않는다. 만약 갈비사이근들이 호흡에서 활동적이라면, 이것은 갈비뼈들을 서로를 따라서 비스듬하게 미끄러뜨려야 한다. 본 저자는 갈비사이근들을 주로 걷는데 쓰이는 근육들로 보는 Jon Zahourek의 의견에 따른다 – 매 발걸음마다 몸통의 회전을 감고 풀고 한다.

이것이 우리를 목갈비근들로 떠나게 한다. 이들은 오늘날 호흡의 이차적인 근육으로 널리 여겨지며, 갈비사이근들을 세번째 순서로 밀어 낸다. 목갈비근들은 2번째에서 6번째 경추의 가로돌기들을 둘러싸는데, 목 주위를 싼 스커트처럼 첫째와 둘째 갈비뼈들로 내려 간다. 호흡에서, 그들은 위쪽 두 갈비뼈들을 들어 올리거나, 그들이 내려 당겨지는 것을 막아 준다.

기능 이상 시, 우리는 중간과 뒤목갈비근들을 (그들은 어떤 경우에서 불완전하게 분리된 근육들이다) 앞목갈비근에서 분리 해야만 한다. 중간과 뒤목갈비근들은 척추 옆에 있는데, 그래서 '목의 허리네모근'으로서 행동해서, 목의 가쪽 굽힘을 만든다 – 또는 보다 자주 방해하거나/안정시킨다.

앞목갈비근은 세 번째에서 여섯번째 목뼈의 앞쪽 결절들에서부터 보다 앞쪽으로 달려 내려가 첫 번째 갈비뼈로 간다 – 그래서 이것은 '목의 허리근'이라고 부를 수 있다. 이것은 목을 기시로 갈비뼈들을 종지로 쓰게 디자인 되었는데, 들숨 동안 갈비뼈들을 당겨 올린다. 만약 당신이 목빗근을 안쪽으로 비켜나게 하고 손가락 패드들을 그것 밑의 미끄럽고, 단단한 근육에 대고 숨을 들이 쉰다면, 앞목갈비근이 팽팽해지는 것을 느낄 것인데, 숨 쉬는 내내, 또는 적어도 숨이 최고조로 올라갔을 바로 그 때이다.

불행스럽게도, 목은 척추의 가장 안정적인 일부가 아닌데, 특히 뒤통수밑근들이 짧아지기 시작할 경우다 (그들은 종종 지속된 공포 패턴들에서 그렇게 된다 – 8장을 보라). 너무 자주, 앞목갈비근은 짧아져서 목을 갈비뼈 쪽인 밑으로 당긴다. 이것은 머리를 내민 자세, 또는 이것의 변종인, 후방으로 기울어진 늑강의 경우에서 개통되어야만 한다.

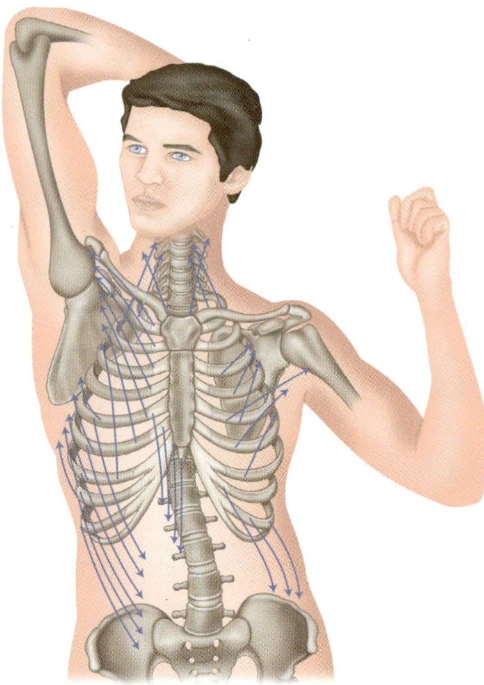

그림 7.9: 늑강 주위의 많은 근육들은 요구될 때 호흡을 보조할 수 있기도 하고, 너무 팽팽하고 짧을 때 호흡을 방해할 수 있다.

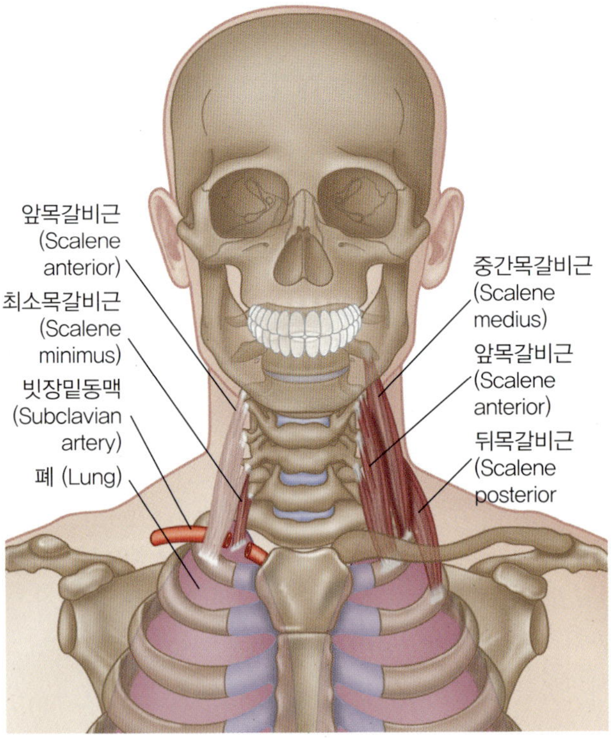

그림 7.10: 목갈비근들은 첫 번째에서 두 번째 갈비뼈에서 목 주위의 스커트를 형성한다. 중간과 뒤목갈비근들은 머리의 옆에서 옆 움직임을 관장할 뿐만 아니라 호흡을 보조한다. 앞목갈비근은 기능 이상 시 목뼈를 전하방으로 실제로 당길 수 있다.

가로막 (The Diaphragm)

이것이 우리를 논의의 여지가 없는 주된 호흡 근육인 가로막으로 떠나게 한다. 칼돌기 부위로의 한 번의 가격이 숨을 막히게 하는 것 하나만으로 가로막이 없는 다른 호흡 근육들이 얼마나 소용없는 지를 깨닫게 한다.

가로막은 얇지만 놀라울 정도로 강한 근육으로 복강의 소화 기관들과 흉강의 심장과 허파 사이에 아슬아슬하게 균형을 이루고 있다. 네 발 짐승에서, 가로막은 앞뒤로 중력에 비스듬하게 펌프질을 한다. 우리에게서는, 이것은 다소간 중력선 안에서 위아래로 펌프질을 한다. 그럼에도 불구하고, 호흡의 바닥에서, 아래쪽 강에서 온 양압은 (당신이 아무리 굶주리거나 비워도 이것은 거기에 있다) 스폰지같은 허파들에서 온 음압과 흡입에 (이것은 항상 무너지기를 원하는데, 당신이 아무리 숨을 들이 마시거나 내쉴지라도) 의해서 균형을 잡는다. 가로막은 그 사이의 중립 공간에 살아있다.

가로막은 하나의 커다란 우산인데, 이것의 기둥은 허리척추뼈 앞면에 붙은 두 개의 다리로 되어 있으며, 대부분의 사람들이 생각하는 것보다 몸 중앙에 훨씬 가깝게 있다. 그 우산의 가장자리는 칼돌기와 갈비뼈들의 하부 테두리들 주위 전체 모두에 붙어있어서, 허파 밑에 두 개의 커다란 돔을 만든다. 호흡할 때, 이 돔의 움직임은 놀랍게도 해파리의 그것과 유사하다.

이와 같이, 가로막은 중심 힘줄이 한 돔의 중앙에서 다른 중앙으로 심장 밑에서 달리는, 두 개의 돔이다. 가로막의 이 중앙 부분은 심장과 함께 본질적으로 배아의 횡행 격막 속에서 '머리 위 (above the head)'로 발달하며, 발달상의 오리가미 (종이 접기)의 독특한 부분 내에서 가슴 속으로 접혔다. 그래서 가로막은 심장 주위의 심막 주머니를 잡아당기지 않고서는 밑으로 멀리 움직일 수 없다. 그러므로 가로막의 이 중앙점은 대부분의 사람들에게서 오직 1.25 cm 정도만 밑으로 움직이지만, 가수, 다이버 및 요가 수련자들은 수련에 의해서 그 거리의 네 배를 움직일 수 있다.

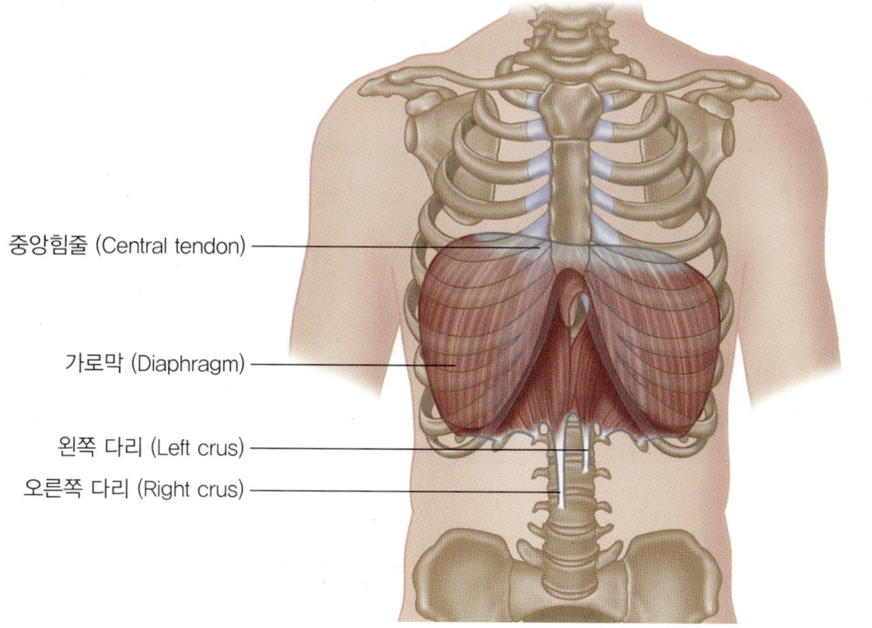

그림 7.11: 가로막은 돔이 두 개인데 – 각 허파 밑에 하나씩 – 들이쉴때 아래쪽으로 움직이고, 내쉴 때 위쪽으로 다시 되돌아 간다. 압력은 항상 그것 밑에서는 양이고, 그것 위는 음이다.

그러나 폐 밑의 두 개의 돔은 몇 인치를 밑으로 움직이는데 (다시, 활동과 수련에 관련되어), 각각의 돔 위에서 폐 속으로 공기를 당기며, 모든 기관들을 움직이기 위해서 복강의 중간에서 피스톤처럼 활동한다. 반면에 심장은, 이것의 삼각형 하우징 안에서 안전하고 복장뼈와 흉추에 붙어있어서, 많이 움직이는 것에서 대피해 있고, 간장과 위장은 모두 함께 밑으로 움직이고, 신장은 허리근을 올라타고 내리고, 장들은 가로막 박동에 뒤이어 말렸다 풀렸다 한다. 심지어 폐 자체도, 우리가 호흡 하는 동안, 그들이 들숨에서 팽창하는 동안 심장을 '껴앉기"위해서 안쪽으로 돌아갔다가, 날숨에서 가쪽으로 되돌아 간다.

가로막 움직임 (Diaphragm Movement)

가로막의 섬유들이 대부분 수직이라는 것을 이해하는 것이 매우 중요하다. 인체 대부분의 근육 섬유들은 인체 선을 직접 따라 가던지 아니면 이것에 약간 비스듬히 있다. 가로막은 수평 근육이라고 주로 알려졌지만, 실제로 수평 부분은 중심 힘줄인데, 폐들과 심장 밑의 결합조직이다. 근육 섬유들의 대부분은 돔들의 측면에 있기 때문에, 대부분은 수직으로 활동한다.

이것이 가로막을 독특한 포지션의 한 근육으로 만드는데 이것은 이것의 움직임의 중간에서 정기적으로 기시와 종지를 전환한다. 들숨의 초기에, 가로막 섬유들이 수축할 때, 갈비뼈들의 하부 테두리와 허리뼈는 안정된 기시이며, 중심 힘줄은 종지이다. 중심 힘줄이 양쪽에서 밑으로 당겨지면, 폐들 역시 밑으로 스트레칭 되어서 공기를 그들 속으로 당긴다. 돔들의 꼭대기들이 밑으로 움직이면, 복부 풍선의 기관들은 그들과 함께 밑으로 움직여서, 복부를 압박한다. 액체가 차있는 기관들은 오직 약간만 압박할 수 있으며, 곧 중심 힘줄은 액체가 차있는 풍선의 저항에 맞서 밑으로 꼭 맞게 당겨진다. 이것은 더 많이 밑으로 밀려질 수 없기 때문에 호흡의 이 시점에서 가로막의 기시와 종지가 뒤바뀐다. 복부 위에 올라앉은 중심 힘줄은 기시가 되고, 수직 섬유들은, 계속해서 수축해서, 갈비뼈 바구니의 하부 테두리를 위로 당겨 올리는 동작을 한다. 대부분의 호흡 패턴들에서, 목갈비근들은 위에서부터 위쪽 갈비뼈들을 들어 올리는 것을 돕는다.

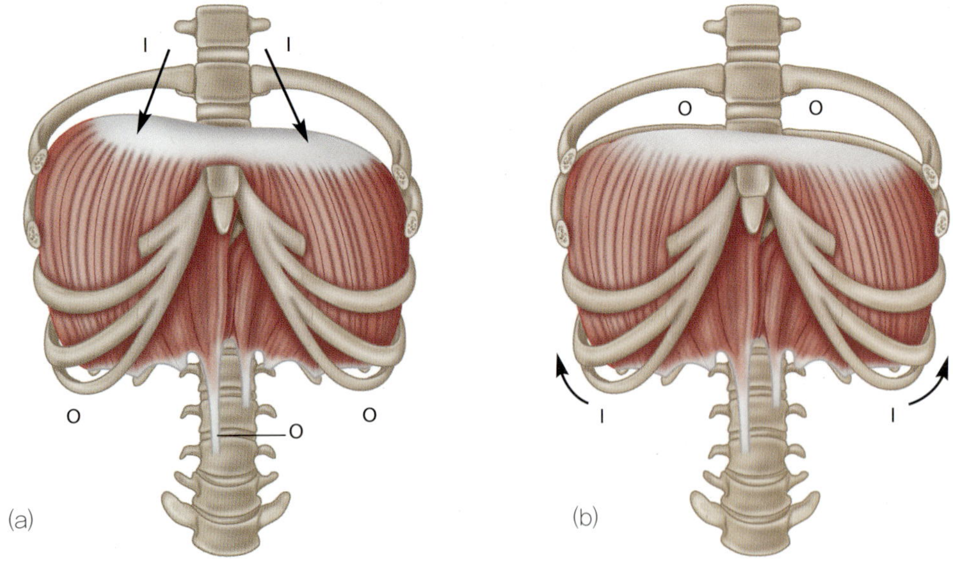

그림 7.12 a & b: 가로막은 이것의 수축의 중간에서 기시와 종지를 전환한다. (a) 처음에 갈비뼈들은 기시를 만들고, 돔들의 중앙은 아래쪽으로 당겨진다. (b) 들숨의 두 번째 반에서, 중심 힘줄은 기시가 되고, 가로막의 수축은 갈비뼈들을 들어 올린다.

당신은 이러한 전환을 자신이나 다른 사람들에게서 느낄 수 있는데, 손을 6에서 9번째까지 갈비뼈들에 (손이 옆구리로 가기 쉬운 장소이다) 대고 몇 번의 호흡 사이클을 들어 보아라. 호흡 패턴은 다르다, 그러나 대부분의 사람에게서 두 가지 명백한 들숨의 단계가 있을 것이다. 조기 부분은 갈비뼈들을 보다 조용히 두게 할 것이고, 두 번째 반에서 그들은 더욱 강하게 위로 (그리고 바깥쪽으로, 그림 7.12) 움직일 것이다. 이 전환은 보다 점진적이거나 또는 가수나 요가를 위해 훈련 받은 호흡에서는 심지어 구분할 수 없기도 하지만, 그럼에도 불구하고 당신은 호흡의 시초에서보다 말기에 다르게 움직이는 것을 깨달을 것이다.

이 가로막의 두 번째 움직임은, 갈비뼈들을 위로 당기는 것, 주로 그리고 역설적으로 갈비뼈 바구니의 옆에서 옆 그리고 전후 모두의 팽창에 책임이 있다 – 옆으로 바깥으로 가는 갈비뼈들의 '바구니 손잡이' 움직임 그리고 흉추 앞에서 멀리 움직이는 갈비뼈들의 '펌프 손잡이' 움직임 모두. 가로막 자체는 갈비뼈 위에서 위로 안으로 당겨진다. 그럼에도 이 상자는 이러한 두 가지 방식으로 팽창하는데, 그 이유는 갈비뼈들이 변형되고 튀어 나가기 때문이며, 갈비뼈들의 바깥에 있는 근육들이 갈비뼈들을 바깥으로 그리고 위로 잡아당기기 때문은 아니다. 들숨에 힘을 주는 주된 움직임은 가로막이다.

날숨은 폐 내에서 전혀 작동이 필요 없는 탄력 있는 반동의 자연적인 과정이라고 말하나, 그러나 매우 적은 사람들이 빠른 서구 사회에서 수축 없는 날숨을 갖는다. 누가 자연적인 날숨이 생기기를 오래 기다릴 수 있을까? 고객이 날숨에서 과도한 수축을 하는지 평가하고, 이것을 가볍고 노고가 덜 되게 당신이 할 수 있는 것을 해라.

자주 접하지만 보기가 어려운 다른 날숨 문제는 가로막이 날숨의 저점에서 완전히 이완되지 못하는 것이다. 많은 사람들은, 특히 불안할 때, 가로막에 약간의 긴장을 항상 유지하는 경향이 있어서, 완전히 이완하지 못하고, 공기를 완전히 방출하지 못한다. 날숨을 추적하고 가로막의 완전한 이완을 돕기 위해서 당신의 손을 사용하는 것은 고객 신체의 모든 조절 시스템에 (신경 및 기관뿐만 아니라 근골격) 대한 하나의 서비스이다.

인체에서 안팎으로의 호흡의 흐름은 대략 하루에 17,000번이다. 이것을 삶의 강물이라고 부르는 것은 과장이 아니지만, 이것은 밀물과 썰물인 조류를 더 닮았다. 어떤 경우에서, 이것은 필수적이고 중심적인 움직임인데 이것을 바탕으로 아주 많은 다른 것들이 만들어진다. 호흡 패턴에서 약간의 일탈은 – 하루 동안 아주 많이 반복되며, 연이어 아주 많은 날들 동안, 심부 전방선의 바로 중간과 기관 자체에서 – 많은 불균형을 초래할 수 있다. 이와 반대 역시 진실이다. 보다 균형 잡힌 방법으로 호흡을 하는 것이 인체가 이 자체를 바로잡아감에 따라 다양한 문제를 없앨 수 있다.

인체판독; 복부, 흉곽, 및 호흡 (Body Reading the Abdomen, Thorax, and Breathing)

선생들이 호흡에 관하여 말하는 만큼 많은 옵션이 있는 곳처럼 보인다. 완벽한 호흡을 구성하는 것은 어떤 구술된 고정적 아이디어에 의해서라기보다는, 어떤 주어진 활동의 필요성과 요구에 맞는 능력에 의해서 더 정해지기 쉬운데, 마라톤 달리기, 요가 수련 또는 텔레비전 시청 등에 따라서이다. 하나의 '완벽한' 호흡은 없다. 어떤 주어진 순간을 위한 완벽한 호흡을 위한 상태들은 모든 해부학적 요소들이 깨어있고 자각하고 있게 해서 정해지므로, 인체는 몸통 전체를 통한 호흡에 책임이 있을 수 있다. 전방, 후방 및 옆.

갈비뼈들은 움직이도록 명백히 디자인되었는데, 위쪽 네 개에서 펌프-손잡이 형태, 일곱에서 열까지 바구니-손잡이 형태, 다섯에서 여섯은 약간의 위와 바깥쪽 움직임을 갖는다. 또한 어깨는 최대로 들이 쉼에 따라, 갈비뼈들의 위쪽 바깥쪽 진폭과 일정한 비율로, 이완된 형태로 위와 바깥으로 움직여야만 한다.

호흡 사이클의 완전한 분석은 실제 사람들을 비교하는 시간과 능력을 요구하는데, 이것은 이 맥락 안에서 제한되어 있지만, 우리는 당신에게 몇몇 요소를 살필 것을 권장한다. 몸통에 관한 우리의 목표는 호흡의 주된 근육인 가로막을 골반 바닥인 하부 가로막 위로 배열시키는 것이다. 그들이 더 많이 관여될수록, 그들 사이의 상호 영향이 건강해질 것이다. 6장에서 우리는 골반이 발 위로 가게 균형 잡았으며, 그리고 이제 우리는 가로막을 이것의 꼭대기 위에 놓으려고 한다. 이것은 위에서 말한 네 개의 곤돌라 끈 내에서 전방과 후방, 두 개의 가쪽 선들 사이에서 옆에서 옆 그리고 배빗근들의 복부 'X'를 균형 잡아서 복장뼈가 두덩뼈 결합과 선을 이루게 만드는 균형을 요구할 것이다.

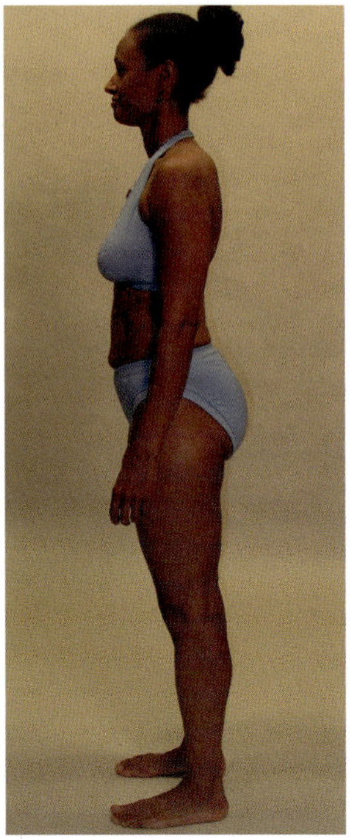

그림 7.13: 이 여성의 구조에서 골반 바닥이 위와 앞쪽을 향하며, 가로막이 밑과 앞쪽을 향하는 것을 볼 수 있다. 두 개의 맞서는 힘들이 있어야만 하는 만나는 장소는 복부 바로 전방이다. 우리는 이 관계에 더 많은 조화를 만들 필요가 있는데, 기술된 네 기둥을 균형 잡는 것뿐만 아니라 힙 굽힘근들을 풀고 늘려서 만든다.

호흡을 제한할 수 있는 또 다른 흔한 문제는 수평 띠 (horizontal band)인데 종종 5번째 갈비뼈 높이 주위에 생긴다. 이것은 Schultz와 Feitis (1996)에 의해서 기술된 일련의 띠들 중의 하나이며 그림 7.14에 나타나 있다.

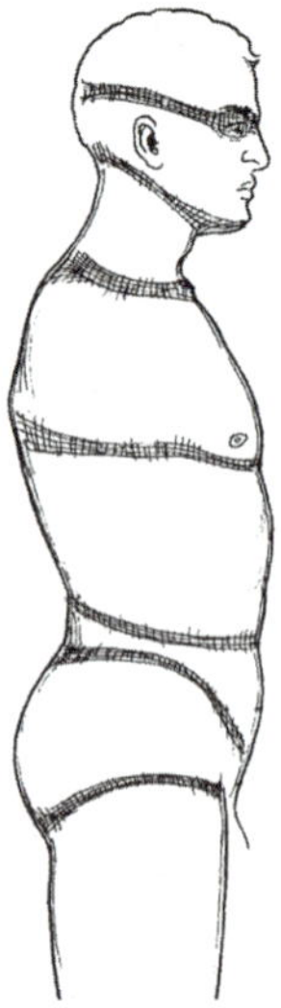

그림 7.14: Schultz와 Feitis (1966)가 기술한 수평 띠들.

이 선은 자연적인 자국인데, 이것이 배곧은근과 큰가슴근의 부착점들 사이의 전환을 표시하기 때문이지만, 그러나 이 조직은 여전히 갈비뼈들 위에서 호흡과 능동적인 움직임 모두에서 움직여야만 한다. 이 부위에 대한 기본적인 평가를 하려면, 고객의 팔을 머리 위로 올려서 뒤쪽으로 팔을 뻗거나 (편안하고 안전하게 할 수 있을 때까지) 또는 양 옆으로 옆-굽힘을 만들라고 청한다. 이 테스트에서, 이 조직이 골격 위로 얼마나 많이 움직이는 가에 관한 운동 범위는 우리의 관심거리가 아니다-미끄러지는가 아니면 붙어있는가? 그리고 그럴 경우 어디서?

또 다른 흔한 패턴은 늑강이 한 쪽으로 기울어진 것이다. 이것을 위해서, 당신은 짧아진 쪽을 들어 올리고 늘리고, 더 긴 배빗근들의 조직을 펼치고 필요 시 짧아진 허리네모근을 손 보기 위해서 조직의 더 깊은 층 속으로 갈 필요가 있다. 또한 큰허리근도 12번째 갈비뼈와 가로막을 더 짧은 쪽으로 당겨서 가슴의 기울기들에 관여될 수 있다.

또한 큰허리근은 종종 늑강의 회전에 연루되어, 가로돌기들을 앞쪽으로 당겨서 갈비뼈들을 짧아진 쪽에서부터 멀리 돌아가게 당긴다. 이 심부 조직을 다루기 전에, 우리는 배빗근들의 보다 얕은 높이를 다룰 필요가 있는데, 한 앞위엉덩뼈가시에서 몸통 반대편에 있는 갈비뼈들로 대각선을 늘리는 것이다.

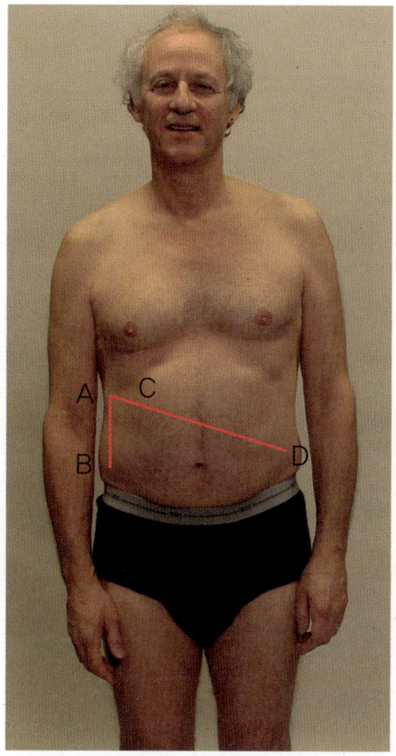

그림 7.15: 이 남자는 늑강의 우측 기울기 (A-B)를 보여주는데, 그래서 우리는 우측 가쪽 조직을 들어 올리고 (결국 그 다음으로 우측 허리근과 허리네모근을 손보며) 좌측 외측선을 펼치려는 작업을 하려 한다. 또한 그는 좌측으로의 회전을 나타내는 것처럼 보이는데, 우측 갈비뼈 아치 (costal arch)에서 좌측 ASIS까지의 선 (C-D)이 반대쪽에 있는 같은 선보다 더 짧게 보인다.

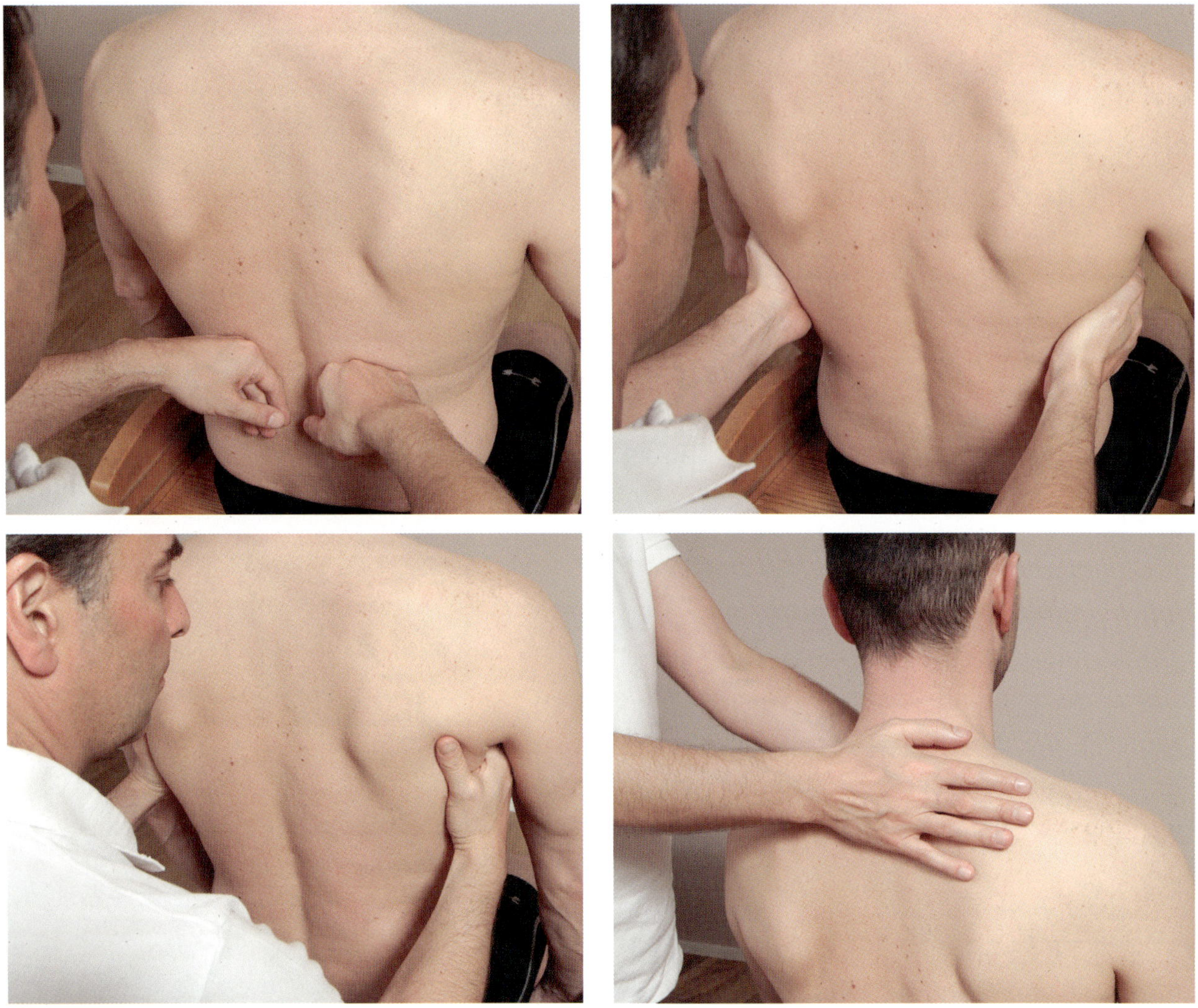

그림 7.16 a, b, c & d: 자세 평가한다. 호흡의 존재에 대한 더 많은 정보는 손을 네 개의 중요한 곳들에 놓아서 얻어질 수 있다. 나는 아래쪽 갈비뼈들 (10 – 12)의 '집게발 (pincer)' 같은 움직임을 느끼기 위해 손등을 사용하는 것을 좋아한다. (a). 중간 가슴 (6 – 9)과 그들의 바구니 손잡이는 (b)에서와 같이 느껴질 수 있다. 높은쪽 갈비뼈들 (3 – 5)은 그들의 병합된 펌프와 바구니 손잡이 움직임을 평가하기 위해 겨드랑이 속으로 약간 벗어나야 한다. 위쪽 두 개 갈비뼈들의 움직임을 느끼는 것은 한 손을 복장뼈자루에, 다른 한 손을 세움근들 사이의 등에 대서 쉽게 행할 수 있다 (d). 마지막 포지션에서 (d), 치료사는 손들을 앞과 뒤로 분리하는 호흡을 느끼기를 원한다. 비록 이것이 작은 움직임일지라도, 상부 가슴에서 억제되고 있는 후방 움직임을 위한 일반적인 패턴이다 – 이것은 종종 어깨와 머리 포지션과 연관되며, 이 요인들은 다음에 오는 두 장들에서 다룰 것이다.

복부와 흉곽 테크닉 (Abdomen and Thorax Techniques)

배곧은근과 복장갈비근막 (Rectus Abdominis and Sternocostal Fascia) (표면전방선; SFL)

표면전방선의 일부로서, 배곧은근 근막은 목빗근과 계속 연결된다. 그러므로 이것이 밑으로 당겨지면 머리가 전방 이동되게 앞쪽으로 당기는데 관여되는데, 골반의 전방 기울기 또는 전반적으로 팽팽한 복부 또는 심지어, 이 모델처럼, 힙 굽힘근들 때문이다.

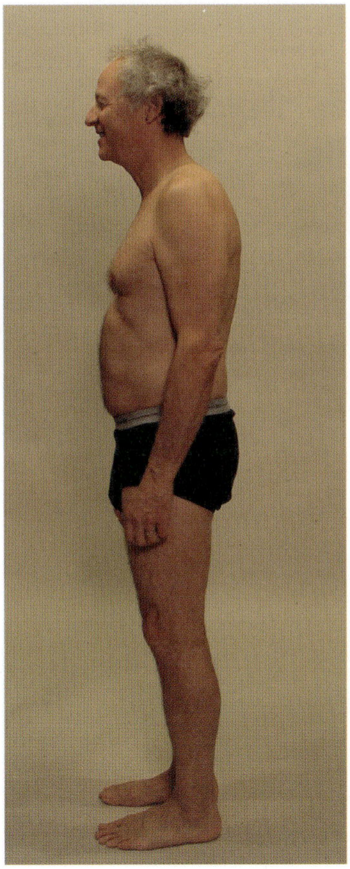

그림 7.17: 7.15사진 모델의 측면에서, 복장뼈 위의 조직이 아래쪽으로, 심지어 골반 앞까지 당겨진 것을 볼 수 있다. 이 선을 따라 인체 위로 올라가면, 이것이 머리의 전방 이동과 연관되어 있는 것을 볼 수가 있다.

치모 (pubic hair) 위에서 또는 고객에게 부담을 주는 경우에는 조금 위에서 스트로크를 시작한다. 손가락을 말아서 배곧은근의 층 속으로 가라 앉히고, 그리고 나서 조직을 관여시켜서 이것을 골반에서 멀어지게 스트레칭 시키기 위해서 손가락 폄근들을 사용해서 손가락들을 펴라. 팔꿈치를 떨구는 것이 복부 자체 속으로 깊이 내려감이 없이 이 근육의 높이를 유지하게 해 주는데, 깊이 내려 간다면 통증 및 보다 약한 하부 조직의 침해를 일으킬 수 있다.

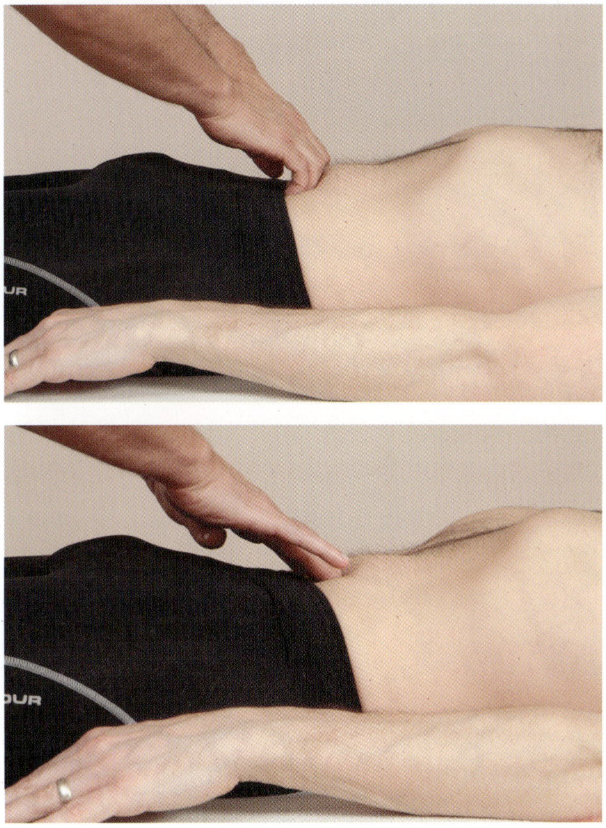

그림 7.18: 손가락을 풀고 팔꿈치를 떨궈서 만드는 펴내는 동작이 이 조직을 올바른 높이에서 관여할 수 있다.

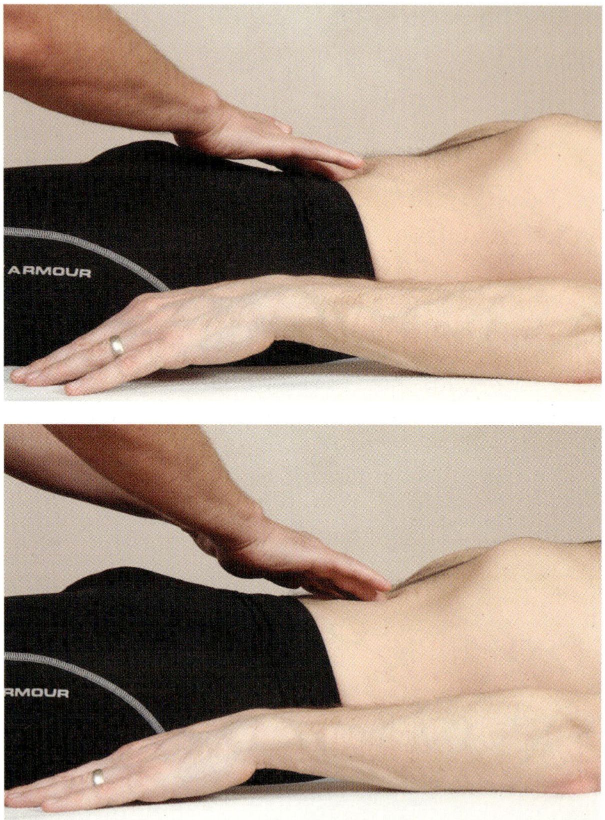

그림 7.19: 배곧은근의 길이를 따라 스트로크를 계속하며, 지방 조직이 연결을 유지하는 당신의 능력을 제한할 때 손을 떼고 다시 관여해라.

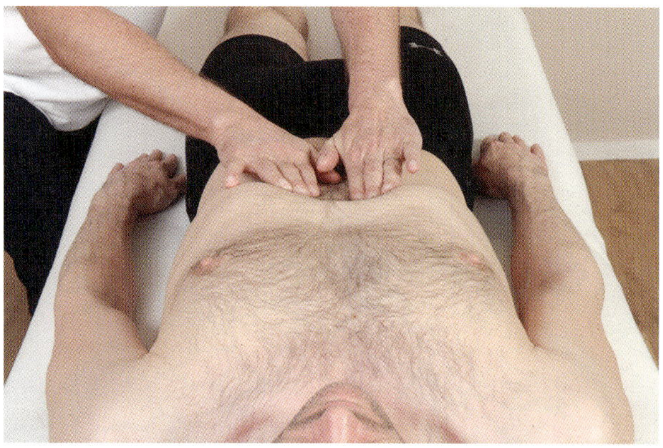

그림 7.20: 갈비뼈들을 덮은 조직들을 펴내기 위해서 팔꿈치를 다시 떨구는 것이 뼈 또는 연골을 누르는 것을 피하게 한다. 칼돌기를 피해라, 그러나 복장뼈를 따라 스트로크를 계속 해줘라.

들어 올려진 조직으로 많은 사람들이 이득을 볼 것이다. 두덩뼈 부착점 가까이부터 계속해서 복장뼈의 꼭대기까지 계속해서 이 스트로크를 하는 것이 그들의 구조에 유익할 것이다. 당신은 한 번의 연속된 스트로크로 이것을 끝낼 수는 좀처럼 없는데, 지방 조직이 쌓여있기 쉽고, 여성들은 브라 끈이 장벽을 만들기 때문이다 – 그래서 손을 떼고 나서 그만 둔 곳의 약간 밑에서부터 다시 치료하는 것이 이 조직을 상방으로 효과적으로 당길 것이다.

브라 밑으로 치료하는 것은 당신의 직업 윤리 규칙 한도들 밖에 있을 수 있다. 그렇다면, 이것을 피해라. 그러나 일단 의도가 고객에게 명확하게 밝혀지고, 그녀가 유방 조직이 건드려지지 않을 것이라는 것을 깨닫는다면, 그녀는 이 테크닉을 편안하게 받아들일 것이다. 이것은 좋은 일일 수 있는데, 브라 끈 밑의 조직이 – 앞, 뒤, 옆 – 종종 붙어있기 때문이다.

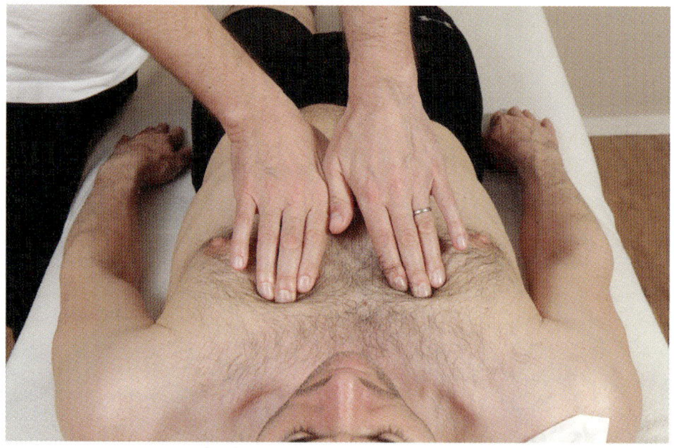

그림 7.21: 복장갈비관절들 주위를 풀기 위해서 복장뼈 자체와 양 쪽의 조직을 따라 치료해라.

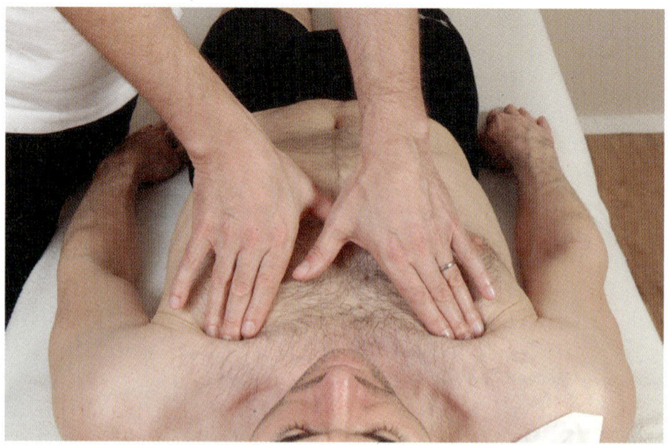

그림 7.22: 복장뼈의 상부에 도달함에 따라, 팔을 향해 바깥쪽으로 치료하는 것이 가슴을 여는데 도움이 된다. 주의: 목구멍 위를 지나가면 안 된다.

옆으로 누운 흉곽
(Side-Lying Thorax) (외측선; LTL)

짧아진 쪽의 가쪽 조직을 들어 올리기 위해서, 엉덩뼈능선 높이 바로 위의 조직 속으로 집어 넣고, 팔꿈치를 떨구어서, 깊게 싸고 있는 층을 상방으로 옮긴다. 당신의 연결을 늑강 위로 옮기는데, 너무 세게 가쪽 갈비뼈들을 누르지 않으며 또 피부와 지방 조직 윗면만을 미끄러지지 않도록 주의한다. 사이에 있는 근막 층들을 관여하기 위하여 손의 감각을 사용해서 그들을 위로 옮겨라.

맞은편에 있는 더 긴 가쪽 조직면은 '길게 고착된 상태 (locked long)' 일 수 있으며 그러므로 세로 치료가 나니라 가로 치료를 필요로 한다. 또한 이러한 조직의 펼침은 들숨 동안 갈비뼈들의 제한된 가쪽 움직임을 가진 고객들에게 매우 유용하다.

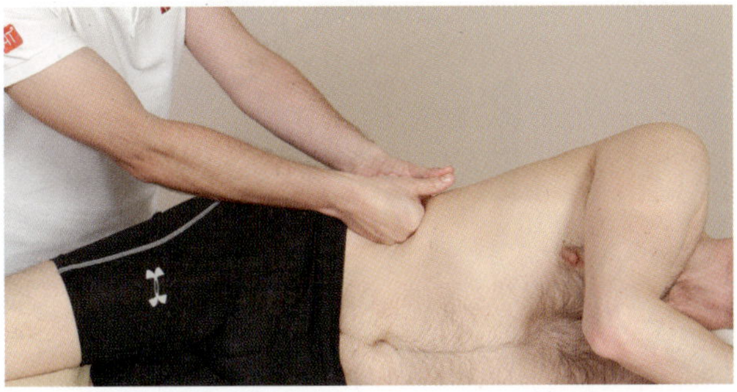

그림 7.23: 앞팔의 퍼내는 동작이 근막 조직을 상방으로 옮길 수 있는데, 외측선을 늘리는 것이다.

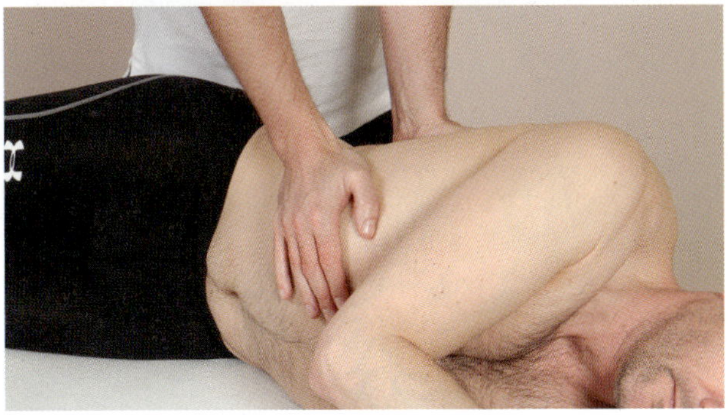

그림 7.24: 길게 고착된 면의 조직을 펴는 것이 근막을 잡고 있는 것으로 인하여 생길 수도 있는 몇몇 제한들을 푸는데 도움이 될 수 있다. 펼치는 것은 층들을 '구분하는 것'을 도울 수 있다 (그림 5.23을 보라). 고객에게 '내가 댄 곳으로 숨을 쉬어 힘을 주라고 (breathe into my contact)' 시키는 것이 이 조직을 더 열게 도울 수 있는데, 바깥에서 조직에 힘을 주는 것이 아니라 그에게 안쪽에서 일을 하게 시키는 것이다.

흉곽을 가로질러 치료할 때, 우리 견갑대를 고객의 상부 위로 올릴 필요가 있으며, 우리 팔을 교차시켜 가볍게 쥔 주먹의 뒤를 사용해라. 다른 방법으로 우리는 손바닥을 사용할 수 있는데 손바닥을 고객의 조직에 대고 체중을 치료대 쪽으로 떨궈서 스트로크를 시행하는 것이다. 흉곽이 치료에 저항하여 양압을 유지하도록 치료 내내 호흡하도록 고객에게 시키는데, 이것이 그에게 더 좋은 피드백을 주며 당신에게 더 효과적인 결과를 준다.

배바깥빗근과 배속빗근 'X'
(External and Internal Obliques 'X') (나선선; SPL)

고객을 등을 대고 누워 무릎을 구부리게 해서, ASIS의 안쪽과 약간 상방에서 관여를 시작한다.

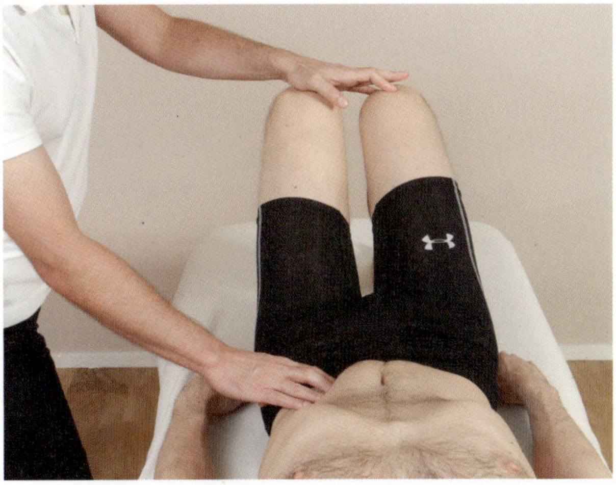

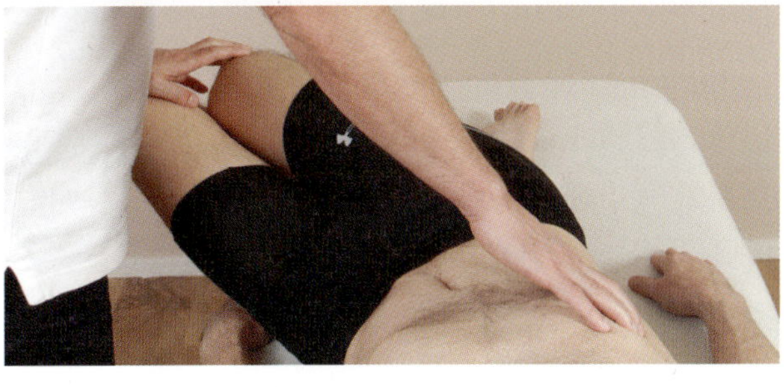

그림 7.25 a & b: 배빗근에서, ASIS 바로 안쪽에서 접촉을 시작한다. 스트로크는 맞은편 갈비뼈 가장자리와 앞톱니근을 향한다.

위의 배곧은근 근막에서와 같은 조직에 대는 방식을 사용하지만 – 손가락을 근막판 속으로 펼치는 것 – 그러나 이 번에는 당신의 각도를 맞은편 갈비뼈로 향해서 스트로크를 하는데, 속과 바깥 배빗근 선을 따르며 결국 그들이 앞톱니근 속으로 가는 연결을 따른다.

이 테크닉은 수동적으로 실행될 수 있는데, 움직임을 단지 호흡 동작으로, 또는 고객이 무릎을 당신이 서 있는 쪽인 옆으로 떨구어서 한다. 이것은 ASIS를 맞은편 갈비뼈들로부터 멀게 당기게 도울 것이다. 다른 방법은 고객에게 당신이 서있는 쪽의 팔을 그의 몸을 가로질러 뻗게 하는 것인데, 맞은편에 있는 갈비뼈들을 ASIS에서 멀리 보내서 스트레칭을 만드는 것이다.

주목: 만약 고객이 배곧은근이개를 갖고 있을 경우, 조직을 중앙부터 멀리 스트레칭 시키지 말아라. 중앙선을 향해서 이러한 방식을 치료해라.

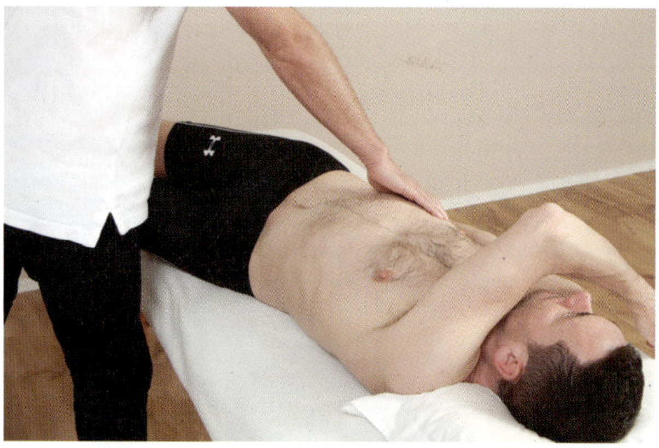

그림 7.26: 스트레칭을 돕기 위해서, 고객은 무릎을 당신이 일하는 쪽으로 떨구거나 또는 그의 팔을 당신에게서 멀리 뻗을 수 있다. 배바깥빗근들과 앞톱니근 사이의 접점까지 갈비뼈들 넘어서 스트로크를 연장한다 (편안하다면, 앞톱니근 조직 위까지 연장시킬 수도 있다).

고객의 패턴에 따라, 앞톱니근과 배바깥빗근들이 만나는 지점까지 모든 길을 따라 스트로크를 완료하는데, 어깨를 안정시키는 근육들의 조직 속으로 스트로크를 실행해라.

옆으로 누운 배속빗근과 배바깥빗근 (Internal and External Obliques) (외측선; LTL)

인체 옆면의 조직은 인체의 전후 사이의 문제로 인하여 자주 불균형이 된다. 우리는 배빗근들의 선들을 치료해서 짧게 보이는 어떤 곳의 길이를 늘릴 수 있다 (배곧은근과 배빗근 'X'에서처럼) 전에 보인 말은 손가락 테크닉을 써서, PSIS에서 갈비뼈들의 전면을 향하여 배속빗근 섬유들을 치료할 수 있는데, 그 동안 고객은 위쪽 팔을 앞으로 뻗는다. 이 테크닉은 더 흔한 패턴인 늑강이 골반 뒤로 떨어진 것을 교정한다.

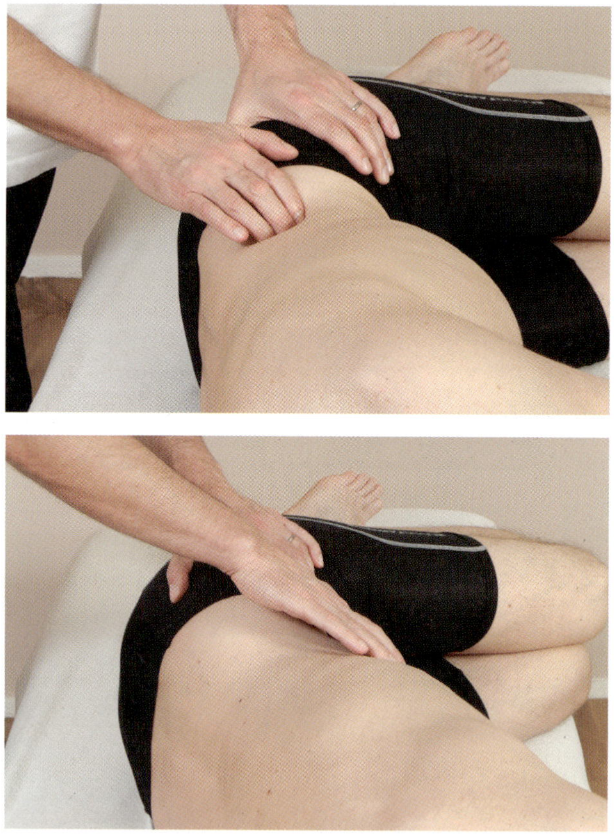

그림 7.27 a & b: 골반을 안정시키는 것을 돕기 위해서 고객의 힙을 굽히게 하고, 그 동안 고객은 위쪽 팔을 앞으로 뻗는다.

배바깥빗근들에 대기 위해서, 같은 테크닉을 사용하지만, ASIS 위에서부터 늑강의 뒷면을 향해서 가며 그 동안 고객은 위쪽 팔을 뒤로 뻗는다. 이것은 덜 흔한 패턴인 늑강이 골반 앞에 유지되어 있는 것을 손 보는 것이다.

당신은 정확한 층에 접촉을 관여하는 것으로 정확도를 더 부여할 수 있는데, 6장 147p에 보여진 테크닉인 '엉덩뼈 가장자리 소통 (LTL)'에서 사용한 같은 방법이다.

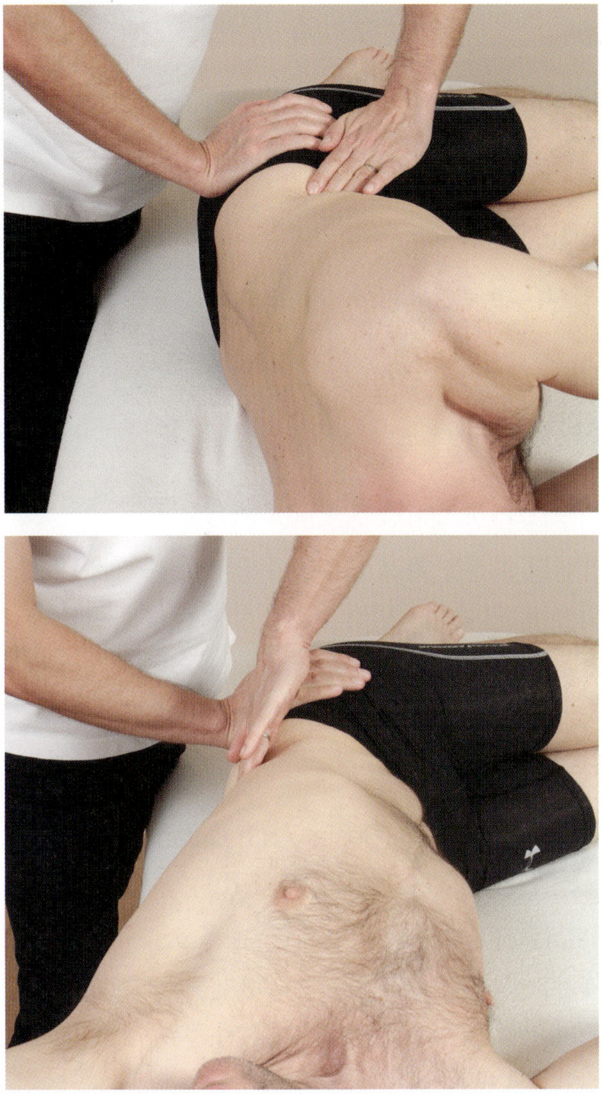

그림 7.28 a & b: 고객이 뒤로 뻗는 동안 골반을 안정시키기 위해서, 고객 뒤에서 당신의 몸 또는 당신의 비-작업 손을 사용한다.

가쪽 봉합 들어 올리기 (Lateral Raphe Lift) (표면후방선; SBL 및 외측선; LTL)

고객을 의자에 앉아 앞으로 숙이게 하고, 그의 뒤에 무릎을 꿇고 앉아서 손가락 끝을 세움근들의 가쪽에 있는 조직 속으로 넣는다. 당신이 이 조직을 12번째 갈비뼈를 향해서 미끄러뜨리면서

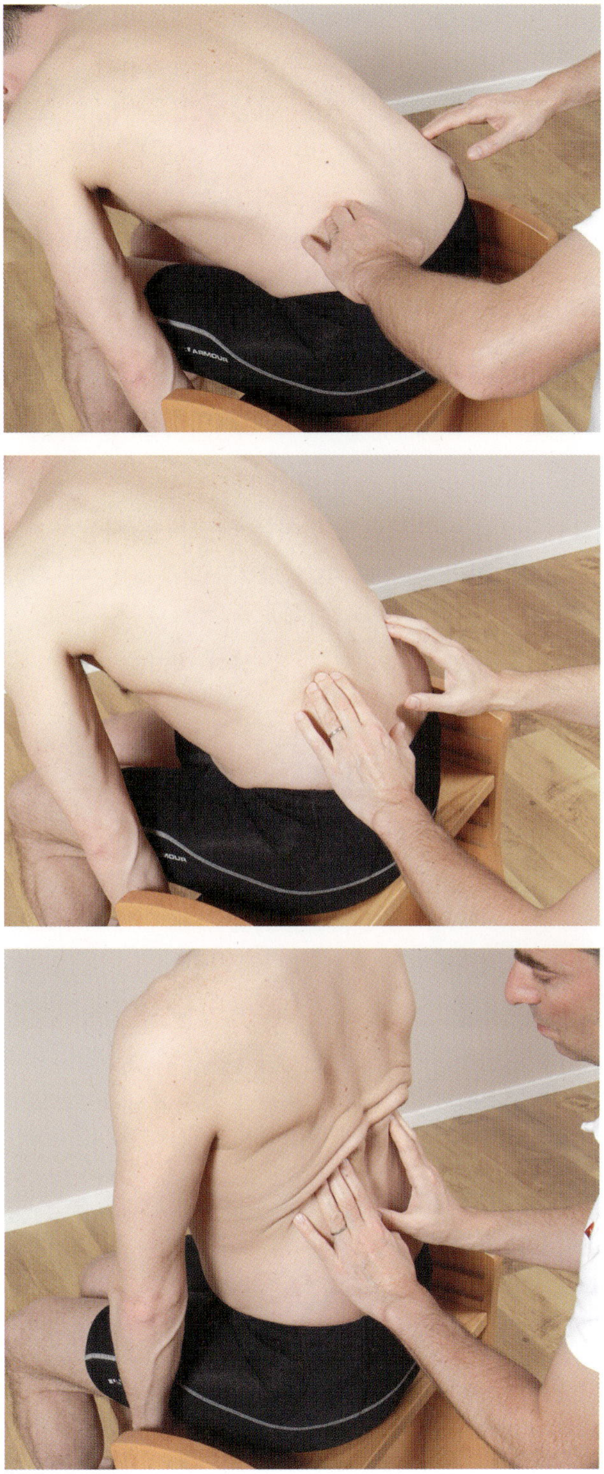

그림 7.29 a, b & c: 앉은 고객 뒤에 무릎을 꿇고 그에게 앞으로 굽히라고 한 후 척추세움근 가쪽의 조직을 당신의 손가락으로 관여해서, 손가락을 대고 손목을 편 채로, 고객이 몸을 세우기 위해서 천천히 펴는 동안 그 조직을 천천히 들어 올린다. 허리척추뼈를 굽힘되거나 과다폄되지 않으면서, 몸을 편하게 똑바로 앉게 하기 위해서 당신의 손과 손가락을 위치시켜라.

들어 올리는 동안 고객에게 앉은 자세로 몸을 세우라고 시킨다. 이것은 후방으로 기울어진 늑강을 교정하는 것을 돕는 이상적인 움직임으로, 이 근막선이 짧아질 때이다. 한 세션 또는 몇 번의 세션에 걸쳐서, 가쪽 봉합의 두꺼운 근막을 풀어 주기 위해서 이 테크닉을 여러 번 반복하는 것이 요구된다.

갈비사이 그리고 5번째 갈비뼈 선 (Intercostal and Fifth Rib Line) (외측선; LTL)

종종 5번째 갈비뼈 선을 따라 나타나는 Schultz 띠 (그림 7.14)는 부드럽게 펼치는 테크닉을 사용하여 옆구리를 따라 개통될 수 있다 (그림 7.30). 이 조직을 푸는 것을 돕기 위해서 마주하는 손 사이 영역으로 고객에게 위로 숨을 쉬어 밀라고 시킨다.

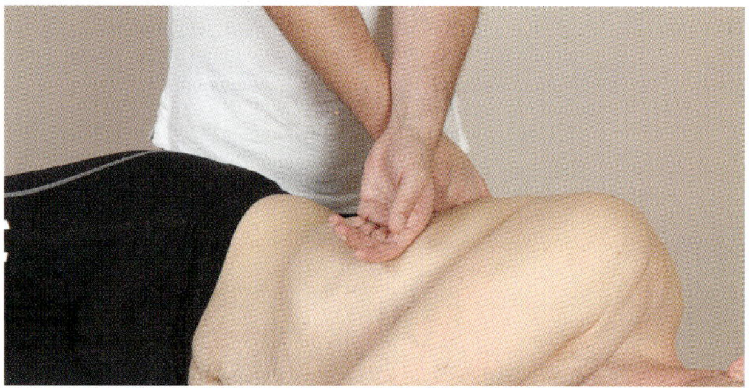

그림 7.30: 늑강을 형성하기 위해서 손등이 사용될 수 있는데, 고정되거나 팽팽한 첫 번째 조직 층에 댄다. 고객이 가쪽 갈비뼈들 쪽으로 위로 숨을 쉬는 동안, 이 조직은 당신 손 꼭대기 위로 체중을 떨어뜨려서 펼쳐질 수 있다.

5번째 갈비뼈 띠를 통해서 보다 정밀하게 치료하고 그리고 제한된 것처럼 보이는 갈비사이근들의 어떤 것으로 접근하기 위해서 갈비뼈들 사이를 풀기 위해서, 손가락 끝을 갈비뼈들 사이에 사용한다. 사용하기가 더 날카로운 도구를 쓰는 이점으로 인해서, 이 번에는 조직의 더 깊은 층들 속으로 넣을 수 있지만, 한 번에 한 층씩, 얕은 곳에서 깊은 곳으로 치료해라.

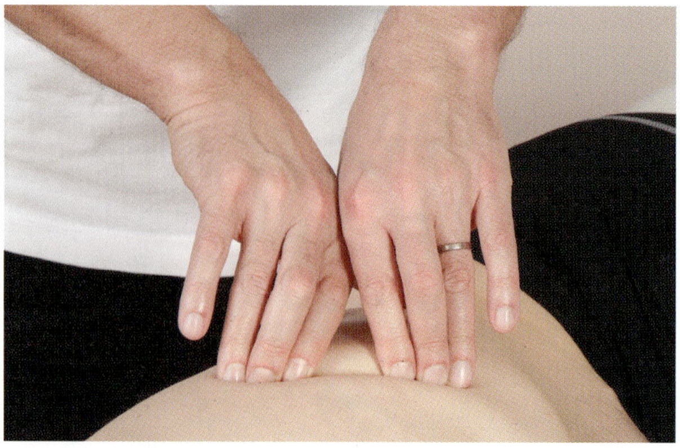

그림 7.31: 갈비뼈들 사이로 손가락들을 헤쳐 나가면서, 고객에게 손가락 쪽으로 숨을 쉬어 올리라고 청한다 (이것은 고객을 위한 간단한 인지 운동으로도 쓰일 수 있다). 폐의 압력이 증가함에 따라, 이 때 당신은 갈비사이 조직 사이를 미끄러뜨릴 수 있는데, 힘을 덜 들이고 더 큰 정밀하게 하기 위하여 검지의 MCP (손허리손가락)관절들을 함께 굴려서 손가락 끝을 펼쳐라.

이 테크닉은 제한된 호흡뿐만 아니라 걸을 때 제한된 회전을 가진 경우들에게서 유용할 수 있는데, 이것이 갈비뼈들을 다시 움직이게 해서, 걷는 사이클 동안 감고 푸는 능력을 늑강이 되돌려 받기 때문이다 (177p의 '호흡의 보조 근육들'을 보라).

갈비뼈 아치 소통 (Costal Arch Cleaning) (표면전방선; SFL 및 외측선; LTL)

갈비뼈 아치를 따라 있는 부위에서 유착 및 제한들이 종종 형성된다. 복부 근육들의 깊은 근막 층들은 이것에 붙고, 얕은 층들은 이것 위로 지나가고, 가로막의 근막 확장부들은 이것 깊이 붙는다 – 이와 같이, 다양한 깊이의 정도에 따라 많은 다른 방향이 있다. 또한 이 조직은 늑강의 어떤 기울기 또는 이동에 따라 다른 방향으로 당겨질 수 있다.

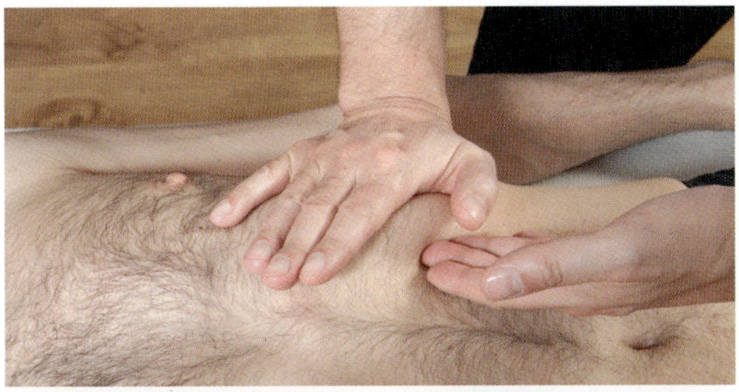

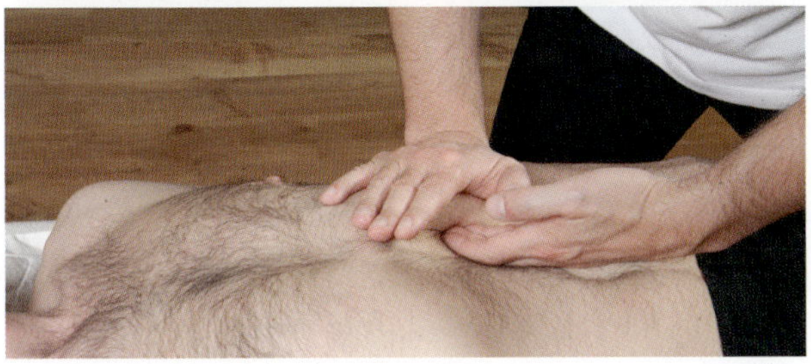

그림 7.32 a & b: 손의 위치를 나타내기 위해서 (a)에서 위쪽 손을 약간 들어 올렸다. 이것은 갈비뼈들을 받히며, (b) 아래 손의 작업 손가락들 쪽으로 조직을 누르며, 그 다음 아래 손가락들은 전방 또는 후방 방향으로 조직을 취할 수 있다.

배곧은근과 복부 'X' 테크닉으로, 당신은 틀림없이 상당 수의 얕은 조직을 이미 소통했을 것인데, 이제 당신에게 그 아치의 부착점들을 따라 치료하게 해준다. 이것들을 취할 가장 흔한 방향은 후방인데, 흉곽의 후방 기울기가 가장 많이 생기기 때문이며, 이것은 하부 갈비뼈들을 앞쪽으로 돌출 시킬 것이다.

당신의 머리쪽 손으로 갈비뼈들을 위에서부터 받히는데 쓰고, 갈비뼈들을 가볍게 눌러서 조직을 약간 다루기 쉽게 하며, 그 다음 발쪽 손은 이 곳으로 관여해서, 아치의 선을 따라 조직을 뒤로 당긴다.

가로막 풀기

(Diaphragm Release) (심부전방선; DFL)

동일한 손 포지션들을 사용하는데 (그림 7.32a와 b), 이 번에는 늑강의 주름을 더 만들어서 사용하며, 작업손의 손가락을 배곧은근의 바로 가쪽에 있는 전방 갈비뼈들 밑으로 집어 넣은 다음, 아치의 뒷면을 말아 걸게 해라. 당신이 얼마나 많이 집어 넣을 수 있는 것은 그 조직의 소통 정도에 따라 다른데, 그러나 근육 섬유들에 있지 않을 것이며, 거의 확실하게 가로막의 근막 부착점들에 있을 것이다.

손가락을 아치 밑으로 말은 다음 펴면서 들어 가는데, 복부에서 어떤 각도로 깊이 내려가면 안 된다, 왜냐하면 내장 조직을 찌를 수 있기 때문이다. 고객이 날카롭고, 쑤시거나 찌르는 통증을 느낀다면 당신에게 알리라고 청하는데, 이것은 당신이 내장 조직을 쥔다는 표시이다.

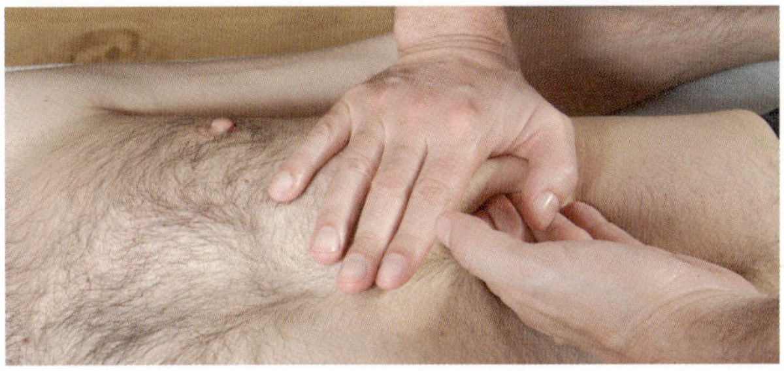

그림 7.33: 앞팔의 낮은 각도를 주시해라. 이것이 작업 손의 손가락을 늑강과 거의 평행하게 해 주며 복부 속을 누르지 않는다.

일단 손이 제 위치에 있다면, 요구되는 어떤 방향으로 조직을 간단히 당길 수 있는데 손목을 앞뒤로 안내하기 위하여 팔을 움직인다. 가로막의 근막 역시 상방으로 끌어 당겨질 필요가 있을 수 있는데, 늑강의 앞면을 따라 손가락을 위로 펼쳐서 치료하거나, 또는 하방으로 당길 경우에는, 손가락 끝을 굽혀 조직 안으로 넣었다가 천천히 몸통 밑에서부터 손을 빼내라.

이 테크닉의 목표는 '완벽한' 호흡이 아니라 우리 활동 모두를 지원하는 자유롭고 편안한 밀물과 썰물이다. 한 치료사로서, 치료하면서 자신의 호흡을 자유롭고 편안하게 유지하는 것을 잊지 말아라. 만약 당신이 이 테크닉을 하는 과정에 헐떡이거나 긴장하거나 또는 호흡을 멈춘다면 고객의 이완된 호흡을 얻기가 어렵다. 완전히 이완되어 이 스트로크를 실행하는 것은 잘 투자된 시간이며, 당신 자신의 직업적 수명과 건강 면에서뿐만 아니라 고객도 좋은 결과를 얻을 것이다.

날숨에 대해 자신감 갖기 (Encouraging the Exhale)

숨을 내쉬는 것에 비해서 더 많이 숨을 들이 마시는 것처럼 보이는 (좀처럼 늑강을 완전히 비우지 못하는) 사람들에게 들숨과 날숨의 균형을 잡는 것이 필요하다고 우리는 자주 생각한다. 고객에게 옆으로 누우라고 하고, 그의 등 뒤에 서서, 당신의 머리 쪽 손을 어깨뼈, 어깨봉우리 돌기, 및 제일 위쪽 견갑대의 빗장뼈에 댄다. 당신의 다른 손은 늑강의 가쪽면을 가로지르는데, 여성 고객을 치료한다면 유방 조직 높이 바로 밑이다. 이 포지션은 당신에게 위쪽 손을 밑으로 눌러서 상부 갈비뼈들을 누르게 하며, 차례로 낮은 쪽 손의 엄지두덩 (무지구) 그 다음 새끼두덩 (소지구) 면을 써서 중간과 하부 갈비뼈들을 누르게 해 준다.

고객에게 숨을 들이마시고, 그들이 천천히 숨을 내쉬는 동안, 갈비뼈들의 섹션들을 차례 차례 내리 누르는데, 상부 갈비뼈들에서 시작해서, 그 다음 중간 갈비뼈들로 움직여 가고, 하부 갈비뼈들에서 끝낸다. 날숨을 완료했을 때 멈추고 나서, 연이은 들숨을 만들려는 갈비뼈들의 팽창을 막는 부드러운 저항을 만든다. 역순으로 계속하는데, 하부, 중간 그리고 나서 상부 갈비뼈들, 점차적으로 압력의 대부분을 푸는데 전체 다는 아니며, 폐들이 다시 부풀어 오를 때, 폐에 대한 어느 정도의 안쪽 힘을 유지하기 위함이다.

고객이 다시 숨을 내 쉬는 동안, 갈비뼈들의 움직임에 더 많은 주름을 잡게 해서 날숨을 더 깊이 만들게 시도하는데, 들숨을 만들어 주기 위해서 이완시키기 전에 한다. 이 사이클을 4-5회 반복하는데, 각각의 날숨을 점점 가득차게 만든다.

주의 사항: 갈비뼈들 또는 갈비뼈 부위의 건강에 의심이 있을 때/또는 골다공증 또는 골감소증일 때 이 테크닉을 시행하지 말아라.

심화 인체판독 (Advanced Body Reading)

건강한 호흡은 건강한 척추를 요구하며 (8장 참고), 건강한 척추는 건강한 호흡을 요구한다. 한 부위 안에서 문제들을 다루는 것은, 대개, 다른 부위에서의 치료를 요구한다. 이것을 염두에 두고서 우리는 아래에 있는 오직 몇 가지 예들을 보여주는데, 복부와 가슴 그리고 호흡에 대한 전체적인 이해는 다음 두 장들에 있는 정보를 요구하기 때문이다.

우리의 주된 구조적 목표들 중의 하나는 호흡 및 골반 가로막 사이의 관계를 균형잡는 일이다. 앞 모습은 우리에게 좌우 측방선들 (가쪽 배빗근과 갈비사이근)과 나선선의 복부 일부 (앞톱니근, 배바깥빗근에서 반대쪽 배속빗근)에 관한 질문을 하게 한다.

호흡의 4차원적인 사건을 시도하고 제시하기 위해서 2차원적인 이 책에 한정되어 있지만, B의 구조에서 제한 또는 문제들이 어디에 있을 수 있는 가를 보려고 시도할 수 있다. 이것은 우리가

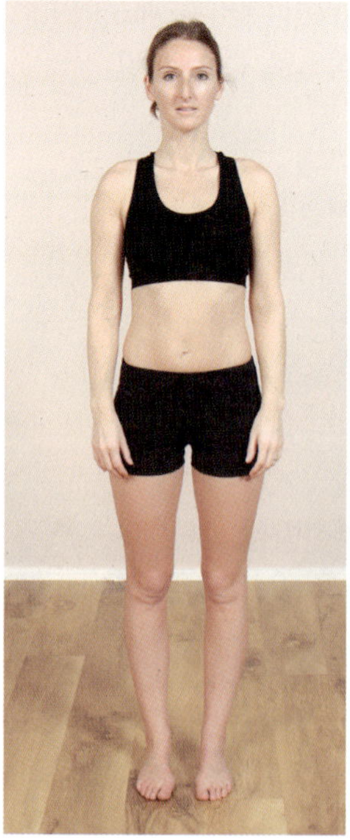

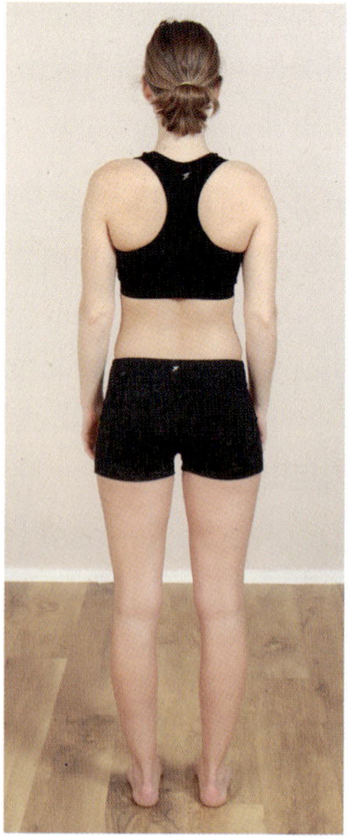

그림 7.34: 앞 모습과 뒷 모습.

흥미로운 것을 진단하는 능력이라기보다 고객의 시스템에 대해서 더 좋은 질문을 하고 한 이야기를 함께 묶을 수 있는 기술이다.

1. 몸통의 좌우 균형을 비교해라 – 골반에 대한 늑강의 몇몇 이동 (shift)이나 기울기 (tilt)를 보는가? 앞과 뒤 모습이 같은 정보를 주는가? 그렇지 않다면, 회전이 있는 가를 고려하는데, 그러나 이것은 이 모습에서 보기 힘들다.

   앞 모습에서, 늑강의 한 쪽이 맞은쪽 ASIS와 더 가까운가 (나선선)?

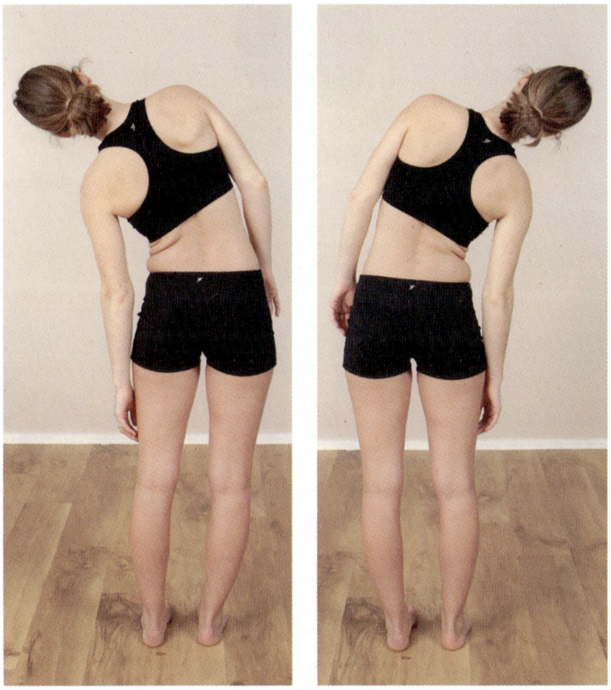

그림 7.35 a & b: 고객에게 좌우측으로 옆 굽힘하라고 시키는 것은 움직임 동작뿐만 아니라 스트레칭된 쪽에서 배빗근들과 갈비사이근들의 능력에 대한 정보를 줄 수 있다.

2. 가쪽 조직을 테스트하기 위해서, 우리는 고객에게 옆 굽힘을 하라고 청할 수 있다 – 좌우의 차이를 볼수 있는가? 그렇다면, 구조적 평가에서 얻은 소견들과 맞아 떨어지는가?

3. 그림 7.36a & b에서 골반에 대비한 늑강을 어떻게 기술하겠는가? (호흡과 골반) 가로막의 정렬을 형상화할 수 있는가? 그들이 상호적으로 배열되어 있는가? 그렇지 않다면, 이것을 교정하기 위해서 어떤 전략을 사용하겠는가?

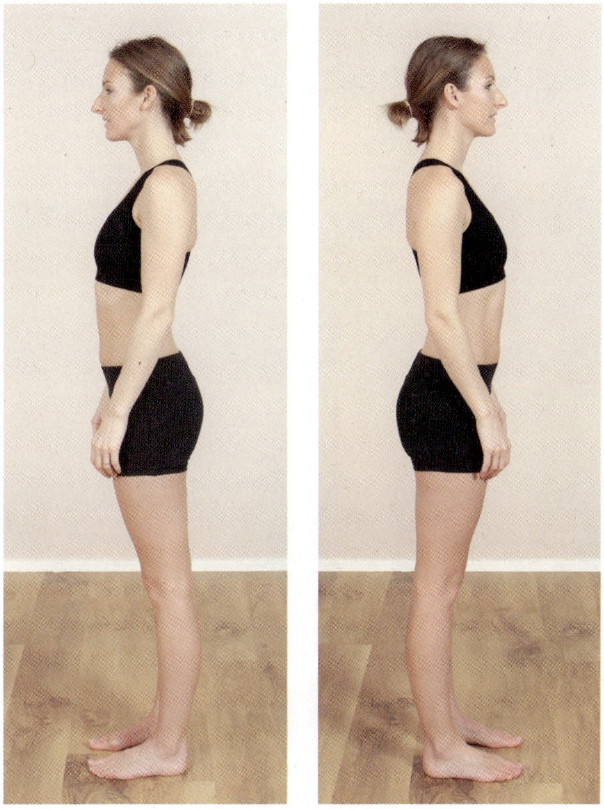

그림 7.36 a & b: 옆 모습은 골반 바닥과 가로막 관계에 관련될 수 있는 전후방 조직 사이의 균형에 관한 정보를 보여준다.

4. 모든 종류의 뒷 굽힘을 사용하는 것은 – 팔을 올리고, 팔을 내리고, 한 다리를 뒤로 빼고, 빼지 않고 – 표면 전방선, 전방상지선 및 그들의 상호작용의 활주 능력과 함께, 척추 폄에 대한 그들의 영향을 테스트하는 데 유용하다.

B의 폄 양상에서 무엇을 알았는가? 부드럽고 일관성이 있는가? 매우 건강하고 전반적으로 유연한 젊은 운동선수에게서 기대되는 범위에 있는가?

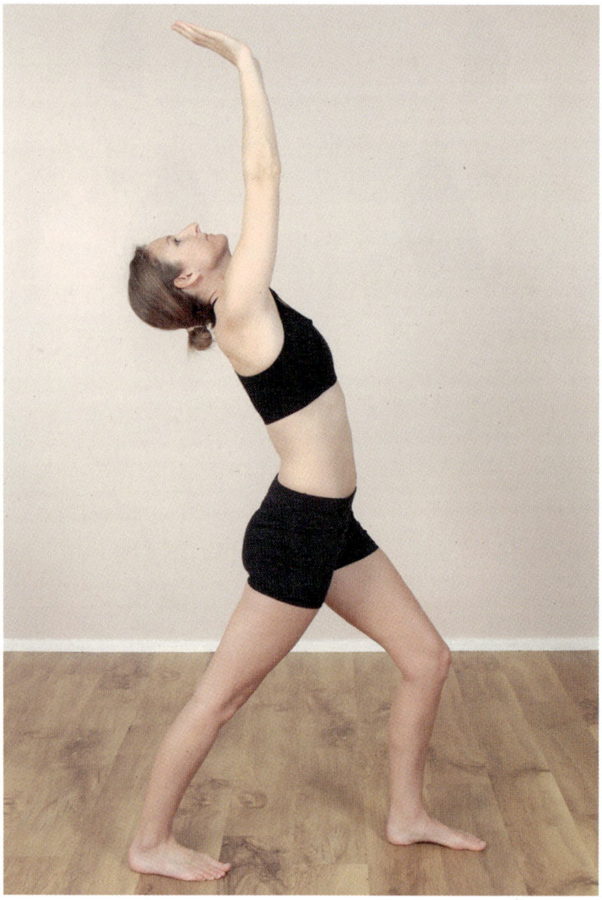

그림 7.37: 여러가지의 뒷 굽힘은 전방 조직뿐만 아니라 척추의 펴는 능력에 관한 정보를 보여줄 수 있다.

해답/논의 (Answers/Discussion)

1. 앞과 뒷 모습들은 좋은 좌측과 우측 균형을 보여 주지만, 좌측 외측선과 좌측 나선선들의 단축이 있는 것처럼 보인다.

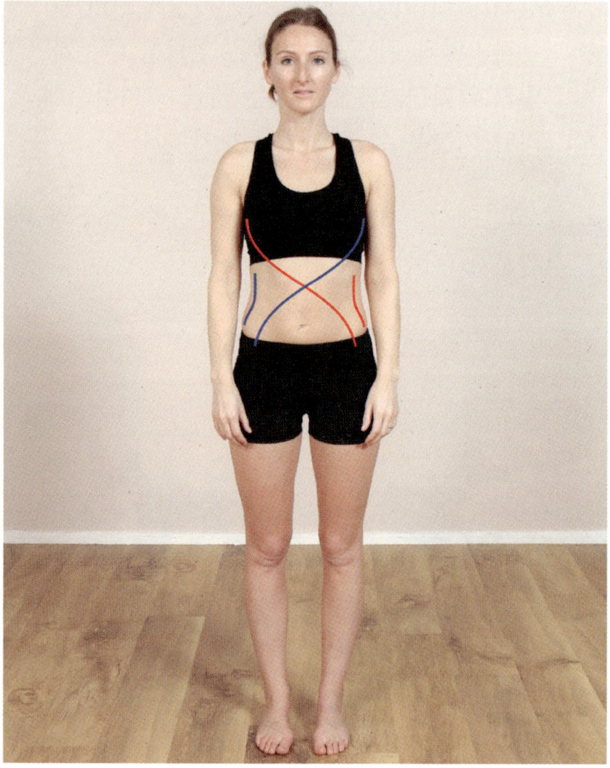

그림 7.38: 모델 B는 좌측 외측선과 좌측 나선선들에 약간의 단축이 있는 것처럼 보인다.

2. 좌측으로의 옆 굽힘은 커다란 움직임 범위를 보인다 – 좌측 손은 그림 7.35a가 b에서보다 더 많이 내려간다. 그러나, 우리는 이 범위를 이루기 위한 전략을 확인해야만 하는데 그 이유는 좌측으로 굽힐 때 이 척추는 유연한 것처럼 보이지 않기 때문인데, 그림 7.35a에서 허리척추들에서 오는 움직임 그리고, 골반이 우측을 가로질러 이동 (shift)한 것이 약간 기여를 한다. 불행하게도, 가능한 보상 중의 일부가 브라 끈에 의해 감춰질 수 있지만, 우리는 7.35b의 균등한 척추 굽힘에 비교해서 7.35a에서 중간과 하부 흉추들의 증가한 굽힘을 볼 수 있다.

더 조사를 해 보지 않고서는 확실한 것을 알 수는 없지만, 우측에서 매우 닫혀 있는 듯이 보이는 부위들은 갈비사이근, 상부 QL 부위 (8장에서 조사된다) 그리고, 적은 정도로, 배빗근들이다. 이것은 이 조직들을 손보기 위해서 모든 필요한 테크닉들을 내포한다 – 우측 외측선 들어올리기 그리고 좌측 펼치기 그리고 갈비사이근들 개통이다.

3. 그림 7.36 a & b 옆 모습은 골반에 대비해서 늑강의 후방 기울기를 보여 주는데, 중력에 대비해서 전방으로 기울어져 있다 (그러나 넙다리뼈에 대비해서 중립이다).

   후방 기울기를 교정하기 위해서 우리는 분명히 가쪽 봉합을 분석하기를 원할 것인데, 가쪽 봉합은 또한 하부 갈비뼈들의 움직임을 방해하고 있을 수 있는데 그 결과로 생긴 B의 등의 폄에 기인한다. 우리는 갈비뼈 가장자리 조직을 후방으로 당길 수 있지만, 우리는 표면 전방선 조직들을 (배곧은근과 복장근막) 상방으로 치료하는 것을 여전히 원할 수 있다, 늑강을 위한 것이 아니라 머리 포지션 때문에, 그러는 동안 우리는 꼭지돌기와 칼돌기가 서로 가깝게 옮겨진 것도 볼 수 있는데 가슴의 후방 기울기와 머리의 전방 이동 때문이다 (이것에 대한 – 자세한 것은 8장에서).

4. 그림 7.37에 있는 뒤 굽힘은 우리가 기대한 것 보다 범위가 약간 짧아져 있는 듯이 보인다. 여기에는 여러 이유가 있을 수 있으며 전체 맥락에서 많은 정보를 모아야만 한다 – 우리는 이 과정에서 어떤 실마리를 갖고 있다.

   첫 번째 실마리는 늑강의 후방 기울기이다 – 그녀는 어떻게 이것을 만들었는가? 많은 사람들은 가슴허리연결부의 안과 주위에서 꺾지만 (hinge) 그러나 우리 모델은 흉추 길이 전체로 하중을 펼치는 것처럼 보인다 – 즉, 그녀는 이미 척추 폄으로 가 있다. 척추 폄 이야기는 힙 앞쪽을 위해서 다뤘던 것과 동일하다 – 움직이라고 요청할 경우, 우리는 그 움직임이 어디서부터 시작하는 가를 본 다음 펴진 척추에서 더 펴라고 요청해야만 한다. 우리가 볼 수 있듯이, 흉추들에는 많은 범위가 남아있지 않아서, 그녀의 전략은 요추들을 힌지시키는 것이다.

   두 번째 실마리는 위의 3까지의 해답에서 언급되었다. 모델 B가 상부 표면 전방선 (칼돌기부터 꼭지돌기까지)이 짧아서 이 두 점들 사이에서 너무 많은 활주와 늘림을 볼 수 없는 듯이 보인다. 그러나, 이것은 팔 포지션에 의해서 감춰져 있을 수 있다.

   그녀의 팔을 올리면, 모델 B는 어깨 조직들이 당겨지고/스트레칭되는데, 특히 큰가슴근, 작은가슴근 및 넓은등근이다. 이러한 근육근막 단위체들의 어떤 것 또는 모두가 늘려지기를 꺼려할 경우, 그들의 부착 밑에 있는 레벨에서 폄이 생기는 일이 흔히 있다. 이것에 대한 더 완전한 설명은 다음 장에서 주어진다.

   조사를 위한 가능한 네 번째 부위는 갈비사이근들이다. 갈비사이근들은 옆 굽힘에서 기대한 것만큼 열리지 않은 것을 보았고, 뒷 굽힘 또한 갈비뼈들이 열려 펼쳐지는 것이 요구될 것이다. 그림 7.36에 있는 옆 모습을 볼 때, 우리는 복근들이 늘어난 시작 포지션을 볼 수 있으며, 비록 브라끈에 감춰져 있지만, 우리는 다섯번째 갈비뼈 라인 주위에 Schultz 띠가 있다는 것을 알 수 있다.

   B를 위한 전반적인 전략은 척추 폄 패턴을 풀어주고 (8장 참고), 가쪽 봉합, 5번째 갈비뼈 Schultz 띠와 갈비사이근들의 개통을 하면서, 상부 표면 전방선과 팔과 어깨의 전방 조직들을 (9장) 분석하고 구분하는 것이어야만 한다.

8

척추

The Spine

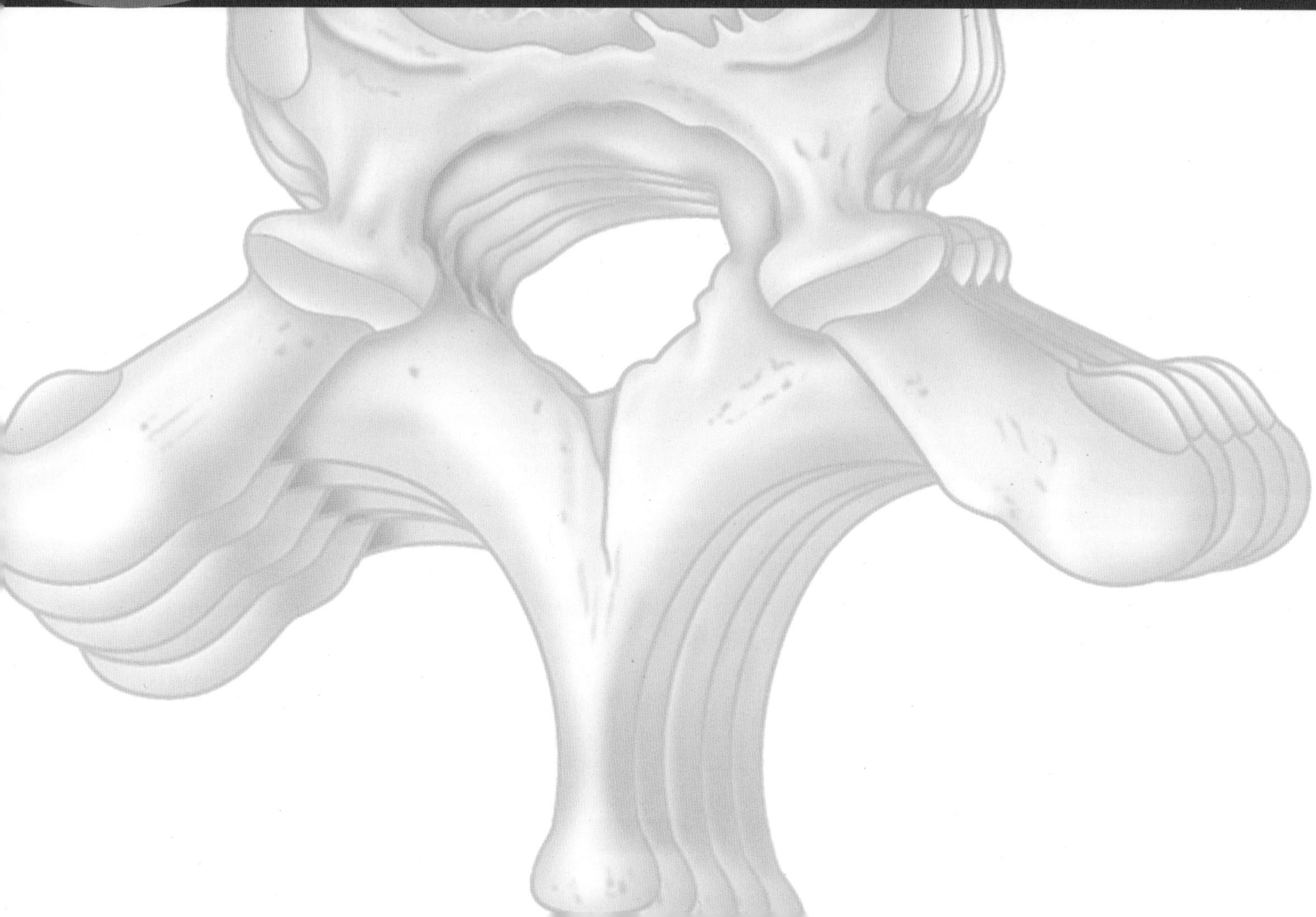

복강 뒤에 배강 (dorsal cavity)을 둘러싼 척추의 복잡한 해부가 있다. 우리가 근막과 근육근막 해부에 초점을 맞추고 있으므로, 우리는 척추에서 뼈 인대의 레이아웃에 관한 오직 약간의 현저한 특징인, 척추를 안정시키고 움직이는 근막들에 대한 움직임을, 지적할 기회로 삼을 것이다.

척추 기둥 (The Vertebral Column)

척추 기둥은 앞과 뒤 두 섹션들로 나뉜다. 척수의 앞에 있는 몸체들과 디스크들, 및 이것 뒤와 주위로 달리는 신경궁.

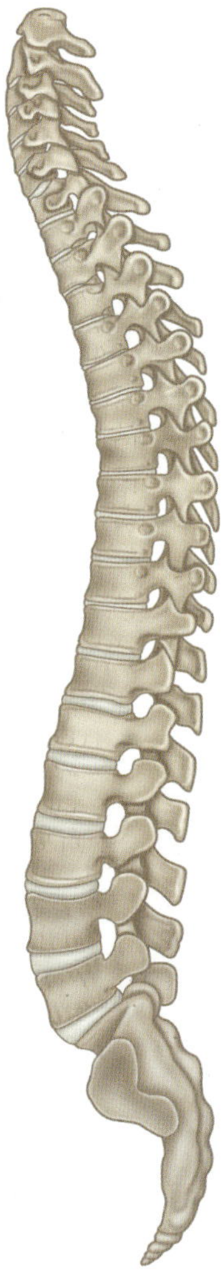

그림 8.1: 척수는 척추를 전방 기둥 (원래 척색의 몸체들과 디스크들)과 후방 트러스 구조 (많은 돌기들이 곤두선 신경궁)로 나눈다.

전방 기둥: 최고인 디스크들 (The Anterior Column: The Primacy of the Discs)

우선 디스크들과 몸체들의 전방 기둥을 다룰 때, 대부분의 해부학들은 척추는 일련의 척추뼈들이며 그 사이에 디스크들이 있다는 개념에서 출발할 것이다. 사실은 정반대이다. 척추는 일련의 디스크들이며 그 사이에 척추뼈들이 있다. 이러한 외견상으로 무의미한 구분은 가치가 있다. 계통발생적으로나 개체발생적으로 고려하는 것에 관계 없이, 디스크들이 먼저 온다. 원래 척추는 하나의 긴 디스크였다. 섬유들이 여러 방향으로 달리는 일련의 직물 층들로 구성된 하나의 질긴 외피막 - 섬유들이 좌로 회선, 우로 회선하는; 종축으로 그리고 원주인 섬유들. 이 모든 층들 내에 밀봉된 것은 하나의 과육질 액체 중심인데, 초기 척색동물의 중간에서 움직임을 위한 채찍 같은 강한 보강재를 만든다.

척추뼈들의 몸체들은 이 긴 디스크 (척색 - notochord - 이라고 알려진)에서 특성화되고 진화되었다. 디스크의 고리 모양의 피막인 근막 콜라겐 그물은 척추 몸체의 뼈 안에서 콜라겐과 연속되며, 그래서 미끄러지는 디스크는 없다. 디스크들은 파괴될 수 있으며, 그래서 과육질 중심을 고리 모양의 벽들을 통해서 밖으로 밀어서 신경에 압력을 가하지만, 그러나 디스크는

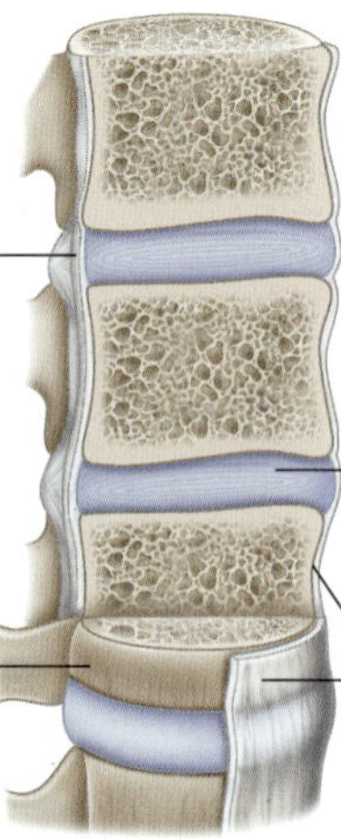

그림 8.2: 척추사이디스크는 고대 건축물의 한 조각인데 이것은 일상 생활뿐만 아니라 손상의 쇼크로 마멸되기 쉽다.

척추뼈에 비교해서 실제로 움직일 수 없는데, 그 이유는 척추뼈 몸체와 디스크는 원래 동일한 섬유성 물질에서 만들어졌기 때문이다.

디스크들과 몸체들은 길고, 점착력이 있으며 매우 강한 앞세로인대 (전종인대; anterior longitudinal ligament; ALL)에 의해서 척추 전방이 덮인다. ALL은 꼬리뼈에서 뒤통수뼈 기저까지 전장을 달리며, 디스크에서 디스크로 전체 척추를 결합시키고 그리고 척추에 손상을 주는 과도한 폄을 막아 준다. ALL은 오랜 시간 동안 짧아진 포지션으로 유지될 때 (후만증; kyphosis 에서처럼) 짧아질 수 있으며, 그리고 요가의 백벤드 (backbend) 훈련 같은 강한 척추 열기에 의해서 더 길어지게 훈련될 수 있다.

유사하게, 강하지만 더 좁은 인대가 척추 몸체들과 디스크들 뒤에서 올라가는데, 뒤세로인대 (후종인대; posterior longitudinal ligament; PLL)다. PPL은 디스크들과 척수 사이에 놓이며, 뜻밖의 굽힘을 막아 준다. 또한 이것은 디스크들이 뒤로 척수 쪽으로 나가는 것을 막아 주지만, 심각한 손상이 때때로 이 인대를 파괴해서 디스크 물질이 척수에 심각한 손상을 실제로 일으키게 한다.

ALL 또는 PLL의 아무 것에서도 저지되지 않는 디스크 주위의 영역은 디스크 침해를 볼 가능성이 가장 많은 영역이다 (그림 8.2). 불행하게도 좌우 이 두 4분면은 척추 신경들이 척수에서 인체의 나머지로 빠져 나오는 영역들이다. 그러므로 디스크들이 돌출되었을 때 이 신경근들과 신경뿔들은 압력을 받기 가장 쉽다.

나눠서 생각할 때, 척추의 전방 부분은 본질적으로 일련의 둥근 실패들 (spools)인데 이 사이에 강하지만 움직임이 자유로운 디스크들이 있다. 그러므로 이것은 어떠한 방향으로도 움직여질 수 있는데 – 굽힘된, 폄된, 가쪽으로 굽힘된, 회전된, 원회전된 – 심지어 (지렁이가 움직이는 것처럼) 축상에서 작은 양의 폄과 굽힘을 포함한다.

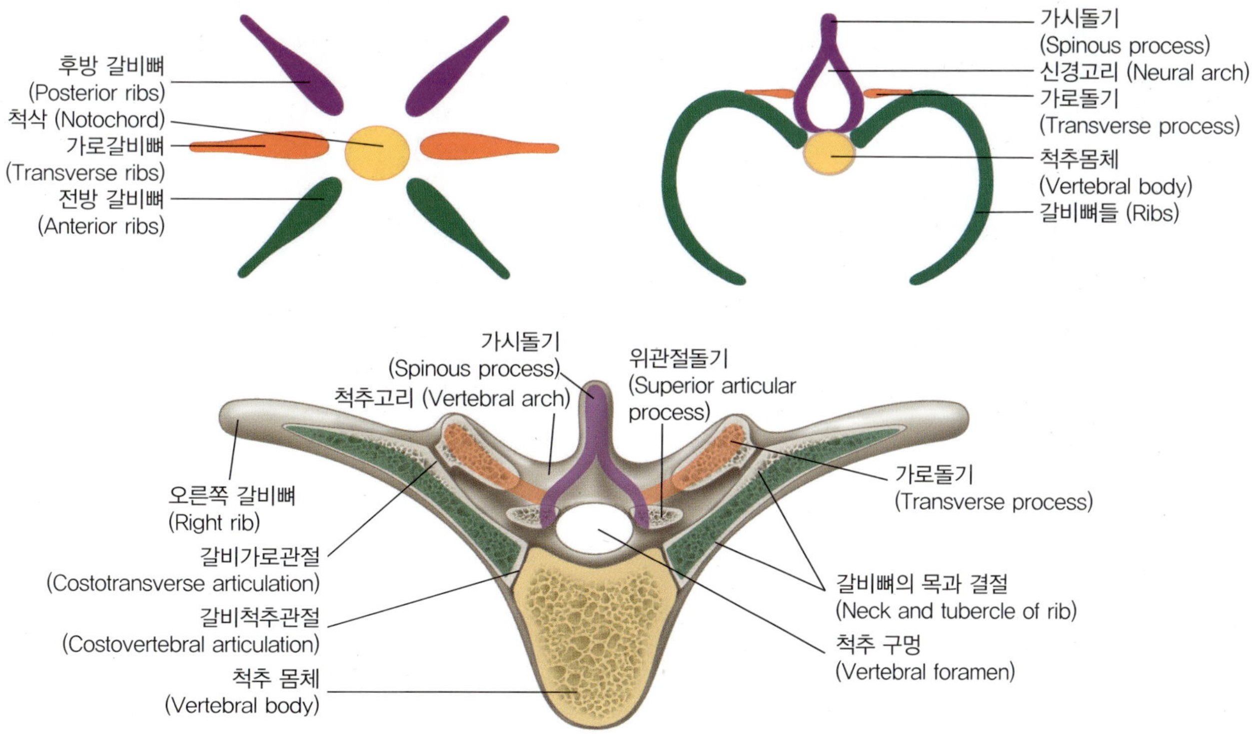

그림 8.3: 원래 3세트의 갈비뼈들의 두 개가 만나 신경궁, 가시돌기 및 가로돌기 형성하며 이것은 척추에서 근육이 부착되는 주된 장소들을 형성한다.

후방 트러스: 투석기와 화살 (The Posterior Truss: The Slings and Arrows)

척추의 후방 부분은 다양한 움직임을 허용하지 않는다 - 신경고리와 많은 돌기들이 아치 자체에서 튀어나와 근육과 인대를 위한 부착점을 제공한다. 척추뼈 사이의 맞물리는 소관절면(facets)의 모양은 어떤 움직임을 허용하거나 허용하지 않는데, 조금 있다가 살펴 볼 것이다. 신경고리는 두 세트의 '갈비뼈들'로 지어졌는데 - 가로갈비뼈들과 후방갈비뼈들 - 이것은 고대 원시 - 어류에 있었던 것이다. 진화를 거쳐, 후방 갈비뼈들은 서로를 향하여 주위로 구부러져 하나의 아치를 형성하며, 그리고 뒤에서 서로 붙어 가시돌기를 형성한다. 이 돌기는 일부 사람들의 몇몇 척추뼈들에서 아직까지 갈라져 있는데, 주로 흔히 C2, 중쇠뼈 (axis) 에서이다. 가쪽 가로갈비뼈들은 가로돌기들을 형성했다. 우리 척추에서, 이 가로돌기들은 몸체와 가로돌기 사이에 있는 신경궁 부분 (다리; pedicle)을 가로돌기들과 가시돌기들 사이의 부분 (판; lamina)과 분리한다. 추체들에서 튀어나온 다른 돌기들은 관절돌기들이 서로 겹치는 지붕널 (싱글) 모양인 관절돌기들 (articular processes)이다. 두 개의 위쪽 소관절면들 (facets)은 위로 튀어 나와서, 위에 있는 척추뼈의 아래쪽 소관절면들과 겹친다. 이 배열은 척추의 가동성을 제한하지만, 이것의 안정성과 부드러운 움직임에 큰 기여를 한다.

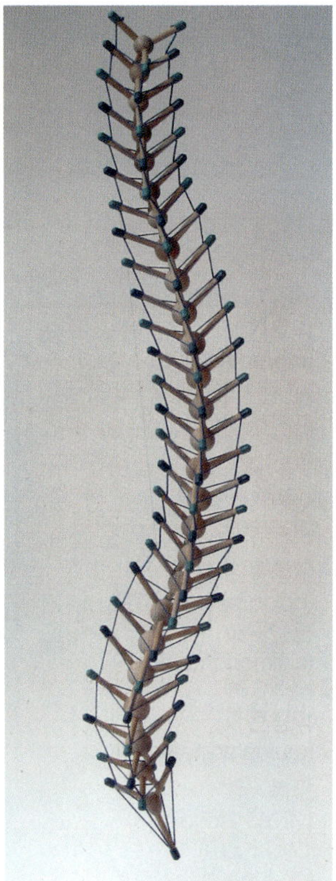

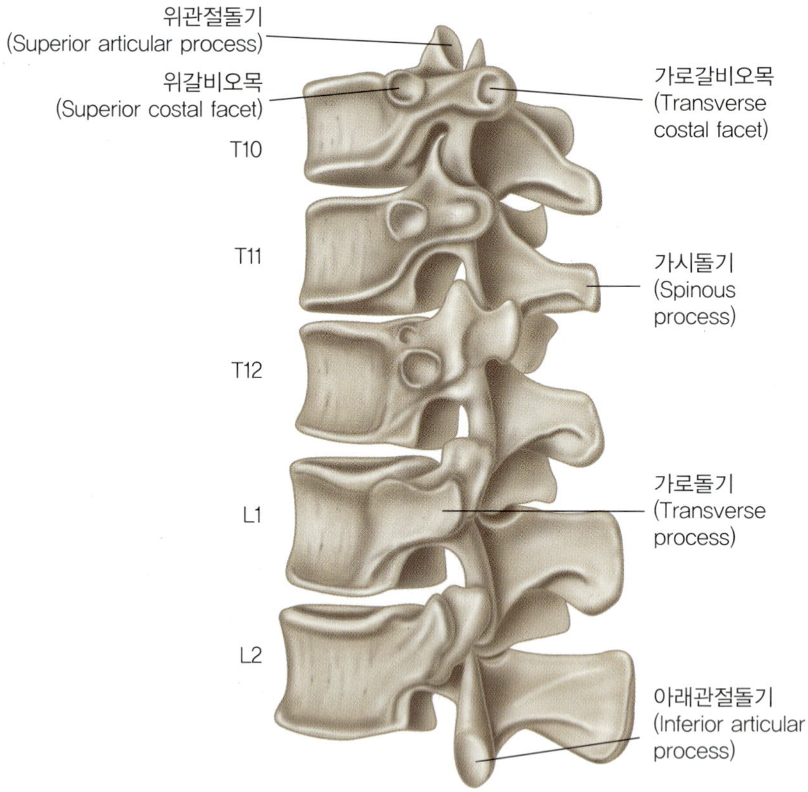

그림 8.4: (a)에서, 우리는 약간 척추처럼 배열된 긴장통합체 마스트를 본다. 이런 종류의 마스트에서 필수적인 하나의 요소는 위에 있는 압축 부재 (뼈)로부터, 밑에 있는 압축 부재에서 위로 올라온 하나의 버팀목 아래로, 밑으로 내민 하나의 버팀목 (strut)을 갖는 것인데, 하나의 인장 부재 (와이어, 고무줄 또는 결합조직)가 둘을 결합한다. 당신은 모델에서 이 배열을 볼 수 있으며, 우리는 해부에서도 볼 수 있는데 (b), 거기서 위관절 소관절면은 위에 있는 척추뼈의 아래관절 소관절면 밑으로 뻗어있으며, 이 관절의 인대성 낭의 투석기 내에서 그 두 개가 안착한다 (모델과 사진은 Tom Flemons의 호의로 게재했다, www.intensiondesign.com).

긴장통합체 (Tensegrity)

또한 이 배열은 척추의 탄성에 큰 기여를 한다. 척추의 뼈들은 본질적으로 서로 서로의 위에 떠있다는 것이 우리의 주장이다. 이것은 전방 부분에서 명백하다. 각 몸체는 그것 밑의 디스크 위에 떠있다. 후방 부분에서는, 이러한 소관절면 관절들이 지붕널처럼 겹쳐져서 이러한 관절들에게 인대성 피막들이 투석기처럼 활동하는 기회를 주는데, 거기서 각각의 연속된 척추뼈는 밑에 있는 척추뼈의 소관절면 관절의 위쪽 가장자리에서 매달려있는 투석기들 안에 떠있을 수 있다.

이 종류의 기전에 주어진 이름은, 장력의 바다에서 균형 잡혀 떠있는 분리된 압축 버팀목들인, 긴장통합체 (tensegrity)인데 (1장에서 논의된 것처럼) – 이러한 구조의 통합체는 인장 부재들 사이에서 비교적인 균형에 의해서 결정되는 것을 의미한다. 그 정도에 따라 척추 뼈들은 이러한 스프링 같은 방식 안에 떠있을 수 있으며, 그래서 척추의 뒤를 따라 있는 모든 근육들은 여러 가능한 직책을 갖는다.

1. 척추를 펴되게 당겨서 이차 만곡들을 형성한다 (보다 자세한 것은 근육들을 다룬 202p에 있다).
2. 방향, 회전 및 '응력 (pre – stress)' 면에서 긴장통합체를 조절한다 (이 응력은 척추의 전체 긴장통합체를 따라 있는 팽팽함의 정도를 나타낸다). 더 많은 응력으로, 한 긴장통합체는 수퍼볼처럼 더 잘 튀어서 무너짐이 없이 하중을 보다 많이 견딘다. 응력이 줄어들면 – 인체에서 이것은 인대성 '느슨함'이거나 스탠딩 근육 장력의 잠정적인 이완일 수 있다 – 긴장통합체는 최대 가동성을 위해서 이것을 이완시키며, 그래서 이것의 비교적인 '바운스'는 작은 폼 볼처럼 된다. 또는
3. 가시돌기들을 서로 당긴다 (이것은 소관절면들을 투석기 안으로 당기며 그런 다음 펌프 손잡이처럼 척추뼈의 전면으로 짐을 옮기는데, 척추뼈 밑의 디스크에서 척추뼈를 떨어지게 들어 올려서, 디스크들을 통해 밑으로 가는 압력을 최소화 시킨다).

오직 등을 이완시키는 훈련만을 해 온 사람에게 등 근육들, 특히 깊이 있는 것들의 이러한 세 가지 기능들을 기억하라고 하는 것은 좋은 조언일 수 있는데, 이것은 세움근 덩어리와 뭇갈래근들 안에 있는 많은 특수한 조각들을 분리해서 목표로 하는 보다 복잡한 세트의 전략으로 이끈다.

기능장애가 생기면, 근육들 내의 과도한 장력이 (큰허리근 같은 척추 전면에 있는 근육들을 포함해서) 척추뼈들을 함께 당길 것이며, 이 떠있는 긴장통합체를 벽돌을 쌓아 놓은 형태로 무너뜨린다. 궁극적으로, 디스크들은 벽돌처럼 활동하라는 요구에 감사할 리 없고, 그래서 디스크들은 무너진다. 비대칭적인 장력이 옆 – 굽힘 (side – bends) 및 회전 모두를 만들고, 특정 장소에서 디스크와 소관절면을 누를 것이다. 너무 작은 장력에 척추는 앞쪽으로 무너지고, 이것은 간단히 이 장력을 다른 장소인, 갈비뼈들, 사지들 및 골반으로 내 보낸다.

가장 흔히 보는 척추 패턴들은 과도긴장과 저긴장 (또는 시용되지 않은) 조직들의 복잡한 조합으로, 그래서 척추 패턴을 균형잡히고, 탄력적이며 쉽게 조절할 수 있는 긴장통합체로 되돌리는 깊이 고려한, 점진적인 전략을 요구한다.

소관절면들의 방향 (The Direction of the Facets)

소관절면 관절들은 장력에 의존할 뿐만 아니라, 특정한 평면들에서 줄을 지어서 움직임을 허용하거나 허용하지 않는다. 허리뼈들에서 (간략히, 우리는 각각의 섹션을 하나로 다룰 것이다), 소관절면들은 시상면에서 겹쳐진다. 이 배열은 굽힘, 폄 및 가쪽 굽힘을 쉽게 해 주지만, 이것은

회전을 심각하게 제한한다. 허리뼈들이 회전하려고 시도할 때, 소관절면들은 서로 서로 충돌한다. 비록 엉치허리관절들은 회전을 약간 더 하게 하지만, 허리뼈들의 나머지는 합쳐서 오직 5°의 회전을 만든다. 회전하기 전에 허리뼈를 굽힘시켜 이것을 약간 증가시킬 수 있는데, 굽힘이 소관절면들을 서로가 떨어지게 당기기 때문이다. 과다폄 (허리뼈 전만)은 회전을 더욱 더 제한하는데, 허리뼈 소관절면들을 함께 밀기 때문이다.

이 배열은 하부 등에서 강한 힌지 동작을 만드는데 (돌고래가 움직이는 것을 생각해라) 회전 움직임에서의 그 힘을 낭비함이 없이 그 힘을 다리에서 몸통으로 전달하기 위함이다.

T12에서 아주 갑자기, 소관절면들의 방향이 시상면에서 정면 또는 관상면에 많이 가깝게 바뀐다. 앞에 있는 복장뼈와 뒤에 있는 가시돌기들이 척추의 가슴 위에서 이용할 수 있는 굽힘과 폄을 심각하게 제한하지만, 그러나 이 소관절면들의 모양은 갈비뼈 바구니 내에서 중요한 회전 움직임을 하게 해 준다.

이 관상 배열은 우리가 흉추 위로 이동함에 따라 수평을 향해서 서서히 기울어지고, 경추 섹션에 도달할 즈음, 소관절면들의 평면은 종단 또는 수평에 도달한다. 이 과정은 우리가 꼭대기에서 고리-중쇠 및 고리-뒤통수 관절들에 도착할 때 완료되어, 이것은 모두 수평면에 아주 가깝다. 이와 같이 경추 소관절면들은 모든 종류의 동작을 허용해서-굽힘, 폄, 옆-굽힘 및 회전-머리의 원격수용체와 함께 머리를 최대한으로 움직일 수 있다.

이와 같이 우리는 제일 바닥에서 비스듬히 되어있다가 우리가 척추 위로 올라감에 따라 시상으로, 정면으로, 비스듬이로, 수평으로 바뀌는 소관절면 관절의 각들을 본다. 척추 앞면이 전체적인 가동성을 갖는 반면에, 척추의 후방 부분은 움직임을 제한하며, 그렇게 움직임을 안내한다.

이제 척추 근육들을 위해서 닻 (anchors)을 제공하는 커다란 돌기들로 가보자, 우리는 일련의 가시돌기들이 등을 따라 있으며, 일련의 가로돌기들이 좌우를 따라 달리는 것을 본다. 이들은 돌기들 자체 사이의 그리고 그들을 따라서 있는 인대들에 의해서 결합된다. 가로돌기사이, 가시돌기사이 및 가시위인대들.

근육의 패턴 (The Pattern of the Musculature)

세 개의 기본적인 단-조각 (single-segment) 근육들이 이 돌기들을 횡단한다.

1. 가로돌기사이근 (intertransversarii), 가로돌기에서 가로돌기로 가는 패턴을 나타낸다. 이 근육들은 동심 장력에서 옆-굽힘을 만들며 편심 장력에서 이것을 방해한다.
2. 가시사이근들 (interspinous muscles), 가시돌기에서 가시돌기로 달리며, 그래서 척추 폄에서 가시돌기들을 함께 모으거나, 또는 이완되어 척추가 굽힘을 만들게 한다. 그리고
3. 돌림근들 (rotators), 한 가시돌기에서 밑에 있는 척추뼈의 가로돌기로 밑으로 바깥으로 뻗으며; 이 근육들은 회전을 만들며 조절한다.

이들은 척추에서 가장 깊고 가장 짧은 근육들이다. 그들은 근육적인 의미에서 매우 강력하지 않지만, 그들은 근방추들이 매우 풍부해서 그들보다 표면에 있는 더 크고, 보다 강력한 근육들을 발화시키는 패턴과 탄력을 신경학적으로 조율 한다 (set). 후자의 근육들은 기본적으로 이러한 심부 근육들과 같은 패턴을 따르며, 오직 더 커다란 표면 근육들만 점진적으로 많은 수의 척추 부분들을 횡단한다.

이 가장 깊은, 단-조각 근육들은 척추 근육들의 심부 층의 일부로 집합적으로 가로가시근 (tranversospinalis)이라고 부른다. 이 용어는

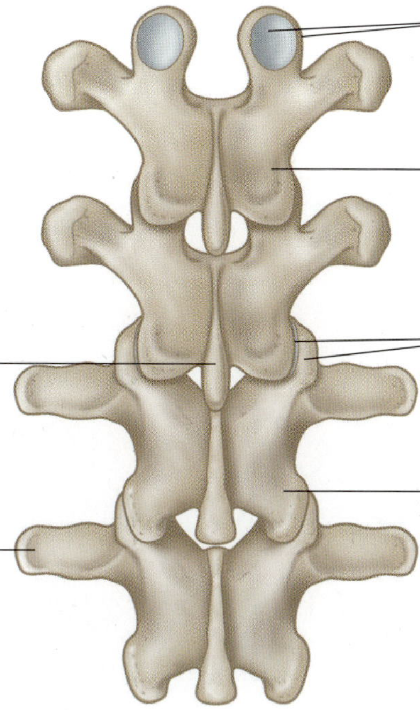

그림 8.5: T12 밑에서, 허리뼈 소관절면들은 시상면에 평행하게 위치되어, 회전을 제외한 모든 동작들을 허용한다. T12 위에서, 그들은 정면에 가깝게 위치되어, 회전과 옆-굽힘을 허용하지만, 굽힘과 폄을 제한한다.

로프처럼 생긴 안심에 국한된 근육들을 기술하며 이것은 전체 척추 위까지 양 옆에 있는 가로돌기들과 가시돌기들 사이의 판구 (lamina groove)를 채운다. 이것은 위에서 이름 붙인 세 근육 그룹들을 포함할 뿐만 아니라, 가시돌기 (spinous process; SP)에서 밑 그리고 바깥으로 가로돌기 (transverse process; TP)까지 유사하게 달리는 긴돌림근들 (rotatoreslongus)을 포함하는데, 그러나 긴돌림근들은 단지 하나가 아니라 두 개의 조각들에 걸친다.

긴돌림근들과 짧은돌림근들은 이름이 잘못 붙여진 갈비올림근들에 의하여 보조되는데, 올림근들은 동일한 방향인, 밑으로 바깥으로, TP에서 갈비뼈의 몸쪽부까지 달린다. 라틴 이름이 의미하듯이 '갈비뼈들을 들어 올리는' 작용을 하지 못하게 잘못 위치된, 이 근육들은 척추와 갈비뼈들을 서로 서로 틀어지게 만드는데 있어서 돌림근들을 보조한다. 그들의 기능과 포지션 면에서, 그들은 '돌림보조근'이라고 이름 붙이는 것이 더 나을 듯하다. 돌림근들처럼, 갈비올림근은 한 부분을 덮는 짧은 것과 두 부분을 덮는 긴 것이 있다.

뭇갈래근들은 돌림근들과 동일한 패턴을 나타낸다-하나의 SP에서 밑으로 바깥으로, 셋 또는 넷 척추 조각들 밑에 있는 척추뼈들의 TP들로 뻗는다. 반가시근 (semispinalis)은 이 패턴을 반복하지만, 그러나 다섯에서 여섯 척추 조각들에 걸친다. 비록 그 패턴들이 동일하더라도, 더 많은 조각들을 걸친다는 것은 이 기다란 근육들의 배열이 보다 수직이라는 것을 의미하며, 그들의 작용은 이러한 바깥쪽에 있는 근육들의 작용을 위한 폄에 보다 많이 집중된다. 작은 근육들은, 그들의 이름이 의미하듯이, 회전에 일을 더 많이 한다. 뭇갈래근들은 바로 밑으로 척추의 엉치뼈 조각들에 뻗어나는데, 등허리근막과 강한 엉치근막 밑으로 달리며, 가로가시근 그룹을 골반에 단단하게 붙들어 맨다.

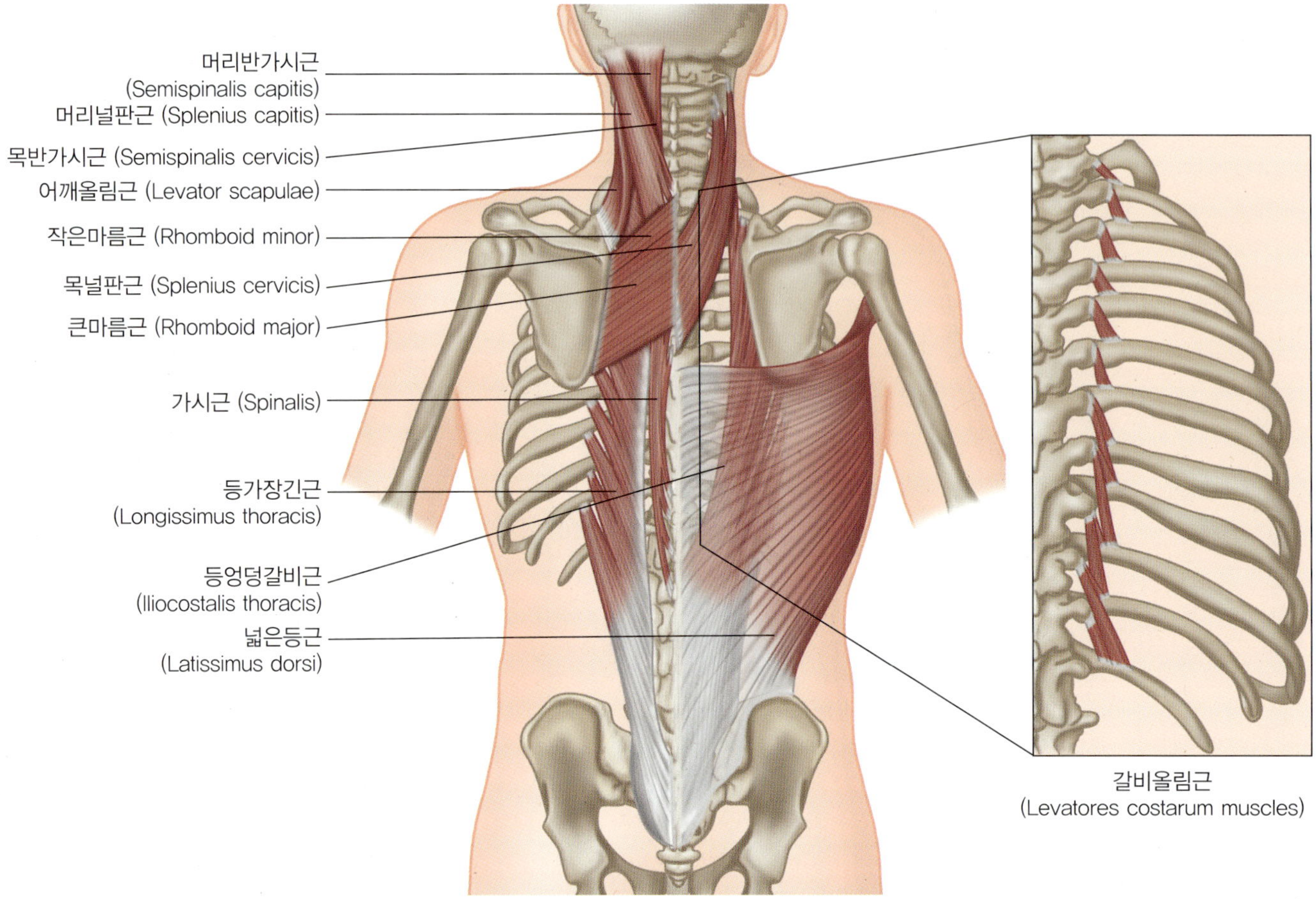

그림 8.6: 척추 근육들에서 가장 깊은 (그리고 가장 짧은) 것들은 위를 덮은 더 긴 세움근들을 뒤따르는 패턴을 보인다. 갈비뼈올림근들은 실제로 '가쪽돌림근들 (rotators lateralis)' 따위로 불려야만 하는데, 왜냐하면 그들은 호흡에서 갈비뼈들을 들어 올리는 것보다 돌림근들이 척추를 트는 것을 돕는데 보다 활동적이기 때문이다. 척추세움근은 진성 근막 근육들인데 우리가 공처럼 말리는 것을 막기 위해서 하루 종일 일하며, 현저하게 느린-연축 (slow-twitch)을 보이는 내구성 섬유들로 되어 있다. 가장 안쪽에 있는 것은 가시근들 (spinalis)과 반가시근들 (semispinalis)이다. 중간에는 가장긴근의 케이블들이 있다. 갈비뼈들의 모퉁이 가까이, 바깥쪽에는 엉덩갈비근들의 작고 복잡한 줄들이 있다.

척추세움근 (The Erector Spine)

근육조직의 외층들은 여전히 이 동일한 패턴을 더 길게 나타낸다. 척추세움근들을 안쪽에서 가쪽으로 취할 경우, 가시근들 (spinalis muscles)은 (그리고 목에서 반가시근들-나중에 다룸) 가시돌기들을 여러 조각들에 걸쳐서 서로 당긴다. 이 작은 근육들은-이것의 가장 현저한 부분에서 폭이 1-2 cm를 넘지 않는-가시돌기들의 바로 가쪽에서 발견된다. T8 정도 근처에서 가장 쉽게 느껴지며, 거기서부터 양 방향으로 몇 인치 위 아래로 찾을 수 있는데, 그 위를 덮고 있는 어깨근육들을 통해서 밑으로 가시돌기들 옆에 있는 조직을 느껴보아라.

가장긴근 (최장근) 복합체 (longissimus complex)는 아마도 우리가 가장 치료하기 힘든 근육들이며, 그리고 가시돌기들의 양 쪽에서 5 cm 떨어져 척추와 평행하게 달리면서 바로 만질 수 있는 일련의 케이블들로 발견된다. 이 케이블들이 더 많이 투박할수록, 척추의 움직임을 구분하기가 힘들게 된다. 비록 이 근육들이 척추에서 TP에서 SP로 가는 패턴을 나타내기는 하지만, 각각의 근육의 작은 다발들이 건너는 조각들의 수가 많을수록 당기는 선을 실제적으로 수직으로 만들며, 그래서 이것의 심부 대응물처럼 돌림근이 아닌, 이것이 주로 척추를 기립시키는 것이라는 것을 확실하게 한다.

척추의 가장 가쪽 근육은 엉덩갈비근 (장륵근; iliocostalis)이다. 이것은 뒤쪽 엉덩뼈능선에서 점진적으로 TP의 바로 옆에 있는 갈비뼈들로 올라가는데, 그러나 갈비뼈들 모퉁이의 안쪽이다. 이 근육은 가로돌기사이근 패턴을 계속하지만, 이 경우에서 이것은 TP에서 TP라기 보다는 갈비뼈에서 갈비뼈를 결합한다. 이 근육은, 척추의 옆-굽힘뿐만 아니라 펴는데 더 관여하는데, 갈비뼈들 모퉁이의 바로 안쪽에 있는 일련의 작은 힘줄들로 보통 느껴진다. 다시, T8 주위는 이 근육을 촉진하기 쉬운 곳인데, 그 지점부터 상하로 추적될 수 있다. 하방으로, 이 근육 덩어리는 허리뼈 부위에 있는 가장긴근의 그것과 섞인다.

이 근육들은 등허리근막의 여러 층들에 의해서 에워싸진다. 이것이 근육들에서 온 장력을 하부 척추의 척추뼈들과 복부로, 그리고 대측성으로, 갈비뼈들의 한 쪽에서 맞은편 힙으로, 허리엉치 중앙선을 건너, 균등하게 전달하는 중요한 역할을 한다. 이러한 사선으로 힘의 전달은 이 근육들 자체와는 약간 관계가 없는데, 그들은 수직으로 달리며, 그리고 자체 내에 많은 수직 힘줄들을 옮기기 때문이다. 이 근육들은 사실상 아주 많은 근막을 갖고 있어서 우체국에서 보는 포장하는 테이프 같다. 질기고, 섬유성이며 매우 강하다. 이 근육들의 탁월성은 느린-연축, 내구성 있는 스타일의 근육 섬유들인데, 이유는 우리 몸이 바닥으로 접히지 않도록 이 근육들은 하루 종일 그리고 밤의 반을 가볍게 작동시키고 있어야만 하기 때문이다.

어깨 근육들을 덮고 있는 판들 (laminae), 뒤톱니근의 지지띠, 및 등허리근막뿐만 아니라, 매몰근막의 강한 복합체 그리고 근육사이 힘줄들 모두와 함께, 이 강하고 두꺼운 근육들은 거듭된 치료를 요하게 만든다. 이 책에서 다룬 등 치료는, 이것의 많은 변형들과 함께, 여러 번 적용되도록 디자인 되어서, 이 근육들의 깊은 층들을 점진적으로 개통시켜 완전히 반응하는 기능으로 가게 한다-그리고, 위에서 시사한 것처럼, 특수한 고객 촉진과 움직임 관찰에 기반을 두고서 개개인적으로 기반을 둔 전략들로 궁극적으로 이양된다. 이러한 전략은 일반적인 교과서의 범주 밖에 있지만, 그러나 예술가 또는 운동선수들을 치료하는 사람들에게서의 퍼포먼스 증진에 필수적이다.

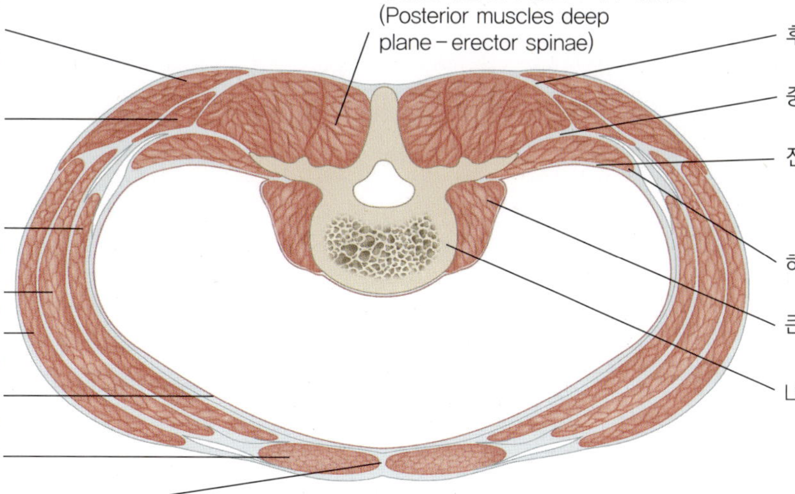

그림 8.7: 척추세움근들은 등허리근막의 봉투 속에 전체적으로 갇혀 있는데, 판들 (laminae)은 이 근육들의 표면과 심부로 지나 간다. 뒤톱니근들은-본질적으로 세움근들의 지지띠-바깥 층에 놓여 있다. 바깥과 안쪽 층 모두 복부 근육들에 연결된다. 또한 이 근막은 장력을 힙에서 대측성 갈비뼈들과 어깨로 전달하고, 그 역도 또한 같다.

목 (The Neck)

위에서 기술해 온 근육 패턴은 목으로 계속된다. 그러나, 목은 더 복잡하며, 그리고 더 작은 근육들, 이것을 지나가는 많은 내장관들, 및 쉽게 적응되는 작은 경추들을 다루기 위해서 보다 신중함이 요구된다. 그러므로 목은 그것 자신의 구획을 가지며, 점진적인 손과 세심한 주의를 갖고 상응하는 테크닉들로 치료돼야만 한다.

해부학적으로, 그리고 치료전략 면에서, 목은 세 개의 근막들의 원통들 (cylinders)로 보는 것이 최상이다. 바깥원통 (outer cylinder)은 주위를 둘러싼 근육으로 된 커다란 시트들을 포함한다. 이것은 또 다른 두 개의 원통을 포함한다. 앞쪽에 내장 원통 (visceral cylinder) 그리고 뒤에서 척추를 싸고 있는 운동 원통 (motor cylinder). 내장 원통이 인체 내에서 얼마나 쉽게 움직이는 지를 보기 위해 후두 (larynx)를 가볍게 쥐고 좌우로 움직여라. 목 뒤로 손을 뻗어 비슷한 방법으로 운동 원통을 움직여 보면 운동 원통이, '수동적인' 내장 원통에 반해서, 얼마나 단단하고 자동조절이 되는 지를 볼 것이다.

목에 대한 우리의 논의는 표면 원통과 복잡한 운동 원통만을 다룬다. 설골 복합체와 혀 밑의 관련 근육들로 구성된 내장 원통 근육들은 나중을 위해서 남겨 둔다.

표면 원통: 등세모근과 목빗근 (The Superficial Cylinder: Trapezius and Sternocleidomastoid)

비록 목의 피부에 있는 넓은목근 (광장근; platysma)을 찾을 수 있지만 (턱과 가슴 사이의 피부를 만드는 근육으로 '이크 (yikes)' 소리로 두드러진다), 목의 주된 보호근들과 움직이는 근육들은 두 겹으로 된 표면 목근막의 층 내에 놓여 있다. 목덜미인대 (항인대)와 가시돌기들에서 시작하는, 등세모근은 – 이 근막에 끼워져 있으며 – 후방 목 주위를 둘러싸고 있다. 물론 등세모근은

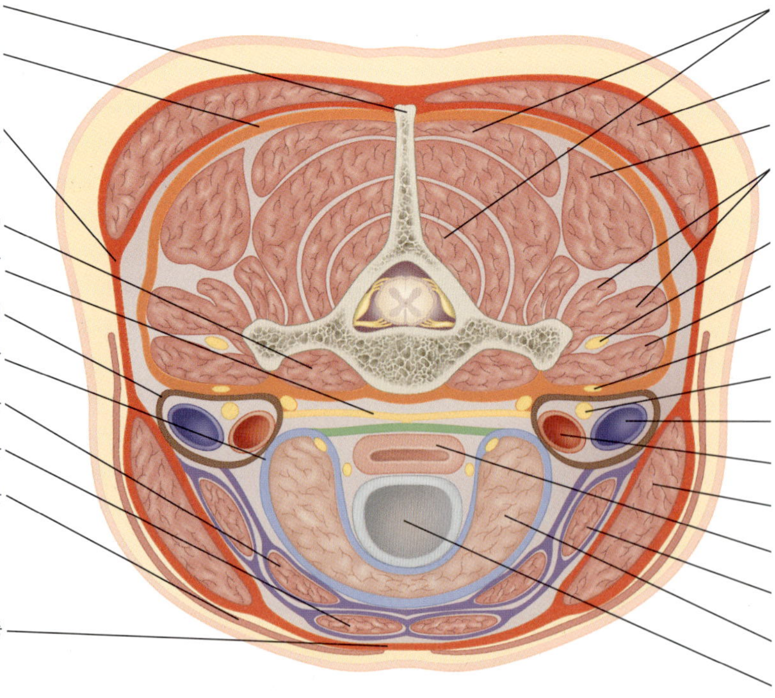

그림 8.8: 목의 근막은 본질적으로 세 개의 원통으로 구성된다. 전체 목을 감싼 표면의 한 원통이, 전방의 '내장 원통' 및 보호하고 원동력 복합체를 가진 목뼈를 싸고 있는 후방 '운동 원통'을 함유한다.

어깨 근육이며, 9장에서 팔과 관계해서 다뤄지지만, 그러나 이것은 목을 보호하고 돌리는 기능도 한다.

비록 대부분의 해부학자들은 셋으로 가지만 우리는 등세모근을 네 가지 기능적 섹션으로 나눌 것이다. 등세모근의 가장 꼭대기 부분은 뒤통수-빗장 부분이다-뒤통수뼈의 후내면에서 빗장뼈의 가쪽 1/3까지 밑으로 앞으로 달린다. 등세모근의 다음 섹션인 목-어깨봉우리 부분은 경추 가시돌기들에서 목덜미인대 쪽으로 그리고 밑으로 바깥으로 어깨판의 끝부분 (tip)까지 달린다. 이 두 부분 모두 어깨에 대한 머리의 대측성 돌림근들이며 (목빗근처럼), 그리고 또 어깨의 올림근들이다. 그러나, 때때로 그들의 기능은 다른 방향으로 달리고 (우리는 이것을 기능 이상-dysfunction-이라고 부른다), 어깨 부착들과 함께 기시가 되어, 이 어깨 근육이 목과 머리를 안정시키는데 관여하게 된다. 자주 있는 이러한 기능적 오류는 머리를 안정시키는 축 기능에서 부속 어깨를 관여시키며, 그리고 어깨 손상으로 가는 많은 상황을 조성한다.

목빗근 (SCM)은 목의 옆과 앞을 덮는다. SCM은 머리의 대측성 돌림근이지만, 자주 하나의 자세 유지 근육으로서의 기능을 더 많이 갖고 있어서, 기능시상 시 머리를 밑으로 앞으로 당기는 것을 돕는다. SCM과 등세모근은 동일한 근막 싸개에 싸여 있다. 거의 모든 사람들에게서 움직여질 필요가 있는 이 근막의 방향은 위와 뒤인데, 밑과 앞쪽 끌림을 상쇄하기 위함이다.

사실상, 이 두 근육들은 하나의 배아에서 출발해서, 그리고 빗장뼈의 성장에 의해서 둘로 갈라졌다. 머리가 두 개인 SCM의 하부 부착점들은 복장뼈로 가는 쉽게 촉진되는 머리와 빗장뼈의 중간 1/3로 가는 더 넓고 더 가쪽에 있는 머리이다.

이와 같이, 등세모근의 이끄는 가장자리와 SCM의 끌려가는 가장자리는 기저에서 빗장뼈의 중간 1/3에 의해서 갈라진다. 그들의 꼭대기인, 가쪽 뒤통수뼈와 후방 관자뼈들에서, 두 근육들은 가깝게 있으며 그들의 근막들은 서로가 섞인다 (그 뿐만 아니라 두개까지 올라가서 두개정 근막과도 섞인다). 이와 같이 둘 사이에 만들어진 길고, 얇은 비스듬한 삼각형은 하나의 '창'인데 그 속에, 이렇게 둘러싼 표면 슬리브의 깊숙이, 목갈비근들과 운동 원통의 다른 근육들이 있다.

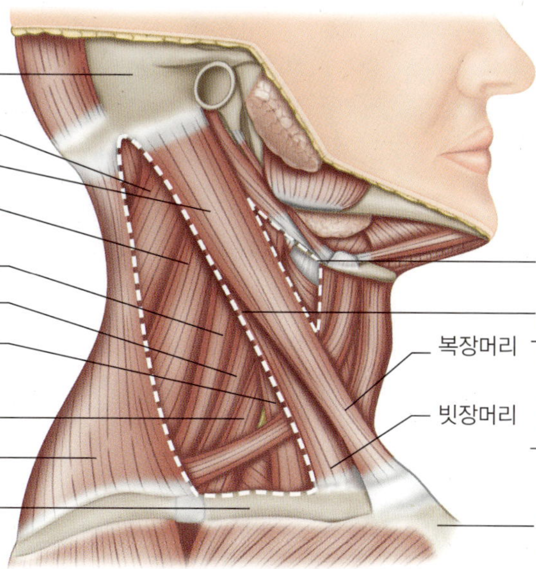

그림 8.9: 목빗근과 등세모근은 동일한 근육으로 태어 났다-그들을 분리하는 것은 빗장뼈의 성장이다. 이것이 그들 사이에 길고, 가는 삼각형을 만드는데, 이것 사이로 운동 원통에 도달할 수 있는 근막 창이 있다. 때때로 등세모근은 SCM의 기능 이상적인 대용품으로 소집된다.

운동 원통 (The Motor Cylinder)

운동 원통은 목 척추뼈들이 쌓은 탑 주위 가로돌기들에 주로 붙는 13개 정도의 근육들로 구성된다. 이들은 (1) 전방의 긴 근육들, (2) 옆의 목갈비근들과 어깨올림근, 및 (3) 우리가 이전에 살펴 본 척추세움근들 꼭대기를 싸고 있는 널판근들의 3 그룹으로 이루어 진다.

이것을 차례로 볼 때, 긴목근 (longus colli)과 긴머리근 (longus Capitis)은 목의 전방에서 위로 달려간다. 그들이 짧아지면 목을 굽히며, 또, 중요한 것으로, 그들은 편심적으로 도전을 받을 때 과다폄을 막아 준다. 이와 같이 이 근육들은 과다폄된 목뼈 만곡에서 (경추전만; cervical lordosis, 많은 머리 전방 자세에서 흔하다), 정상으로 돌려져야 되고, 또는 줄어들거나 역 만곡의 경우에서는 (군인 목) 늘려질 필요가 있다.

고객에게 등을 대고 눕게 한 후, 이 근육들을 조심스럽게 찾는데, 당신은 테이블 끝인 머리 쪽에 앉는다. 팔꿈치를 펼치고 손가락은 서로를 향하게 앞으로 숙여서, 손가락 끝의 바닥을 아래로, SCM의 끌려 가는 가장자리 밑으로 댄 다음 손톱 면으로 SCM을 들어 올린다. SCM 깊숙이, 운동 원통의 단단한 근육근막 몸체를, 특히 목갈비근들을 느낄 것이다. 손가락 끝을 목갈비근들의 전방에 있는 공간 속으로, 운동 원통과 내장 원통 사이로 미끄러뜨려라. 이 방식으로, 내장 원통 내에 있는 모든 내장 관심사들을 안전하게 해 준다. 이러한 것이 위팔신경얼기 자극을 일으키거나, 고객의 얼굴색이 검붉게 바뀐다면 중단해라.

만약 팔꿈치를 넓게 유지해서 목갈비근들의 바로 전방으로 미끄러뜨린다면, 위에서 아래쪽으로 (부드럽게) 미끄러뜨리는 동안 손가락 패드들 밑에 가로돌기들 (TPs)의 튀어나온 부분들을 느낄 수 있을 것이다. 긴목근과 (계속 가슴 속으로 내려가서 T4의 전방까지 가는) 긴머리근은 이 TPs의 바로

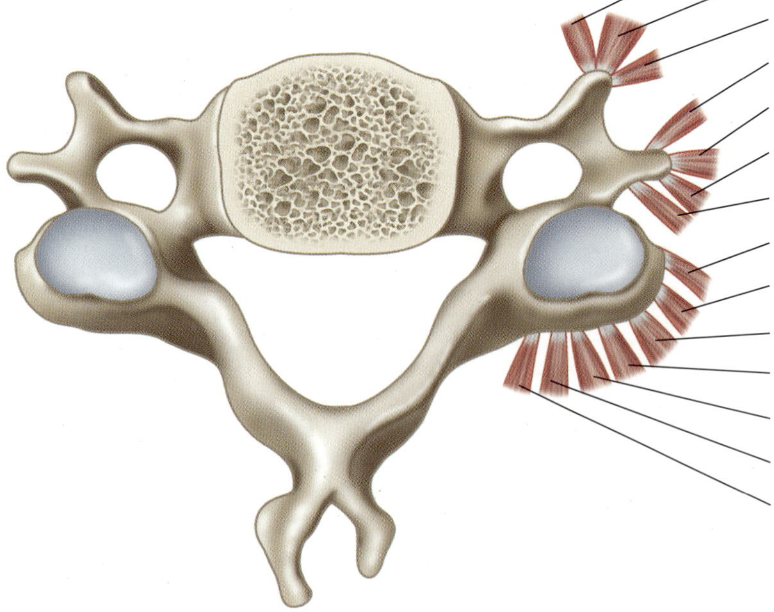

그림 8.10: 많은 근육들이 (주로) 목뼈 가로돌기에 경쟁하듯이 붙어있다. 이들은 (1) 긴목근 (longus colli), (2) 긴머리근 (longus capitis), (3) 앞목갈비근 (이 근육의 후방으로 위팔신경얼기를 위한 도랑을 주목해라), (4) 중간목갈비근, (5) 뒤목갈비근, (6) 어깨올림근, (7) 둘러 싸는 목널판근 (splenius cervicis), (8) 엉덩갈비근, (9) 가장긴근, (10) 반가시근, (11) 뭇갈래근, 및 마지막으로 (12) 돌림근들.

안쪽에 있을 것이며, 머리를 살짝 들어 올리면 손가락으로 튀어나올 것이다. 자세성 과다폄의 경우에서, 손가락을 대고 있는 것 만으로, 고객에게 그의 긴 근육들을 찾아내고 그들을 활성화 시키는 것을 도울 것이다. 만약 그들이 단축되어 있고, 목이 줄어들거나 역인 만곡을 보일 경우, 그 때 그들을 늘리는 도구로서 여기서 손가락을 사용할 수 있다.

TPs의 가쪽은 목갈비근들 세 개가 만든 '치마'이다. 위팔신경얼기 (및 위팔동맥)는 앞과 중간목갈비근 사이에서 나오므로, 민감하고 세심한 촉진을 요구한다. 즉, 목갈비근들은 목의 주된 가쪽 지지를 만들고, 이 근육들 자체는 질기고 근막성이 강하다. 그들을 배제시키는 것은 당신의 기술 및 고객의 경감 모두를 위한 좋지 않은 옵션이다.

앞목갈비근에서, 다시 손을 빗장뼈 가까이에서 SCM 후방 가장자리에 위치시켜라. 다시, 손가락 끝으로 SCM을 위로 들어 올리고, 손가락 끝을 빗장 머리 (clavicular head) 밑으로 미끄러뜨려라.

앞목갈비근은 단단한 띠인데, 두께가 약 1 1/2 cm 이며, SCM의 빗장 머리 바로 깊숙이 있다. 이것은 호흡의 들숨 단계 동안 활성화 되며, 때때로 호흡하는 내내, 때때로 호흡의 고점 가까이 에서만 활성화된다. 이 근육은 - 또는, 보다 정확하게, 근육근막 복합체 - 호흡 동안에 위쪽 갈비뼈 두 개를 당겨 올리게 디자인되었다. 불행하게도, 갈비뼈들이 더 고정되었을 때, 갈비뼈들을 위로 뒤로 당기는 대신 하부 목뼈들을 밑으로 앞쪽으로 당기는 기능 이상을 만든다. 이 책에 있는 테크닉을 사용해서 하부 목과 상부 갈비뼈들의 적절한 기능을 회복시켜라.

중간과 뒤목갈비근들은 불완전하게 분리된 근육들이라서, 그들은 함께 치료된다. 이들 둘은 목의 '허리네모근'으로서 함께 작동하여, 머리의 너무 많은 옆 - 옆 움직임을 막아 주며, 움직이는 몸 위에서 머리를 안정시켜준다. 목갈비근들은 위팔신경혈관을 보호하며, 따라서 이 근육들에서 나온 근막 또한 어깨로 뻗어가며, 그래서 어깨들이 다른 높이에 있을 때 연루될 수 있다.

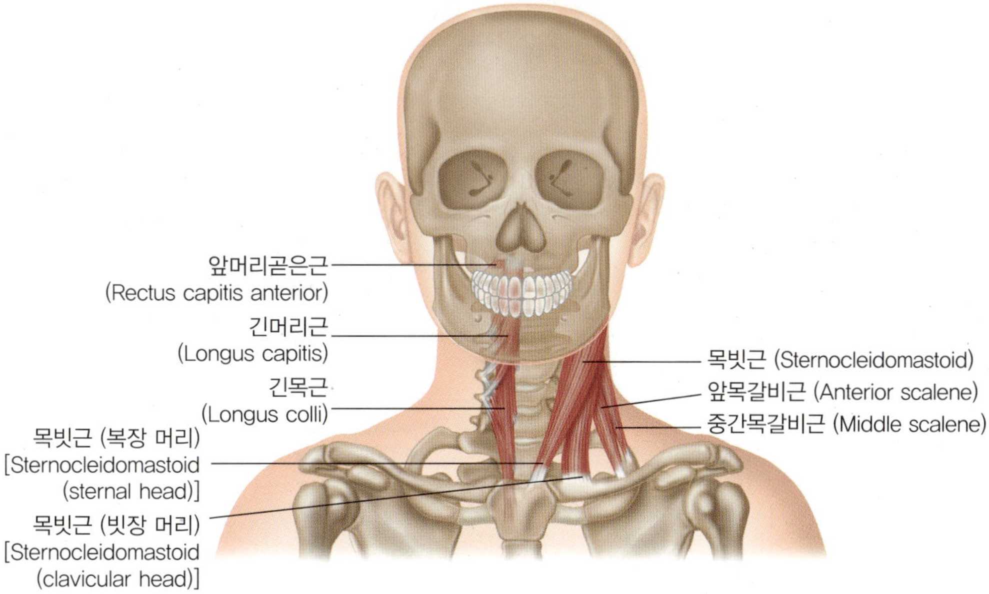

그림 8.11: 목의 앞면을 따라 달리는 긴 (longus) 근육들은 목이 과다폄되게 무너지는 것을 막기 위해서 관여되어야만 하지만, 그러나 목이 굽힘된 채로 고착되어 있다면 풀려야만 한다. 중간과 뒤목갈비근들은 목의 옆에서 옆 움직임을 제한하기도 하고 만들기도 한다. 앞목갈비근은 독특하게도 호흡 시에 상부 갈비뼈들을 들어 올리거나 (기능 이상 시) 하부 목뼈들을 밑으로 앞으로 당긴다.

중간목갈비근을 쉽게 찾을 수 있다. 이것은 운동 원통에서 가장 가쪽 근육이며, 그래서 목의 옆을 기타처럼 퉁길 때 (SCM과 등세모근의 깊숙이) 가장 두드러진 근육으로 느껴진다. 이것은 기타의 명확하고 두드러진 줄처럼 느껴진다. 뒤목갈비근은 중간목갈비근의 뒤의 바로 안쪽에 놓여서, 손가락 끝 하나를 중간목갈비근의 뒤로 집어 넣으면 이것의 배우자인 뒤목갈비근을 집어 낸다.

어깨올림근은 뒤목갈비근 바로 뒤에서 쉽게 발견된다. 당신의 손가락 끝 셋을 목갈비근들 바로 뒤의 어느 곳에 위치 시키고, 다른 손을 가로질러 뻗어서 어깨 판을 아래로 잡고 있어라. 고객에게 어깨판을 잡고 있는 손 쪽으로 어깨판을 밀어 올리라고 시켜라, 그러면 어깨올림근은 손가락으로 튀어 오를 것이다. 일단 그랬다면, 이것은 등세모근 밑으로, 어깨뼈의 끝으로 가고, 또 위로는 목갈비근 부착점들 바로 후방에 있는 TPs까지 위로 간다.

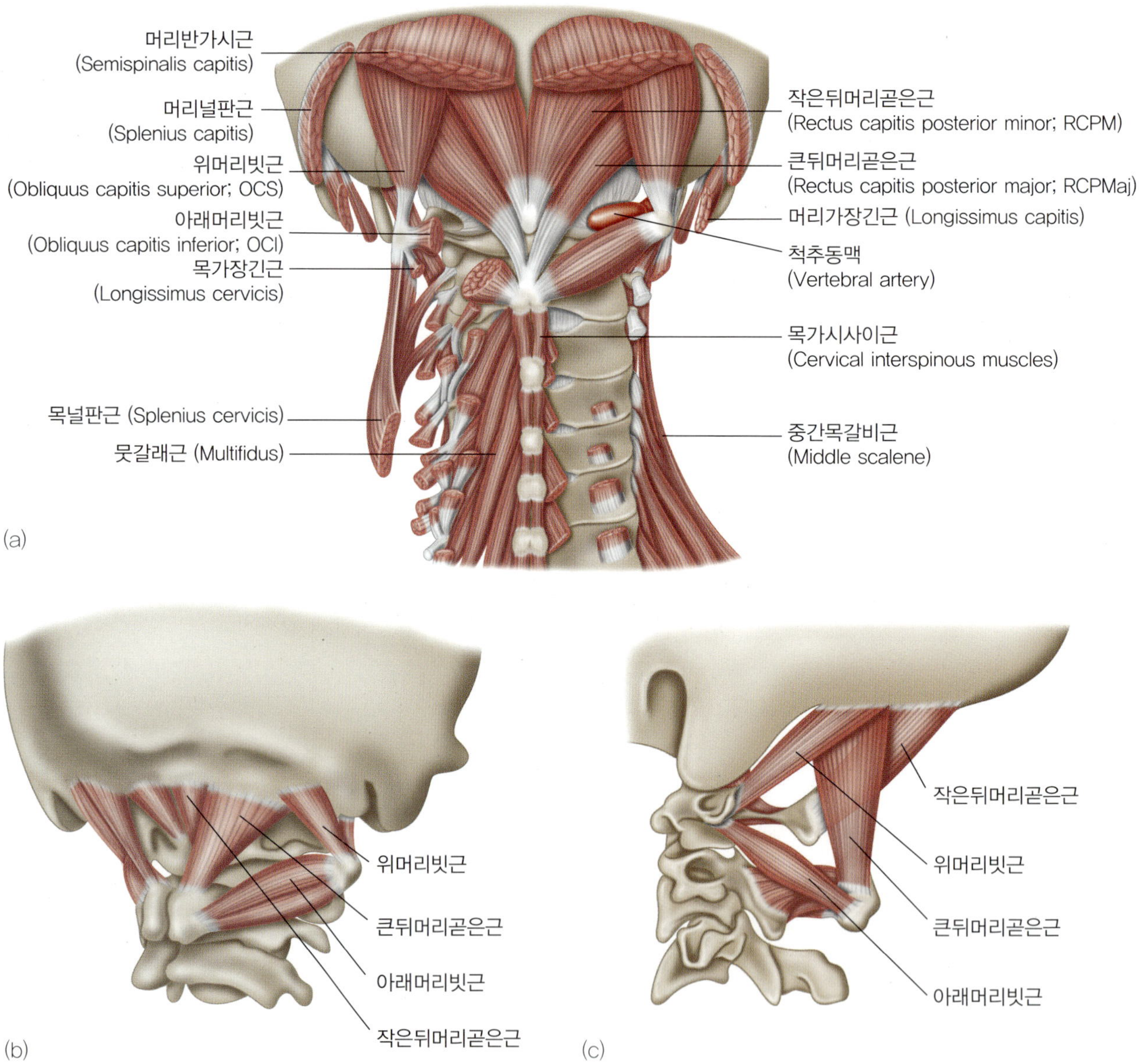

그림 8.12: (a)에서, 모든 해부학 책에서 그려진 것과 같이 뒤에서 뒤통수밑근 그룹을 본다. 비스듬히 보는 (b)는 다른 회전 모멘트들을 만들기 위해서 다른 방향으로 달리는 근육들을 보여 준다 (c)에서, 우리는 RCPM과 OCS가 뒤통수뼈를 밑으로 앞쪽으로 당기는 방식을 볼 수 있는데, 뒤통수뼈를 고리뼈 쪽으로 안으로 당긴다 – 공포 패턴들, 근시 및 외상 후 상황들에서 종종 보여주는 일탈이다.

어깨올림근의 후방에는, 널판근들이 - 머리널판근과 목널판근 - 우리가 전에 다뤘던 (203p) 척추 근육들을 감싼다. 엉덩갈비근 (iliocostalis)은 가장 가쪽에 있으며, 목으로 올라가나, 머리까지 가지는 않는다. 가장긴근 (longissimus)은 두개까지 계속된 연결을 하고 있는데, SCM과 목뿔근 밑에서 꼭지돌기의 깊숙이 붙는다. 반가시근과 뭇갈래근들은, 수직 끈 안에서 함께 묶여있으며, 목 뒤의 중간에 있는 가시돌기에서 2 1/2 cm쯤에서 퉁겨질 수 있다. 머리의 주된 닻인 이들은 머리 - 전방 자세에서 부하 (편심 하중)을 받게 된다.

제일 깊은 높이에 뒤통수밑근들이 놓여 있는데, 작은 그룹이지만 매우 중요한 근육들이다. 이들은 작은뒤머리곧은근 (rectus capitis posterior minor; RCPM), 큰뒤머리곧은근 (rectus capitis posterior major; RCPMaj), 위머리빗근 (oblique capitis superior; OCS) 및 아래머리빗근 (oblique capitis inferior; OCI)들이다. 이 그룹에서 두 개의 다른 근육들은 (가쪽머리곧은근과 앞머리곧은근) 찾고 치료하기가 어려워서 차후로 남겨 둔다.

이 근육들은 두 번째 목뼈 (중쇠뼈; axis)의 두드러진 가시돌기 (SP) 주위를 중심으로 별 모양을 만드는데, 중쇠뼈는 뒤통수뼈 밑에서 첫 번째로 쓸 수있는 SP로 쉽게 느껴질 수 있으며, 고리뼈 (atlas)는 사실상 가시돌기가 전혀 없다. 당신이 손가락들을 머리 옆으로 대서 머리를 움직이지 못하게 만들고, 엄지를 이 SP 바로 양 쪽의 뒤통수뼈 밑으로 밀어 넣은 다음, 눈을 원으로 굴려라 (감거나 뜨거나는 상관이 없다), 그러면 엄지 아래, 이 근육들의 긴장도가 변하는 것을 느낄 것이다. 이 근육들은 아주 많은 수의 근방추를 갖고 있으며, 그들은 배선에 의해서 눈과 접속되어 있다. 눈을 움직임에 따라, 이 근육들은 이 움직임을 '들으며' 이에 따라서 척추를 조절한다. 이것은 고양이가 네 발로 내려 앉는데 사용하는 기전인데, 고양이가 눈과 안쪽 귀를 써서 수평을 찾은 다음 목부터 꼬리까지 척추를 굉장히 빨리 펴는 것이다.

이 근육들의 뒤당김이 고리뼈 위에서 뒤통수뼈의 전방 움직임을 만들며, 고리뒤통수관절을 과다폄으로 가게 한다. 이러한 뒤당김은 매우 흔한 공포 반응이며, 불안한 고객에게서 자주 볼 수 있다. 위머리빗근 (OCS)의 편측 짧아짐은 고리뼈 위에서 두개의 자세성 회전을 만든다 - 수의적 조절로 만들 수 없는 회전. 아래머리빗근 (OCI)은 매우 흔히 편측으로 짧아지는데, 이것은 항상 척추의 어떤 회전을 동반하는데, 그럴 경우 고리 - 중쇠관절에서 보상될 필요가 있게 되어, OCI 내에 편측 장력을 만들기 때문이다.

아래머리빗근 (OCI)을 찾으려면, 손가락 끝을 꼭지돌기의 바로 뒤와 밑의 '파진 곳 (divot)'에 대는데, SCM의 상부와 등세모근의 상부 사이에 있다. 약 45°로 목의 중앙을 향하여 가는데, 널판근과 밑에 놓인 뭇갈래근을 지나, OCI로 간다. 엄지들 또는 손바닥들을 고객의 머리에 대고 나서 당신의 저항에 대하여 한 쪽 그리고 다른 쪽으로 돌리라고 시켜라. 고객이 회전하는 쪽에 있는 OCI가 수축하는 것을 느낄 것이다. 또한 당신은 양 쪽에서 고정적인 긴장도 (standing tonus) 또는 조직의 밀도의 차이를 (있다면, 그러나 매우 흔하다) 느낄 것이다.

다른 세 근육들은 - RCPM, RCPMaj, 및 OCS - 뒤통수뼈 뒤를 따라 깊숙이 느껴질 수 있다. 등을 대고 누운 고객의 머리 쪽에 앉아서, 손들을 두개 밑으로 미끄러뜨려서, 뒤통수뼈를 손바닥의 만곡 속으로 편안하게 올려 놓고, 손가락들을 편하게 목 밑으로 둔다. 손가락들을 구부려, 여섯 개의 손가락 끝들을 만들어서 - 각 손의 둘째부터 넷째까지 (새끼 손가락은 테이블로 펼쳐 놓는다) - 뒤통수뼈 기저부에 댄다. 올바르게 위치시키려면, 약지들은 거의 중앙선인 바로 목덜미인대 (nuchal ligament)에 대고 있어야만 하며, 검지들은 여전히 뒤통수뼈 뒤에 있어야만 한다 (꼭지돌기가 있는 옆 주위가 아니다). 손가락 끝들은 당신 쪽인 뒤를 향해야만 하는데, 천장 쪽이 아니다. 그들은 당신이 갈 수 있을 만큼 뒤통수뼈 아래에 있어야만 하는데, 마치 뒤통수뼈에 고리를 걸어 이것을 당신 쪽인 테이블 위로 옮기듯이 한다.

이 포지션에서, 큰뒤머리곧은근 (RCPMaj)은 중지 끝에 놓일 것이다 (그리고 이 손가락으로 뒤통수뼈 아래면을따라 앞 뒤로 통길 때 명확한 줄 또는 언덕처럼 늘 느낄 수 있다). 다른 두 근육들인 작은뒤머리곧은근 (RCPM)과 위머리빗근 (OCS)은 – 깊숙이 시작해서 거기서부터 밑으로 앞으로 간다 – 보통 명확하게 느껴지지 않는다. 그러나 중지가 RCPMaj에 있다면, 다른 두 개의 손가락 끝은 자동적으로 자신을 올바르게 위치시킬 것이다.

이 근육들을 푸는 것이 척추의 움직임, 엉치뼈의 해소, 두통의 감소, 시야 풀기, 머리 – 전방 자세 교정, 공포 반응과 밋밋한 노인 목의 이완 및 머리 가동성 들에 대하여 갖는 효과를 과소평가할 수 없다. 이 근육들은 표면후방선에서 기능적으로 가장 중요한 존재들이며, 그리고 알렉산더 테크닉의 중심이다.

척추 보강재들은 이러한 크고 작은 연조직 요소들의 바다 내에서 떠다닌다. 척추의 복잡성은 존경, 관심 및 다년 간의 조심스러운 연구를 요구하지만, 그러나 우리는 척추에 작용하고 있는 연조직에 대한 치료를 두려워해서는 안 되는데, 여기서 우리가 많은 심부 패턴들을 해소하는 것을 보기 때문이다.

인체판독 척추 (Body Reading the Spine)

척추는 우리가 근육이라고 부르는 (그러나 이것은 실제로 근육근막이다) 일련의 지지 케이블에 의해서 둘러싸진 생물학적인 엔지니어링의 놀라운 산물이며, 광범위에 걸친 움직임을 하게 만든다. 이것은 사람들이 우리를 찾는 가장 흔한 이유들 중의 하나이다. 우리 목적은 자연스럽고, 균형 잡힌 만곡을 다시 만드는 것을 돕고, 어떤 옆 – 옆 굽힘을 줄이고, 또 마지막으로 회전을 다시 풀어주는 것이다. 우리 작업은 그 순서대로 진행할 것인데, 앞과 뒤 문제들로 시작하고, 그 다음 옆 – 옆 굽힘 또는 기울기들, 다음에 어떤 회전을 해결할 것이다. 약간 복잡할 수 있기 때문에, 우리는 우리의 몇 가지 증례를 가지고 예들을 통해서 우리 작업을 진행할 것이다.

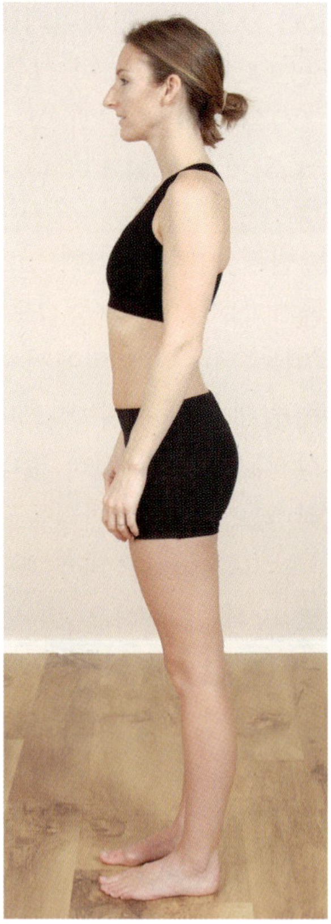

그림 8.13: 척추의 만곡들을 판독해라. 모델을 볼 때, 허리뼈에서 긴 후방 굽음 (bend)을 볼 수 있는데, 이것은 그녀의 중간/상부 흉추들까지 계속 뻗어간다. 머리의 전방 이동은 상부 흉추들과 하부 경추들이 아주 날카롭게 전방 굽음되어 만들어진다.

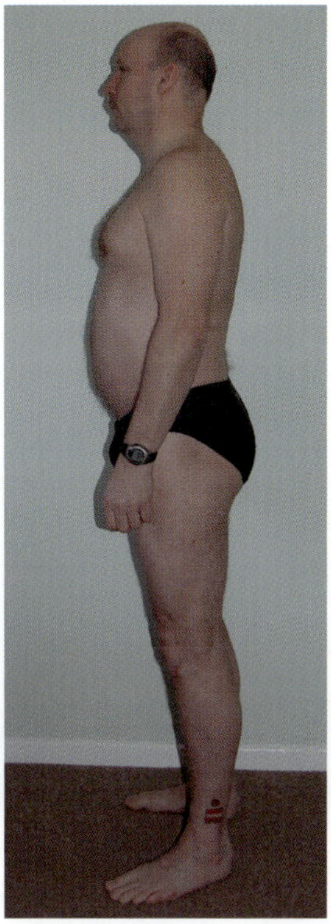

그림 8.14: 이 모델은 허리척추뼈에 유사한 후방 굽음 (bend)을 보이지만, 흉추 중간에서부터 하부 경추 영역으로 가는 긴 전방 굽음이 뒤따른다.

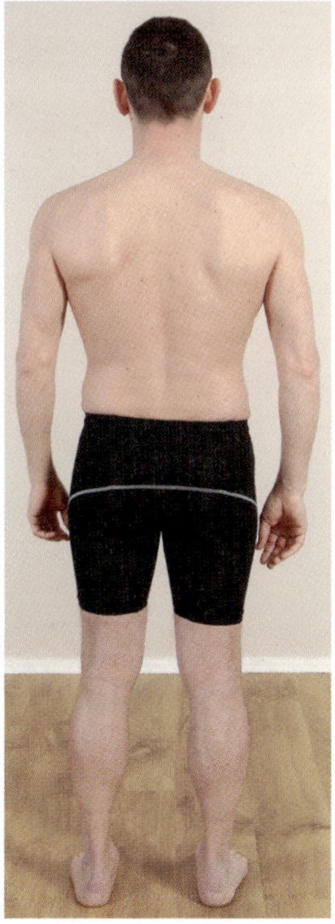

그림 8.15: 등 모습은 척추에서 가쪽 기울기들과 굽음들을 나타낸다. 여기서 우리는 요추에서 좌측 굽음을 볼 수 있는데, 이것은 상부 흉추들이 우측으로 굽음되어 교정된다.

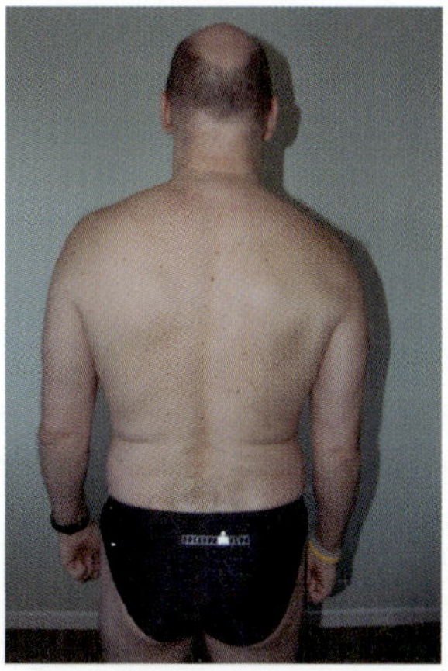

그림 8.16: 이 클로즈업 모습은 대략 T12부터 T3까지 척추의 아주 길고 강한 굽음 (bend)을 보여주고, 그 후 보다 수직 머리 포지션을 만들기 위해서 척추는 목 하부에서 좌측으로 다시 굽음된다.

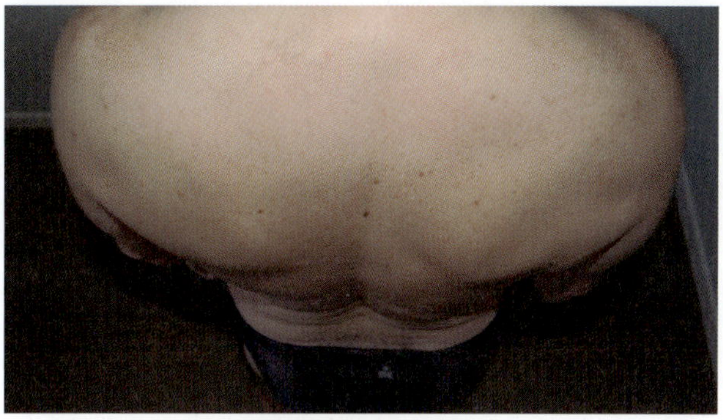

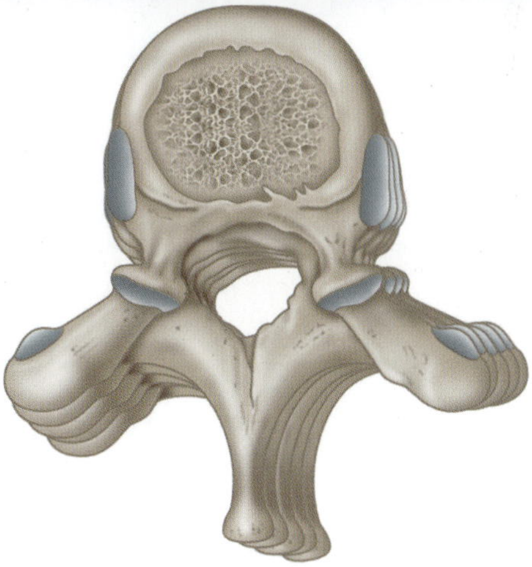

그림 8.17 a & b: 모델의 등을 위에서 바로 내려다 볼 때, 우측 세움근들이 중간에서 하부까지의 흉부 영역에서 좌측에 비해서 보다 후방에 있는 것을 볼 수 있다. 고객이 강한 편측 운동 또는 움직임을 하지 않았다면, 이것의 척추의 점진적인 회전이 우측에 있는 가로돌기에 영향을 준 척추 포지션들의 합리적인 표식으로 받아들일 수 있는데, 이 경우에서, 그림 8.17b에서 보듯이, 세움근들을 후방으로 밀었다.

척추 테크닉 (Spine Techniques)

척추세움근 - 등 줄기 (Erector Spinae - Back Stripes) (표면후방선; SBL)

물론 세움근들은 모든 많은 여러 척추와 흉곽 포지션에 관여될 것이지만, 그러나 우리가 그들의 균형을 잡아 주고 전체 척추 길이를 회복시켜주기 위해서 시도할 첫 번째 평면은 시상면인데, 다른 각도를 가진 굽힘과 폄을 다루기 위해서, 그리고 척추의 1차 만곡과 2차 만곡을 균형 잡는 것이다.

척추를 굽힐 때 세움근들이 근막적으로 제한되면, 세움근들은 가시돌기들에서 멀리 가쪽으로

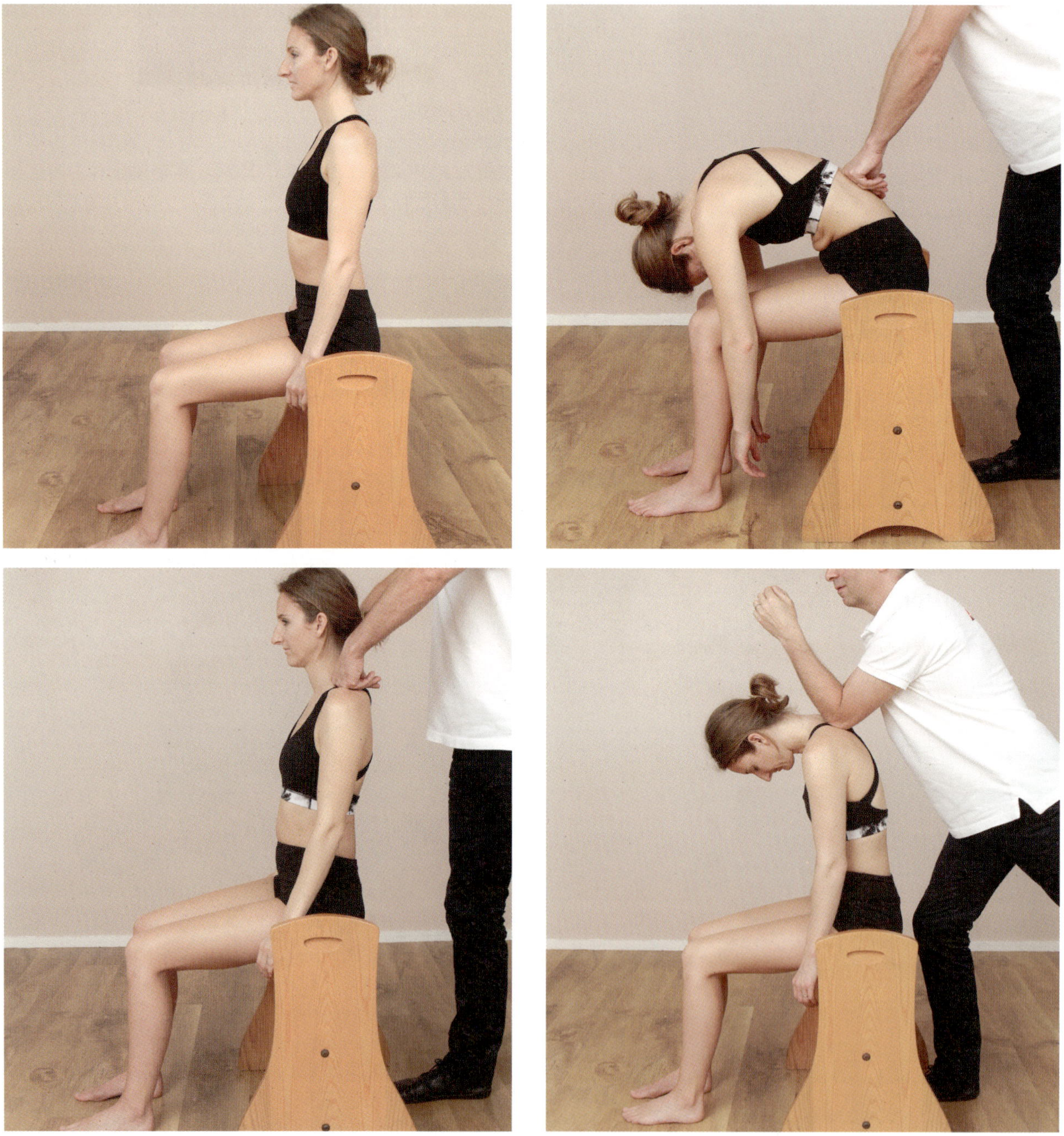

그림 8.18 a, b & c: (a & b) 고객을 정확하게 앉게 한 후, 천천히 앞으로 상체를 굴리게 시키는데 (c), 한 번에 척추 하나씩, 그 동안 당신은 척추세움근 조직을 하방으로 당긴다. 다음 스트로크를 반복할 때마다 약간 깊게 만드는데, 점진적으로 세움근들의 복부들 속으로 치료해 간다.

이동하는 경향이 있다. 척추가 비교적인 자세성 폄일 때 그 반대가 일어난다. 세움근들 근육근막들은 가시돌기들을 향해서 안쪽으로 움직인다.

이것을 읽으면서 시험 삼아 당신의 흉추들을 굽힌 다음 다시 위로 똑바로 펴서라. 굽히는 동안 등을 가로질러 조직이 펼쳐지고 펴는 동안 안쪽으로 당기는 것을 느껴라. 다른 근육근막 요소들 또한 교정될 필요가 있지만, 세움근 조직에게 보다 자연적인 안락처를 가져다 주는 것은 유용하고, 때때로 그 자체에 유용한 일이다.

조직을 준비하고 전/후 근막 평면들의 균형 잡는 것을 돕기 위해서, 간단한 등 줄기들 (back stripes)에서 시작한다. 고객을 벤치 또는 적당한 스툴에 앉게 하는데, 힙을 무릎보다 약간 높게 - 분명히 낮지 않도록 - 그리고 발을 대략 힙 너비로 벌려서 무릎 앞에 놓게 한다. 고객에게 올바른 절차를 가르친다. 앞으로 굴리는데, 한 번에 척추 하나씩, 머리 꼭대기는 밖으로 무릎 위로 가는데, 배쪽으로 무너지지 않게 한다.

그녀에게 이것을 한 두 번 연습하게 하고, 그 동안 당신은 척추의 어떤 제한된 섹션들에 (가시돌기들이 서로가 멀어지지 않는) 대하여 시각적 또는 촉진적 평가를 하는데, 가시돌기들이 서로에서 멀리 벌어지지 않는가를 보아라. 그런 다음 당신의 검지 약지의 손허리손가락관절들을 제일 위쪽 흉추 높이에 대고 (경추를 누르지 말아라) 고객의 움직임에 맞춰 척추의 양 쪽에 있는 조직을 따라, 고객의 움직임에 맞춰 밑으로 미끄러뜨린다. 이것의 의도는 세움근들 주위 조직을 개통하고, 심부 매몰 근막을 하방으로 당기고, 그리고 보다 특정한 치료를 위하여 조직을 준비하는 것이다. 이런 방식은 좋은 효과를 얻기 위해서 여러 번 반복될 수 있는데, 척추 조직을 웜업시키며 문제점들이 - 울혈, 과긴장 또는 통증 부위들 - 어디에 있는 가에 관해서 치료사와 고객에게 알리기 위해서이다.

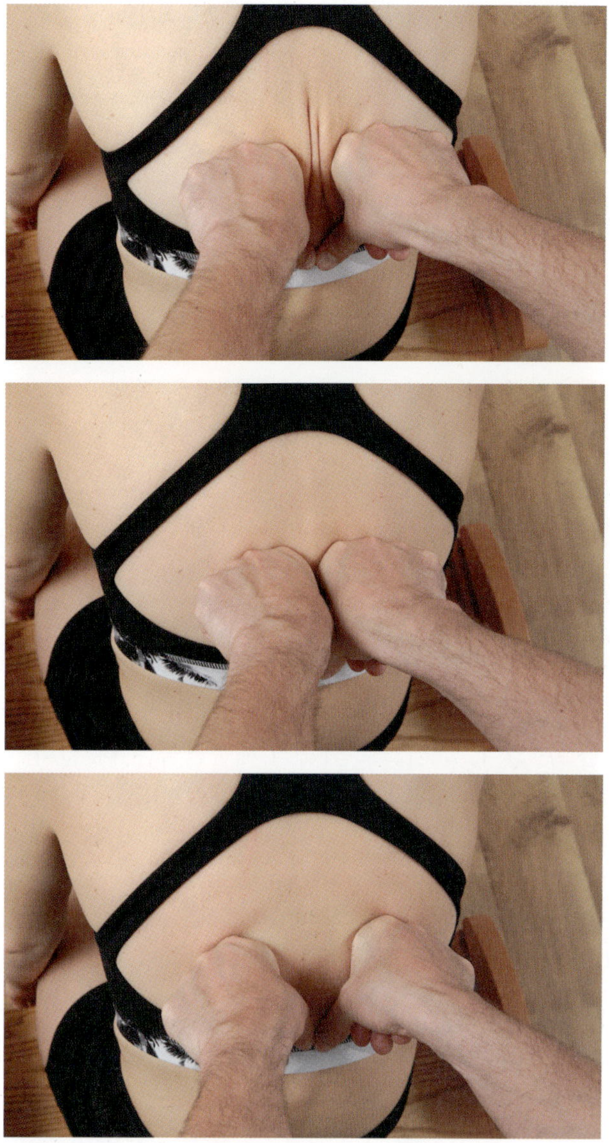

그림 8.19 a, b & c: 세움근들과 그들의 연관 조직을 안쪽 또는 가쪽 이동을 교정하는 것을 돕기 위해서, 조직은 안쪽으로 (a) 또는 가쪽으로 (b & c) 끌어당겨질 수 있다.

조직을 풀고 워밍한 다음, 다음 단계는 조직을 이동시키면서 치료하는 것이다. 만약 이것이 척추의 너무 많은 굽힘 (또는 전방 굽음; bend) 때문에 가쪽으로 움직였다면, 이것을 안쪽으로 당겨라. 만약 이것이 너무 안쪽으로 붙어 있다면, 이것을 가시돌기들에서 멀리 옮기려고 노력해라. 레이첼의 경우 (그림 8.19)에서, 그녀는 오로지 상부 흉추 세움근들만을 안쪽으로 옮길 필요가 있으며 (잘 보여주기 위해서, 약간 낮은 높이에서 치료하고 있는 것을 양해 해라; 그림 8.19a), 그런 다음 그녀의 긴 후방 굽음 (과도폄) 때문에, 세움근 조직의 나머지는 가쪽으로 옮겨질 수 있는데 이것의 척추뼈들이 보다 뒤쪽으로 움직일 공간을 주기 위함이다.

척추세움근 – 척추 굽음 (Erector Spinae – Spinal Bends) (표면후방선; SBL)

척추가 한 쪽으로 굽으면 이것은 굽은 쪽의 세움근을 짧아지게 만드는데, 활의 오목한 면의 활시위와 같다. 단축된 활시위인 근육근막들은 그 굽음의 원인일 수 있거나, 아니면 원인이 다른곳에 있을 때, 그냥 이것을 동반할 수 있다. 그림 8.15와 8.16 의 모델들 모두의 척추 굽음을 다시 본다면, 우리는 중간–등 영역의 우측 세움근들이 더 짧아져있고 또 척추에서 더 멀리 떨어져 있는 것을 볼 수 있다. 그러므로 좌측의 세움근들은 더 길며

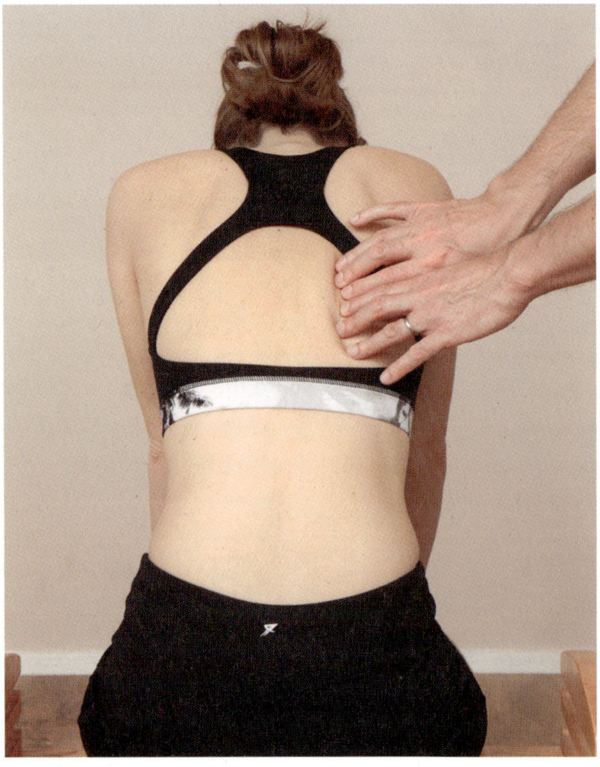

그림 8.20: 고객을 벤치에 앉게 한 후, 무릎에 팔꿈치를 받혀서 앞으로 기울이게 하고, 그리고 짧은 세움근들의 가쪽 조직에 관여한다.

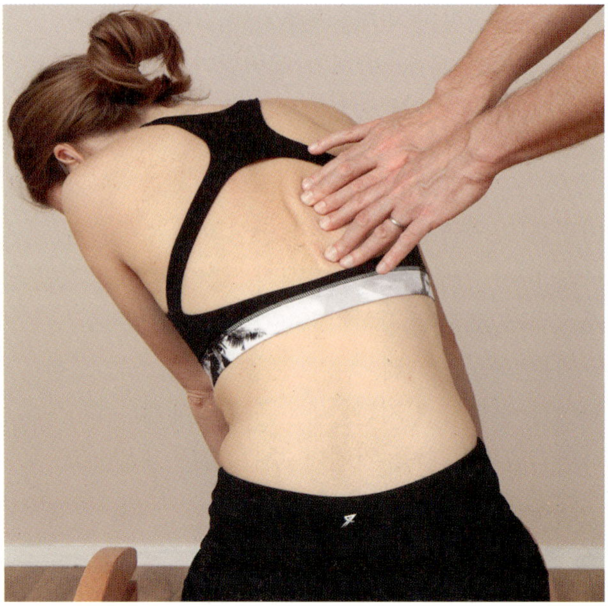

그림 8.21: 그 다음 고객에게 반대쪽으로 구부리라고 시켜서 당신이 조직을 안쪽으로 움직이는 것을 조장할 수 있다.

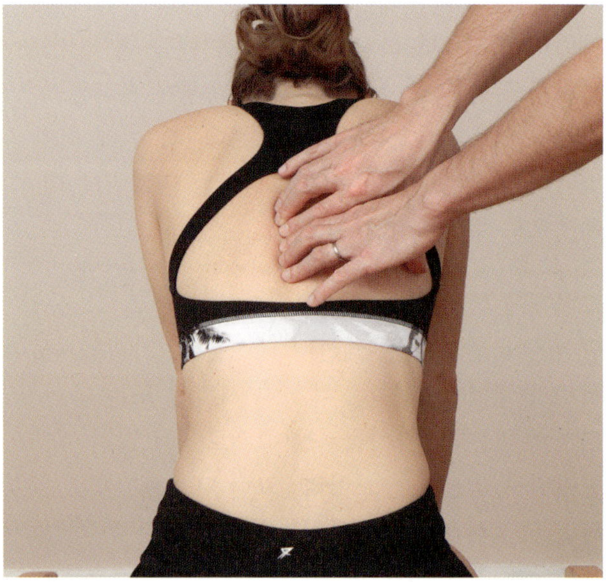

그림 8.22: 손을 떼서 척추의 다른 쪽에 다시 관여하는데, 이 번에는 세움근 조직의 안쪽에 대고, 그리고 고객이 다시 반대쪽으로 구부리는 동안 근육들을 가쪽으로 가게 한다.

가시돌기들에 더 가까이 있다. 이 패턴을 교정하는 것을 도우려 한다면, 이 관계를 바꿔줌으로써 근막 연결들을 리모델링할 필요가 있다. 우리는 가쪽 조직을 안쪽으로 그리고 더 많이 안쪽에 있는 조직은 가쪽으로 옮겨서 이것을 한다.

또한 이 테크닉은 고객이 배를 대고 누워서도 할 수 있는데, 그녀의 볼록한 쪽에 있는 팔로 몸의 한 쪽을 따라 팔을 밑으로 뻗는 동안, 위에서와 같은 방식으로 그 조직을 치료한다. 이 배를 댄 테크닉은 조직을 처음으로 개통하는데 좋은데, 그러나 새로운 포지션과 움직임에 관한 최선책은 벤치 치료에서 얻어질 것이다. 그러므로 배를 댄 테이블 치료를 한 후에, 이 벤치 치료로 마무리하는 것이 최상이다.

척추 회전 (Spinal Rotations)

위에서 기술한 것처럼, 척추의 여러 부분들은 척추 관절의 본성에 따라 다른 회전 능력을 갖는다. 이러한 가치 있는 영역에 대한 치료를 더 하기를 갈망하는 당신과 같은 사람들은 더 많이 읽고 공부할 필요가 있다. 참고 문헌란에 가치 있는 많은 책이 있다. 우리는 물리 치료, 정골 요법 또는 카이로프랙틱과 같은 방식에서 척추를 조절하고 다루는 것이 아니고, 오직 뼈사이의 관계와 뼈 안의 부하 모두를 편하게 하기 위해서 척추 긴장통합체에서 연조직을 탄성체로서 사용하고 있다는 것을 명백히 할 필요가 있다.

또한 우리는 척추 역학에 관한 어떤 사람의 특정한 법칙들에 연관 짓지 않고서 인체 자체에 관해서 이것을 읽고 있다는 것을 지적하고 우리 자신에게 상기 시키기를 원한다. 우리 경험상, 인체는 종종 이 법칙들에서 벗어나서, 이것이 따라야만 할 주의를 무시하고 삶을 통한 자신의 길을 갖는다. 각 척추를 이것의 영광된 특성으로 치료해라. 중요한 밴드들과 회전들이 고객의 척추에서 나오므로, 그들은 등 또는 그 밖의 다른 곳에서 불편한 기간을 당연히 거칠 것이며, 더 좋게 보이기 전에 더 나빠지는 것처럼 보일 수 있다. 중요한 척추 변위를 배울 때 멘토 또는 학급 내 교습이 필수적이다. 정보에 입각한 움직임 교습은 – 이 방식은 교사의 경험보다 덜 중요하다 – 고객이 당신의 도수치료에 의해 초래된 변화들을 그들의 매일 움직임 가용성의 일부로 만드는데 매우 도움이 되는 부가물일 수 있다.

척추에 있는 패턴은 많은 관성을 갖고 있다 – 이 치료와 움직임 재교육 둘 다 해결책의 일부이다.

척추의 회전은 심부 척추 근육에 의해서 유지되는데, 등에 있는 합판과 같은 조직 배열의 제일 마지막 심부 층이다. 이 짧고 비스듬한 근육들은 밑에 있는 척추 가로돌기들의 하나 쪽으로 향하여 가시돌기들을 당길 것인데, 그 척추를 반대 쪽으로 돌리는 경향이 있다.

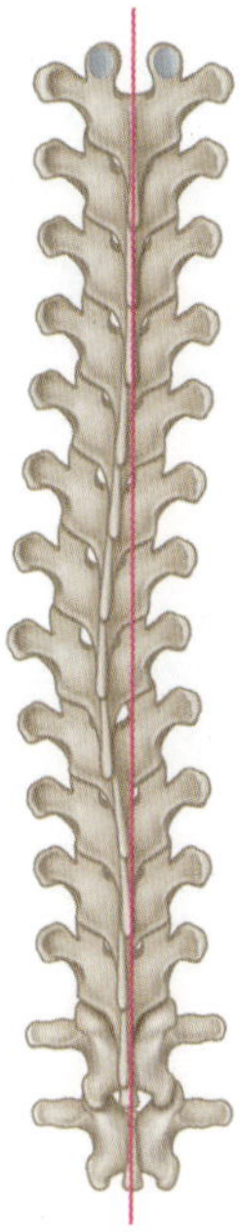

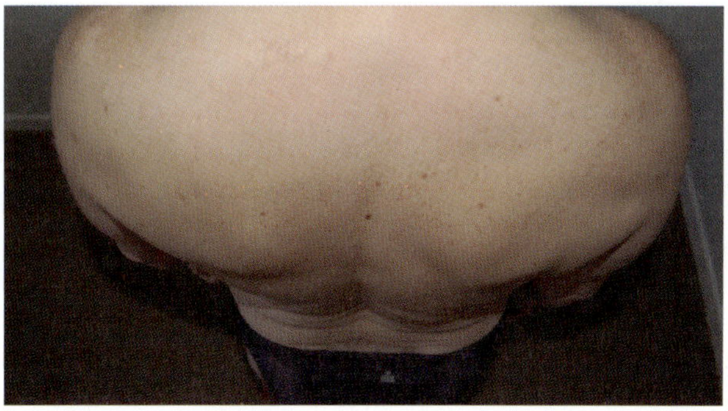

그림 8.23 a & b: 모델의 등을 내려다 볼 때, L2주위에서 회전이 시작해서 대략 T3까지 계속하는 것을 볼 수 있는데, T3에서 척추와 세움근들은 어떠한 회전이 없는 듯 보인다. 중립인 뒤로 다시 보내기 위해서, 척추는 양 방향에서 회전해야만 할 것이다 (b)에서, 우리는 회전이 T8에서 정점에 도달해서 이것의 가시돌기가 중심에서 가장 벗어나 있고 그리고 나서 그것 위에서 각각의 계속된 척추는 점차적으로 중앙선을 향해서 다시 움직이는 것을 본다.

위의 모델 경우에서, 우측으로의 회전에서, 우리는 회전의 진행이 있는 것을 볼 수 있다 (당신은 더 크고, 보다 명백한 굽음과 이것을 구별할 수 있는가?). 이것은 상부 요추에서 시작해서, T7/T8 주위에서 최고점에 도달하고, 그 다음 점차적으로 교정된다. 이 뜻은 척추 구획들이 L1/L2와 T7/T8 사이에서 우측으로 회전되지만; 그 다음에는, 자체적으로 회전을 교정해서, T7/T8과 T2/T3사이에서 좌측으로 다시 회전된다.

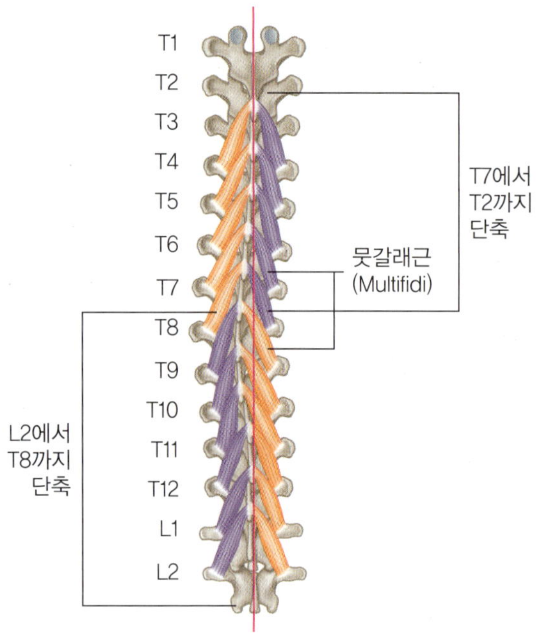

그림 8.24: 알기 쉽도록, T8 높이까지 좌측에서 척추 회전근들이 짧은 방식을 보여주려고 뭇갈래근들이 단-관절 근육들로서 표시되었으며, T8 이후 그들은 다른 방향으로 회전하므로 맞은 편에서 짧아졌다.

우리가 이 증례를 계속할 때, L1의 가시돌기는 둘, 셋 그리고 네 구획들 밑에 있는 척추의 가로돌기들에 연결되어 있다. 그러므로 이 당김 줄을 조절하기 위해서, 우리는 회전을 시작하는 네 구획 밑의 높이에서 스트로크를 개시해야만 한다. 우리는 동일한 방식으로 계속할 것인데, 의심되는 가시돌기의 네 구획들 밑에서 시작해서 조직을 위로 안으로 가시돌기들 쪽으로 푸는 것이다.

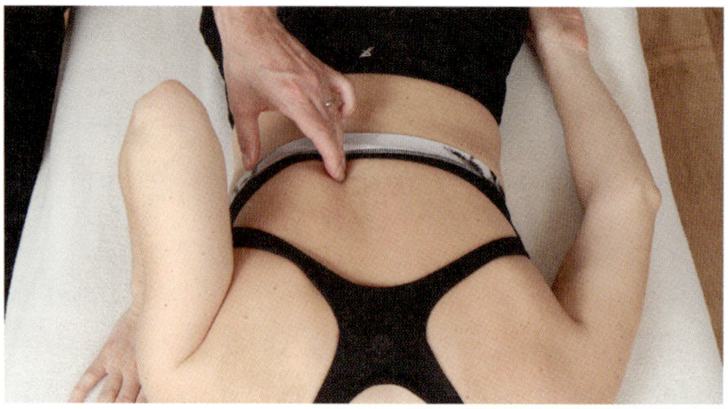

그림 8.25: 단축된 뭇갈래근 쪽에 서서, 손가락을 심부 척추근육들 속으로 집어 넣는데, 가시돌기와 세움근들 사이에서 만질 수 있는 '계곡'을 통해서 들어 간다. 고객에게 손을 같은 쪽 어깨 아래를 집게 하고 바닥을 밀어서 그 구획을 회전의 반대 방향으로 돌아가게 밀라고 시킨다. 고객이 도는 동안, 조직을 안쪽 상방으로 대서 뭇갈래근들을 늘리는데, 가시돌기를 바로 누르지 않도록 주의해라.

그렇게 회전이 자체적으로 교정을 시작하는 곳까지 스트로크를 위로 반복하며, 우리가 앞에서 보았듯이, 그 곳은 척추뼈가 서로 서로에 비교해서 다른 방향으로 돌려지는 곳이다. 이 예에서 우측 회전을 교정하기 위한 우리의 마지막 스트로크는 좌측에서 T7에 도달할 것이다. 그 다음 우리는 고객의 다른 쪽으로 건너 가서, 보상적인 좌측 회전을 교정하기 위해서 T6의 네 척추 구획들 아래에서 접근할 필요가 있다 (그림 8.26 a & b).

옆-굽음 (side-bends)에서와 같이, 이 치료는 벤치에 앉아서 할 수 있지만, 전반적인 테크닉은 똑같다. 그녀의 몸통 양 옆에 댄 손을 사용해서, 고객은 회전을 제한하기 위해서 특정 부위를 고정할 수 있는데, 다른 레벨에서 이것에 집중하기 위함이다.

척추 회전 치료를 위해서 벤치를 사용하는 것은 새로운 전략을 가능하게 하는데 우리가 위에서 사용했던 (그림 8.25, 8.26 & 8.27) '보조 (assisted)' 스타일의 스트로크들을 '저항 (resisted)' 스트로크와 병합할 수 있기 때문이다. 보조 스트로크를 사용하는 것은 고객의 움직임을 가속시킬 수 있는데, 저항 부위가 관여의 효율성을 줄이기 때문이다. 관여의 방향을 바꿈으로써 (그림

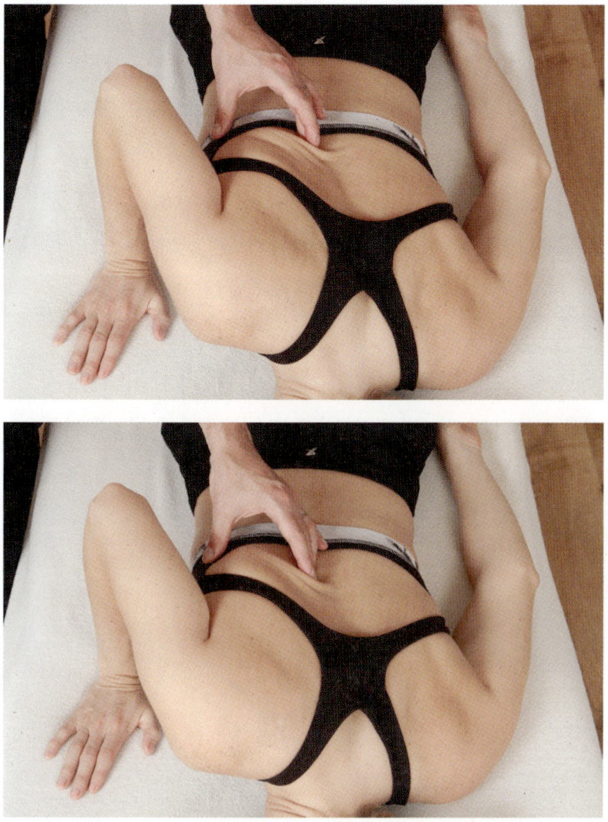

그림 8.26 a & b: 회전을 시작하는 네 구획들 밑에서 시작하는데, 심부 척추 회전근들에 관여하고 그들을 좌측으로 회전된 척추의 가시돌기 쪽으로 늘리는 동안, 고객은 손으로 몸통을 회전된 쪽으로 밀어서 당신이 치료하고 있는 쪽으로 자신을 돌지 못하게 한다.

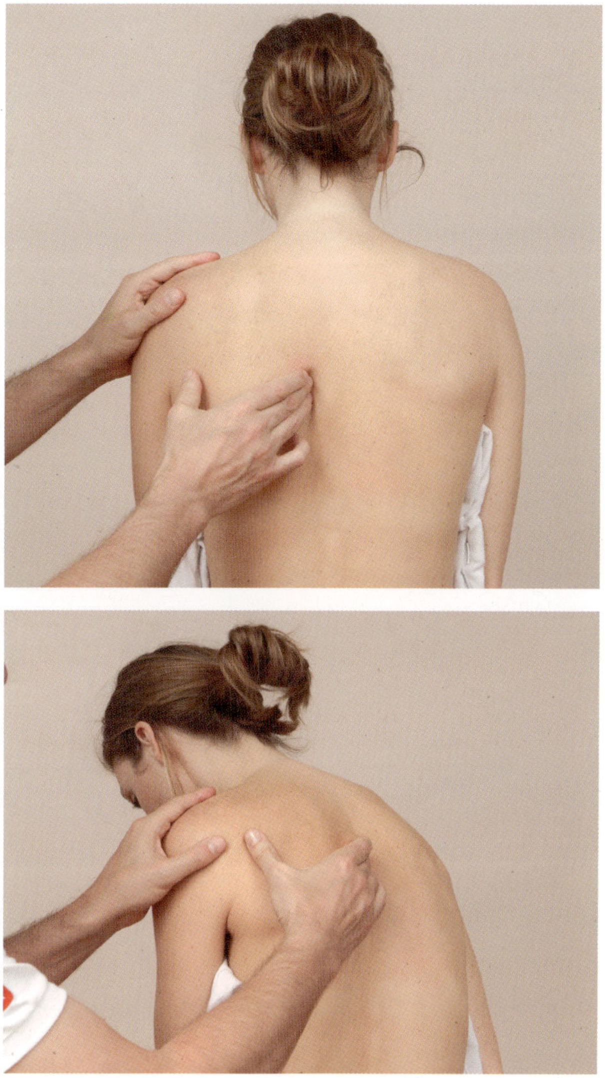

그림 8.27 a & b: 고객의 한쪽 옆에 무릎을 꿇고, 엎드린 방법과 정확하게 동일한 양식으로 손가락을 사용하는데, 고객이 회전하는 동안 조직을 위와 안으로 당긴다. 이 포지션은 마름근들과 등세모근이 이완된 채로 있을 수 있으므로 흉곽 회전들에 특히 유용할 수 있다.

8.28a & b) 우리는 접촉점 위에 있는 분절들로의 고객의 능동적 회전 효과에 초점을 맞춘다.

두 가지 전략들을 (보조와 저항) 병합함으로써, 우리는 스트레스들이 기능 이상성 척추 분절들을 거치는 것을 피하게 돕거나, 아니면 적어도 최소화할 수 있다. 우리는 그 분절 위쪽에서 저항 전략을 (그림 8.28) 사용해서 이것을 이룰 수 있으며, 그렇게 함으로써 그 움직임이 하위 영역들로 가는 것을 제한한다. 기능 이상성 부위 아래쪽에서 보조 전략 (그림 8.27)으로 치료하는 것은 아래쪽 척추의 움직임을 늘리는 것을 도울 수 있으며 그렇지 않을 경우 움직이라고 요청해질 수 있는 분절들을 가동시키는 것을 돕는다.

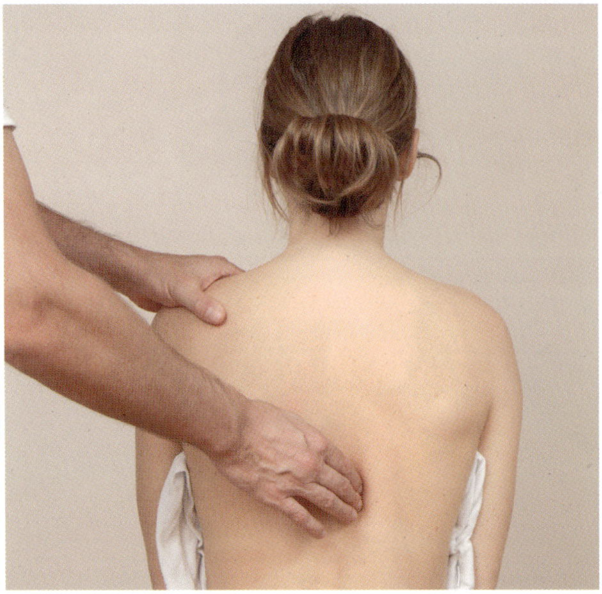

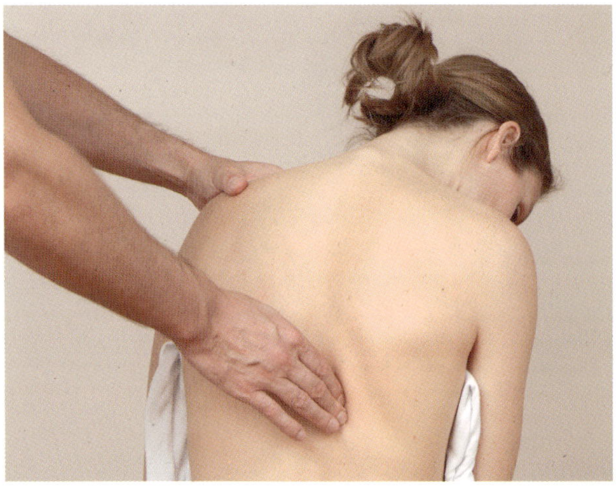

그림 8.28 a & b: 관여 방향을 바꿈으로써 우리는 치료사의 손가락 위치 위쪽에 있는 분절들로의 고객의 움직임에 대한 영향에 초점을 맞춘다. 8.27b와 8.28b의 척추를 통한 회전을 비교해라 – 우리는 보조 스타일 (8.27)이 전체 등뿐만 아니라 손가락 밑에 있는 조직을 가동시키는 것을 볼 수 있으며 그리고 이것은 항상 이상적이지는 않거나 또는 여기 보여진 저항 스트로크만큼 효과적이지 않을 수 있다.

옆으로 누운 등허리근막 (Side – Lying Thoracolumber Fascia) (후방기능선; BFL, 표면전방상지선; SFAL 및 표면후방선; SBL)

등허리근막은 하부 등의 안정에 중요한 역할을 하고, 그리고 많은 연구가 이것의 많은 역할에 할애 되었다. 제한에서의 해방이 건강한 등의 회복에 필수적이다.

당신은 작업 손의 손가락 끝을 사용하기 위해서 테이블에 앉거나, 또는 동일한 손의 부드러운 주먹을 사용하기 위해서 설 수 있다. 허리와 엉치 부위들 위의 두껍고, 종종 제한된 조직에 위쪽 방향으로 대고 고객에게 골반을 천천히 후방으로 기울이라고 시킨다 (꼬리뼈를 밑으로 당기라고). 이 부위들을 철저히 다루기 위해서 많은 다른 섹션을 치료해라. 고객의 움직임으로 만들어진 스트레칭의 효용성은 엉치뼈의 끝 가까이가 가장 강할 것이며 그리고 상방으로 옮아갈수록 줄어들 것이다. 치료가 더 필요한 곳이 있다면 느낌으로 찾아 반복해라.

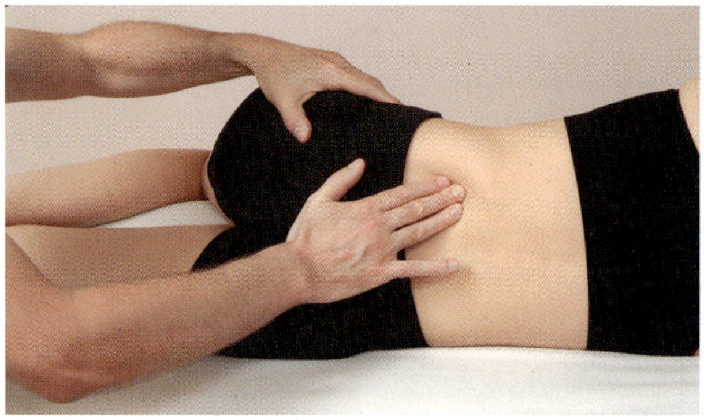

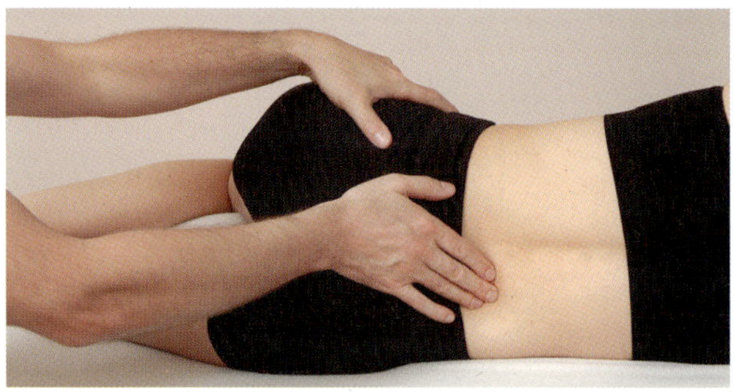

그림 8.29 a & b: 손가락들을 펴서 (또는 대용으로 부드러운 주먹) 유지하고 비 – 작업 손으로 고객의 골반과 꼬리 뼈를 밑으로 당기는 타이밍을 안내해라.

고객은 많은 근육들을 재교육시킬 것이므로, 이 테크닉에는 골반을 둘러 싸고 조절하는 많은 근육들에 대한 강화, 조화 및 인지를 가져다 주는 많은 이차적인 이득이 있다. 또한 이 테크닉은 많은 코어 안정 타입 레슨을 소개하는데 사용될 수 있다. 예를 들어, 고객이 움직임을 하는 동안 그의 배가로근을 관여하게 시키는 것 따위이다.

이것은 손가락이 처음에 하기에는 힘든 일일 수 있으므로, 엉치뼈 위를 관여할 때는 손가락 만을 사용하고 그리고 나서 하부 등에는 주먹으로 바꿔라.

옆으로 누워서 하는 허리네모근 (Side-Lying Quadratus Lumborum) (외측선; LTL 및 심부전방선; DFL)

허리네모근 (QL)은 대부분의 등 통증 문제에 관여된다. 이것의 근막은 엉덩뼈와 12번째 갈비뼈 사이의 공간을 차지하고 그리고 허리뼈들의 각각에 붙기 때문에, 이것은 이러한 뼈들의 어떤 것에 크게 영향을 받고 - 그리고 그들의 포지션에 영향을 준다.

QL의 세 개의 다른 층들의 배열에 익숙해지면 이것이 만들 수 있는 힘의 다양한 방향이 있는 것을 볼 것이다. 수직 섬유들은 척추의 폄 또는 옆-굽음에 더 많이 관여되지만, 그러나 경사진 섬유들은 허리뼈들을 엉덩뼈 쪽으로 당기거나 (하부, 엉덩허리 섬유들) 또는 12번째 갈비뼈를 허리뼈들을 향해서 당길 것이다 (상부, 엉덩갈비 섬유들). 이것은 골반에 대비한 흉곽의 가쪽 이동 (shifts)을 - 부모가 그들의 아이를 한 쪽 힙에 앉고 주된 손으로 다양한 일을 할 때의 패턴 - 다룰 때 중요할 것이다. 당신 자신이 이 패턴을 흉내 내고 한 쪽 허리뼈들과 반대쪽 12번째 갈비뼈에 무엇이 일어나는 지를 느껴라. 만약 당신이 늑강을 좌측으로 이동시킨다면, 허리뼈들이 좌측 엉덩뼈 가까이 움직이지만, 우측 12번째 갈비뼈가 밑으로 움직여서, 우측의 허리뼈들에 가까워지는 것을 느낄 수 있는가?

QL 주위의 근막에 대하여 시행된 작업의 타입은 고객의 자세 패턴에 따라 크게 다를 것이다. 일자 등 (Flatback) 또는 차려 자세에서 이것은 늘리기 보다는 정중선을 향해서 옮겨질 필요가 있을 것이지만, 그러나 전방으로 기울어진 골반 또는 후방으로 기울어진 흉곽에서, 이것은 증가된 허리뼈 전만을 해소하는 것을 돕기 위해서 이 부위의 개통을 요구할 것이다.

QL 근막을 찾으려면, 손가락끝을 접어 엉덩뼈의 가장자리 위에 대고, 대략 정중선을 따라 시작하는데, 후방으로 집어 나간다. 너무 많이 나아가지 않아서 깊은 조직 내에서 하나의 '가장자리 (edge)'를 느껴야만 한다. 이것은 QL 근막의 가쪽 면임에 틀림없다. 가장자리를 따라 손가락을 배열시키고 고리를 상방으로 만들어서 조직에 관여한다. 고객에게 위쪽 다리를 치료대의 밑을 향해서 천천히 늘리라고 요청해라. 움직임을 잘 만드는 고객은 골반을 간단히 기울여서,

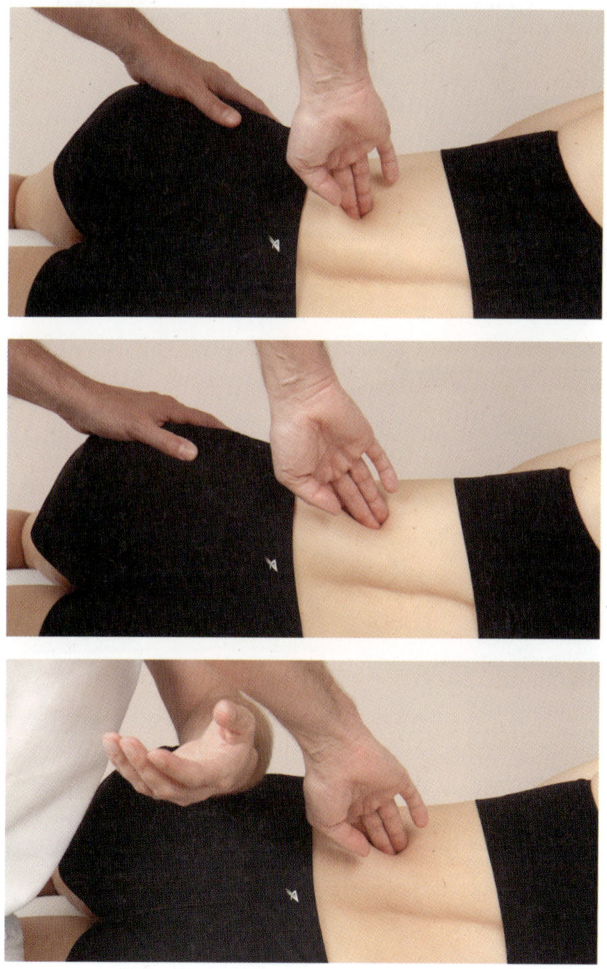

그림 8.30 a, b & c: 머리를 향해서 조직에 관여하는 것은 QL 아래 부분을 푸는 것을 도울 것인데, 그 동안 고객은 위쪽 다리를 밑으로 뻗는다 (a & b). 처음 접근법이 힘들다고 할 경우, 엉덩뼈능선과 넙다리큰돌기 사이에서 앞팔을 굴리는 것이 다리를 멀리 뻗는 것의 편안한 대용이 될 수 있다.

궁둥뼈결절을 갈비뼈들에서 멀어지게 떨어뜨려, 동일한 효과를 만들 수 있다.

고리를 위쪽 방향으로 하면, 조직의 아래 부분인, 엉덩허리 섬유들의 스트레칭을 분리할 것이다. 위쪽인, 엉덩갈비 섬유들을 개통시키기 위해서, 아래쪽으로 각지게 대라. 고객이 동일한 움직임을 만드는 동안, 둘 다 같은 방향으로 치료해서 스트레칭을 보조할 것이지만, QL의 상면을 더 다루게 만든다.

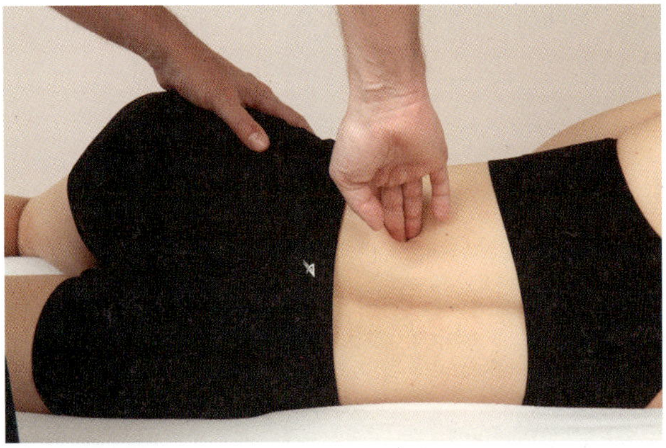

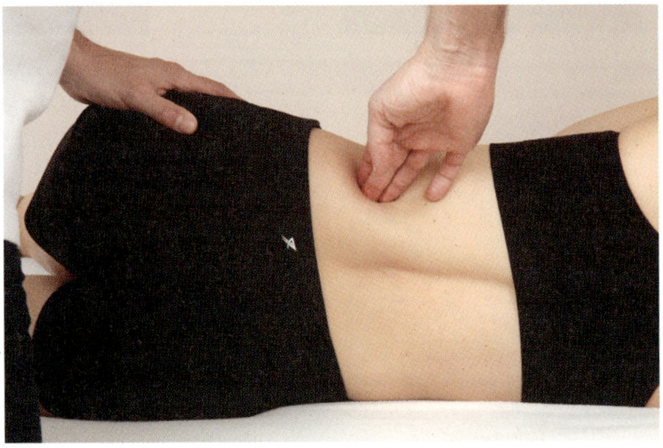

그림 8.31 a & b: 꼬리뼈 방향을 사용하는 것은 QL의 위쪽 섬유들을 분리해서 풀 수가 있다. 비-작업 손은 골반을 안내하고/거나 스트레칭의 증가를 돕기 위해서 사용될 수 있다. 늑강 위에 올려져 있는 손을 보여 주며 숨을 들이 쉬어서 가쪽 갈비뼈들을 밀라는 신호로 쓰이는데, 이것 또한 스트레칭을 증가시키는 것을 도울 것이다.

허리 부위의 전체를 늘리려고 시도할 때 양 면들을 분리하는 것이 중요하며, 그래서 양 쪽에서 양 방향으로 치료하는 것이 좋은 결과를 얻을 수 있다. 골반에 비해서 가쪽 이동된 늑강의 경우에서, 두 면을 다르게 치료하는 것이 최상의 결과를 얻게 한다.

앉아서 하는 허리네모근 (Seated Quadratus Lumborum) (외측선; LTL 및 심부전방선; DFL)

하부 등 치료를 위해서 고객을 벤치에 앉게 하는 것이 종종 더 교육적이고 보다 효과적일 수 있다. 올바른 높이를 가진 벤치의 사용이 중요한데, 고객이 발을 바닥에 대고 무릎이 힙보다 아주 약간 낮아야 한다 (이것을 높은 마사지 테이블의 가장자리에 앉게 해서 고객의 발이 공중에 뜨게 해서는 안 되는데, 뜰 경우에 힙 굽힘근들이 짧아질 것이다). 바퀴가 달린 의자 또는 스툴을 사용하지 말아라, 그리고 양 궁둥뼈 결절이 수평이 되게 하는 표면을 찾아야 한다.

당신의 팔꿈치를 벌려서 손가락 또는 주먹 관절을 QL의 가쪽 면에 대고 하방으로 조직에 댄다, 즉, 엉덩뼈를 향해서 약간 후방으로 고리를 건다. 고객에게 천천히 옆-굽힘을 하면서 약간 회전시키라고 하면서 그 동안 당신은 근막에 댄 고정을 유지한다.

이 테크닉은 강한 효과를 갖고 있으며 종종 팔과 손의 힘 모두를 요구한다. 당신의 가슴 근육을 관여시키기 위해서 팔을 넓게 유지하는 것을 잊지 말아라. 올바른 부위에 댄 것을 뻗어 유지하기 위해 힘을 주며 느끼고 있는 동안, 오직 고객의 작은 움직임만을 사용해라.

아마도 이것은 QL의 위쪽 섬유들을 분리해서 스트레칭 시키는 가장 효과적인 방법일 것인데, 그 동안 당신은 이 움직임을 보다 효과적으로 제한할 수 있다. QL의 아래 부분은 앞에서 보여준 고객을 옆으로 눕게 하거나 서서 하는 치료가 (아래에 나오는 '심화 인체판독' 항목에서 보듯이) 보다 효과적이다.

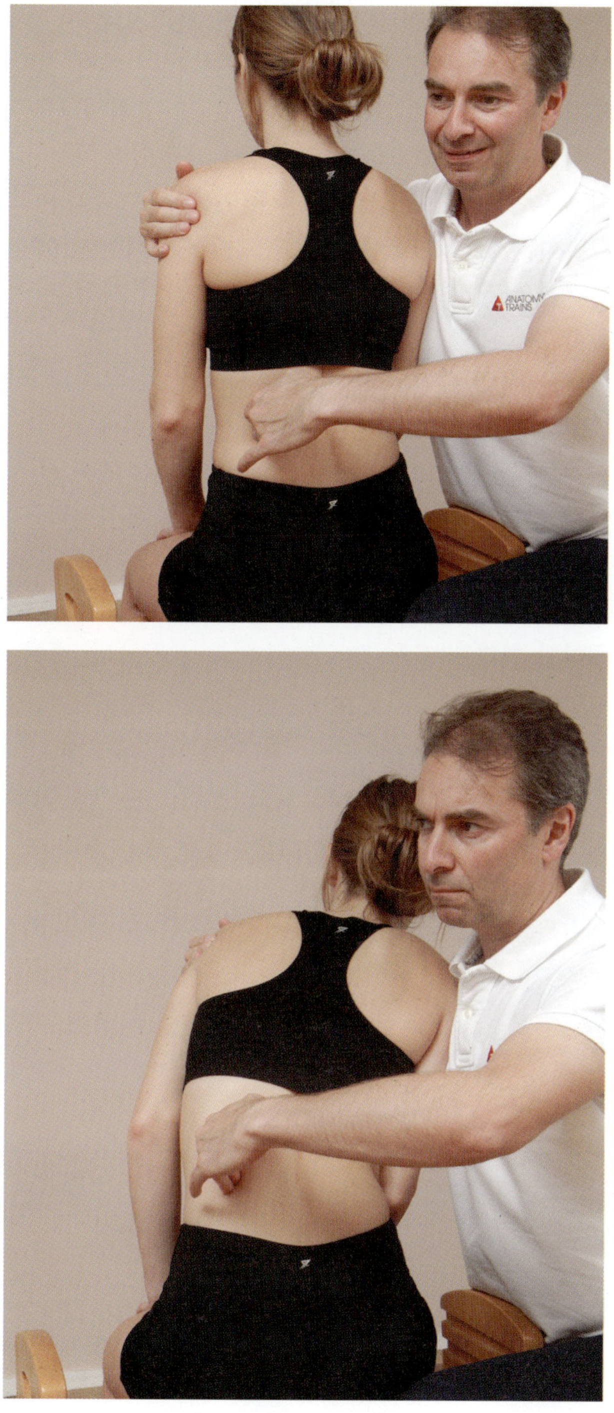

그림 8.32 a & b: 양 쪽 모두에서 QL의 근막 가장자리를 찾고, 한 쪽에 고정하고 그 조직을 개통하기 위해서 고객에게 옆-굽힘을 하게 하거나 또는 약간의 회전을 더하게 할 수도 있다. 조직은 하방으로 관여되고, 사진은 좌측을 푸는 것을 보여 준다.

허리근 균형 잡기 (Psoas Balancing) (심부전방선; DFL)

큰허리근은 골반과 흉곽 모두의 포지션을 포함하는 아주 많은 패턴에 연루될 수 있다. 큰허리근이 왜 삼각형 근육인가를 설명해 왔으므로, 안쪽 하부 섬유들은 증가된 척추전만을 만들고 유지하는 것을 도울 수 있는 반면에, 상부 가쪽 섬유들은 정상 만곡을 감소시킬 수 있어서, 일자등 (flatback) 패턴을 만드는 것을 돕는다. 편측 단축은 흉곽을 그 쪽으로 기울게 할 수 있어서, 아마도 마침내 이것에서 멀리 회전시킨다.

한 번에 한쪽씩 치료하기 위해서, 손가락을 ASIS 안쪽 복부 속으로 밀어 넣는다. 시작하기 전에 약간의 피부와 지방층을 가쪽으로 당기는 것을 잊지 말아야 하는데, 엉덩뼈오목 속으로 들어 가면서 이 얕은 조직을 스트레칭 시키지 않기 위함이다. 깊숙이 들어가면서, 엉덩뼈 앞면의 윤곽을 따라서 가는 것이 당신을 깊숙이 그리고 궁극적으로 안쪽으로 안내할 것이다.

이 방식으로 큰허리근을 찾는 것이 큰허리근과 엉덩근 사이의 관계를 당신이 평가하게 도울 것인데, 그들이 때때로 엉덩근 근막에 들러 붙을 수 있기 때문이다. 이런 경우에서는, 손가락을 격막 속으로 헤쳐 나가듯 밀어 넣어 그들을 서로 서로 떼어줌으로써 그들을 분리하는 시간을 갖는 것이 유용하다.

그 다음으로 당신은 큰허리근 조직에 초점을 맞출 수 있다. 이것을 찾았다는 것을 확증하기 위해서, 고객에게 발을 테이블에서 들어 올리라고 시켜라. 당신은 손가락 밑에서 근육 수축을 느껴야만 한다. 이것을 직접 느끼지 못한다면, 약간 더 안쪽으로 움직일 필요가 있다. 일단 찾아서 닿고 있다면, 고객은 그 움직임을 할 수 없다고 말할 수도 있다. 이것은 당신의 압력이 이것을 방해하고 있는 약한 근육이라는 표시일 수 있다.

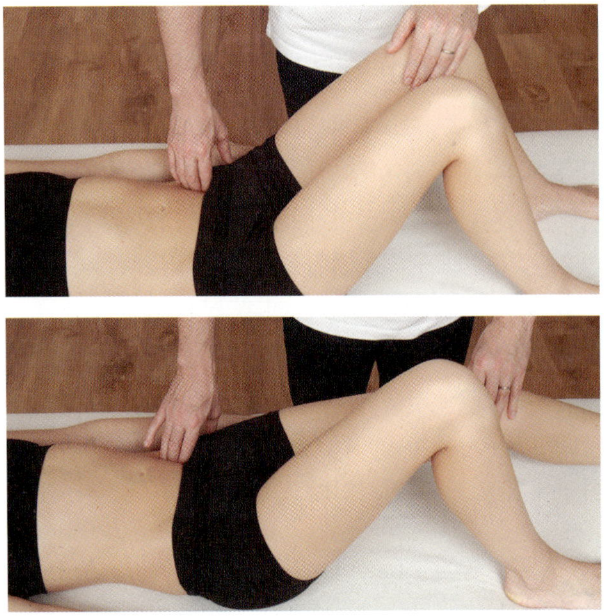

그림 8.33 a & b: 큰허리근은 넙다리와 골반을 다루는, 6장에서 기술한 대로 치료될 수 있다, 159p.

가쪽 섬유들은 우선적으로 관여될 가능성이 크다. 만약 당신이 안쪽 섬유들에 도달할 필요가 있다면, 그 근육의 덩어리에 계속 대고 있으면서 이것을 타고 넘어가서 하부 섬유들에 관여해라. 이렇게 하는 것이 그 근육을 보다 세게 누르기 전에 어떤 약한 혈관들을 건드리지 않게 도울 것이다. 어느 경우에서도, 당신은 그 조직을 약간 상방으로 간단히 당길 수 있으며 고객에게 힙을 펴기 위해서 테이블을 따라 그의 발 뒤꿈치를 천천히 미끄러뜨리라고 시키며 그 동안 당신은 해당 섬유들이 늘어나는 것을 저항한다.

양측성으로 치료하려면, 양 손을 사용해서 위에서와 같은 가이드라인을 사용해서, 양 쪽에 있는 큰허리근을 찾고, 양 손에서 나오는 당신의 압력을 동일하게 만들어야만 한다. 고객에게 천천히 발을 밀어서 그의 엉치뼈와 허리뼈들을 위로 굴리게 시켜라. 그 다음 그들이 다시 굴러 내려올 동안 허리근 근육근막에 가볍게 관여하는데, 한 번에 한 척추씩이다. 그 조직의 신장을 안내하기 위해서 양 손에서 온 입력을 사용하는데, 이것이 동일하다는 것을 확인하기 위함이다.

큰허리근을 치료할 때, 고객이 따끔거리거나, 가스가 많이 찬 또는 찢어지는 아픔 같은 어떤 불쾌감을 느낀다면 당신에게 알리라고 요청해라. 당신은 아마도 의도하지 않게 큰허리근으로 가는 길에 일부 장 조직을 건드릴 수 있는데, 그렇다면 간단히 풀었다가 약간 다른 각도를 사용하는 것이 이것을 다시 편하게 할 것이다. 충수돌기 제거술, 심한 자궁내막증 및 복부 수술에 유의를 하며, 어떤 것이 있을 때 적절히 행동하는데 그 부위를 피하고 내장 유착을 푸는데 정통한 누군가에게 의뢰를 해라. 몇몇 상처 조직을 풀기 위해서 우선 얕게 치료하거나 또는 당신이 들어가는 동안 단지 주의를 더 기울인다면, 통증 및 어떤 가능한 손상을 피할 수 있다. 고객의 통증은 당신의 안내 역할을 해야만 한다.

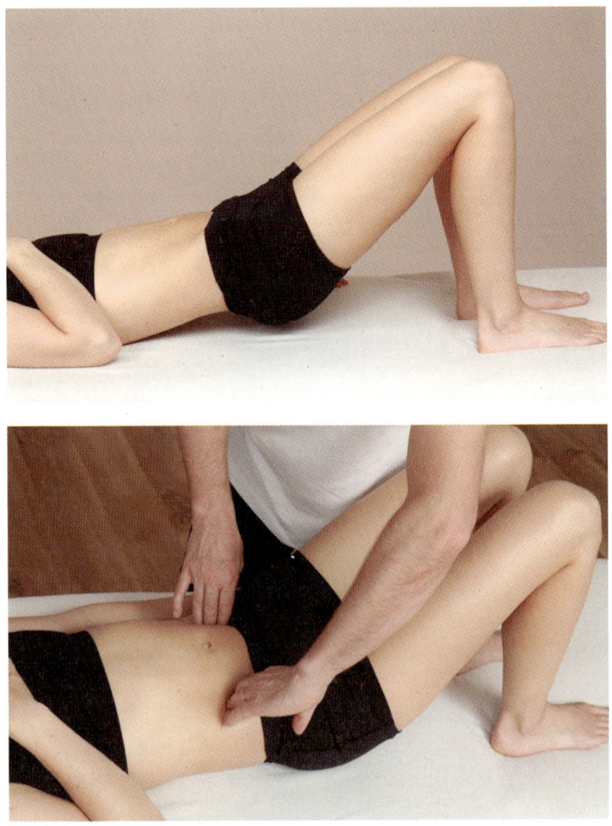

그림 8.34 a & b: 고객에게 발을 밀어서 골반을 위로 굴리게 시켜라. (a)에서 처럼 이것을 하게 하지만 당신의 손을 제 자리에 두고 있는 (b) 동안 이것을 하게 해라. 양 쪽에서 허리근을 관여하고, 그리고 나서 고객이 각각의 척추들을 테이블 위로 다시 되굴리는 동안 이 조직의 늘어남을 모니터 해라.

인체판독 머리와 목 (Body Reading the Head and Neck)

이상적인 머리 포지션에서, 이것의 무게 중심은 흉곽의 중심 위에 있을 것이다. 이것이 모든 지탱하는 당김 줄들이 그들의 디자인된 과업을 하게 해 줄 것인데, 머리가 앞으로 튀어 나가서 캔틸레버 되지 않게 하는 추가된 일로 부담을 줌이 없도록 말이다. 많은 참고서들은 귀와 위팔뼈머리가 수직으로 배열되어 있는 것을 추천한다. 그러나 이것은 혼란을 가져다 줄 수 있는데, 견갑대의 독립적인 가동성 때문이다. 견갑대는 이것이 움직임 동안 균형을 잡아주는 것으로 필요될 때까지, 머리와 목을 안정시키는데 관여되지 않는 것이 최선이다.

지난 몇 년 동안 머리를 지원하는 역할로서의 견갑대가 많은 주목을 받아왔었는데, 맨발 달리기에 대한 높은 관심 때문이었다. Lieberman (2011)은 바깥뒤통수융기의 늘어난 크기와 목덜미인대 (어깨를 머리 뒤로 연결해준다)의 발달은 달리기 동안 발-닿기 (foot-strike)에서 머리의 앞쪽 피치 (pitch)를 감속시키는 것과 연관되어 있다고 주장한다. 이러한 기능적인 연계는 목덜미선들 안과 주위에 근막이 형성되는 또 다른 이유일 수 있으며 많은 활동적인 고객들은 그 부위를 "풀어주어서 (cleaning)" 이득을 볼 것이다 (그림 8.43-8.46).

우리의 예에서 (그림 8.35), 어깨들은 뒤로 당겨져서 (후방 이동) 머리가 앞으로 가고있는 것을 균형 잡게 돕는다. 그 다음 위팔뼈머리는 어깨뼈의 안쪽 회전에 의해서 앞쪽으로 옮겨진다. 이것은 또한 오목위팔관절 내에서 약간 앞쪽에 있는 것처럼 보인다.

우리는 전하방에서 후상방으로 주행하는 모든 조직이 짧아지는 것을 볼 수 있다 (SCM, 상부 등세모근의 앞 부분, 앞목갈비근과 RCPM 및 위머리빗근), 반면에 상부 인후부 앞과 목-흉곽 연결부 주위에서 그 반대가 나타날 것이다. 이 경우에서 우리는 SCM의 선이 뒤로 각이 져서 꼭지돌기로 올라가는 대신에 거의 수직으로 된 것을 볼 수 있다.

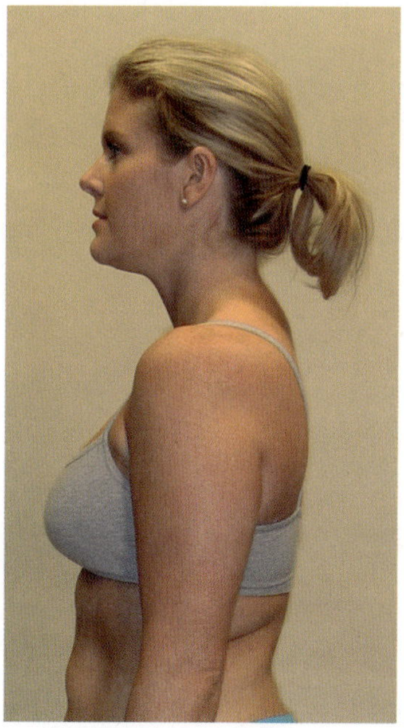

그림 8.35: 이 고객은 흉곽에 대비한 앞쪽 머리 포지션을 명백히 보여 주지만, 우리가 다림줄을 사용해서 볼 때 귀와 위팔뼈머리는 배열이 크게 틀어지지 않았다.

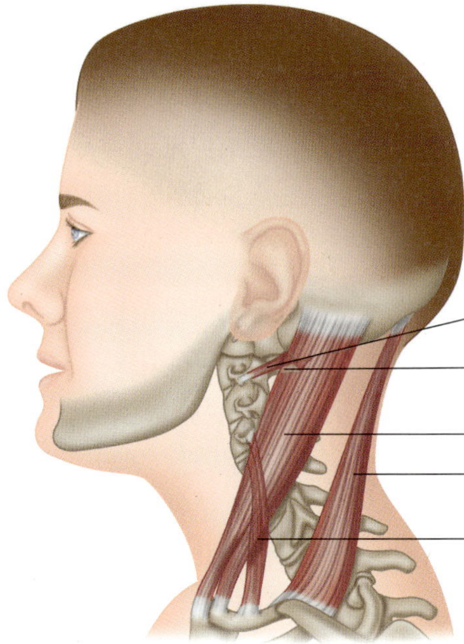

그림 8.36: 머리의 전방 이동에 의해서 연조직들이 짧아질 것을 더 명백히 볼 수 있다.

우리가 목의 옆 기울기들을 볼 때, 우리는 특히 단축된 쪽의 중간과 뒤목갈비근 쪽으로 당겨진다 - 그러나 우리는 동측의 등세모근과 목널판근의 보다 얕은 조직 역시 우선 손봐야만 할 것이다. 이러한 경우들에서 눈을 수평으로 배열시키기 위해서 머리는 종종 목에서부터 반대 방향으로 기울어뜨려서 자신을 교정한다. 이 패턴을 교정하기 위해서는, 우리는 이 쪽에 있는 뒤통수밑근들과 머리널판근을 늘리는 작업을 포함할 필요가 있다.

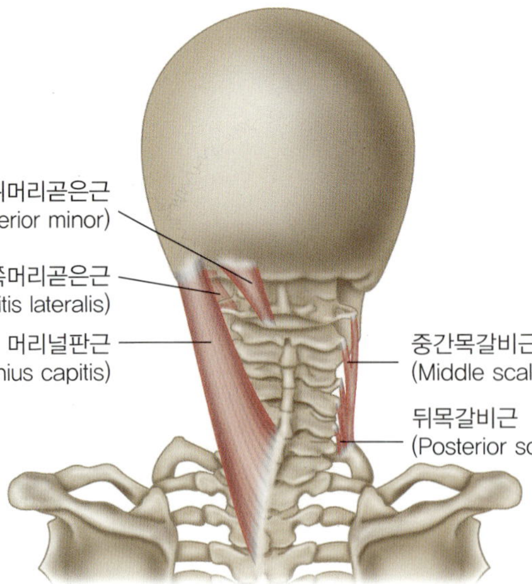

그림 8.37: 옆 - 옆 기울기들을 위해서, 우리는 중앙선의 어느 한 쪽에서 단축되고 늘어난 조직을 어울리게 하기 위해서, 또 다른 'X' 패턴을 만드는 것을 볼 수 있다.

목 테크닉 (Neck Techniques)

목빗근 (Sternocleidomastoid) (표면전방선; SFL 및 외측선; LTL)

머리와 목을 전하방으로 당겨서 전방 이동되게 음모를 꾸미는 근육들 그룹의 가장 큰 것인, 목빗근 (SCM)은 머리를 위한 중요한 당김줄이다. 목정맥과 목동맥과의 인접성 때문에, 많은 치료사들은 이것에 접근하는 것을 꺼려 왔다. 그리고 그렇게 정당화되어 – 이 구조물들은 연약하고 생명 유지에 필수적이라서, 커다란 주의가 요구되어야만 한다. 그러나 그들을 덮고 있는 SCM은 고도로 가동성 있는 머리와 목 주위의 균형을 얻기 위한 하나의 중요한 첫 단계로서 신장을 종종 요구한다.

첫 번째 스트로크는 그 근육을 싸고 있는 근막을 개통시키려고 디자인되었는데, 그 과정 중에 이것을 뒤쪽으로 당기는 것이다. 치료하는 쪽에 서서 시작하는데, 고객에게 마치 막대기 위에서 머리가 돌듯이, 또는 머리 중앙을 지나는 막대 사탕을 갖고 있는 것처럼 머리를 돌리라고 청한다 (당신 자신의 이미지 또는 고객에게 움직임을 이해시켜서). 그의 움직임은 고객의 머리를 잡은 당신의 위쪽 손을 사용해서 안내될 수도 있는데, 그가 돌릴 때 테이블의 같은 자리에 머리를 대고 있도록 손가락을 펼쳐서 하게 한다 (같은 자리에서 돌린다) – 테이블을 따라 머리를 굴리는 것과는 아주 다른 움직임이다.

중간 주먹관절들 (몸쪽 손가락사이관절들)을 SCM의 앞쪽 가장자리에 댄다 (그림 8.38). 목의 윤곽 주위로 주먹을 천천히 굴리는데, 얕은목근막 높이로 표면 조직을 벗겨내기 위해서 관여를 유지시켜, SCM에서 시작해서 결국 상부 등세모근의 앞 부분까지 지나간다. 고객이 최소한 30°의 머리 회전을 할 때까지, 밑에 있는 내장 속으로 누르지 말아라. 목의 적도 주위를 직접 달리는 동안, 일관된 압력을 얕은 조직들 속으로 가하는 넓은 접촉부를 유지해라 – 이들이 매우 중요한 동작의 모든 열쇠이다. 작은 손을 가진 사람이 커다란 목을 치료할 때 두 번의 스트로크로 이것을 하는 것이 추천되는데, 한 번은 꼭지돌기 높이에서, 그리고 한 번은 빗장뼈와 가까운 주행으로 한다.

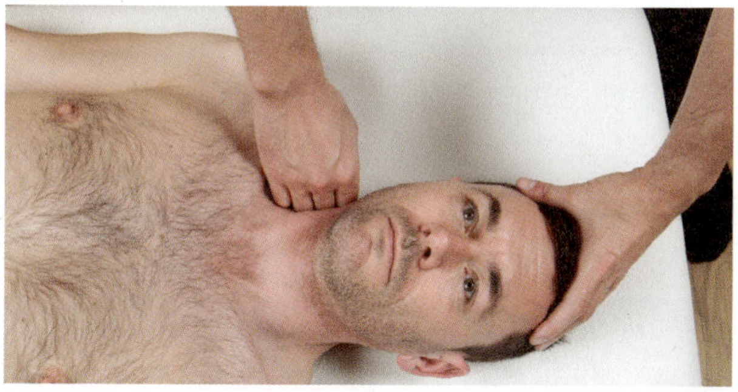

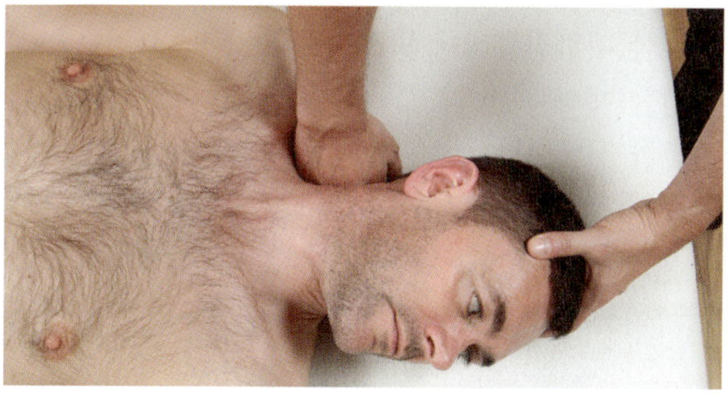

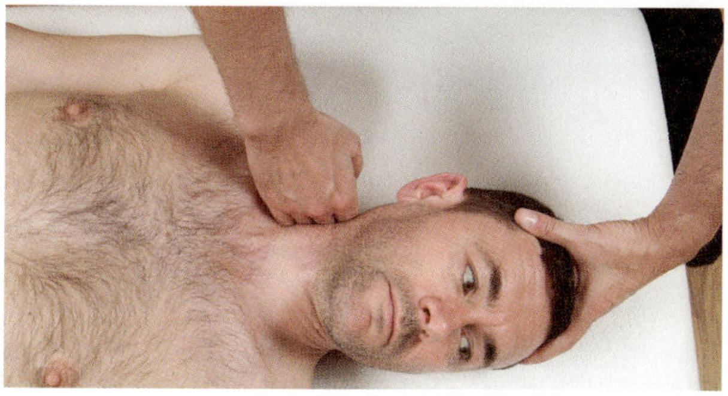

그림 8.38 a, b & c: SCM과 상부 등세모근의 앞 부분 높이로 관여를 확실히 유지하며, 얕은 원통의 조직을 후방으로 당기기 위해서 가쪽 목의 원주 주위를 부드러운 주먹으로 굴려라.

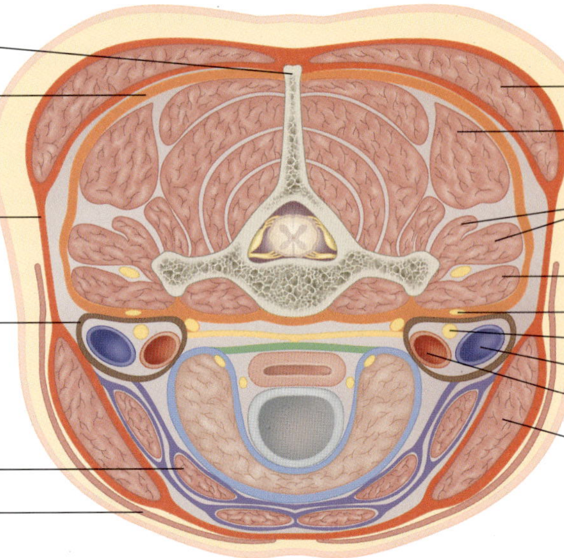

그림 8.38: 양 테크닉들에서 사용된 압력은 SCM과 상부 등세모근의 근막 층을 관여하는 것으로 충분하며 그리고 내재하는 혈관들을 피하기 위해서 조직 속으로 깊숙이 들어 가서는 절대로 안 된다. 머리를 돌림으로, 그림 8.40처럼, 가로돌기들은 SCM의 선 밑에 있어야만 하고 정맥과 동맥을 당신의 압력선에서 앞쪽으로 밀어 낸다.

고객의 머리를 완전히 한 쪽으로 돌리게 한 다음, 부드럽고 이완된 주먹으로 SCM의 전장을 따라서 이것을 관여할 수 있다. 이 포지션에서 더욱 연약한 혈관들은 더 이상 근육 깊이 있지 않으므로, 치료하기에 안전하다. 만약 당신이 고객의 병력을 잘 모른다면, 만약 그들이 목을 완전한 범위로 돌리지 못하거나, 또는 현기증, 실신, 이중 시야 또는 정신 혼란의 병력을 갖고 있다면, 그 때는 유능한 내과전문의에 의해서 척추 동맥 부전을 확인할 때까지 이 테크닉을 생략하는 것이 보다 신중한 선택이다.

몸쪽 주먹관절들 (손허리손가락관절들)로 그 조직의 아래 끝에 관여하고 그 전장을 따라 꼭지돌기를 향해서 미끄러뜨린다. 이 테크닉은 그렇게 하기가 편안하다면 뼈를 넘어 연장될 수 있는데, 그러나 두개를 치료할 때 손가락들로 바꾸는 것이 고객에게 친밀감을 더 줄 것이다. 그 의도는 우선적으로 SCM의 근막을 늘리고 푸는 것이고 그리고 나서 두개에서 조직의 어떤 유착을 풀어주는 것인데, 성상점 (asterion; 두정골, 뒤통수뼈, 및 측두골들의 봉합 접합, 일반적으로 작은, 손가락 - 크기 함몰부로 귀 꼭대기가 몸과 만나는 곳 뒤 일인치에 있다)까지 두개를 느슨하게 하는 것이다.

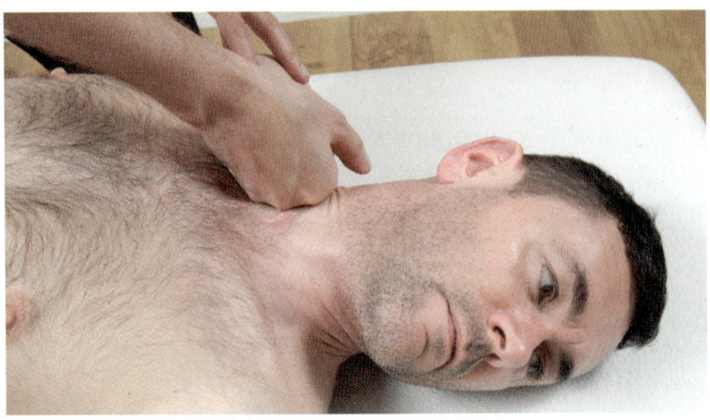

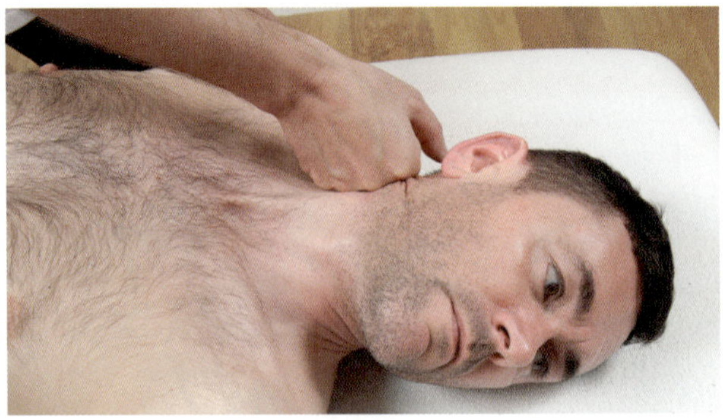

그림 8.40 a & b: 몸쪽 주먹관절들로 SCM 층을 조심스럽게 관여하고 꼭지돌기를 향해서 상방으로 그 조직을 안내하는데, 근육 층보다 깊게 밀어 넣지 말고, 이것의 이끄는 가장자리 앞쪽을 치료하거나 붓돌기 (styloid process)를 누르지 않도록 주의하는데, 붓돌기는 꼭지돌기와 귀 사이에 놓여 있다.

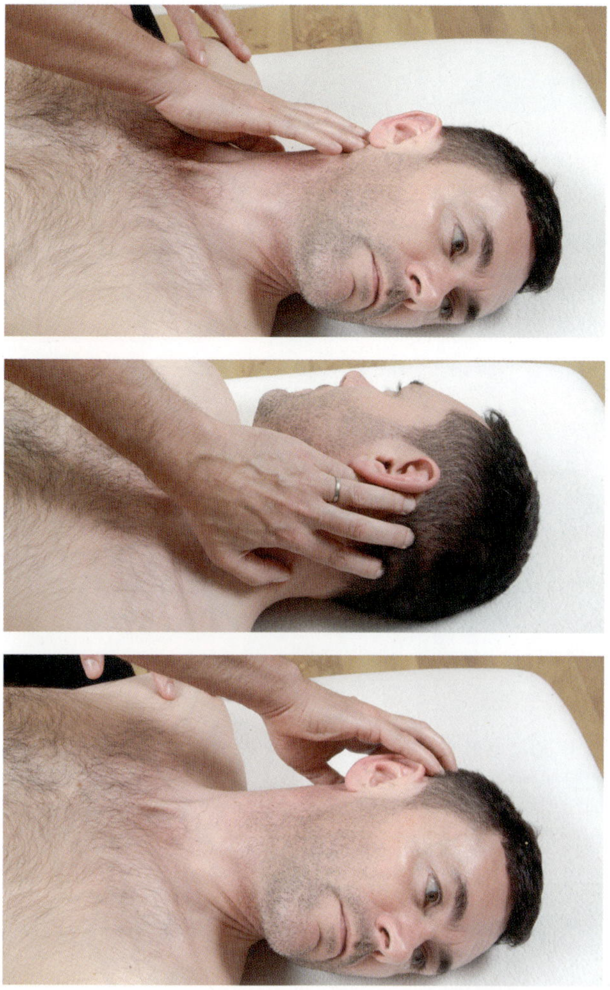

그림 8.41: 꼭지돌기 주위와 위에 있는 조직 모두를 풀고 펴 늘일 수 있도록 두개 근막까지 연장해서 풀어 준다.

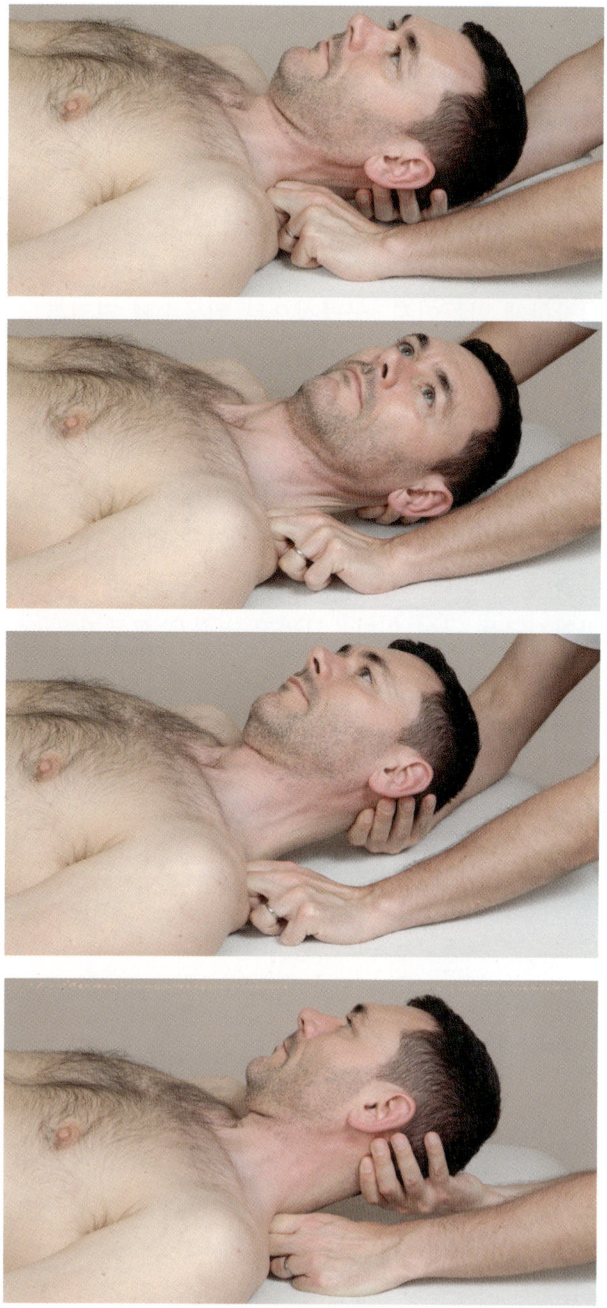

그림 8.42 a, b, c & d: (a & b) 조직을 관여하기 위해서 부드러운 주먹 또는 주먹관절을 사용하며, 고객의 머리를 가쪽 굽힘으로 미끄러뜨려라. 앞쪽 섬유들 (b), 중간 섬유들 (C, 순수한 옆 굽힘) 및 뒤쪽 섬유들 (d, 앞쪽 굽힘과 옆 굽힘)에 초점을 맞추기 위한 테크닉으로 회전 및/또는 굽힘을 더하거나 뺄 수 있다.

등세모근 열기

(Trapezius Opening) (표면후방상지선; SBAL)

고객은 등을 대고 눕고, 치료사는 하나의 스트레칭을 상부 등세모근의 다른 부분들 속으로 쉽게 분리해서 할 수 있다. 부드러운 주먹으로 이 근육 '덮개'의 어느 면에 대고, 그 다음 바로 특정한 조직 스트레칭을 얻기 위해서, 머리를 수동적으로나 능동적으로 반대편으로 보낸다. 앞쪽 부분에 집중하기 위해서, 동측 회전이 사용될 수 있다. 옆으로 똑바로 굽히는 것은 이 근육의 봉우리에 좋을 것이고, 뒤쪽 요소를 위해서는 머리를 약간 굽혀서 들어 올린다. 이 포지션에서 우리는 큰 관심을 필요로 하는 상부 등세모근의 어떤 요소들에라도 집중할 수 있다.

뒤통수밑근 영역 그리고 머리널판근 및 목널판근 열기 (Opening the Suboccipital Region and Splenius Capitis and Cervicis) (표면후방선; SBL / 나선선; SPL)

머리를 몸의 약간 앞에 두고 평생 걷는 것이 머리 뒤에 있는 조직에 추가의 부하를 주고 추가로 긴장하게 만들어서, 궁극적으로 뒤통수뼈 기저부 주위에 있는 조직에 심각한 제한을 만든다. 위의 테크닉들로 얕은 원통을 풀어준 다음, 이 영역을 개통하는데 시간이 많이 소요될 수 있는데, 뒤통수밑근들로 더 깊은 치료를 위해서 이것을 준비하는 것이다. 상당수 근육들이 목덜미 선들을 따라 붙어 있다 – 등세모근 밑에 널판근들과 반가시근들 군이 있다 – 그리고 그들은 모두가 뒤통수뼈 기저부를 따라 있는 그들 각각의 근막 연결들에 상당한 부하를 갖고 있을 것이다. 손가락 끝으로 깊은 층들로 점진적으로 관여함에 의하여 이들을 따라서 없앨 수 있으며, 손가락으로 잡고 있는 조직을 당기기 위해서 고객에게 머리를 돌리라고 시킨다.

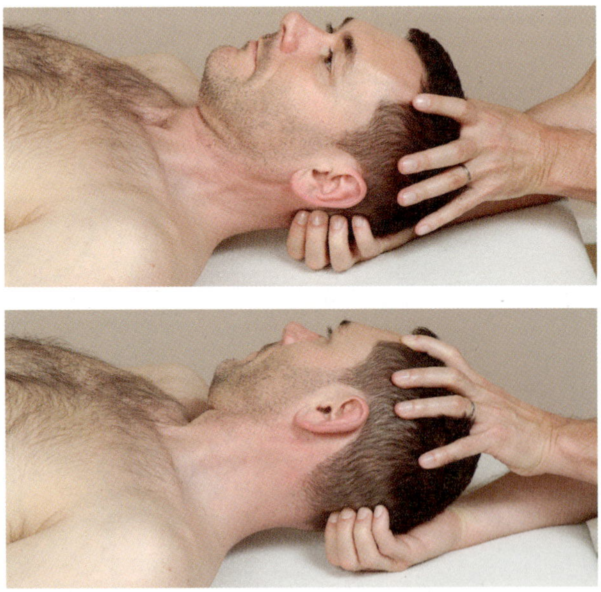

그림 8.43 a & b: 꼭지돌기 바로 뒤에서 시작해서, 목덜미 선들을 따라 조직에 대고, 고객이 머리를 반대쪽으로 돌리는 동안 조직이 움직이지 못하게 잡아라. 손가락이 머리카락을 최소로 잡게 위치시키지만, 최상의 결과를 위해 목덜미 선 위에 있어야 한다.

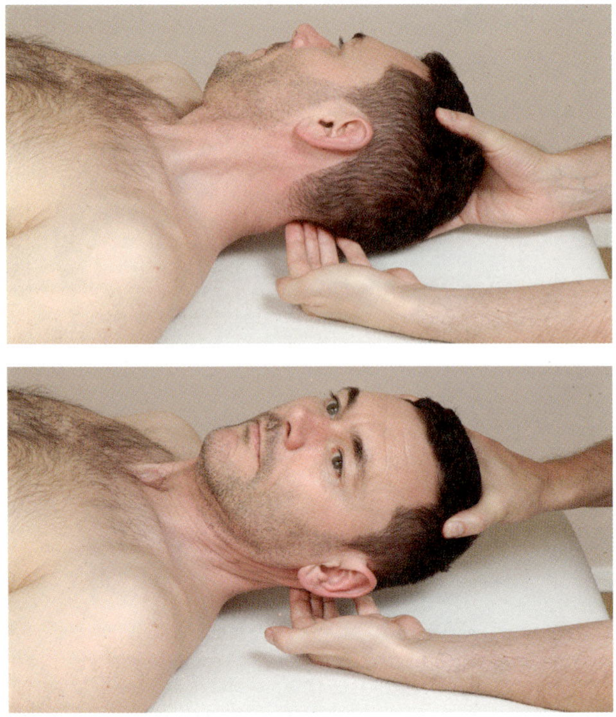

그림 8.44 a & b: 정중선과 가깝게 시작해서 바깥쪽으로 치료하는 것은 전방 머리 위치인 고객들의 목덜미 부위를 개통하는데 유용할 수 있으며 척추의 후방 굽음 (bends)을 위해서 시행되는 척추세움근 벌리기와 (그림 8.19 b & c를 보라) 같은 내용이다.

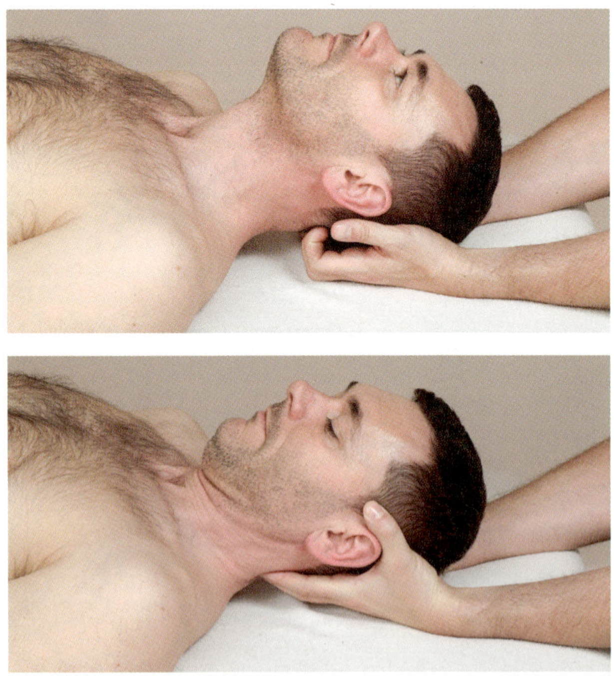

그림 8.45 a & b: 목덜미선들 높이를 따라 손가락끝을 관여시켜서 조직을 아래쪽으로 풀 수 있는데, 조직들 내의 스트레칭을 만들기 위해서 고객이 머리 뒤를 당신을 향해서 늘리는 동안 조직을 아래쪽으로 보내기 위해서 천천히 손가락을 펴라.

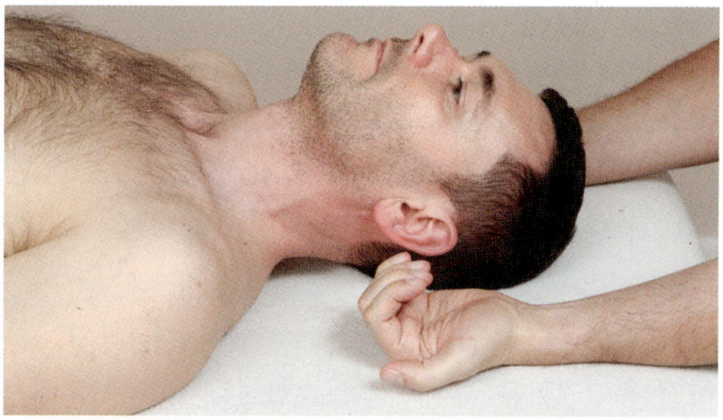

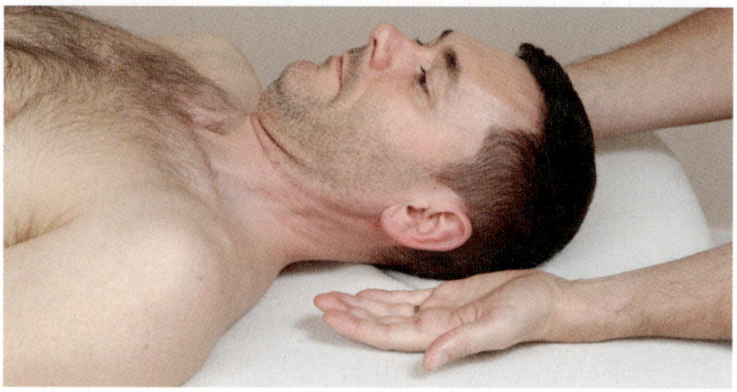

그림 8.46 a & b: 손가락을 말아서, 끝들을 널판근들의 뒤통수뼈 부착점들 속으로 밀어 넣고 그들을 아래쪽으로 움직이는데, 그 동안 고객은 머리를 반대편으로 돌린다. 고객은 조직의 스트레칭을 늘리기 위해서 머리를 아래쪽으로 부드럽게 기울여서 보조할 수 있다. 이 테크닉은 당신 손가락들의 신장력을 요하는데 이것은 치료로 단련된다.

널판근들은 머리를 같은 쪽으로 기울여 회전시키고 그리고 반대쪽으로 이동하는데 관여될 수 있다. 이 이유로 당신은 양 쪽에서의 치료를 다르게 선택할 수도 있다.

뒤통수밑근들
(Suboccipital Group) (표면후방선; SBL)

작은 근육들로 된 이 그룹은 고유수용에 있어서 극도로 중요하다. 그들은 경추 위의 머리 균형과 위치를 끊임없이 모니터하고 평가하며, 당신의 주의를 끄는 어느 것이나 또는 수평으로 눈과 귀를 지향하게 유지하는 일을 하며, 무게 중심의 몇몇 변화에 맞춰서 수축한다.

이 근육들의 자세성 중요성 또는 그들을 개별적으로 평가하고 치료를 하기 위한 학습에서의 치료적 가치를 과도평가할 수 없다.

우리가 뒤통수밑근들을 옆에서 살필 때 (그림 8.12c), 그들의 분리된 기능들을 잘 볼 수 있다. 큰뒤머리곧은근은 C2의 가시돌기에서 약간 가쪽으로 주행한다. 그러나, 이것은 이것보다 작은 작은뒤머리곧은근과 비교해서는 거의 수직인데, 작은뒤머리곧은근은 더 깊이 있는 C1에서 뒤로 뒤통수 부착점으로 간다. 작은뒤머리곧은근은 위머리빗근과 비슷한 각을 만드는데, 위머리빗근은 고리뼈의 가로돌기들에서 목덜미 선들의 가쪽면으로 뒤로 간다. 이 근육들 모두 머리 전방 포지션에서 짧아질 것이다. 큰뒤머리곧은근과 아래머리빗근은 머리와 C1/C2의 회전들에 관여될 것이다. 큰뒤머리곧은근은 안경 착용자, 특히 이중 초점 안경을 쓴 사람들에게서 종종 일어나는 것과 같은, 머리의 후방 기울기인 경우들에서 역시 짧아질 것이다.

위쪽에 있는 뒤통수밑근들의 각각을 찾기 위해서, 검지, 중지 및 약지의 끝들을 뒤통수뼈 깊숙이 밀어 넣는데, 각각의 약지는 목덜미인대의 양 옆에 그리고 바깥뒤통수뼈 융기 아래쪽에 둔다. 당신이 이미 위에서 치료한 층들 속으로 손가락들을 깊숙이 밀어넣은 다음 그들이 뒤통수뼈 아래면에 닿을 때까지 당신 쪽으로 뒤로 말아라. 두개엉치 치료에 흔히 쓰이는 친숙한 O-A관절을 위한 것과 같게 손의 위치를 놓는 것은 아니다. 이 테크닉에서, 손가락끝들은 천장쪽으로 향하지 않고 당신 쪽으로 뒤를 향하며 뒤통수뼈 밑면과 세게 닿아있다.

이 포지션에서, 앞 뒤로 퉁긴다면, 더 크고 보다 표면에 있는 큰뒤머리곧은근인 '과속 방지턱'을 (간혹 짧은 줄) 중지 밑에서 틀림없이 느낄 것이다. 당신은 중지의 끝을 그 근육의 복부에 고리를 걸어서 이 근육을 늘리는 것을 도울 수 있는데, 하방으로 고정시킨 다음, 스트레칭을 만들기 위해서, 고객에게 머리를 부드럽게 끄덕이라고 (머리를 전방으로 기울이는 것) 시킨다.

중지를 조직에서 떨어지게 떨궈서, 이것이 만날 큰뒤머리곧은근의 양쪽에 있는 뼈에 검지와 약지들이 닿을 때까지 더 깊숙이 집어 넣음으로써, 약지 밑에 작은뒤머리곧은근을 그리고 검지 밑에 위머리빗근을 틀림없이 대고 있을 것이다. 이 근육들을 치료하고 이 시스템에 깊은 이완을 만들기 위해서, 당신의 손들을 마사지 테이블의 푹신한 면으로 떨궈서 고리뼈 위에 있는 뒤통수뼈를 후방으로 미끄러뜨린다. 그 다음 (그리고 오로지 그 다음) 짧아진 근막을 열기 위해서 뒤통수뼈를 천천히 상방으로 옮겨라.

이 테크닉은 단계별로 행해질 수 있다. 두 가지 이전 움직임들을 시행해서 느슨한 부분을 조이는데, 이것은 흐르는 듯한 '퍼내는 동작 (scoop)'을 만드는 것과 병행되어야만 한다. 그 다음 이완되기를 기다리고, 더 많이 조이고, 다시 동작을 약간 증가시키기 전에 조직이 편해지기를 기다려라.

이 근육들의 중심 신경학적 및 생체역학적 포지션으로 인해서, 이러한 동작들은 연속되는 치료들에서 반복될 수 있다. 당신과 고객은 더 편안한 목 움직임, 줄어든 눈의 피로 등으로 보상을 받을 것이며, 때때로 어깨 또는 척추를 따라 밑에 있는 문제를 돕는다.

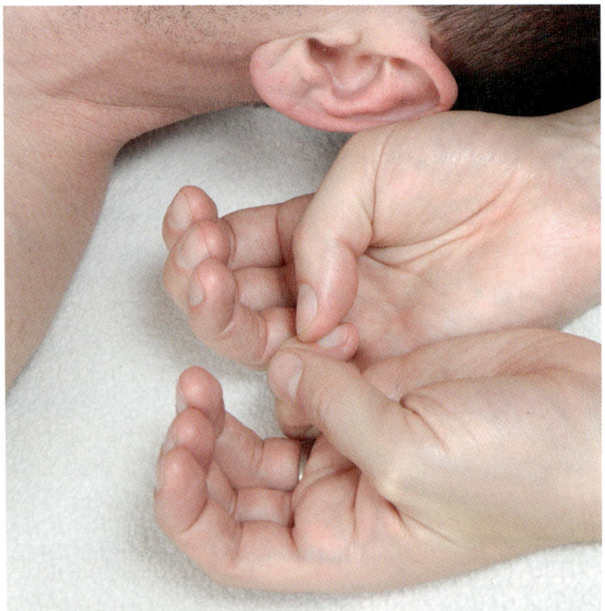

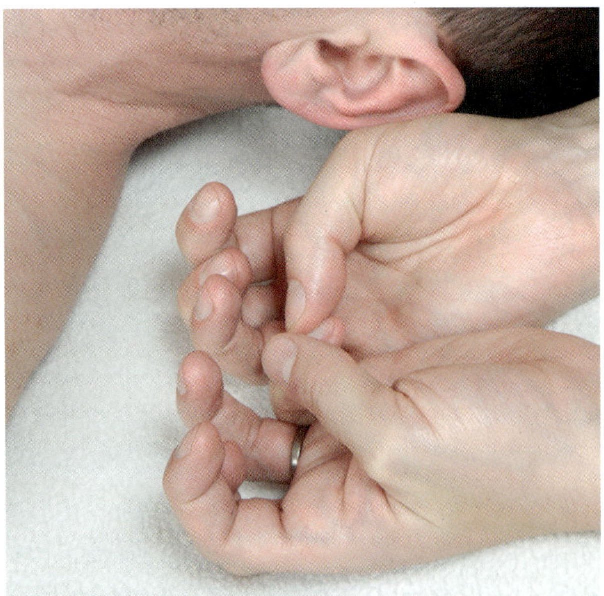

그림 8.47 a & b: 여기서 우리는 상부 세 개의 뒤통수밑근들을 찾기 위한 손가락 모양을 볼 수 있다. 중지는 작은뒤머리곧은근과 위머리빗근의 치료에 초점을 맞추기 위하여 밑으로 떨군다.

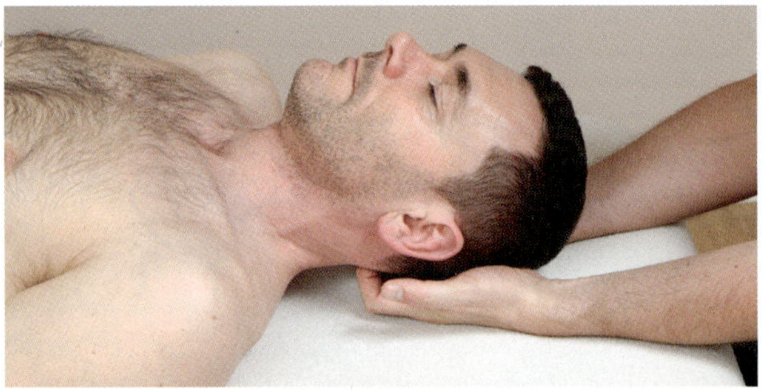

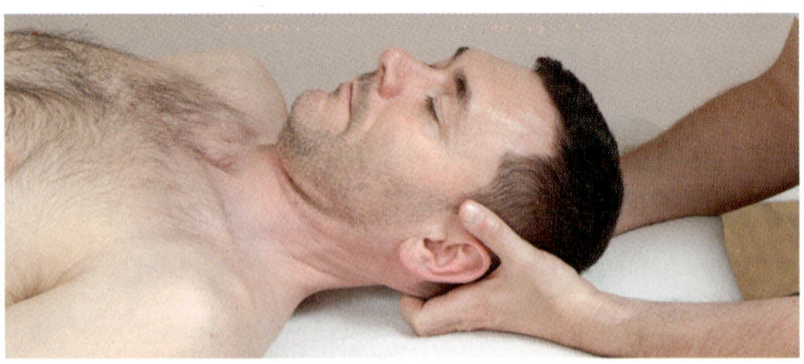

그림 8.48 a & b: 손가락 끝들을 뒤통수뼈의 밑면에 대고, 머리를 테이블을 향한 밑으로 그 다음 천천히 테이블의 꼭대기를 향해서 상방으로 끌어 당긴다.

목갈비근들 (Scalenes)

이 중요한 근육들 그룹은 여러 각도에서 목을 안정시키는 것을 도우며, 그러므로 구조적 균형의 관점에서 어떤 패턴의 범주를 만드는 것을 돕는다. 앞목갈비근들은 목을 앞과 밑으로 당기고, 한 쪽이 다른 쪽보다 세다면 회전도 동반될 것이다. 중간과 뒤목갈비근들은 목을 한 쪽으로 당겨서 가쪽 이동 또는 기울기를 만든다.

앞목갈비근들은 목빗근 깊이 숨어있고, 이것에 부분적으로 가려져 있다. 손가락들을 뒤에서부터 SCM 밑으로 미끄러뜨려서 들어 가는데, 대략 목을 따라 중간이다. 손가락들의 손톱 쪽은 SCM의 깊은 면에 대야만 하고 바닥들은 앞목갈비근들의 위 부분에 있을 것이다. 당신은 이제 그 근육의 선을 따라 첫 번째 갈비뼈를 향해서 미끄러뜨릴 수 있는데, 그 동안 고객은 발을 밀어서 (무릎을 위로 올린다) 머리를 테이블을 따라 당신 쪽으로 미끄러뜨리게 해서, 목표 근육들을 늘리기 위해서 경추전만을 펴는 것이다.

더 강한 테크닉으로는 근육의 먼쪽 부착점을 고정하고 이루어 질 수 있는데, 수동적 또는 능동적으로, 고객의 머리를 같은 쪽으로 돌린 다음 그리고 반대 쪽으로 가쪽 굽힘을 시키는 것이다.

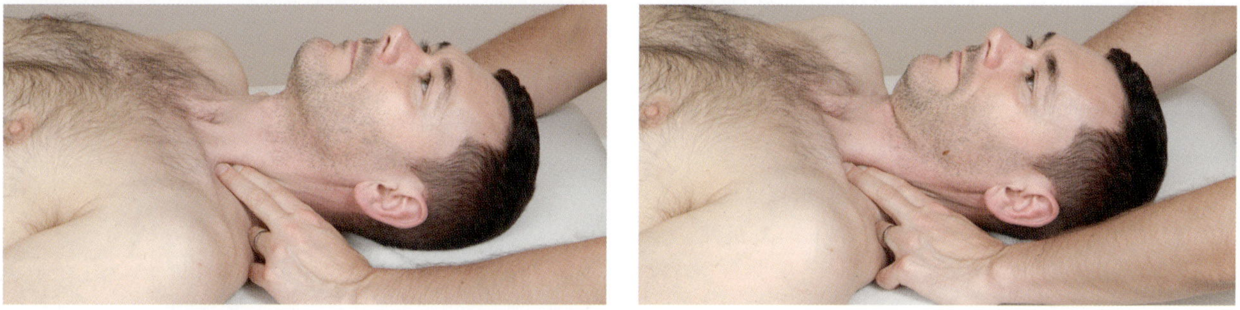

그림 8.49 a & b: 바깥쪽에서부터 SCM의 깊숙이 손가락들을 부드럽게 대고, 고객이 몇몇 형태의 신경 감각을 느낄 때 당신에게 말하라고 시킨다. 고객이 심호흡을 하는 동안 당신의 위치 잡은 것을 확인하는데, 들이 쉬는 동안 손가락 끝 밑에 있는 앞목갈비근들의 수축을 느끼는 것이다. 목 뒤를 늘리기 위해서 고객이 발을 밀고, 그의 머리의 뒤가 테이블을 따라 당신 쪽으로 미끄러지고 턱을 인두 전방을 향해서 당기는 동안 조직에 대고 버티고 있는다.

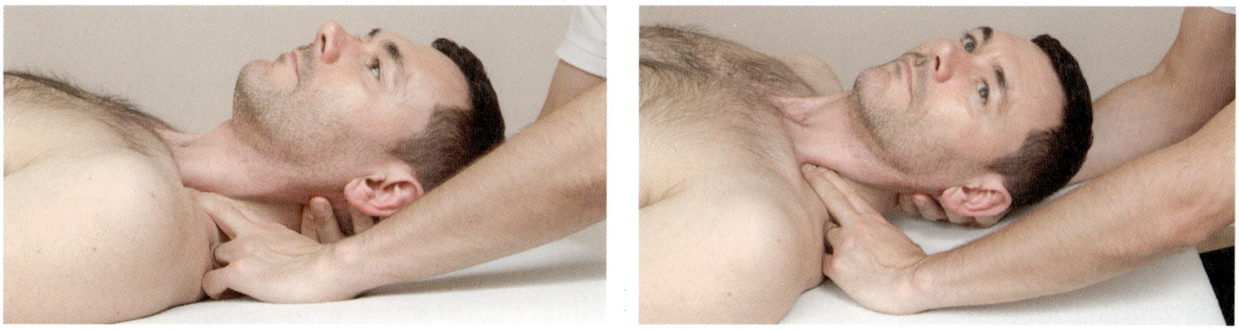

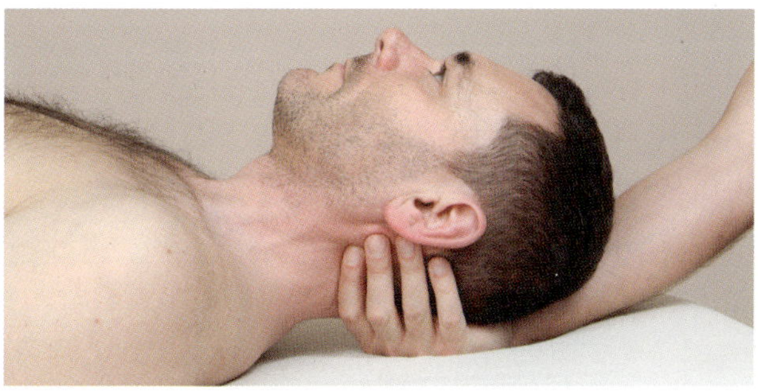

그림 8.50 a, b & c: 한 번에 하나의 앞목갈비근을 치료하며, 먼쪽 부착점에 고정하고 나서 같은 쪽으로 머리를 천천히 돌리고 반대 쪽으로 머리를 가쪽 굽힘시킨다. 주목하기를 바라는 것으로, 목갈비근들을 치료할 때 머리와 상부 목근육들을 잡는 것이 중요하다. 받히는 손을 C3의 가로돌기들에 가깝게 관여함으로써, 이 움직임은 하부 목근육들과 목갈비근들에 초점이 맞춰진다. 뒤통수만을 잡고 있는 것은 흔한 오류로 이것은 상부 목근육들과 뒤통수밑근들이 목갈비근들보다 더 많이 움직인다.

목갈비근들을 촉진하고 있는 것과 치료하고 있는 것을 확인하기 위해서, 당신의 접촉 밑의 조직은 로프처럼 느껴져야만 하는데, 거의 저음 기타 줄과 같다. 고객에게 깊은 호흡을 하라고 시켜서 확인할 수 있다. 목갈비근들은 들숨의 마지막 5-10 퍼센트에서 수축해야만 하는데, 왜냐하면 그들은 마지막 작은 여분을 위해서 그들의 갈비뼈들을 올리기 때문이다 (만약 당신이 아무 것도 느끼지 못한다 하더라도, 그들은 실제로 전 과정을 반드시 하고 있다. 그들이 호흡 문제를 갖고 있다면, 그들은 조기에 수축하거나 또는 이미 과도 긴장 하에 놓여 있을 것이다).

손가락들을 상부 등세모근의 앞 부분 깊숙이 접어 대면, 당신은 하나 또는 두 손가락의 끝들을 사용해서 중간과 뒤목갈비근들의 먼쪽 부착점들을 고정할 수 있는데, 그 동안 고객에게 머리를 반대 쪽으로 미끄러뜨리라고 시킨다. 뒤목갈비근을 목표로 하려면, 반대 쪽으로 머리와 목의 작은 회전을 만드는 것이 스트레칭을 약간 증가하게 도울 수 있다.

목갈비근들은 상부등세모근에 비해서 단관절근육 (deep locals)이며 동일한 패턴을 흉내내지만 더 적은 관절들을 건너간다 - 앞목갈비근들과 앞등세모근은 앞쪽과 밑, 중간목갈비근들과 상부 등세모근의 중간 섬유들은 옆쪽인 바로 바깥, 그리고 마지막으로, 뒤목갈비근들과 상부 등세모근의 뒤쪽 섬유들은 밑과 뒤. 위에서 기술한 테크닉은 그림 8.41과 아주 닮아있지만 더 깊숙하며 어깨와 머리 사이 (등세모근)라기 보다는 목과 상부 갈비뼈들 사이 (목갈비근들)의 관계에 초점을 맞추고 있다.

또한 목갈비근들은 호흡과 강하게 연관된다. 그들은 능동적 잔여 들숨의 마지막 몇 퍼센트를 위해 상부 갈비뼈들을 올리지만 이런 이유에서 전체 날숨을 위한 갈비뼈들의 떨어짐을 억제할 수 있다. 호흡 사이클 동안 상부 갈비뼈들에서 움직임의 부족은 예민한 목갈비근 치료를 통해서

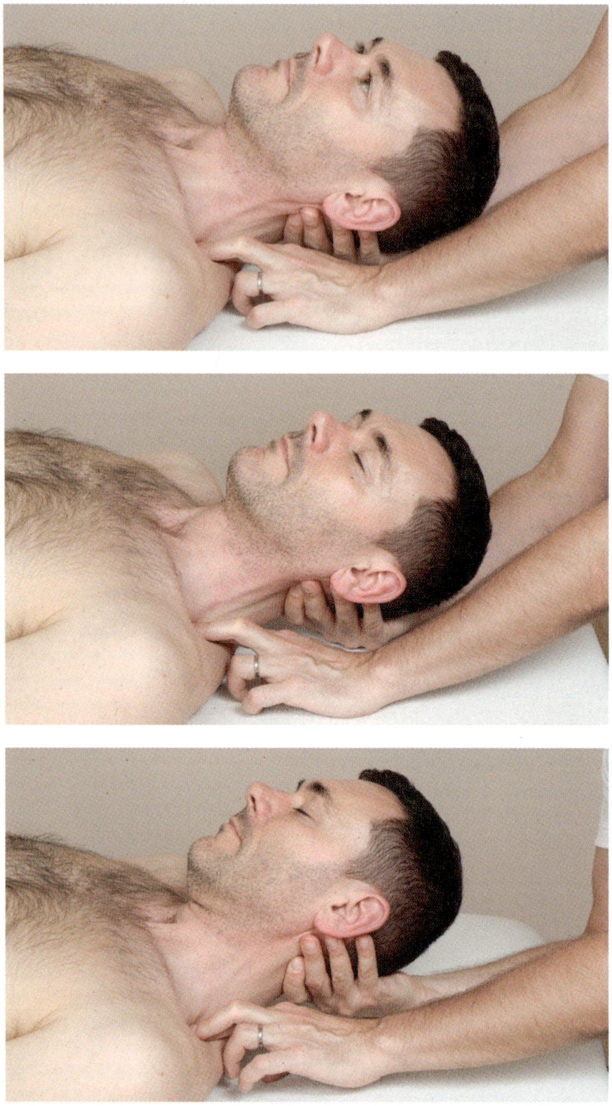

그림 8.51 a, b & c: 중간과 뒤목갈비근들은 등세모근 깊숙이 발견될 수 있다. 손가락들을 그 근육의 전방 가장자리 밑에 접어 대고, 가로돌기들에서 갈비뼈들로 아래로 가는 근육들의 줄을 느껴야만 한다. 중간목갈비근들을 스트레칭하기 위해서, 목을 옆-굽힘으로 가게 해라 (b); 뒤목갈비근을 치료할 때 전방 굽힘이 더 유용할 수 있다 (c).

종종 개선되지만, 조심스럽고 신중하게 행해야만 하며, 종종, 고객의 호흡 리듬과 함께 행해진다.

머리의 움직임을 통한 목갈비근의 스트레칭은 일부 고객들에게 너무 과격할 수 있으므로 더 가벼운 관여에서 이득을 볼 수 있는데 이것은 상부 갈비뼈들에 연결되며 내쉬면서 그들을 편히 내려준다.

주목 사항: 목갈비근들은 위팔신경얼기와 인접해 있는데, 신경얼기는 앞목갈비근과 중간목갈비근 사이의 공간을 통해 목에서 나온다. 이 부위를 치료하기 전에, 고객에게 어떤 형태의 신경 감각을 느낀다면 알리라고 해라. 이것이 발생하면, 앞목갈비근과 중간목갈비근 사이에 압박이 있다는 것이고, 그래서 간단히 포지션 또는 접촉 각도를 바꾸고 다시 확인해라. 그 안에 특별히 근막이 묶여있다면, 목갈비근들을 푸는 초기 단계에서 약간의 위팔신경얼기의 관여는 불가피하다. 고객의 감각과 조율해서 당신의 압력을 조절함으로써, 신경얼기를 근육근막에 묶은 근막은 녹아서 개통될 수 있고 신경 감각은 점진적으로 사라질 것이다.

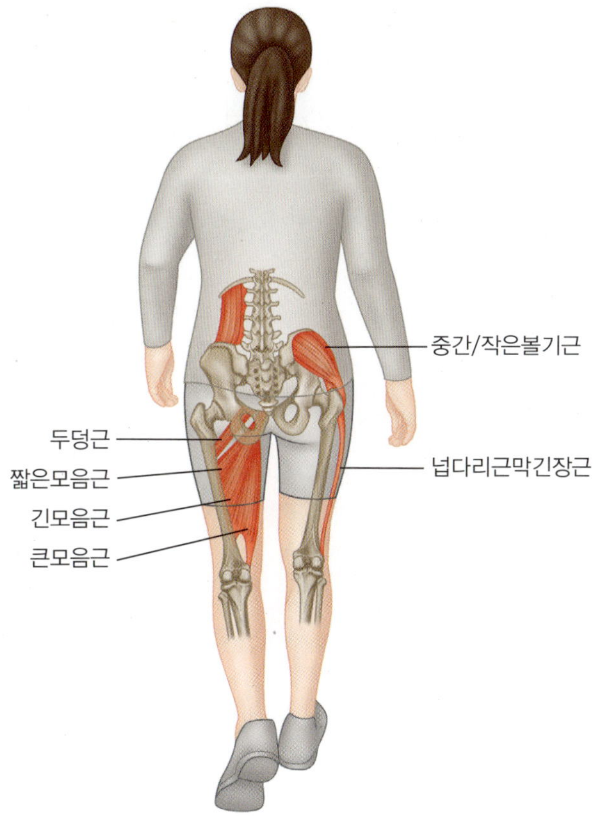

심화 인체판독 (Advanced Body Reading)

1. 6장에서 우리는 골반 기울기와 체중 이동 테스트 동안 벌림근들과 반대쪽 모음근 사이의 관계를 연구했다. 골반이 기울어질 때, 하부 허리뼈들 역시 그것과 함께 기울어질 것이다. 만약 하부 허리뼈들이 기울어지지 못할 경우 골반의 어떤 관상면 움직임은 등허리 연결부 주위 어느 곳으로 전달될 것이다.

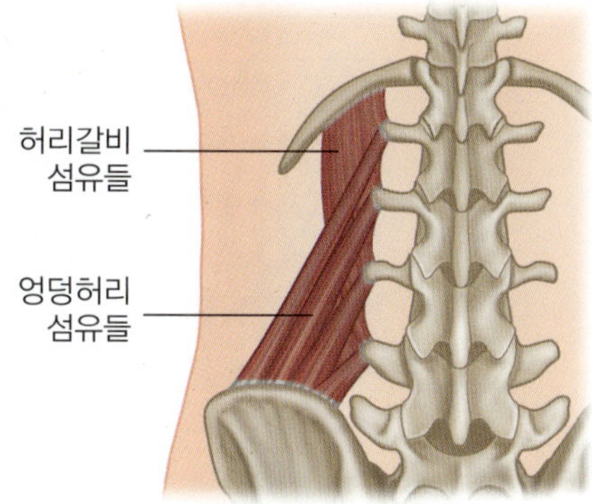

양 쪽에 있는 QL근육들에 관한 그리고 위쪽과 아래쪽 섬유들에 관한 보다 특수한 정보를 당신에게 주는 하나의 테스트를 고안할 수 있는가?

2a. 그림 8.53에서, 늑강에 대한 목과 목에 대한 머리의 기울기 패턴을 기술할 수 있는가?

2b. 위의 질문 1에서 찾을 수도 있는 기본원칙을 갖고서, 그리고 (그림 8.52에서 보여진) QL 섬유를 중간과 뒤목갈비근 그리고 그림 8.54에 있는 뒤통수밑근들의 배열과 비교하는 것은, 뒤통수밑근 복합체에 비교한 뒤와 중간목갈비근들의 옆 굽힘을 평가하기 위해서 어떤 전략을 개발할 수 있는가?

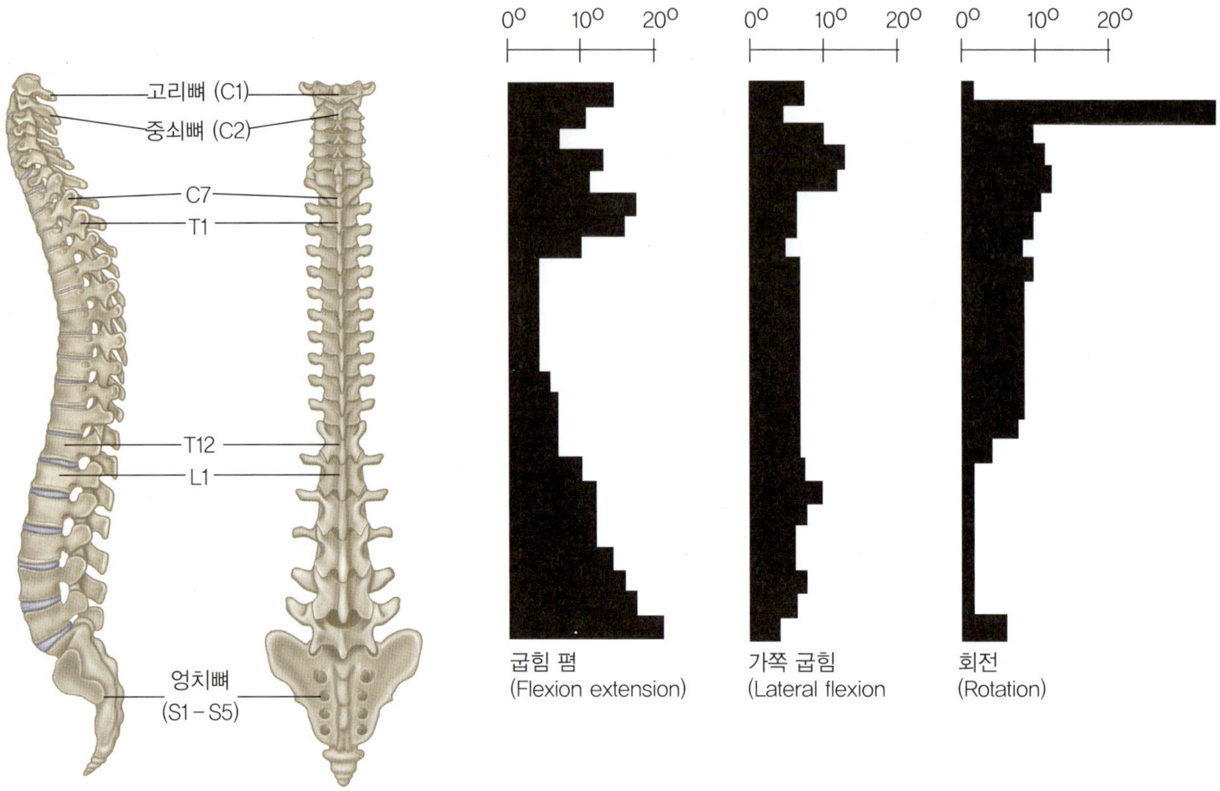

그림 8.52: 서있거나 걸을 때, 골반의 옆 기울기는 벌림근들, 반대쪽 모음근들 및 QL의 적응을 요한다. 걸을 때, 움직임 방향은 상향식이며 (bottom - up) 그 기울기는 하부 허리뼈들과 QL의 엉덩허리섬유들에 의해서 흡수돼야만 한다. 해당 척추의 동작 범위를 위해서 그림 8.60a를 보아라.

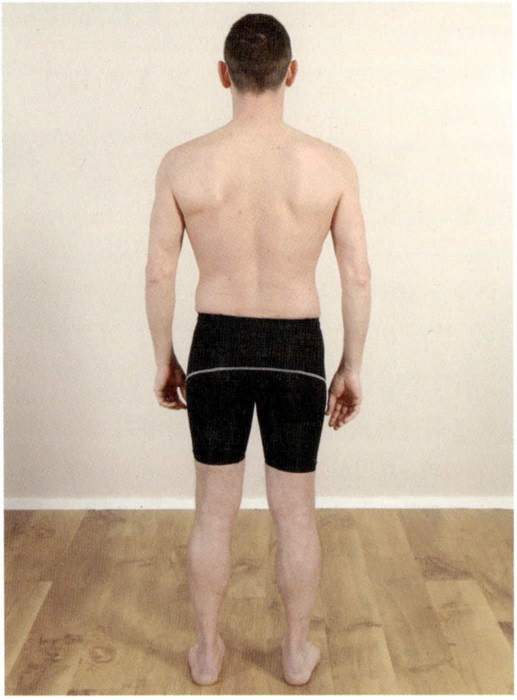

그림 8.53: 6장에서 우리는 모델 A가 체중 이동 테스트에서 약간의 곤란함을 갖고 있는 것을 보았고 그리고 뒷 모습에서 우리는 허리 척추의 굽음 (bend)을 볼 수 있다.

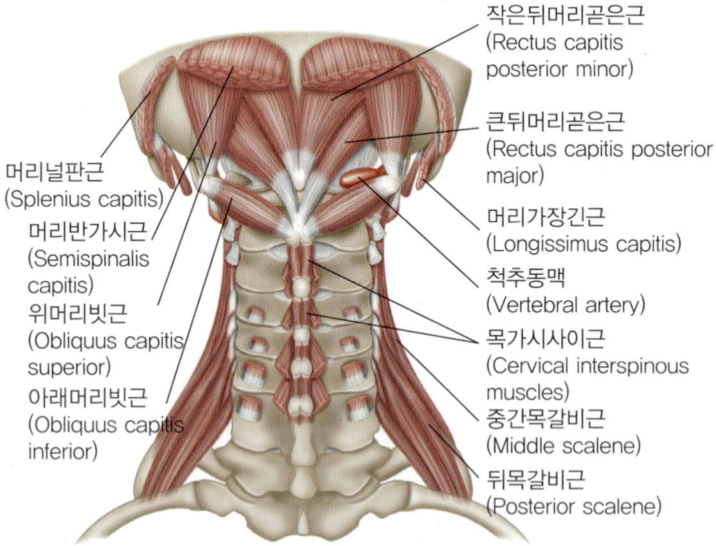

그림 8.54: 목 움직임을 조절하는 섬유 배열을 살펴 볼 때, 우리는 중간/뒤 목갈비근들과 하부 QL, 뒤통수빗근들과 상부 QL사이에 배열의 유사성을 볼 수 있다 (모든 뒤통수밑근들이 빗근은 아닌 것을 주목하기를 바란다).

3. 비록 사진 (그림 8.55)에서 판독하기가 까다롭기는 하더라도, A의 등을 따라 회전 패턴을 살펴보아라. 척추에서 더 크고, 더 긴 회전을 찾을 수 있는가? 이것이 어디서 시작하고 어디서 끝나는가, 그리고 이것을 교정하기 위해서 사용할 전략을 세울 수 있는가?

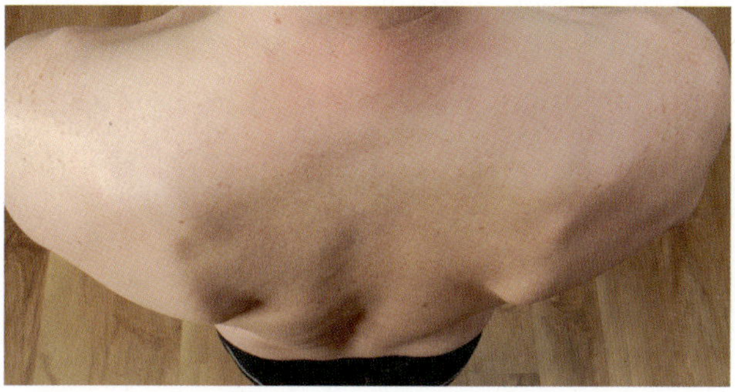

그림 8.55: 실 생활에서 한 고객의 등을 내려다 보는 것이 사진을 보는 것보다 쉽다. 여기서 논리 정연한 전략을 세우는 것이 정확한 판독 보다 더 중요하다. 하나의 회전에서 세 가지 중요한 점을 결정할 수 있는가? – 시작과 끝 (즉, 두 개의 중립 점들) 그리고 '정점 (apex)' (즉, 가장 큰 차이점). 이것을 바탕으로, 치료 전략을 적어 보아라.

4. 언뜻 보기에, 모델 B (그림 8.56)는 머리를 약간 앞으로 내밀고 비교적 똑바른 스탠스로 매우 똑바르게 서 있다 – 동의하는가? 그렇지 않다면, 이유가 무엇인가? 의심이 가는 어떤 조직들이 있는가? 우리는 이미 꼭지돌기와 칼돌기들 사이에 단축 가능성을 언급했었다 – 확인해 보기를 원하는 다른 어떤 것이 있는가?

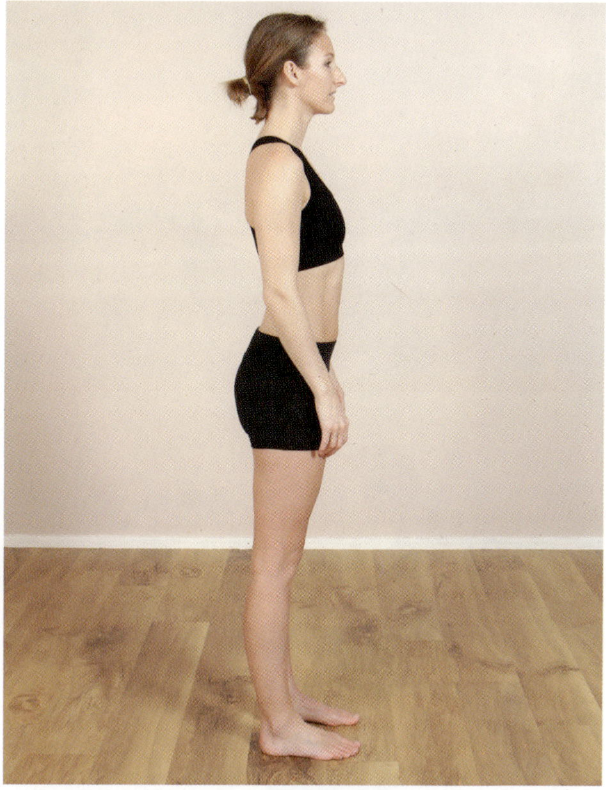

그림 8.56: 우리는 이 모습을 전에 보았었는데, 지금은 앞목갈비근들과 뒤통수밑근의 밑에 있는 단관절근육들 (locals)과 표면전방선의 '다관절근육 (express)' 조직에 주목해라. 머리가 앞으로 당겨지는가 아니면 늑강이 위로 당겨지는가? 몇몇 움직임이 관여된 가능성을 가진 조직들을 평가할 수 있는가?

5. 모델 B의 척추를 내려다 볼 때 (그림 8.57a) 우리는 척추 근육들의 복잡한 패턴을 본다. 여기서부터 이것을 분석하는 대신, 전문 웨이크보더선수로서의 그녀의 능동적인 포지션에서 비교적인 관계를 기술해 보아라.

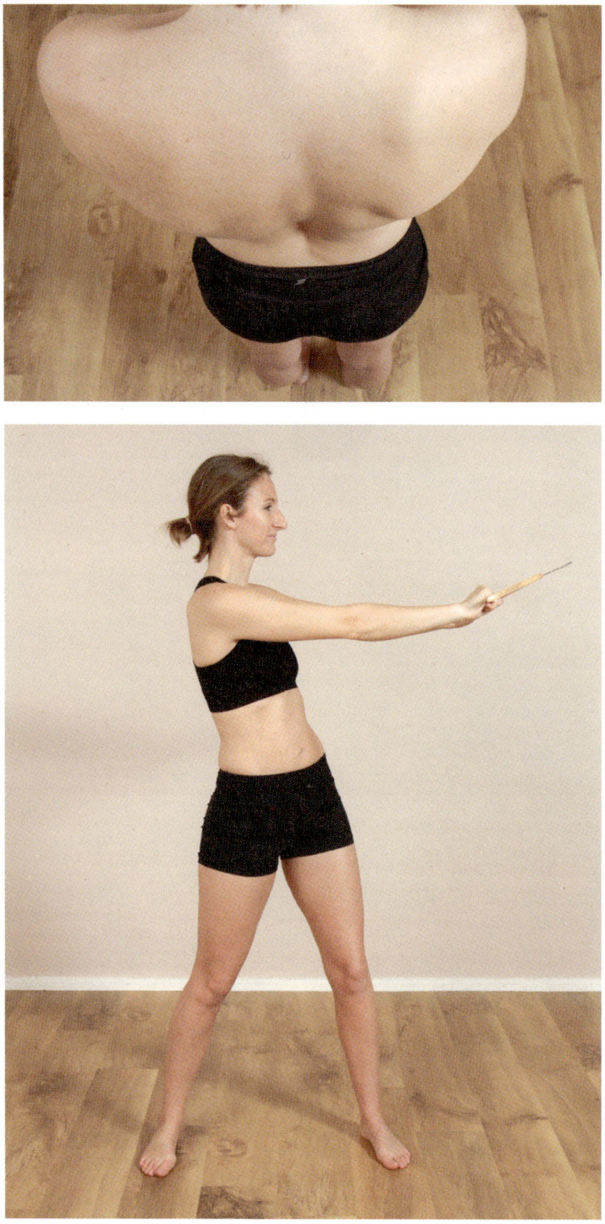

그림 8.57 a & b: 회전들과 굽음들의 복잡한 순서는 적지만 그러나 다음에서 중요하다 (a) B의 우세한 웨이크보드 포지션 맥락에서 볼 때 약간 더 타당하다 (b, 그렇다, 그녀가 들고 있는 것은 옷걸이다). 척추뼈들의 비교적인 포지션을 분석할 수 있는가 그리고 그녀의 퍼포먼스 동안 몸을 통과하는 힘의 영향을 상상해 볼 수 있는가?

해답 (Answers)

1. 고객에게 좌우로 굽히게 시키는 것이 측방선 조직에 (거기서 QL은 심부 '단관절근육 (deep local)'이다) 관한 많은 정보를 줄 것이다. 우리는 갈비사이근들과 척추세움근들뿐만 아니라 QL의 상부 섬유들에 관한 정보를 모을 것이다 – 본질적으로, 이 테스트 안에서 단지 QL의 적응성만을 확인하기를 원한다면 많은 잡음 (noise; 무의미한 정보)이 있다.

그림 8.58에서 보여지는 움직임 역시 하향식 방향의 움직임이다 – 머리와 흉추들이 요추들보다 먼저 움직이고, 더 많이 움직이며 그래서 12번째 갈비뼈가 3번째 요추에서 멀어지게 움직일 것이고 작은 움직임이 제일 밑에 있는 척추들로 뻗어갈 것이다. 그림 8.50b와 c를 다시 볼 때, 12번째 갈비뼈가 허리 – 갈비 섬유들에 의해서 더 많이 조절되는 것을 볼 수 있으며 이 테스트 역시 하부, 엉덩 – 허리 섬유들에 대한 정보는 매우 적다.

만약 우리가 옆 굽힘 테스트에서 잡음 (noise)을 없애기를 원할 경우, 그림 8.31에서 보여진 치료 포지션을 쓸 수 있는데 그러나 오로지 촉진 터치만을 사용해라.

하부 QL 섬유들을 분리하기 위해서 우리는 무릎 굽힘 (그림 8.59)이라는 상향식 움직임을 사용한다. 한 무릎을 굽히면 그 쪽에 있는 골반을 떨구며 L5에서 위쪽으로 요추들의 일련의 기울기들을 만든다. 이 움직임의 벡터는 엉덩 – 허리 섬유들의 배열과 맞추기 위해서 보여질 수 있으며 우리는 평가뿐만 아니라 그 조직을 치료하기 위해서 이 포지션을 사용할 수 있다.

2a. 고객 A는 목이 늑강에 대비해서 우측 기울기이며 머리가 목에 대비해서 좌측 기울기를 갖고 있는 것처럼 보이는데, 눈을 다시 수평으로 가게 하는 교정이다. 그러므로 테스트에 대한 우리의 가능한 추측은 좌측 상부 등세모근 (머리가 좌측 어깨에 가깝고 또한 이것은 우측보다 약간 더 높으므로), 우측 중간/뒤 목갈비근들 (목이 우측 늑강에 더 가까우므로) 그리고 좌측 뒤통수밑근들 (머리가 목의 좌측과 더 가까우므로) 일 것이다.

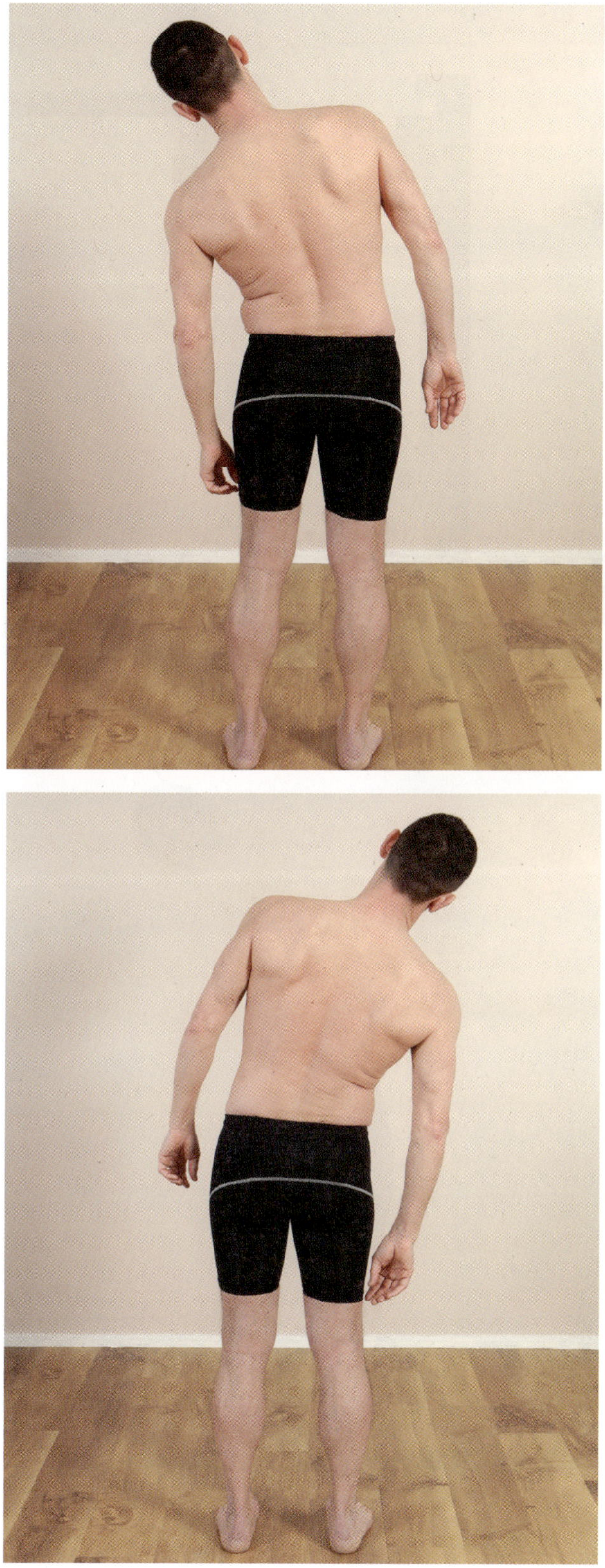

그림 8.58: 간단한 옆 굽힘은 너무 많은 정보를 줄 수 있어서 QL의 영향만을 분리할 수 없다.

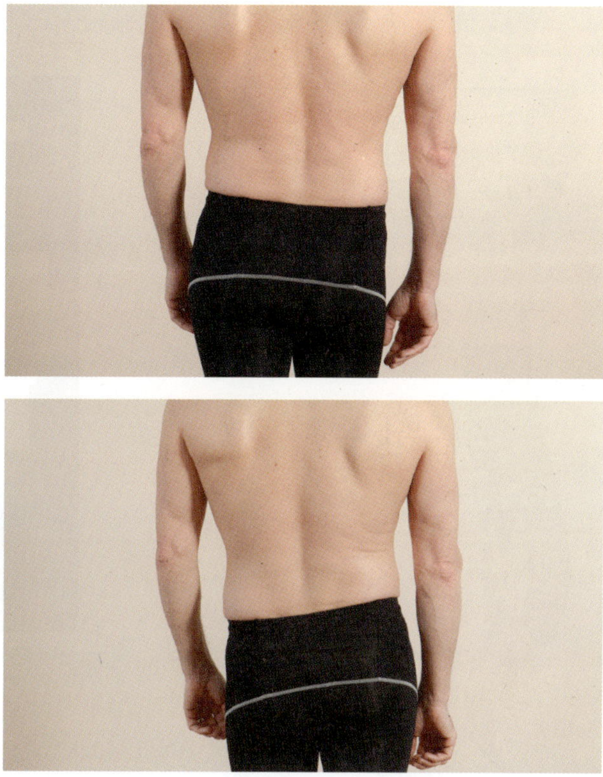

그림 8.59 a & b: 골반에서 기울기를 만들기 위해서 무릎 굽힘을 사용하는 것은 하부 QL 섬유들의 (엉덩뼈에서 L3 – S1으로 달리는 섬유들) 적응성을 볼 수 있게 해 준다. 왼무릎을 굽힐 때 (b), 우리는 오른무릎을 굽힐 때 (a)보다 척추가 더 많이 가로질러 당겨지는 것을 본다. 이것은 다음과 같은 결론으로 이끌 수 있다. 왼쪽 하부 QL 섬유들이 더 제한을 받고 있으며, 그림 8.29에서처럼 그들을 위쪽으로 관여해서 치료하거나 선 포지션으로 하는 테크닉을 채택한다 (주목: 또한 이것은 이 모델이 6장에 있는 체중 이동 테스트 동안 줄어든 범위를 갖고 있다는 것을 의심하게 할 수도 있다).

2b. 질문 1에 있는 상향식과 하향식 방향 움직임의 동일한 기본원칙들을 사용해서, 나는 뒤통수밑근들 또는 목갈비근들을 평가할 수 있다. 목의 옆 굽힘을 위한 일반적인 동작 범위는, 귀를 어깨 쪽으로 보내는 것인데, 하향식 움직임이다.

중간/뒤 목갈비근들을 테스트하기 위해서 우리는 그림 8.51에서 보여진 움직임을 사용할 수 있지만, 손가락을 관여시키지 않고 한다. 또한 우리는 그림 8.61에서 보이는 것처럼 상향식 방향의 움직임으로부터 그들의 기능적인 능력에 관한 정보를 모을 수 있다.

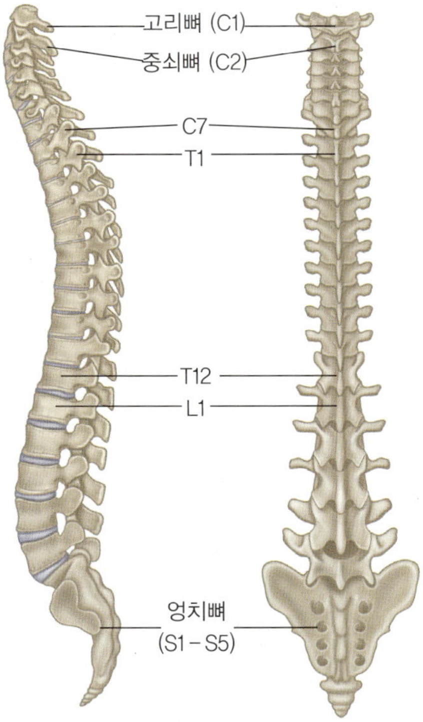

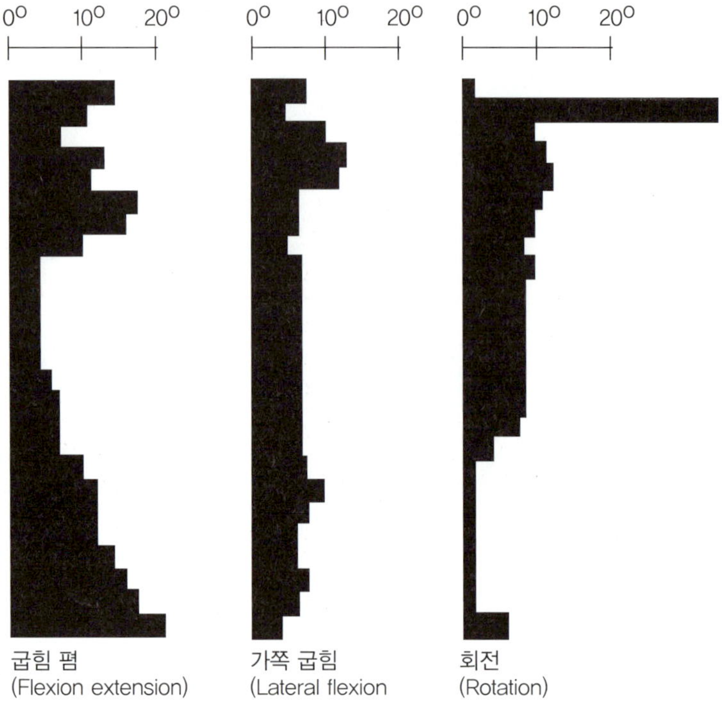

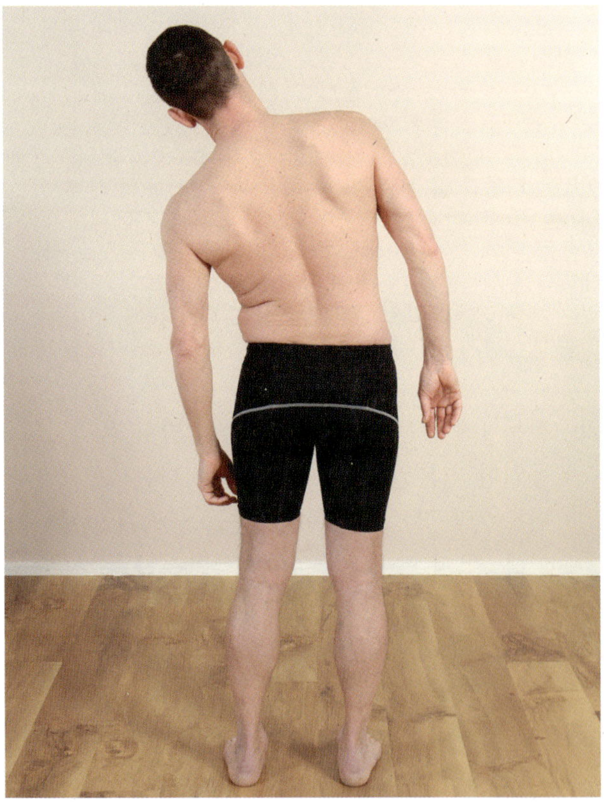

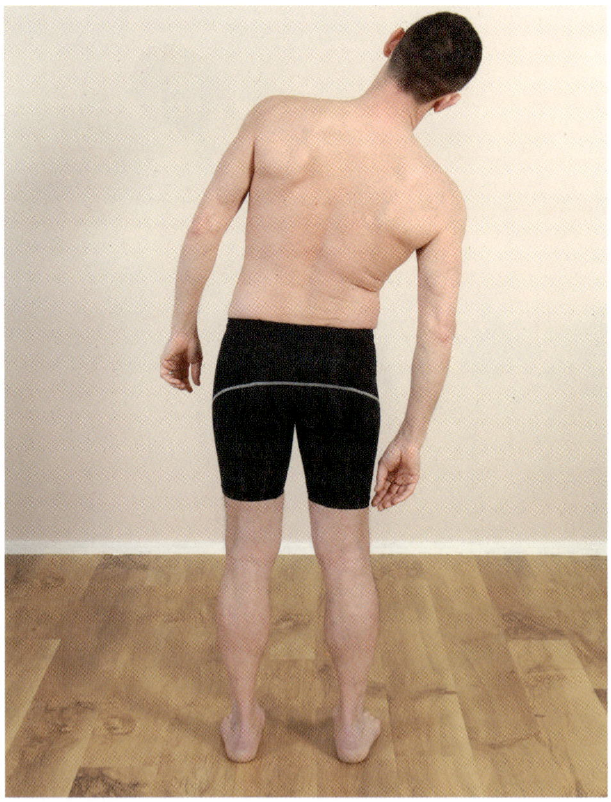

그림 8.60 a, b & c: 경추의 가능한 동작 범위를 살펴 볼 때 두 가지를 관찰할 수 있다 - 척추 나머지에 대비한 각 평면의 증가된 범위뿐만 아니라 상부 경추들인 C1과 C2의 특화 (specifialization)이다. O - A관절은 이용 가능한 적절한 양의 옆 굽힘을 갖고 있으며, 이것은 두개에서부터 하향식 움직임이 이것에 먼저 영향을 준다는 것이며 우리는 하부 경추 범위의 전체 정도를 볼 수 없을 수 있다. 이 테스트에서 우리는 상부 경추 영역이 (좌측으로 기울일 때) 우측이 그 반대보다 더 많이 열리는 것을 볼 수 있다. 이것은 우리의 자세 평가와 일치한다.

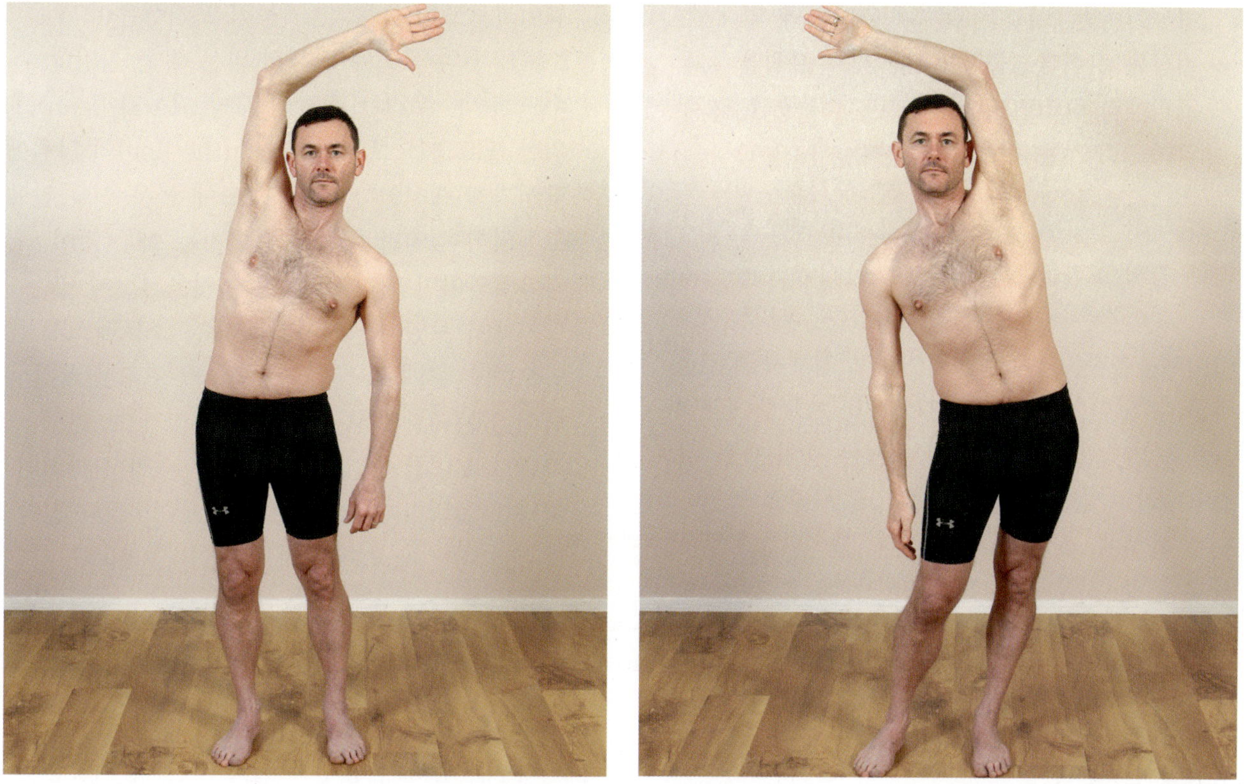

그림 8.61 a & b: 팔을 스윙하는 것은 골반의 기울기를 만드는 유일한 한 방법이다. 우리는 또한 QL테스트와 같이 무릎을 이완시키라고 할 수 있다. 고객이 팔을 머리 위로 넘기는 동안 똑바로 앞을 쳐다보고 있으라고 시킨다. 이것은 사용되는 팔의 반대쪽에 있는 늑강을 아래쪽으로 기울인다. 이것은 총체적인 움직임으로 약간의 그릇된 정보를 만들 수 있는데, 이 결과들이 발의 엎침/뒤침 능력, 힙 모음과 벌림 그리고 몸통과 어깨의 옆 굽힘에 의해서 영향을 받을 수 있기 때문이다. 우리는 여기서 이것을 목갈비근들을 위한 테스트로서 포함하지 않는데, 단지 하나의 제안이며 상향식 움직임들에서 더 짧아진 목갈비근들의 기능적인 영향을 배우기 위한 하나의 시각 자료다 (아래에 기술되어 있다).

(a)를 볼 때, 우리는 좌측에서 상부 갈비뼈들이 목에서부터 멀리 움직인 것을 본다 (비록 왼어깨가 상부 등세모근에 의해서 위로 떠 받혀진 것처럼 보이지만 – 이것은 조직 층들과 어떤 뼈가 다른 것들로부터 멀리 움직였는 가를 '보는 (seeing)' 연습이다). (b)에서, 우리는 하부 목이 더 많이 기울어진 것을 보며, 하부 목이 C3 레벨 위에서 생긴 교정적인 옆 굽힘과 함께, 늑강에 대비해서 중립과 가깝게 있는 것이다. 이것은 다시 잠재적으로 더 짧은 우측 목갈비근들, 좌측 뒤통수밑근들 및 좌측 등세모근을 나타내는 우리의 자세성 소견을 뒷받침해 준다.

기능적인 관점에서, 더 짧아진 우측 목갈비근들은 상부 경추들의 좌측에 침해 및/또는 우측 뒤통수밑근들의 과도스트레칭을 일으킬 수 있다.

3. 비록 절대적으로 정확하게 판독하기는 어렵지만, 척추 전체에 강한 좌측 회전이 있는 것처럼 보인다. 이것은 T11 주위 어느 곳에서 시작하며, T9 주위에서 정점을 갖고 T2 주위에서 중립으로 되돌아 간다.

전반적인 전략은 L3에서 T9 레벨까지 우측에 있는 심부 척추 돌림근들을 치료한 다음 L2부터 T2까지 좌측으로 바꿔라. 양 쪽에서 겹쳐지는 양은 당신을 놀라게 하겠지만, 돌림근들은 회전된 척추뼈들 레벨 아래로 3 – 5 분절 들에서 시작하는 것을 잊지 말아라.

4. 모델 B의 옆 모습은 상부 갈비뼈들의 상승 (elevation)을 보인다. 이것은 흉곽의 후방 기울기라고 이전에 기술된 패턴의 일부이다. 전반적인 영향은 여전히 늑강에 대비해서 전방

이동이지만, 이것은 갈비뼈 기울기에 의해서 위장된 것이다 – 중력에 대비해서 흉곽을 고정해라 그러면 당신은 머리가 정중선에서부터 앞쪽으로 가는 것을 볼 것이다.

우리는 이전의 뒤 굽힘 (back bend) 테스트에서 척추 폄의 효과를 보았지만, 이 움직임의 동력은 팔로서 이것은 하향식 움직임이었다. 우리는 갈비뼈들을 목 밑에서 움직이라고 청해서 이것을 바꿀 수 있다. 그림 8.62에서 우리는 모델에게 한 물체를 바닥을 따라 굴리려 하려는 듯이 팔을 뒤로 스윙하라고 청했고 – 예를 들어, 볼링 – 그 동안 눈은 타겟에 고정시키라고 했다. 팔의 백 스윙은 상부 흉곽, 하부 경추 폄을 만드는데, 이것은 갈비뼈들 앞쪽을 경추에서부터 멀리 당긴다. 만약 앞목갈비근들이 '단축'되어 있을 경우, 우리는 경추 중간에 접힘 (hinge) 및/또는 뒤통수밑근 영역의 압박을 본다.

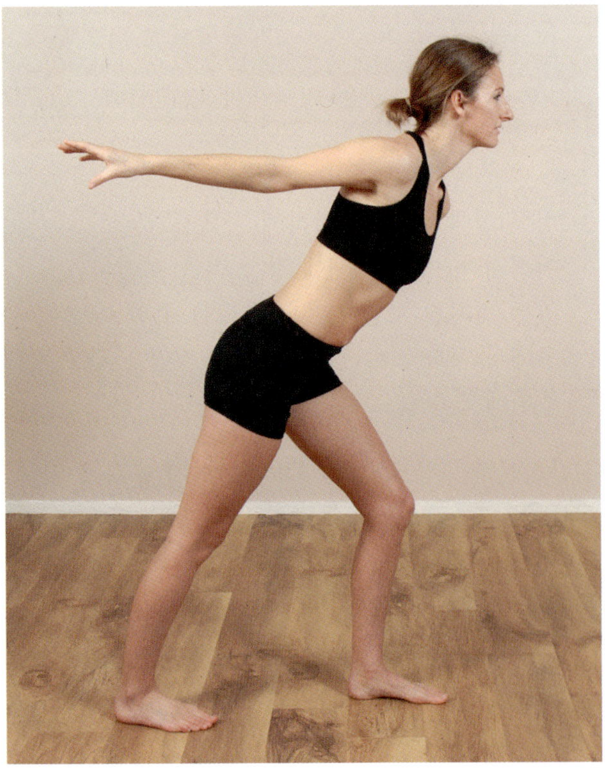

그림 8.62: 팔을 뒤로 스윙하는 것은 척추 폄을 요구하지만, 상향식 방향으로 움직임을 만들어 경추들로 간다. 여기서 우리는 뒤통수밑근 영역에 약간의 압박을 그리고 중간-경추에 접힘을 본다.

5. 웨이크보드의 능동적, 기능적 포지션은 (그림 8.57b) B의 구조에 관해서 많은 것을 설명할 수도 있다. 우리는 흉곽의 후방 기울기 (lean)를 위한 필요성을 보는데 그 선 (the line)의 당김에 맞서기 위해서이다. 발은 보드에 붙은 신발 안에 고정되어 있지만 인체의 나머지는 아주 많이 자유로와야만 한다 (우리는 이것을 4장에 있는 평가에서 보았다). 거기에는 많은 스트레스가 있으며 그 결과로 생긴 어깨와 팔 조직을 통한 힘이 있는데, 이것은 7장에서 우리가 보았던 제한으로 이끌지만, 이것은 척추 내의 전반적인 폄과 결합되며, 이것은 그 선 (the line)의 전방 당김에 대한 필요한 맞서는 힘이다.

이 포지션에서 (이것은 시합 동안에 바뀔 것이지만, 그녀가 좋아하는 셋 – 업이다) 골반은 우측으로 회전되며 이것은 점차적인 좌측 회전을 요구하는데 하부 척추를 통해서 흉추로 계속 가는데, 이것은 그녀의 손을 바에 (또는 옷걸이) 대는 것을 돕는다. 그 때 그녀의 머리는 똑바로 앞을 보기 위해서 돌려야만 하며, 이것은 경추들에서부터 밑으로 우측 회전을 만든다.

우리는 하부 척추에서 좌측 회전을 보지 않으며, 우측 세움근들이 더 두드러지는 것처럼 보이지만, 균형잡히지 않은 힘들이 인체를 통과하는 것을 염두에 두어야만 한다. B가 좋아하는 순항 포지션 (그림 8.57b)에서 척추 근육의 우측을 통과하는 스트레스가 더 많이 있을 것인데, 그 쪽에 더 많은 크기를 만들 가능성이 있다.

이것은 약간 명백한 상반을 가진 복잡한 패턴이지만, 이것은 우리가 고객에게 모든 것을 고려해야만 한다고 상기 시켜주는 것으로 사용된다. 순전히 구조적이거나 순전히 기능적인 평가 어느 하나에 의존할 수 없지만, 최상의 그림을 그리기 위해서 가능한 많은 원천들에서 가능한 많은 정보를 모으기 위해서 계속 살펴야만 한다.

9 어깨와 팔

The Shoulder and Arm

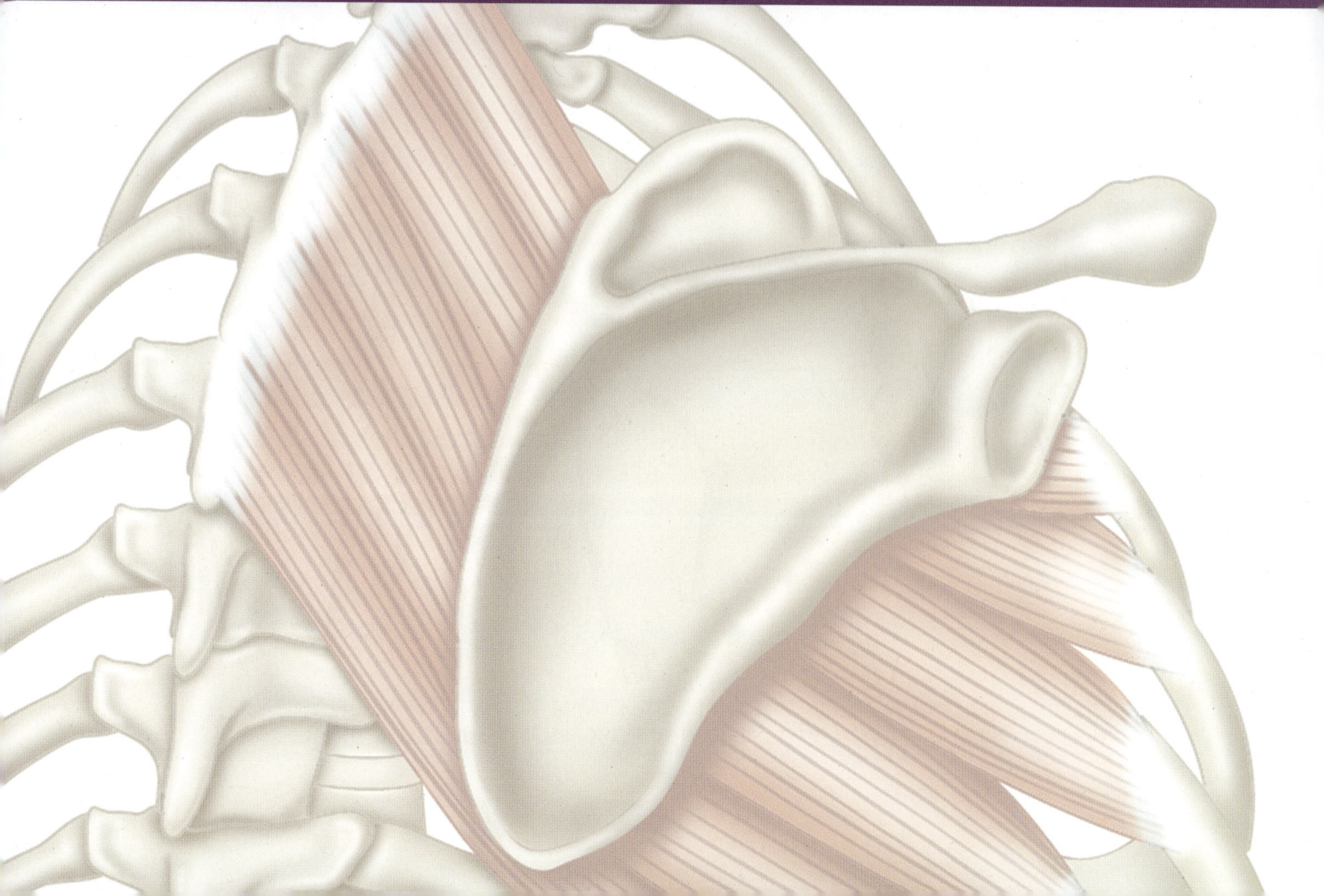

어깨 (The Shoulder)

인간의 어깨와 팔은 동물 세계에서 독특한 것이다. 우리는 마주 볼 수 있는 엄지 그리고 어떻게 이것이 호모 하빌리스 (도구를 만들어 쓴 초기 인류)인, '손을 사용하는 인간'을 만들었는가에 관하여 많이 들어 왔다. 그러나 우리의 뛰어난 능력과 생물심리학은 단지 우리의 엄지가 아니고, 전체 어깨와 팔이 우리 나머지에 연결된 방식에서 만들어 졌다. 유사한 눈-손 조화는 다른 영장류에서 볼 수 있으나-흰 개미를 잡으려고 갈대를 사용하는 침팬지 따위-그러나 인간이 세계를 다스리는 방식에서 독특한 것은 언어에 기인한다.

우리 언어의 구조는-주어/동사/목적어-확실히 우리가 세계를 바꾸고 움직이는 손을 갖고 있다는 사실에 틀림없이 기반을 둔다. 동등하게 커다란 뇌를 가진 돌고래와 고래가-손 대신 지느러미 발을 그리고 머리의 양 옆에 눈이 있는-매우 다른 구문론을 만든 것을 상상하면 쉬울 것이다.

어깨의 간략한 역사 (A Brief History of the Shoulder)

어깨는 그들의 역사에서 광범위한 종류의 구조적 배열을 겪어 왔다. 어깨 장치는 아마도 한 어류의 옆에 붙은 가슴 지느러미에서 출발했을 것이다. 이것의 역할은 물 속의 물고기를 안정시키고 보조익으로 쓰이는 반면, 척추는 가쪽 굽힘을 통해서 주된 추진을 제공한다. 물고기가 육지로 기어 나옴에 따라 (또는, 보다 정확하게는, 물이 줄어들고 일부 물고기들은 쫓겨 났다), 몸의 보다 앞쪽을 향하여 자리 잡은 지느러미들을

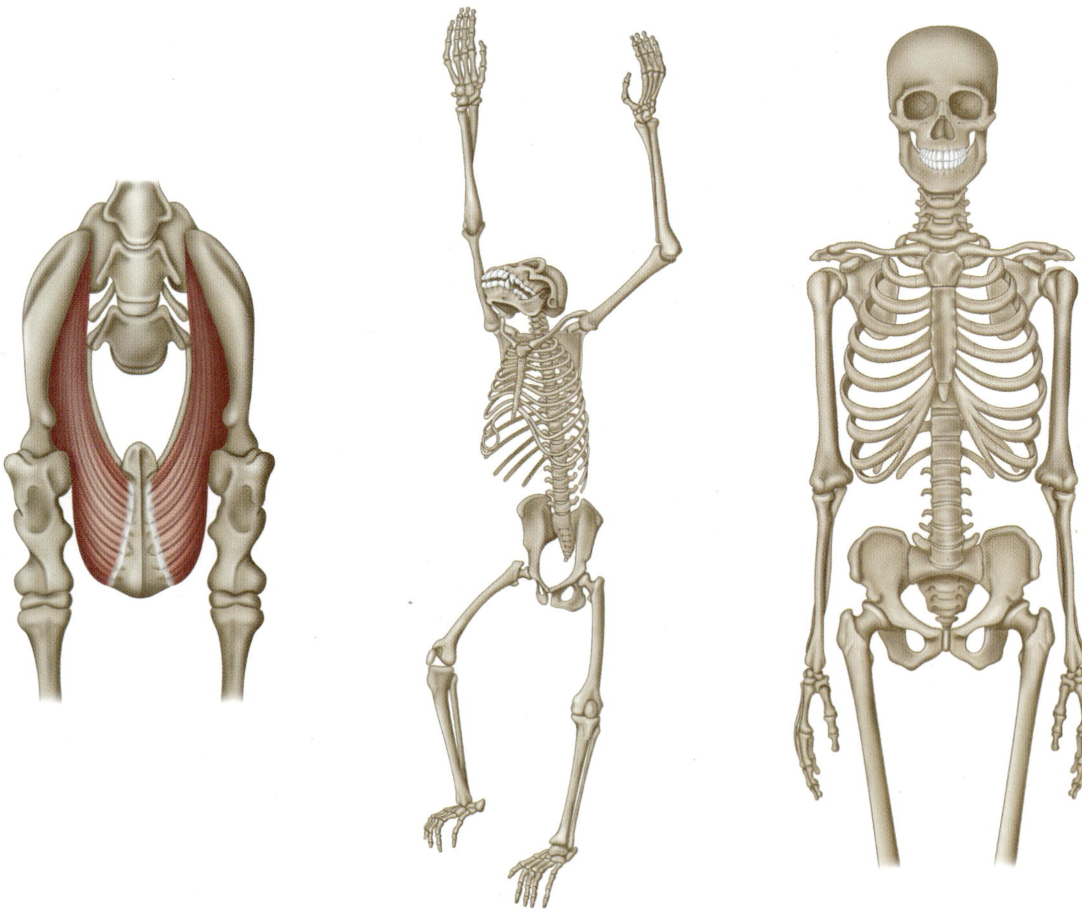

그림 9.1: 어깨는 변화된 역사를 갖는다-지느러미부터, 압축에 대하여 우리 체중의 대부분을 지탱하는 것까지, 장력에 대하여 우리 체중을 지탱하는 것까지, 그리고 마침내 그것 자신의 체중을 몸통에서 지탱하는 것까지.

가진 것들이 더 많이 살아 남았는데, 그 이유는 이 포지션이 배쪽에 위치한 지느러미들에게 진흙에 닿을 수 있게 해 주고 그리고 추진하고 헤쳐나가는데 능동적이 되어, 이와 같이 '공기' 세계에 적합한 기능으로 바뀌었다.

매우 까다롭지 않은 동물학적으로, 우리는 초라한 시초에서부터 발전해가는 전반적인 라인을 볼 수 있다. 양서류에서, 전체 팔은 바닥에 붙어 있는데, 마치 배를 대고 엎드려 몸 옆으로 팔을 뻗고, 손바닥은 밑으로 해서 누워 있는 것처럼. 그리고 이것이 '지느러미'를 세상 속으로 확장시켰고, 증가된 견인과 지레효과를 위한 환경 속으로 척추의 동작을 확장되게 해 주었다.

악어류에서, 팔은 팔꿈치에서 구부러졌고, 그래서 위팔은 똑바로 바깥으로 갔으며, 그리고 아래팔은 똑바로 밑으로 가서 '손바닥'이 몸통 옆의 지면에 올리게 되었다. 이것은 양서류 다리에 비해서 보다 정확한 동기부여이다. 그러나 이것이 옆에서 바깥이기 때문에, 이것은 여전히 악어 몸통을 지면에서 위로 오랫동안 들어올릴 수 없다.

우세한 포유류 패턴은 어깨가 앞으로 튀어 나오고, 수평으로 굽혀져서 몸 밑의 안에서 똑바른 팔을 갖게 해서, 몸통을 지면에서 쉽게 올릴 수 있게 만드는 것을 본다. 이 '대중적인' 배열은 – 말, 고양이, 개, 사자, 등등에서 쓰이는 – 어깨를 주된 체중을 받히는 사지로 사용한다. 그러므로 이러한 동물에서, 앞다리는 뒷다리에 비해서 보통 상당히 똑바른데, 뒷다리는 종종 더 큰 각도로 굽혀져서 힘찬 밀어올림과 점핑을 위한 더 좋은 기계적인 이점을 이것에 준다. 어깨는 똑바로 된 앞다리의 끝에 앉혀지고 그래서 커다란 상체의 체중을 견딜 수 있다.

이 패턴이 일을 하기 위해서, 늑강은 실제로 하나의 포대 속에 놓이는데, 대부분 앞톱니근과 부속 근막으로 만들어진 이것은 갈비뼈 밑의 어깨뼈의 내연부터 달린다. 이 배열은 빗장뼈를 요하지 않는다. 사실상 이것은 능동적으로 이것을 갖기를 꺼리는데, 고양이가 몸 중심에 가능한 가까운 어깨판을 원하는 것과 같다. 고릴라까지, 대부분의 네발짐승의 늑강은 비교적 좌우로 좁고, 앞뒤로 깊다.

짐작하건대 우리 계통에 속하는, 나무 위의 원숭이는, 동일한 뼈와 근육을 사용하지만, 빗장뼈가 추가되어, 전적으로 다른 방식의 지지를 만든다 – 즉, 장력 하에 있는 체중을 팔을 써서 나뭇가지에 매달리게 한다. 이러한 '새로운' 배열에서, 사용할 수 있는 움직임의 범위는 어깨가 중심선에서부터 멀리 움직여서 용이하게 되었으며, 늑강은 더 넓어지고, 어깨뼈는 빗장뼈에 의해서 가장 넓게 밀려났다. 팔의 근막은 다른 방식으로 연결되는 것을 요구하는데, 특히 관절 인대들에 장력적인 부하를 많이 주지 않고 섹션에서 섹션으로 그 장력을 다른 방식으로 전달한다.

말의 어깨에서, 체중은 우선적으로 뼈를 통해서 전달되는데, 연조직이 안정장치 (사람 다리와 매우 유사하다)로 사용된다. 긴 팔 원숭이에서, 장력은 우선적으로 연조직 힘줄을 통해서 전달된다 (우리 팔에서 탐구하려고 하는 연조직 연결이 우리의 다리와 매우 다르게 연결된 방식을 설명한다 – 비록 뼈와 근육이 매우 유사한 배열로 되어있지만).

우리 인간 자신의 어깨는 동일한 뼈와 근육을 사용하는 또 다른 메커니즘이다. 그들은 늑강 위에 멍에처럼 자리 잡는데, 머리와 척추에서도 매달릴 뿐만 아니라, 자세성 지지를 주기 보다는 이것을 요구한다. 일 또는 운동에 소집될 때, 그들은 매우 다양한 포지션으로 장력과 압축력 모두에 민첩하게 일을 한다. 망치를 잡거나 스크류드라이버를 돌리고, 친구와 악수를 하거나 라켓을 흔들고, 바이올린 또는 펜싱 검을 쥐고, 목걸이를 걸고, 다이빙에서 팔을 바깥쪽으로 벌리고 또 컴퓨터 키보드를 두드린다.

어깨의 압축력들 (Compressive Forces in the Shoulder)

비록 인간 어깨가 이러한 방식으로 일을 하게 디자인되었지만, 사지의 복잡성과 이것의 높은 가동성이 이것들을 아주 다른 과업에 적응되게 하며 또 자세성으로 틀린 위치를 쉽게 잡게 만든다 - 어깨 또는 목 손상의 일차적인 내재 원인. 그러므로 이 장은 어깨뼈의 올바른 위치 잡기에 관하여 초점을 맞출 것인데, 이것은 '팔을 많이 쓰는' 우리 사회를 괴롭히는 많은 기능장애에 대한 열쇠가 된다.

어깨뼈는 손가락끝과 더 안정된 갈비뼈들과 축 골격인 척추 사이에 있는 한 다스 가량의 선택 지점들 (관절들) 중의 단지 하나다. 가동성이 없어지면 잘못 사용되기가 쉽다. 그러므로 우리가 어깨 근육을 자세히 다루기 전에, 생체역학적으로 팔이 보이는 것보다 훨씬 길다는 것을 보기 위하여 팔에서 나온 압축력의 흐름을 따라가 보자.

말은 팔 (앞 다리) 뼈들과 나머지 골격 사이에 정식 관절은 없는 반면에, 우리 팔에서 빗장뼈의 추가가 복장뼈자루 (manubrium) 꼭대기에 있는 복장빗장관절에서의 축 - 부속지 (axial - appendicular) 연결을 만든다. 손가락 끝을 복장뼈의 꼭대기에 대고 견갑대를 원형으로 돌려서 이 얕은 안장관절 (saddle joint)이 원회전을 하는 것을 느껴보아라.

여기서부터, 우리는 빗장뼈를 따라 바깥으로 어깨봉우리빗장관절로 (이것은 어깨 끝 앞 약 3 cm에

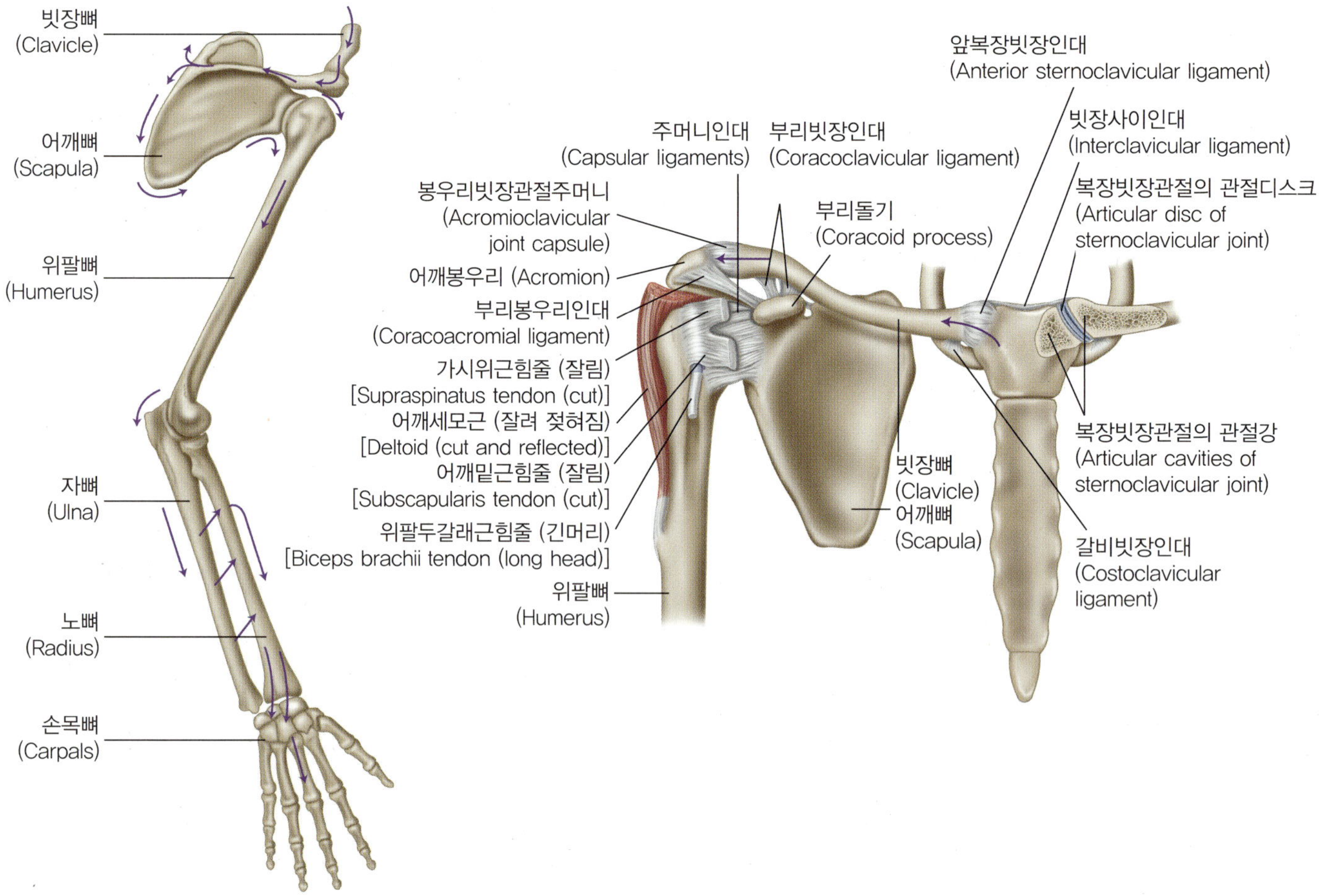

그림 9.2: 힘의 주행은 회선상으로 어깨와 팔 위 아래로 길을 따라 가는데, 이것은 우리가 압박으로 인한 팔 손상 후유증을 치료하기 위해서 이해할 필요가 있다.

작은 계곡처럼 느껴질 수 있다) 가는데, 이것은 어깨뼈 봉우리 (견봉)로 힘을 전달한다. 그러나 만약 우리가 여기서부터 뼈를 따른다면, 우리 손가락은 (그리고 그 힘은) 어깨뼈가시를 따라 내연까지 뒤로 가는데, 거기서 그 뼈의 날 (blade) 그리고 동반하는 회선건개 근육들을 들어 올리기 위해서 우리는 그 가장자리를 따라 상방과 하방 모두로 가는데, 어깨위팔관절을 건너서 위팔뼈로 주행하기 위함이다.

위팔뼈는 팔꿈치까지 직선으로 가는데, 그러나 그 다음 이것은 다시 복잡해지기 시작한다. 위팔뼈는 직접 자뼈로 전달하지만, 자뼈는 손목뼈들과 거의 접촉을 하지 않는다 (공식적으로 노손목관절로 알려짐). 그 대신, 그 힘은 자뼈에서 뼈사이막을 거쳐 노뼈로 전달하며, 노뼈에서 세 개의 손목뼈들인 첫 번째 줄로, 그리고 나서 두 번째 줄인 넷으로, 그리고 손으로 간다 (이것을 다리와 비교해라, 거기서 체중 전달은 넙다리뼈에서 정강뼈로 목말뼈 (거골)로 가서, 종아리뼈를 체중을 감당하지 않는 엑스트라 지주로 남겨둔다). 이와 같이 뼈사이막은 공을 잡거나, 또는 넘어질 때 손으로 지면을 잡을 때의 충격을 위한 충격 흡수장치로 작용한다.

팔을 통해 달리는 그 힘들은 – 우리 근육 추진력에서 나오거나, 또는 충격에서 들어 온 – 우회하는 길을 취하는데 이것은 충격을 흡수하고 시스템 주위로 과도 긴장을 분산시켜서, 몇몇 주어진 구조로 가는 과도긴장을 소멸시켜 손상을 줄인다. 어깨의 잘못된 위치는 이러한 민감한 시스템을 훼방하는데, 이것은 이어서 충격을 다루도록 준비가 안 된 조직 속으로 향하게 하며, 그래서 보다 쉽게 손상을 만든다. 어깨뼈의 가동성, 그리고 위팔뼈에서 빗장뼈로 또는 이와 역순으로 우회하는 길로 힘을 전달하는 이것의 중대한 역할은 이것을 어깨 통합체를 재확립시키는 열쇠로 만든다.

견갑대의 근육들 (The Muscles of the Shoulder Girdle)

명백하게 근막 폭 그리고 이 모든 뼈들을 잡고 있는 근육들 내의 신경근육 장력은 뼈들이 위치 잡는 것을 결정하고 있으므로 이 근육들로 우리 관심을 옮겨 보자. 우리는 어깨의 핵심 근육들에 관하여 시간을 더 많이 할애할 것이다 – 밑에 있는 포지션을 정하는 것들 – 그리고 잘 알려진, 바깥에 있으며, 조화를 잡는 근육들인 등세모근, 넓은등근, 가슴근들, 및 어깨세모근들은 가볍게 다룰 것이다.

유인원들과 우리에게서만 유일무이한 신참 지주 (strut)인 빗장뼈는 이것을 축 골격에 연결시키는 오직 3개의 근육들을 갖는다. 빗장밑근, 등세모근의 뒤통수 – 빗장부, 및 목빗근 (SCM)의 빗장머리. 먼저 후자를 살펴보면, SCM의 빗장머리는 자세 또는 동작에서, 빗장뼈의 포지션에 매우 작은 영향을 미치는데, 왜냐하면 이것이 복장빗장관절의 축에 아주 가깝게 붙어있기 때문이다. 이것은 우선적으로 목과 머리를 움직이는 것이며, 이것의 빗장뼈 부착점은 사실상 이것의 복장뼈 부착점만큼 움직이지 않는다. 그러므로 SCM은 하나의 어깨 근육으로 간주될 수 없다.

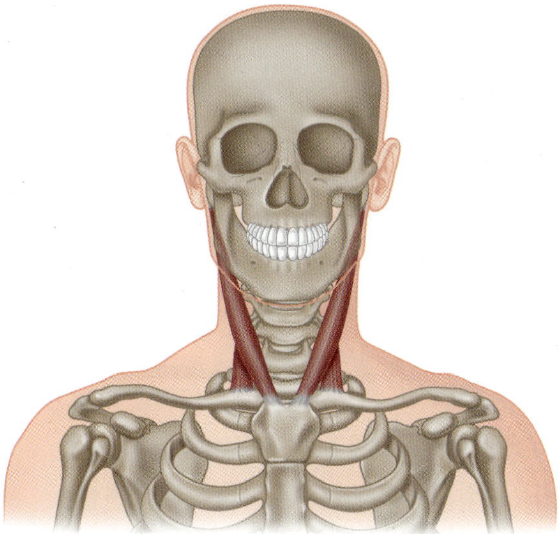

그림 9.3: 목빗근은 복장빗장관절에 가까운 이것의 부착점 때문에 어깨에 거의 영향을 못 미친다.

그러나 등세모근의 전방 가장자리는 이야기가 다르다. 빗장뼈의 먼쪽 끝에 붙어있으므로, 등세모근은 당연히 견갑대를 주되게 움직인다. 등세모근의 전방 가장자리는 어깨를 으쓱 할 때처럼 빗장뼈의 바깥 끝을 위로 들어 올린다. 이 근육 내의 거듭되는 장력은 앞에서 볼 때 ('제대로 된' 직선이 아니라) 특징적인 'V'모양의 빗장뼈들을 만들거나 머리를 앞쪽으로 당기는 것으로 끝을 맺는다.

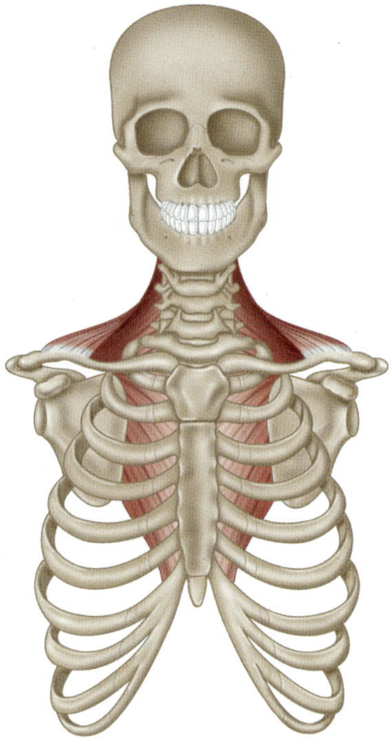

그림 9.4: 반면에, 등세모근은 이것의 앞 가장자리로 빗장뼈의 바깥 끝을 강하게 들어 올린다.

빗장밑근은 종종 빗장뼈를 밑으로 당긴다고 설명되는데, 그러나 얼마나 자주 빗장뼈가 내려 당겨지는가? 빗장밑근을 자세히 보면 그 근육은 빗장뼈의 장축에 거의 평행한 것을 볼 수 있다. 이것이 말해주는 것은 빗장밑근의 주된 목적은 근육성 인대인 그 관절의 강화에 있는데, 즉, 갈비부리인대와 갈비빗장인대들이 복장뼈를 빗장뼈와 함께 빗장뼈의 얕은 관절로 묶는 것을 돕는다.

빗장밑근은 복장빗장관절에서 약간의 미끄러짐을 틀림없이 허용해야만 한다 (복장빗장관절은 디스크를 갖고 있어서 미끄러짐이 이것의 디자인의 일부인 것을 암시한다). 이것이 근육적으로 또는 (보다 자주) 근막적으로 너무 팽팽하다면, 팔을 넓게 벌릴 때 어깨판들이 들어올려지는 것을 볼 것이다. 빗장밑근이 근육적으로나 근막적으로 너무 느슨하다면 (흔치 않으며, 보다 자주 상해의 결과로), 빗장뼈는 안정되어 있지 않을 것이고, 어깨뼈 주위의 다른 근육들은 보상을 위해서 만성적으로 팽팽할 것이다.

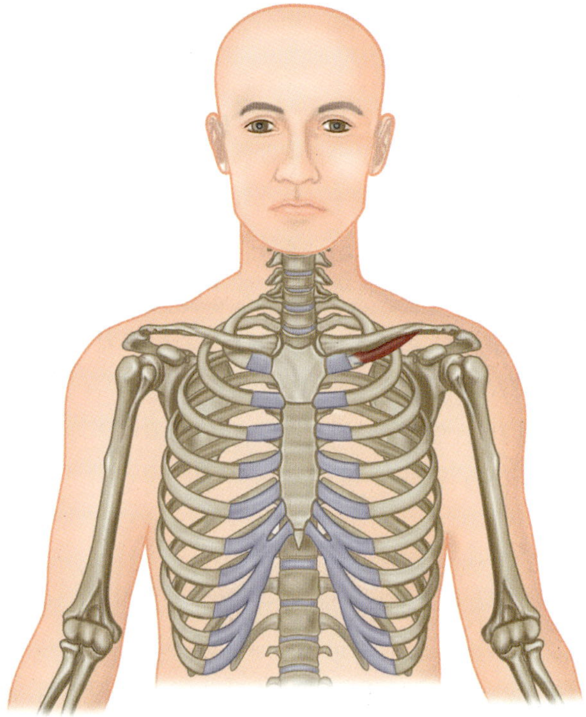

그림 9.5: 빗장밑근은 빗장뼈를 위한 사슬이다.

만약 후방 늑강 위에 올라타고 앉아서 움직이는 어깨뼈로 관심을 돌린다면, 모든 방향에서 많은 근육들이 와서, 많은 장력 바퀴살들로 (어깨올림근, 작은마름근, 큰마름근, 앞톱니근의 9개 조각들, 아주 작은 어깨목뿔근, 작은가슴근, 때때로 넓은등근, 및 한꺼번에 세 개의 다른 방향에서 당기고 있는 위를 덮고 있는 등세모근) 어깨뼈를 매달고 있는 것을 발견한다. 어깨뼈는 이러한 많은 근육들의 균형 속에서 수동적으로 유지되고 움직여진다. 그러나 우리는 이 모든 경쟁하는 당김을 어떻게 이해할 수 있겠는가?

어깨뼈 'X' (The Scapular 'X')

어깨뼈를 축 골격에 붙잡고 있는 모든 근육들을 고려할 때 (우리는 어깨뼈를 위팔뼈에 잡고 있는 - 회선건개같은 - 근육들을 이 장의 후반에서 다룰 것이다), 우리는 어깨뼈 포지션에 우선적으로 책임이 있는 근육들의 'X'를 볼 수 있다. 이 'X'인 근육근막을 판독하고 치료하는 것을 배운다면, 당신은 어려움 없이 어깨뼈를 생체역학적으로 건강한 포지션으로 가져 갈 것이다.

비록 사람들은 다양하지만, 어깨뼈를 위한 최고의 휴식 포지션은 내연이 가시돌기들과 평행할 때 만들어지는데, 대략 갈비뼈들의 각 (angle) 주위에 있으며 옆에서 볼 때 수직이다 (즉, 지붕이 아니라 절벽).

이 강력한 'X'의 한 다리는 마름근들과 앞톱니근으로 구성된다. 마름근들은 (우리는 여기서 큰/작은마름근을 함께 다룬다) 어깨뼈의 내연을 상부 흉추와 하부 경추의 가시돌기들에 붙들어

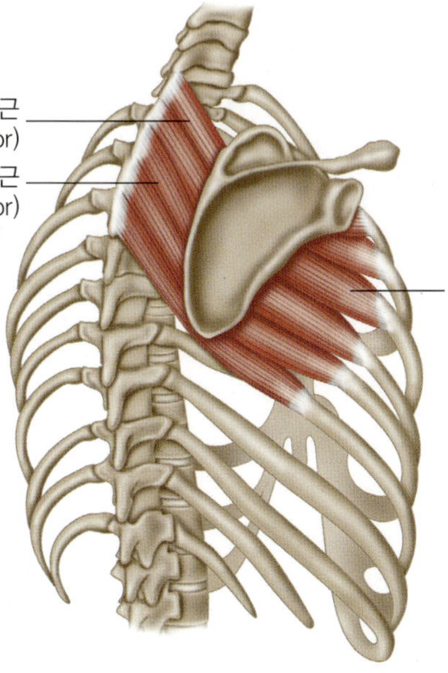

그림 9.6: 두 개의 마름근들과 앞톱니근은 어깨뼈를 제 위치로 잡고 있는 하나의 근육근막 슬링을 실제로 형성한다.

매서, 내연을 위와 안쪽으로 당긴다. 앞톱니근은 내연을 가쪽 갈비뼈들을 향해서 아래와 바깥쪽으로 당긴다. 사실상, 거기에는 실제로 하나의 커다란 띠가 있는데 - '마름근 - 앞톱니근' - 그 안에서 어깨뼈의 내연이 움켜잡혀있다.

만약 앞톱니근이 동심적으로 하중을 받거나 짧게 고착된 포지션에 있다면, 어깨판은 늑강에서 낮은 가쪽에 있을 것이다 - 중량을 들어올리는 사람 또는 척추후만인 어떤 이를 생각하라. 이 경우에서, 마름근들은 과도하게 당겨지고, 편심으로 하중을 받거나, 또는 길게 고착된 포지션에 있을 것이다. 이러한 마름근들은 통증유발점들과 불편함으로 가득 차 있을 것이나, 그러나 늘리는 치료가 필요한 것은 앞톱니근이다. 만약 마름근들이 동심적으로 하중을 받는다면, 앞톱니근은 과도하게 당겨질 것이어서, 어깨판들은 갈비뼈들의 각 (angle)보다 더 안쪽에 있을 것이다. 이 패턴은 종종, 항상은 아니지만, 감소된 흉곽 만곡 또는 편평한 등 (flatback)을 동반한다.

간혹 어떤 사람은 마름근 - 앞톱니근 부분들이 모두 짧게 고착된 패턴을 보이는데, 보통 짧은 나선선의 일부로, 거기서 마름근 - 앞톱니근은 한 부분이다. 이 경우들에서, 어깨뼈는 등을 높게 올라 타며, 그리고 전체 견갑대는 몸에 비해 작게 보인다. 이러한 고객들은 마름근 - 앞톱니근 방정식의 양 옆들에 대하여 느슨하게 해주는 치료를 필요로 한다.

만약 어깨뼈 'X'의 이 다리가 위 - 안 또는 아래 - 바깥 옵션에 관련된다면, 다른 다리는 틀림없이 아래 - 안 또는 위 - 바깥 옵션에 관련된다. 아래 - 안 부분은 보기가 쉽다. 대략 T5 - T12에 붙은 등세모근의 하부 삼각형이 어깨뼈가시가 내연과 만나는 곳을 아래 - 안으로 당긴다. 때때로 넓은등근은 어깨뼈 아래각과 근막적 연결을 갖는데, 이 경우에서 이것은 마찬가지로 어깨뼈를 아래 - 안으로 잡고 있는 것을 돕는다.

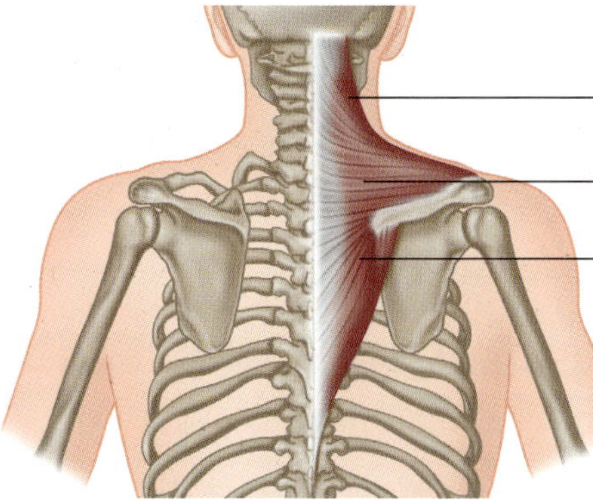

그림 9.7: 하부 등세모근은 어깨뼈의 내연을 아래-안으로 당긴다. 때때로 넓은등근이 어깨뼈와 연결되어 있다면, 이것 역시 이 동작을 도울 수 있다. 보다 일반적으로, 넓은등근의 위쪽 가장자리는 하나의 '주머니'를 형성해서 어깨뼈에 부착됨이 없이 이것을 몸에 잡고 있는다.

그렇지만, 반드시, 어깨봉우리에서 위-바깥으로 당길 수 있는 근육들은 없겠는가? 아무 것도 없다, 그러나 만약 우리가 백팩 끈처럼 어깨를 넘어 간다면, 작지만 강력한 작은가슴근이 앞에서 아래-안으로 당기는 것을 발견하며, 이것은 어깨뼈에 동일한 영향을 갖는데, 갈비뼈들에서 어깨뼈를 들어 올리고, 이것을 가쪽으로 당기고, 이것을 갈비뼈들 주위로 옮기며, 이것을 전방으로 기울인다.

이들은 전인 (protraction)이라는 흔한 용어의 모든 요소들이지만, 우리는 특히 작은가슴근 그리고 일반적으로 견갑 복합체를 위한 치료 옵션들을 명시하기 위해서 이 요소들을 구분하려 한다.

작은가슴근은 어깨뼈를 앞에서부터 묶는데, 상부 갈비뼈들에서 (많은 책들에서는 셋에서 다섯까지라고 기록되지만, 임상에서는 종종 둘에서 다섯 까지이다) 부리돌기에 붙어 있다. 부리돌기는 팔의 굽힘근들과 작은가슴근을 위한 부착 지점을 마련해주기 위한 어깨뼈 판에서 앞으로 튀어 나온 작은 엄지만한 뼈이다. 순조롭게 작동될 때, 작은가슴근은 커다란 표면 근육들에 의해서 만들어진 피벗하는 어깨뼈 움직임을 위해서 움직이면서 제한하는 밧줄을 제공한다.

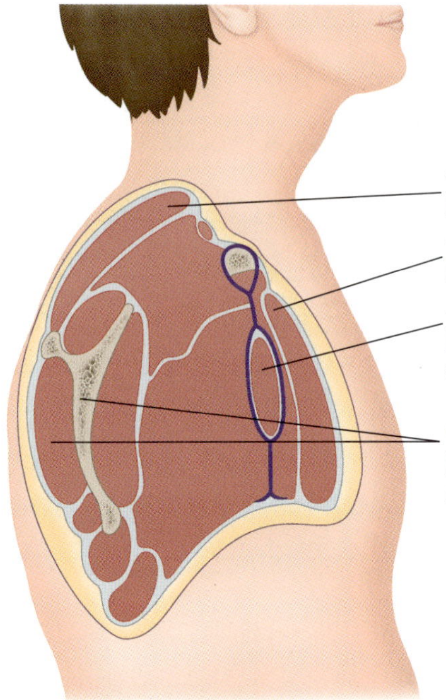

그림 9.8: 작은가슴근은 어깨뼈를 늑강 전면에 묶는다.

그러나, 너무 자주, 이 근육은 순조롭게 작동되지 않는데, 근막적으로 짧거나 (이것은 거의 위를 덮고 있는 큰가슴근만큼 커다란 하나의 시트인, 빗장가슴근막 속에 있다) 또는 근육적으로 수축되어있다. 어떠한 타입의 짧아짐이라도 완전히 굽힐 수 있는 어깨의 능력에 영향을 줄 수 있고 (나이든 사람들이 선반 꼭대기로 손을 뻗기 힘든 것처럼), 그리고 호흡에 부정적인 영향을 줄 뿐만 아니라 어깨뼈를 바른 위치에서 벗어나게 늑강을 위로 넘어 가게 당긴다.

근육 훈련 관점에서 볼 때, 이 'X' 다리 내 불균형의 해결책은 다양한 종류의 노 젓기 운동들로서 하부 등세모근을 탄력 있게 만드는 것일 것이다. 이것은 상당한 시간 동안 차를 운전하거나 컴퓨터 앞에 앉아있는 사람들 거의 모두에게 좋은 아이디어이지만, 등세모근을 훈련하기 전에 우선적으로 작은가슴근 영역을 스트레칭 하고 개통하기를 권한다. 이것은 자세를 바꾸는데 있어서 이 운동을 보다 성공적으로, 그리고 유지하기 쉽게 만들어 줄 것이다.

우리가 일하는데 익숙해진 산업화된 서구 사회에서, 하부 등세모근이 너무 짧고 작은가슴근이 과도하게 스트레칭된 반대 패턴은 정말로 거의 없다.

이 넷을 제외하고, 어깨뼈 축 주위에 다른 근육 바퀴살들이 있다. 우리는 상부 갈비뼈들에서 반대측 상부 갈비뼈들까지 강한 묶음이 있다는 것을 상정할 수 있는데, 상부 조각들 (slips)에서부터 앞톱니근으로 등세모근 중간섬유들로, 정중선을 건너서 다른 쪽에 있는 같은 섬유들로 그리고 다시 상부 앞톱니근으로 가서 상부 갈비뼈들에 다시 붙어서, 어깨 뒤를 가로지르는 하나의 끈을 만드는데 이것은 종종 나이드신 분들 중에서 강한 편심 하중을 받고 있다.

이들 이외에, 어깨목뿔근 (견갑설골근)은 촉진하기 어렵고, 너무 작아서 어깨뼈의 위치 또는 기능에 많은 영향을 미치지 못한다. 그러나 어깨올림근은 어깨뼈 스트레스의 잦은 기여인자이다.

상부 어깨에 스트레스를 불평하고 거기를 가리키는 고객들이 온다. 어깨뼈 위각에 있는 견갑거근 (어깨올림근)의 부착점에 손가락을 대보면 거의 공통적으로 아프다고 한다. 왜 스트레스가 거기로 가는 지를 물어 볼 가치가 있다. 답을 찾기 위해서, 우리는 몸을 옆으로 돌리고 머리 포지션을 살펴야만 한다.

만약 목이 똑바르고 머리가 늑강 위에서 균형을 잡고 있다면, 머리는 두 개의 축 근육들의 복합체에 의해서 지탱되고 회전될 것이다. 널판근들과 SCM들, 운동 원통에 있는 더 깊고 더 작은 근육들에 의해서 도움을 받고 안내 되며, 바로 중간에 있는 뒤통수밑근 복합체에 의해서이다.

만약 - 불안, 문자 그대로 근시, 또는 상해들의 이유로 - 머리가 전방으로 가기 시작하면, 이 축 근육들 복합체는 균형을 잃으며, 그들은 머리를 목 위에서 균형을 잡고 움직이게 하는 능력을 잃게 된다. 이러한 경우에서, 어깨 근육들이 머리와 목을 안정시키기 위해서 동원되는데, 이것이 목과 어깨 모두의 긴장 문제로 가게 만든다. 이 문제를 교정하는 것이 목의 퇴행성 질병과 어깨의 손상의 장 - 기간 단계를 결정하는 기생 장력에서 목과 어깨 모두를 벗어나게 해 준다.

목을 옆에서 살필 때, 우리는 SCM들 및 목/머리 널판근들의 두 세트 사이의 힘들의 '적절한' 균형을 볼 수 있다. 그러나 어깨 근육들에서 만들어진 비슷한 'X' 또한 볼 수 있다. 등세모근의 이끄는 가장자리는 SCM을 재현할 수 있고, 열악한 어깨올림근은, 머리 - 전방 자세에서, '머리를 전방으로 못나가게 막는 근육'이 되어서, 끊임없이 긴장되어 있는데, 그 이유는 이것이 단지 이것의 이름이 의미하듯이 어깨판을 들어 올리는 것이 아니라, 무거운 머리를 잡아 묶는 것이 되기 때문이다.

이 흔한 패턴의 (Janda에 의해서 상부 교차 증후군 – upper crossed syndrome – 이라고 명명된 것과 유사하다 [2006 Chaitow & Fritz에서 인용]) 해결책은 머리가 몸의 꼭대기 위로 다시 돌아가게 해주기 위해서 짧아진 몸의 전면을 풀어 주는 것이다. 그 다음 우리는 머리를 축 복합체들과 함께 안정시키고 움직이는 것을 고객에게 가르쳐야만 하는데, 어깨올림근과 등세모근 함께가 아닌데, 이것은 어깨에 보조를 맞추기에 매우 바쁘기 때문이다.

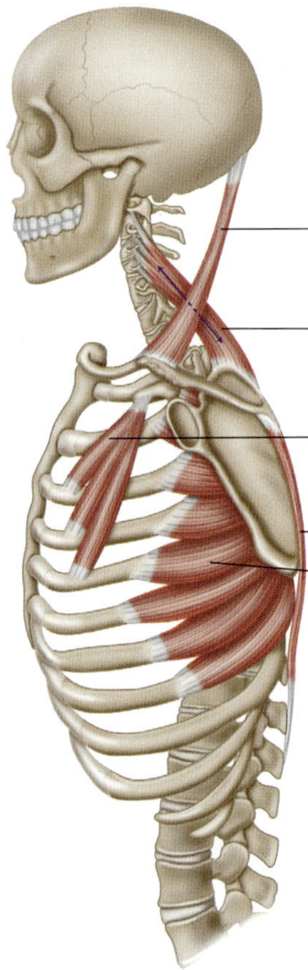

그림 9.9: 머리는 축인 머리널판근과 SCM에 의해서 지탱되어야만 하는데, 그러나 종종 어깨 근육들이 – 흔히 위의 그림에 있는 상부 등세모근과 어깨올림근들 – 대체물로서 소집된다.

어깨에서부터 손가락 끝까지, 우리는 팔의 근막경선들에 관한 해부학을 통해서 여행을 준비할 것이다.

6장에 있는 힙 주위 근육들에게 갖고 있던 것과 비슷한 관점으로 어깨 근육들로 접근을 할 경우, 우리는 어깨 복합체 주위에 3개의 비슷한 근육 부채를 볼 수 있다.

바깥쪽 *부속 부채 (appendicular fan)*는 등세모근과 어깨세모근 (곧 표면 후방상지선 안에서 합쳐진다), 큰가슴근, 및 넓은등근 (곧 표면 전방상지선과 합쳐진다), 그리고 목빗근을 포함한다. 함께 묶어서, 이 근육들은 어깨 주위와 위의 표면 근육근막 망토를 형성하며, 그들을 갈비뼈들, 머리, 및 심지어 힙에 연결시킨다. 또한 그들은 각각의 어깨를 전방과 후방을 가로질러 각각의 다른 것에 연결하는데, 각자 넓은등근과 가슴근의 근막 연장을 통해서 한다.

우리는 첫 번째 것 밑에 어깨뼈를 축 골격에 안정시키기 위한 두 번째 부채를 상상할 수 있으며 – 이것을 *어깨 코어 부채 (shoulder core fan)*라고 부른다 – 이것은 어깨올림근, 큰/작은 마름근, 앞톱니근과 작은가슴근 그리고 그들과 같이 있는 근막들을 포함한다. 이 부채는 위팔뼈 머리가 얕은 관절 소켓과 관여시키기 위해서 요구되는 기울기와 회전의 약한 조절을 만들고 허용해 준다.

이 영역 안에 있는 근육의 세 번째 부채는 어깨뼈를 바깥쪽인 팔의 위팔뼈에 연결하는데, 주로 아래에 기술된 회선건개 근육들을 통하지만, 큰원근 그리고 또 부리위팔근을 포함할 수도 있다.

치료 계획을 위한 일반적인 구조는 부속 부채를 전반적으로 풀어주는 (loosening) 것으로, 어깨 코어와 어깨뼈 – 위팔뼈 균형 내의 조정과 이완을 위해서 이며, 그 다음으로 부속 슬리브를 새롭게 균형잡은 멍에 (어깨) 위로 '다시 – 재단 (re – draping)' 하는 것이다.

상지선 (The Arm Lines)

비록 팔과 다리가 명백히 서로를 그대로 따르지만, 팔의 해부학은 다리보다 더 복잡한데, 팔이 가진 과외의 가동성 때문이다. 이 복잡성을 다룰만하게 만들기 위해서, 우리는 팔의 해부학을 네 개의 근육근막 연속체의 면에서 기술하는데, 운동 체인과 약간 유사하게, 그러나 기능성보다는 근막적 연속성에 기초를 두고서, 이것은 척추와 갈비뼈들에서 팔을 경유해서 계속 손가락으로 간다. 우리가 포함 시키지 않은 팔 해부학의 많은 세부들은 우리가 그들을 모두 다루기에는 이 책을 넘칠 것이다. 그러나 우리는 그 팔의 전반적인 레이아웃을 보기 위해서 이 선을 사용할 수 있는데, 당신이 필요성을 발견함에 따라 보다 세세한 것을 더할 수 있다.

모든 네 개의 선은 – 표면전방, 심부전방, 심부후방 및 표면후방 – 축 중앙에서 손가락 끝까지 팔의 전장을 달린다. 그들은 겨드랑이와의 관계 안에 어떻게 있는가에 따라 이름 지워진다. 표면전방상지선 (Superficial Front Arm Line; SFAL)은 가슴 앞에 있는 큰가슴근을 포함한다. 심부전방상지선 (Deep Front Arm Line; DFAL)은 큰가슴근 깊숙이 겨드랑이 앞의 빗장가슴근막에 있는 작은가슴근과 빗장밑근을 포함한다. 심부후방상지선 (Deep Back Arm Line; DBAL)은 겨드랑이 뒤에 있는 회선건개 전부를 포함한다. 표면후방상지선 (Superficial Back Arm Line; SBAL)은 겨드랑이 바로 뒤의 회선건개를 덮고 있는 등세모근을 포함한다.

표면전방상지선 (SFAL)부터 시작하자. 팔을 옆으로 벌리고, 팔꿈치는 밑으로, 손바닥은 전면을 보게 유지해라. SFAL은 이제 당신의 팔 전면을 따라 간다. 이것을 추적하면서 자신의 몸을 따라 가 보아라. SFAL은 다섯 손가락의 바닥에서 시작해서 (또는 끝나며), 손목 터널을 지나는 모든 표면/심부 손가락 굽힘근들과 함께 손바닥을 통해 이동하며 그리고 팔 밑면 속으로 내려간다 (흥미롭게도, 가장 길게 뻗는 근육들은 깊숙이 있으며, 반면에 몸의 다른 부분에서는 긴 근육들은 표면에 있고, 짧은 근육들은 밑에 있는 경향이 있다).

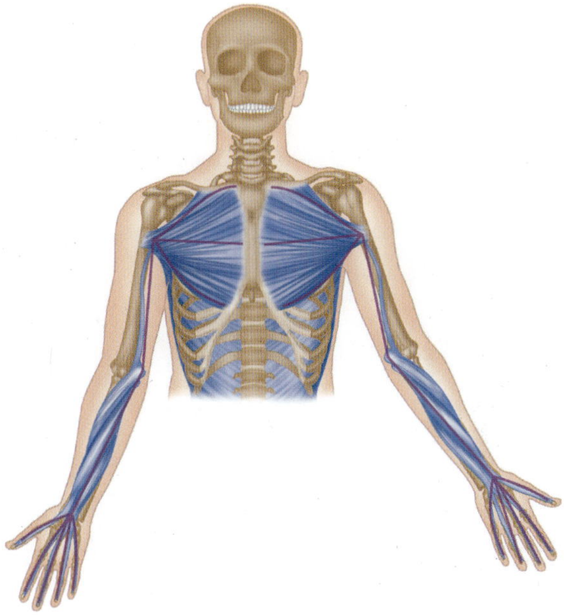

그림 9.10: 표면 전방상지선. SFAL은 던지고 도구를 다루는 팔을 최대로 조절하기 위해서 늑강에 매우 넓은 기시를 갖고 있다.

여기서부터 우리는 손가락굽힘근들의 옆에 배치되어 있는 손목의 굽힘근들인 자쪽손목굽힘근과 노쪽손목굽힘근을 포함하는데, 그들은 이러한 손가락 굽힘근들을 함께 묶기 위해서 공통굽힘근힘줄에서 만나는데, 팔꿈치 안쪽에 있는 안쪽 위팔뼈 위관절융기에서 쉽게 발견된다. 하나의 끈이 위팔로 올라가는 것을 느끼기 위해서 이 랜드마크 뼈의 바로 몸쪽을 퉁겨라. 이 끈은 안쪽 근육사이격막의 부분이며, 근막 띠인데 이것은 위팔두갈래근과 굽힘근들을 위팔세갈래근에서 분리한다. 이것은 손과 손가락 굽힘근들부터 큰가슴근과 넓은등근의 먼쪽 부착점까지 근막 연결을 제공한다.

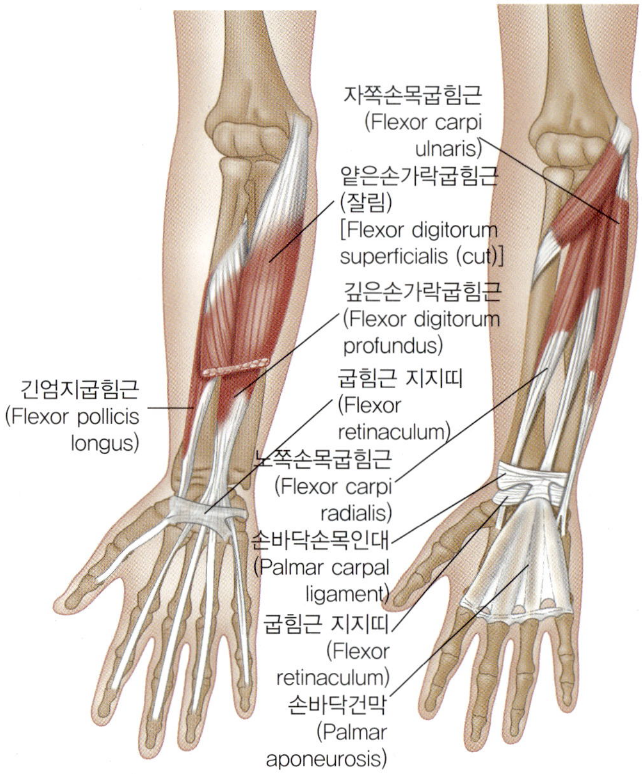

그림 9.11: 많은 앞팔 굽힘근들은 – 얕은손가락굽힘근 따위 – 근막의 '잎새들 (leaves)'을 통해서 서로 합쳐져서 모두가 안쪽 위팔뼈 위관절융기에 묶인다.

'등에 있는 가장 넓은 근육'이 전방상지선들에서 무슨 일을 하고 있는가라고 물을 수도 있으나, 넓은등근은 위팔뼈의 앞면에 붙기 때문에 이 선과 연결된다. 넓은등근은 몸의 앞면 (복부)에서 보다 많이 이것의 발생학상의 삶을 시작하고, 성장 동안 후방으로 이주하므로, 엉뚱하게 위치된 것은 아니다. 사실상, 넓은등근과 큰가슴근은 함께 SFAL에게 늑강, 등 및 심지어 힙까지 매우 넓은 기시를 만들어 준다. 이것은 우리에게 팔을 매우 광범위하게 쓸 수 있게 만드는데, 특히, 공을 던지거나 받을 때이다.

우리는 이제 심부전방상지선 (DFAL)으로 간다. 이것은 팔을 벌리고 팔꿈치를 뒤로하고 손바닥은 지면을 보게 하면 가장 쉽게 형상화 된다. 다른 손을 뻗어 돌려 자신의 엄지를 잡아라. 이 선은 엄지에서부터 엄지의 기저부에 있는 엄지두덩근들을 통과해서, 노뼈 바깥 면의 근막을 따라 간다. 이것은 굽힘근들과 폄근들의 '근육 덩어리 (meat)' 속으로 숨는데, 팔꿈치 안쪽에서 위팔두갈래근으로 다시 나타난다.

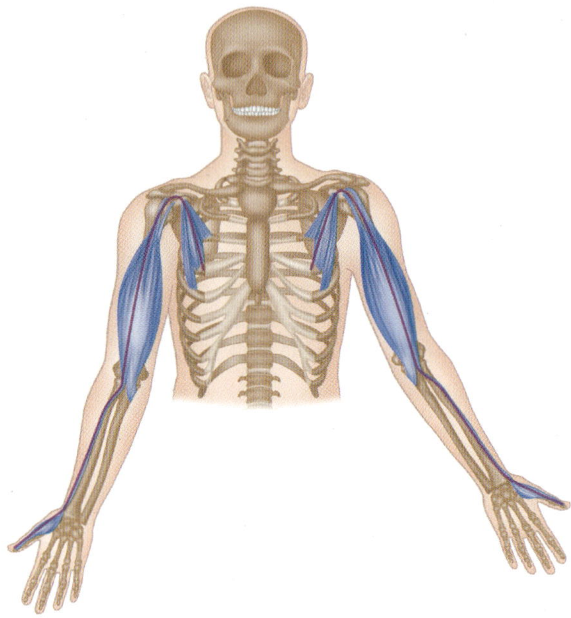

그림 9.12: 심부 전방상지선.

팔꿈치 굽힘부에서 위팔두갈래근 (biceps brachii)의 힘줄을 찾아라, 그리고 이것 자신이 노뼈와 만나기 위해서 팔 속으로 묻히는 것을 주목해라. 그 힘줄의 양쪽 편에 있는 두 개의 근육들은 그것 주위에 하나의 'V'를 만든다. 원엎침근과 뒤침근. 이 두 근육들은, 본질적으로 노뼈를 통해서 엄지의 각도를 조절하는데, 이 선에 포함된다.

위팔두갈래근은 팔의 내면 위로 올라가서 두 개의 머리로 갈라진다. 긴머리 (long head)는 위팔뼈머리 주위로 가서 어깨 관절의 꼭대기 속으로 끼워진다. 보다 자세히는 뒤에서 다룬다. 짧은머리 (short head)는 위로 올라가서 어깨뼈의 부리돌기로 간다. 두 근육이 위팔두갈래근 밑에 있다. 위팔근 (brachialis)은 오직 팔꿈치만을 건너가며, 그리고 팔꿈치를 저항을 만들어서 굽힐 때 위팔두갈래근 밑에서 이것의 힘줄의 양쪽에서 튀어나온 것으로 느껴질 수 있다. 부리위팔근 (coracobrachialis)은 어깨를 지나며 주로 팔꿈치를 몸으로 모으는 역할을 한다. 서있는 자세에서 팔꿈치를 그 밑에 있는 손목보다 몸통에 가깝게 두는 사람들은 이 근육을 치료할 필요가 있다.

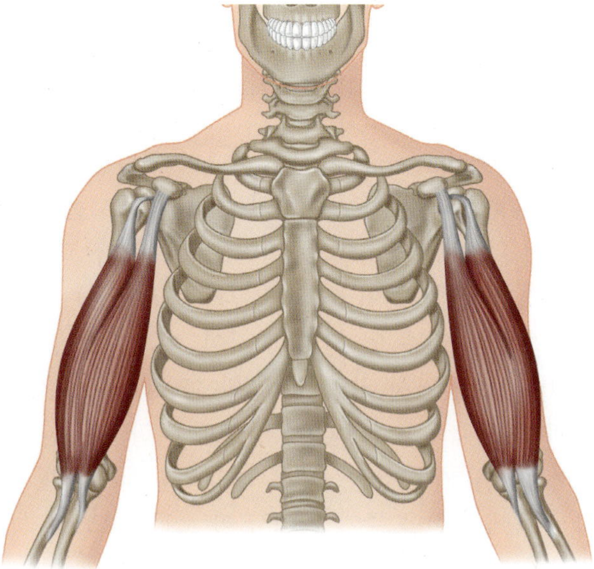

그림 9.13: 위팔두갈래근은, 머리 두 개와 두 개의 다리와 함께, 실제로 세 개의 상지선들 사이의 하나의 교차 (crossover) 근육이지만, 이것은 주로 DFAL의 부분이다.

DFAL 체인의 마지막 고리는 작은가슴근인데, 이것은 부리돌기에서 (그리고 이것은 이 부착점을 건너 두갈래근과 부리위팔근과 근막적으로 강하게 연결되어있으며) 앞면에 있는 3번째에서 5번째 갈비뼈들로 달린다. 근막적으로 볼 때, 우리는 훨씬

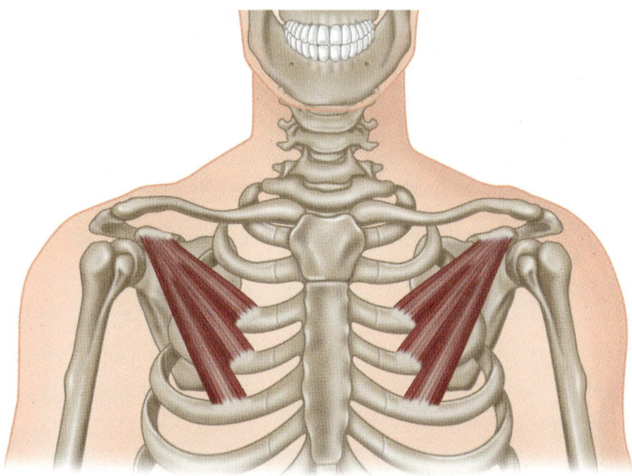

그림 9.14: 작은가슴근은, DFAL의 부속부에서 축까지의 연결, 이 선에서, 그리고 전반적으로 어깨 기능에서 주된 역할을 한다.

커다란 빗장가슴근막 안에 끼워져 있는 것을 볼 수 있는데, 이 근막은 빗장밑근도 둘러싸고 있다. 우리는 이미 이 중요한 근육들을 위에서 다뤘다.

DFAL은 엄지를 조절하며, 이것은 그립을 조절한다. 이것은 또한 팔을 안정시켜서 SFAL이 운동량을 하나의 공에게 (또는 만약 우리가 평행봉 위에 있거나 또는 담을 뛰어 넘는다면, 우리에게) 줄 수 있다. 엄지를 사용해서 치료를 하는 치료사들에게 중요한 것은 (예를 들어, 통증유발점을 풀어 줄 때) 이 선을 열고 연결되게 유지하는 것인데, 엄지의 기저부에 너무 많은 압력이 가지 않도록 하기 위함이다.

만약 DFAL이, 그립을 조절하며 마주치는 바람을 만나는, 팔이라는 '날개'를 이끄는 가장자리라면, 심부후방상지선 (DBAL)은, 이것의 보완물로서, 끌려가는 가장자리를 조절하며 팔의 바깥쪽을 안정시킨다. DBAL을 가장 쉽게 형상화하는 방법은 팔을 옆으로 벌리고 팔꿈치는 뒤를 향하고 손바닥은 밑을 보게 만드는 것이다. DBAL은 이제 팔 뒷면을 따라 배열되어 있다.

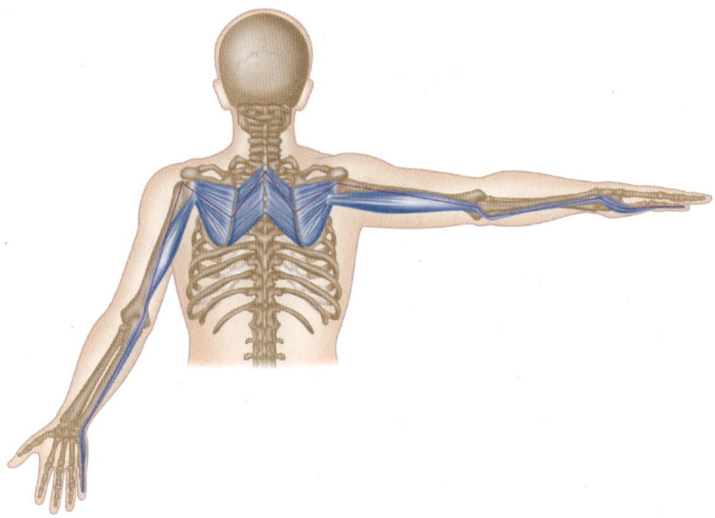

그림 9.15: 심부 후방상지선.

먼쪽에서 시작해서, 새끼 손가락을 따라 있는 근막은 손의 꿈치 바깥쪽을 따라있는 새끼두덩근육들로 간다. 그 선은 위로 자뼈의

근막에서 팔꿈치돌기 (주두; olecranon)까지 계속되며, 거기서 이것은 위팔세갈래근과 만난다. 이 근육 그룹은 우리를 팔의 뒷면 위로 어깨뼈의 바깥 끝까지 안내한다. 여기서 우리는 회선건개의 '어깨뼈 샌드위치' 전체를 찾는데, 이것에 대해서는 잠시 후 다룰 예정이다. 이 체인의 마지막 고리들은 어깨올림근과 마름근들인데, 그들에 관해서는 이미 말했다.

회선건개의 구조와 기능은 여기서 약간의 주목을 요한다. 어깨뼈의 날 (blade)은 매우 얇다. 이것은 단지 크고 강한 근육들을 위한 하나의 커다란 부착점을 마련해 주는데, 이것은 모두 함께 어깨낭을 보강하고, 몸이 눈을 조절하는 방식으로 팔을 '가리킨다'.

어깨는 몸에서 가장 잘 움직일 수 있는 관절이다. 만약 낭을 잘라서 진공 밀폐를 부술 경우, 위팔뼈를 낭의 관절강에서 거의 2 cm 당길 수 있다. 이러한 가동성은 이와 맞먹는 안정성을 요구하는데, 그래서 가시위근, 가시아래근, 작은원근 및 어깨밑근의 힘줄들은 낭인대들 속으로 섞여서, 어깨의 전체 움직임을 하게 해주기 위해서 느슨해 지거나, 또는 관절의 안정성을 보강하기 위해서 팽팽해 질 수 있는 조절 가능한 지지를 제공한다. 낭 자체는 앞 부분이 약하며 (당신의 형이 당신의 항복을 받아 내려고 팔을 등 뒤로 꺾는 이유이다), 그리고 이 관절은 밑에 있는 어떤 근육에 의해서 보강되지 않는다 (미식 축구에서 어깨 패드를 대는 이유다).

네 개의 건개 근육은 위팔뼈머리의 뒤, 위 및 옆을 덮는다. 작은원근과 가시아래근은 뒷면을 덮고, 그리고 위팔뼈를 외회전 시키는데 있어서 후방 어깨세모근을 보조하거나, 또는 내회전을 막아 준다 (어깨의 내회전근들의 수와 힘을 고려할 때 아주 고된 일이다). 가시아래근은 찾기가 쉬운데, 이것의 미끄러운 근막 덮개 그리고 어깨뼈 하부 전체를 덮을 정도로 충분한 크기 때문이며, 그러나 아주 작은 작은원근을 찾을 필요가 있는데, 이 작은 근육이 위팔뼈를 후방으로 묶기 때문이다. 가시아래근 힘줄 밑을 느끼면서 찾아라, 어깨봉우리의 후방 가장자리와 등에 있는 겨드랑이 피부의 주름 사이의 대략 반에 있다. 강하고 작은 한 근육을 찾기 위해서 퉁겨라, 보통 고객의 새끼 손가락 또는 커다란 연필 크기이다.

가시위근 (supraspinatus)도 하나의 외회전근으로 기록된다. 그러나 이것은 벌리는 것을 주로 돕는데, 이것이 위팔뼈머리를 소켓 속으로 밑으로 잡고 있어서 어깨세모근이 (그리고 후에 등세모근) 부드럽게 벌릴 수 있다. 이와 같이, 이것은 관절 위에 놓이고, 가시 위의 오목 (와; fossa)을 채운다. 그 오목은 대략 2 cm 깊이다. 그래서 만약 당신이 가시위근을 깨우거나 실제로 늘리기를 원한다면, 이 근육에 영향을 주기 위해서 이 오목 속으로 내려갈 필요가 있다. 이것의 표면 위를 한 두 번 지나가서는 일을 제대로 마칠 수 없다.

어깨밑근 (Subscapularis)은 어깨뼈의 전체 앞면에 놓이며, 이 그룹에서 유일한 내회전근이다. 이것은 여러 힘줄들과 함께 한 다익형 (multipennate) 근육이며, 전체적으로 주름을 펴주는 것을 기대하지 말아라. 그러나 이것은 종종 근육적으로 팽팽해지고, 좀 더 자주 밑에 있는 앞톱니근에 근막적으로 묶이므로, 전체 기능을 위해서 이것을 풀어주는 시간은 명백히 가치가 있다.

네 근육은 함께 위팔뼈의 볼 (ball)을 조절하는데, 눈 주위의 네 근육이 당신의 주의를 끄는 물체 쪽으로 눈을 향하게 하는 방식이다. 이 필수적인 역할은 힘과 자유 모두를 요한다. 회선건개에 쓰인 시간은 치료와 예방 결과 모두에 잘 보상해 줄 것이다.

팔에서 우리의 마지막 선인 표면후방상지선 (SBAL)은 팔을 옆으로 벌리고 팔꿈치는 밑으로 그리고 손바닥은 전방으로 두어서 형상화 될 수 있다. 이 선은 손톱에서부터 위로 모든 폄근들과 함께 손등으로, 폄근 지지띠 밑을 달리고,

자쪽손목폄근과 노쪽손목폄근을 태워서 위팔뼈 가쪽 위관절융기에 있는 공통폄근힘줄과 만난다. 그 힘줄은 앞팔의 뒤에서 쉽게 느껴질 수 있는데, 팔꿈치 근처다.

다시 바깥쪽에서 굽힘근들을 폄근들에서 나누는, 가쪽 근육사이격막 (lateral intermuscular septum)은 이것의 안쪽 보완물처럼 쉽게 느껴지지 않지만, 그러나 이것은 그럼에도 불구하고 위관절융기에서 어깨세모근의 끝까지 해부할 수 있다. 어깨세모근은 어깨세모근 결절에 있는 한 지점에서 빗장뼈의 가쪽 테두리, 어깨봉우리 및 어깨뼈가시까지 달린다. 등세모근은 어깨세모근을 뒤통수뼈에서 T12까지의 전체 흉추와 경추로 연속시켜 그 선을 완료한다. 이 선은 SFAL에 보완되는 움직임을 제공하는데, 백핸드 테니스 샷과 어떤 들어 올리는 움직임에 활동적이다. 이것은 우리 '날개'의 윗면이다.

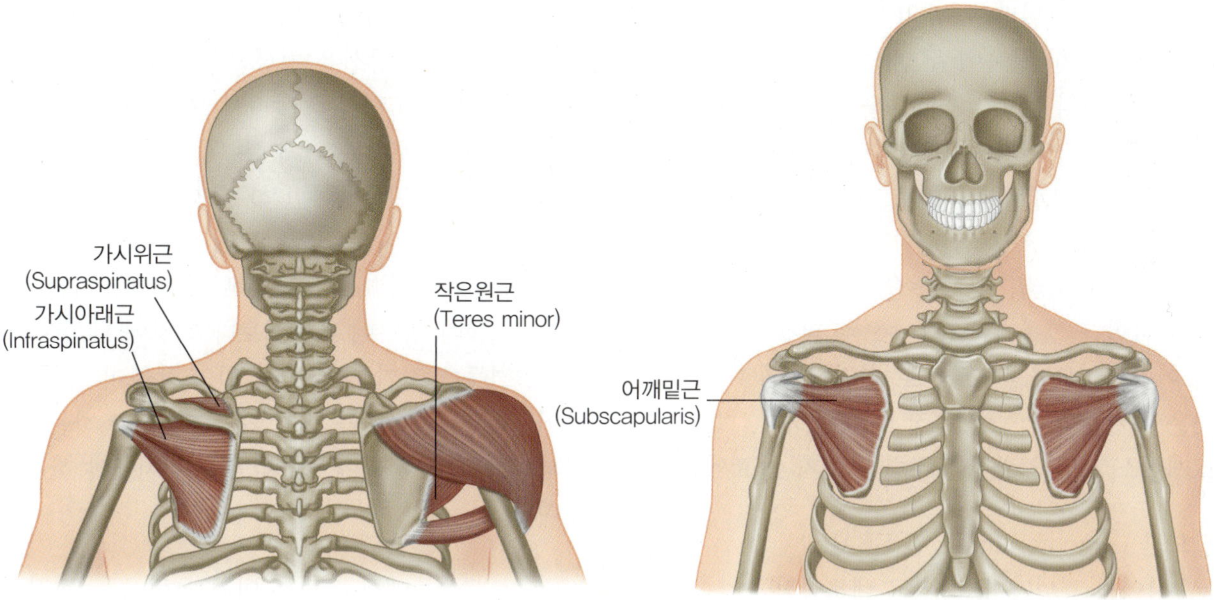

그림 9.16: 회선건개의 네 근육은 팔을 향하는데, 몸이 주의를 끄는 사물로 눈을 향하게 하는 것과 같은 방식이다.

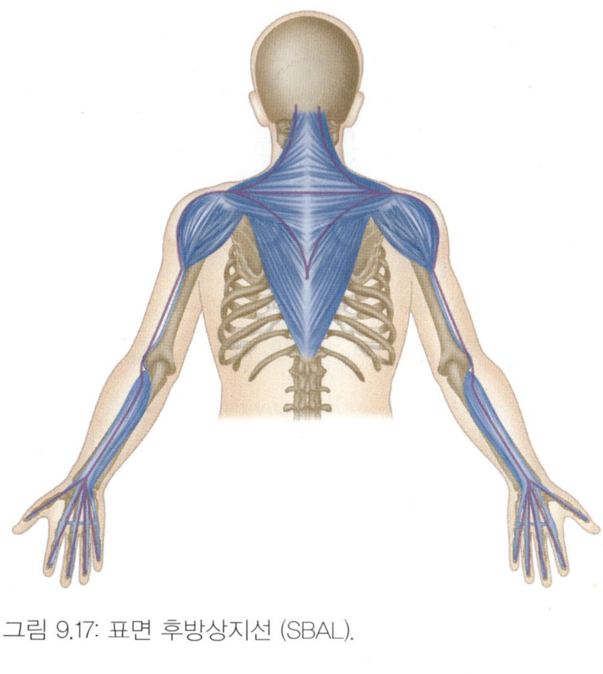

그림 9.17: 표면 후방상지선 (SBAL).

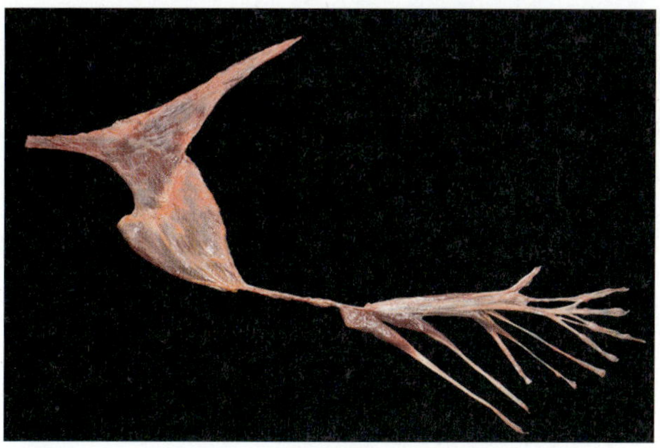

그림 9.18: 이 SBAL의 절개는 근막이 근육에서 근육으로 어떻게 연속되는 지를 명백히 보여 준다. 대부분의 해부학자들은 칼을 내려 그어 근육들 사이를 구분하려 한다. 우리는 칼을 옆으로 돌려 그들이 어떻게 결합하는 지를 보여 준다.

우리는 그 선들이 팔의 해부를 어떤 체계화된 방식으로 당신이 형상화하도록 돕기를 바라지만, 만약 그들이 불완전하게 보인다면, 이것은 그들이 그렇기 때문이다. 팔의 다양한 안정성과 요구되는 가동성 때문에, 일부 근육들, 근육들의 부분, 또는 근막 구조들은 한 선에서 다른 선으로 건너가야만 한다. 이 장을 마치기 위해서, 우리는 '교차(crossover)' 구조들 몇 개를 다룬다.

위팔두갈래근이 최상의 예일 것이다. 이것은 두 개의 머리뿐만 아니라 두 개의 '발'을 가지며, 그래서 이것은 한 근육에 두 개의 교차를 만든다. 우리는 짧은머리 (short head)를 DFAL에 포함시켰으나, 긴머리는 위로 가서 위팔뼈머리를 넘어 가시위근 (DBAL) 근처로 연결되는데, 이와 같이 DFAL을 DBAL로 연결한다. 이것의 '발' 끝에서, 위팔두갈래근은 이두근널힘줄을 가지며, 이것은 굽힘근 그룹 (SFAL) 속으로 퍼진다. 이와 같이 이것은 DFAL을 SFAL로 연결한다 (그러므로 이것은 무거운 물건들을 옮길 때 유용하다. 예, 슈트케이스, 팔꿈치관절에 부하를 주지 않고서).

위팔노근 (Brachioradialis)은 SBAL과 DFAL사이를 건너가며, 그리고 네모엎침근 (pronator quadratus)은 두 개의 심부상지선을 손목에서 결합시킨다. 이들 및 다른 구조들은 싱크 배관을 고치고, 아이들과 야단법석을 하거나 변덕스러운 바람을 뚫고 보트를 조정할 때 요구되는 많은 포지션 속에서 팔에 있는 많은 관절들의 부드러운 조화를 허용해 준다. 팔은 놀라운 발명품이다. 전체 힙을 폄으로써 팔이 체중을 지탱하는 일을 하지 않게되어, 그들은 팔을 뻗고 포옹하며, 글을 쓰거나 쓰거나 병을 고칠 수 있으며, 인간 특유의 형태로 뇌는 손을 사용하는 것을 배워왔다.

인체판독 어깨 (Body Reading the Shoulders)

견갑대들은 정보를 읽기가 힘들 수 있는데 그들의 많은 움직임 평면들 때문이다. 만약 우리가 그들을 하나씩 나눈다면, 당신이 거리에서 볼 수 있는 수 많은 패턴을 형성하기 위해서 어떻게 그들을 결합해야 하는 지에 관한 아이디어를 얻기 시작할 것이다.

무엇보다도 먼저, 그들은 위와 아래로 이동(shift)할 수 있다. 당신은 정상적으로 바닥에 평행한 빗장뼈들의 선들을 살펴서 보통 이것을 판독할 수 있다. 우리는 인체 부분들을 서로 서로에 관계해서 판독해야만 하는 것을 잊지 말아라. 그러므로 이것을 일관되게 읽는 좋은 하나의 방법은 빗장뼈들을 복장뼈 선에 비교하는 것인데, 그들이 바닥에 대해서보다 늑강에 대하여 더 큰 연결들을 갖기 때문이다. 만약 늑강이 기울어진다면, 견갑대들 역시 기울어져야만 하는데, 빗장뼈와 복장뼈 사이에 90° 각을 유지시켜야 하기 때문이다.

진정한 상방 이동에서 우리는 어깨 올림근들 (상부 등세모근 및 어깨올림근) 쪽으로 마음이 갈 것이다. 그러나 우리는 또한 위에서 설명한 'X'의 한 다리인 마름근-앞톱니근 (rhomboid-serratus) 슬링 내의 균형을 손 볼 수 있다. 마름근들은 견갑대를 들어 올리고 앞톱니근은 이것을 밑으로 당기는 것을 도울 것이다. 우리가 이것을 뒤에서 볼 때 이 패턴은 쉽게 보인다.

하방 이동을 위해서, 우리는 빗장밑근 그리고 어깨를 내려 당기는 여러 근육들 (depressors)을 치료할 필요가 있을 것이다. 그러나 종종 우리는 견갑대가 그 밑에 있는 갈비뼈들로부터 지지를 받는가를 확인할 필요도 있는데, 어깨가 떨구어지는 하나의 흔한 이유가 늑강이 다른 쪽으로 가쪽 이동을 하기 때문이다. 어깨들을 이완시켜 자신이 이것을 느껴 보아라. 그들을 몸통 위에 쉬게 만들고, 그리고 나서 늑강을 한 쪽으로 움직여라. 당신들 대부분은 받혀지지 않은 어깨가 귀에서 멀리 떨어지는 것을 느낄 것이다.

또한 어깨들은 전방과 후방으로 이동할 수 있다. 우리는 또 어깨뼈 'X' 내의 균형을 통해서 이것을 해석할 수 있다. 작은가슴근과 앞톱니근은 전방 이동에서 짧아질 것이지만 반면에 마름근과 하부등세모근은 늘어날 것이고, 후방 이동에서는 그 역으로 된다.

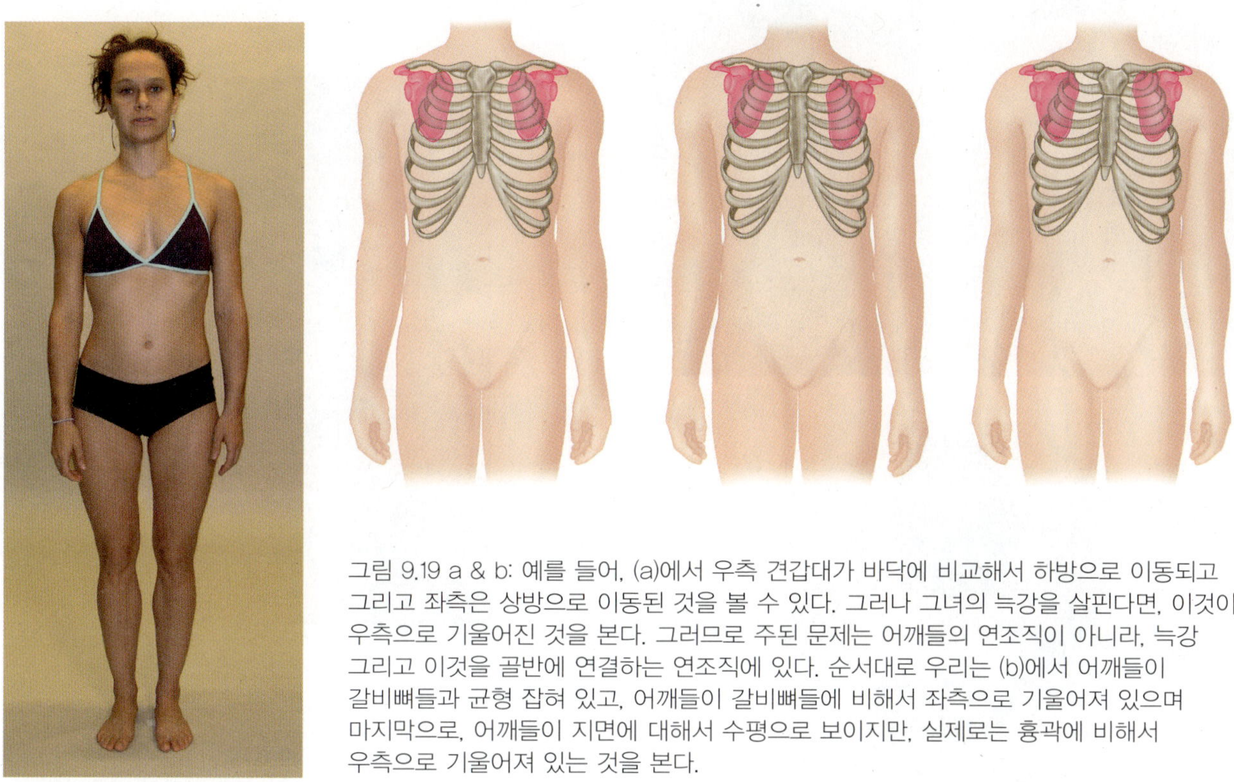

그림 9.19 a & b: 예를 들어, (a)에서 우측 견갑대가 바닥에 비교해서 하방으로 이동되고 그리고 좌측은 상방으로 이동된 것을 볼 수 있다. 그러나 그녀의 늑강을 살핀다면, 이것이 우측으로 기울어진 것을 본다. 그러므로 주된 문제는 어깨들의 연조직이 아니라, 늑강 그리고 이것을 골반에 연결하는 연조직에 있다. 순서대로 우리는 (b)에서 어깨들이 갈비뼈들과 균형 잡혀 있고, 어깨들이 갈비뼈들에 비해서 좌측으로 기울어져 있으며 마지막으로, 어깨들이 지면에 대해서 수평으로 보이지만, 실제로는 흉곽에 비해서 우측으로 기울어져 있는 것을 본다.

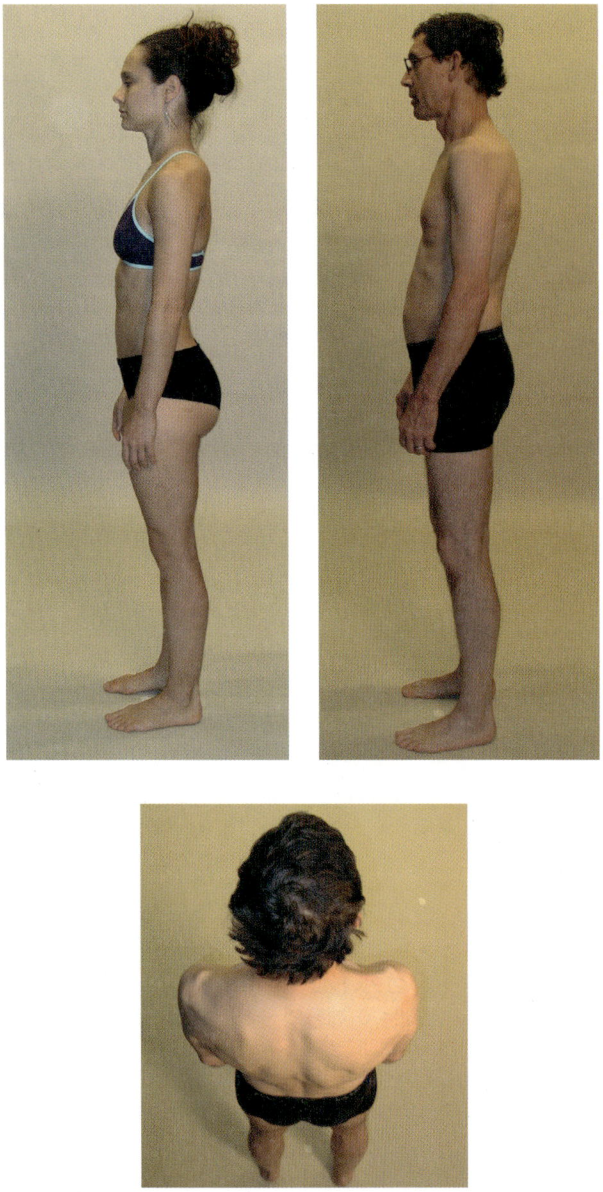

그림 9.20 a, b & c: 전방/후방 이동들을 판독하기 위해서 견갑대와 늑강의 중력 중심들에 대한 관계를 평가할 필요가 있다. 흉곽 중력 중심은 대략 복장뼈의 하부와 척추 사이 중간에 있는 반면에, 견갑대는 빗장뼈와 어깨뼈가시에 의해서 만들어지는 'V'의 중간으로 볼 수 있다. 첫 모델에서, 둘 사이의 좋은 관계를 보지만, 그러나 두 번째 모델에서, 견갑대가 늑강의 중력 중심에서 앞으로 이동된 것을 명백히 볼 수 있다. 위에서 볼 때 이것을 특히 명백하게 볼 수 있으며 뼈의 두 선들 사이의 'V'의 다른 모습을 보게 된다.

움직임의 다음 축은 회전 (rotation)인데, 어깨뼈가 회전해서 안쪽 또는 가쪽을 볼 때를 말한다 (후자 움직임은 늑강의 존재 때문에 제한되므로, 이것은 흔히 볼 수 없다). 두 번째 모델의 위에서 본 모습은 (그림 9.20c) 안쪽으로 회전된 어깨뼈의 예를 준다. 반면에 이것은 종종 전방으로 이동된 어깨를 동반하는데, 이것은 후방 이동과도 함께 나타날 수 있으며, 세 번째 모델에서 보는 것과 같다 (그림 9.21).

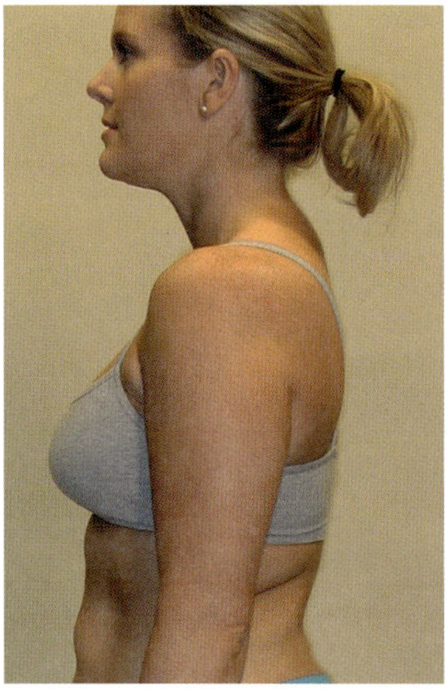

그림 9.21: 우리가 이전에 보았던 것처럼, 이 모델의 어깨는 앞쪽으로 이동된 머리 무게를 상쇄하기 위해서 뒤로 당겨졌으며 (후방 이동), 그리고 나서 몸 앞에서 팔을 원활하게 사용하기 위해서 안쪽으로 회전되었다. 만약 그녀 어깨 패턴을 만족스럽게 풀려고 한다면, 머리와 목을 늑강에 대한 좋은 배열로 옮겨줄 필요가 있을 것이다.

움직임의 마지막 축은 기울기 (tilt)이다. 이것은 내연 (medial border)이 갈비뼈들과 척추에 대하여 놓인 각도를 살펴서 측정될 수 있다. 기울기는 두 평면으로 나타날 수 있다. 안쪽/가쪽, 이것은 어깨뼈의 내연이 척추와 함께 가져야만 하는 평행 관계에서 벗어난 변화이다 (그림 9.22처럼 척추가 직선이라고 가정하고). 그리고 전방/후방, 이것은 어깨뼈와 그 밑의 갈비뼈들 사이의 각도에 의해서 측정된다.

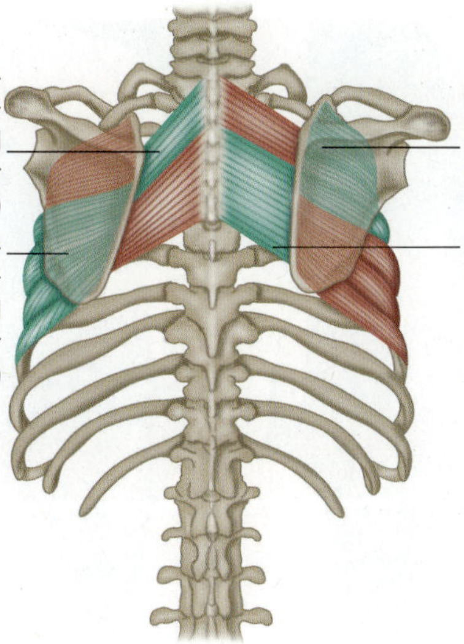

그림 9.22: 어깨뼈의 안쪽/가쪽 기울기는, 만약 그렇지 않으면 위쪽/아래쪽 회전으로 언급되는데, 어깨뼈 'X'의 다른 섹션을 조절해서 교정될 수 있다.

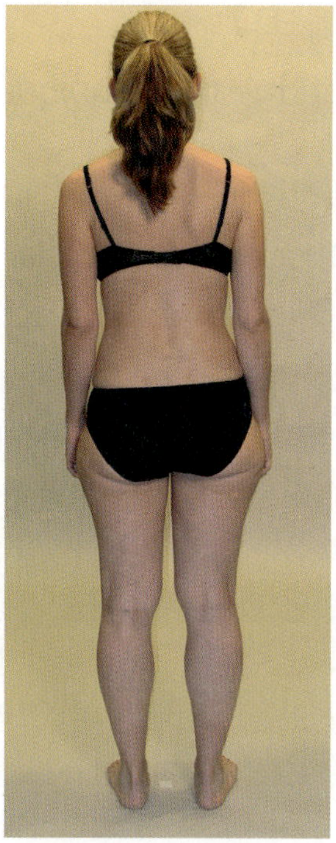

그림 9.23: 여기서 우리는 양 어깨들의 가쪽 기울기를 볼 수 있는데, 내연들의 아래 부분이 척추와 가깝다. 그러므로 하부 마름근과 상부 앞톱니근의 치료가 유용할 것이다.

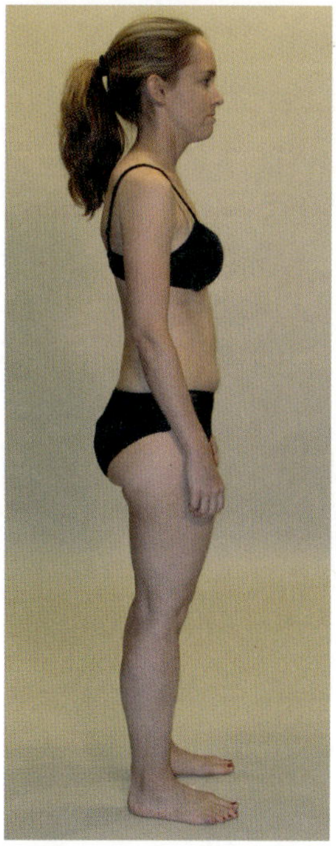

그림 9.24: 이 모델에서, 서있을 때 어깨뼈가 약간 전방으로 기울어진 것을 볼 수 있으며, 또한 늑강이 후방으로 기울어진 것도 볼 수 있다. 만약 그녀의 늑강을 교정한다면 (흉곽이 수직이 될 때까지 책을 기울일 수 있다), 우리는 이것을 교정하기 위해서 견갑대의 앞쪽 (작은가슴근 및 연관 근막)에 대한 상당한 치료를 할 필요도 있다.

어깨와 팔 테크닉
(Shoulder and Arm Techniques)

큰가슴근과 복장갈비근막
(Pectoralis Major and Sternocostal Fascia)
(표면전방선; SFL 및 표면전방상지선; SFAL)

고객의 한 쪽에 서서, 5번째 갈비뼈에서부터 위쪽 방향으로 조직을 들어 올리기 위해서 고객 옆에서 손가락 또는 부드러운 주먹을 사용한다. 복장뼈의 양 쪽을 치료할 것이다. 일부 커다란 남성 고객들에게서, 한 번에 두 주먹을 사용할 수도 있다. 여성 고객들에게서, 오직 두, 세 손가락을 사용할 필요가 있을 것인데, 특히 브라의 중앙 밑을 지나갈 때다 (어디를 왜 치료하는 지를 정확하게 설명해야 하며, 이 테크닉을 실행하기 전에 고객의 허락을 얻어라).

칼돌기 위에서부터 시작해서 빗장뼈의 몸쪽 부착부 쪽으로 스트로크를 향한다. 사용하고 있는 도구의 폭에 따라서, 두 세 번의 스트로크로 복장뼈의 표면, 양 옆을 따라 그리고 약간 가쪽을 다룰 수 있다. 비록 전반적으로 들어 올리는 스트로크도 좋지만, 복장뼈의 바로 양쪽에 있는 복장빗장관절들의 세부를 치료하기 위해서 많은 수의 작은 통증유발점들과 몹시 뭉친 힘줄들을 찾을 수 있다.

큰가슴근의 빗장부를 포함하기 위해서 스트로크가 확대될 수 있는데 빗장뼈 아래쪽에 있는 선을 따른다. 한편으로 같은 쪽에 서서 가슴 양쪽을 치료할 수도 있지만, 이러한 윗 부분을 따라 밖으로 가면서 몸을 가로질러 치료하기 위해서, 당신의 인체역학을 위해서 건너가서 일하는 것이 더 쉽다.

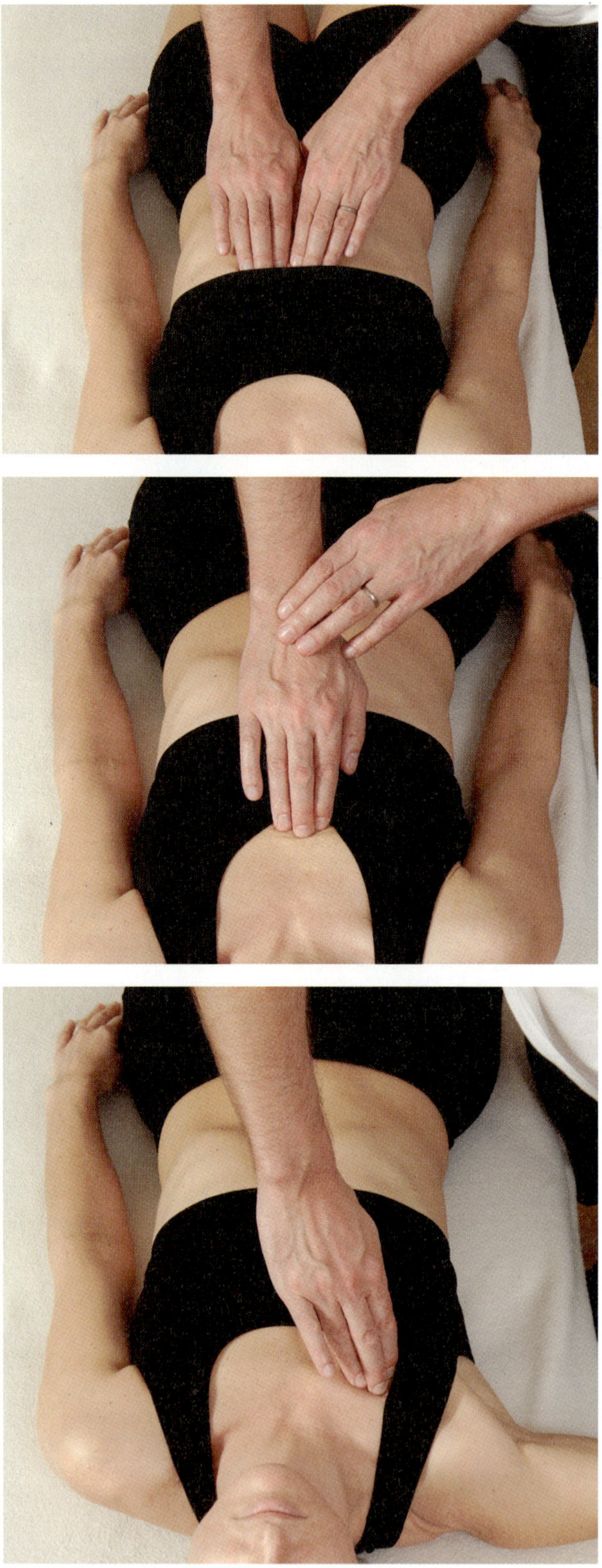

그림 9.25 a, b & c: 복장뼈 양 쪽을 따라 근막을 들어 올리기 전에 고객의 허락을 얻은 다음, 빗장뼈 아래쪽에서 위팔뼈를 향해서 바깥쪽으로 치료해라.

빗장밑근 (Subclavius) (심부전방상지선; DFAL)

빗장뼈 아래 부위는 종종 매우 제한될 수 있는데, 특히 호흡 문제를 가진 사람에게서다. 이 영역을 보다 철저히 열고 빗장밑근에 직접 접근하기 위해서, 손가락을 뼈 아래면으로 말은 다음 고객에게 팔을 외회전하라고 시킨다. 이것은 결과적으로 빗장뼈를 손가락에서 멀어지게 회전시킬 것이다.

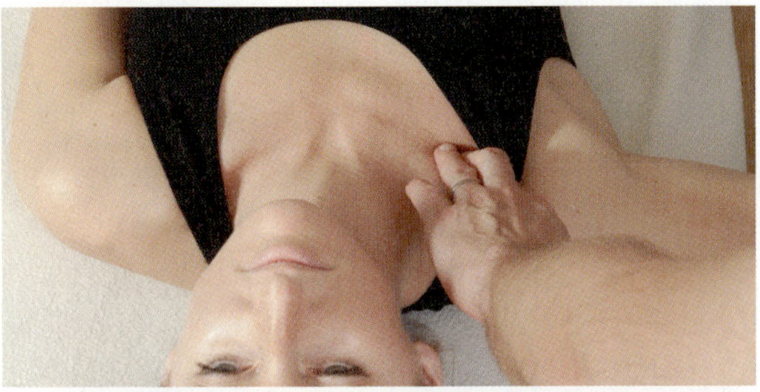

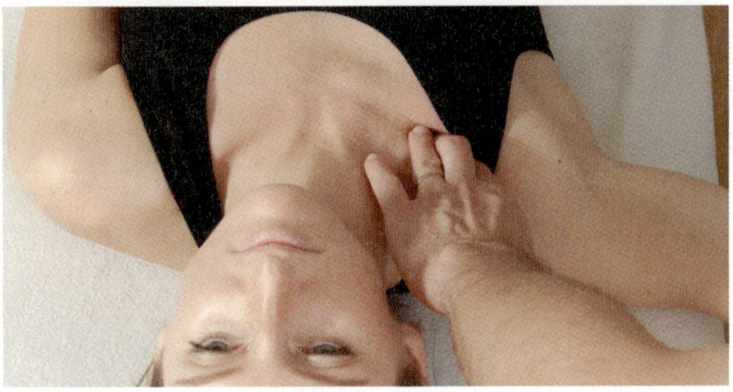

그림 9.26 a & b: 빗장뼈 하방의 표면 조직에 고정하고 고객의 팔을 바깥쪽으로 돌리는데, 더 깊숙한 치료를 위한 준비로 빗장뼈를 돌려 근막을 여는 것이다.

만약 빗장뼈의 움직임이 복장빗장관절에서 제한되어 있다면, 빗장밑근을 직접 치료할 수도 있다. 이것을 하기 위해서, 고객을 당신과 가깝게 테이블 가장자리로 옮긴 다음, 팔을 천장으로 뻗으라고 시킨다. 손가락을 뼈의 하방 깊숙이 대는데, 손가락 바닥을 뼈에 대는 것이다. 그 다음 고객에게 팔꿈치를 바닥 쪽인 밑으로 천천히 보내라고 시킨다. 관절 안에서 활주를 얻고 빗장밑근을 풀기 위해서 팔꿈치는 테이블의 가장자리 높이 밑으로 지나가야만 한다.

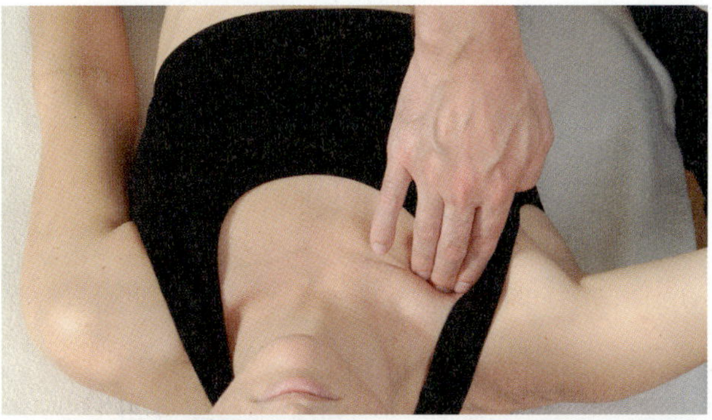

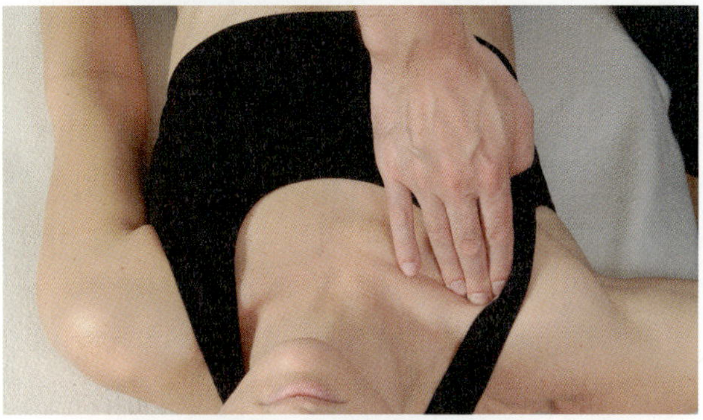

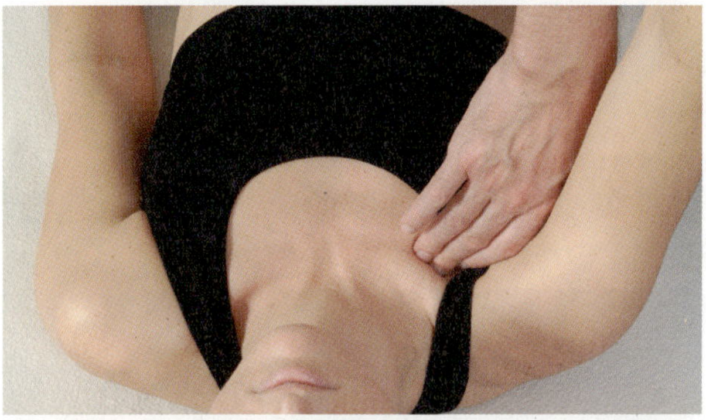

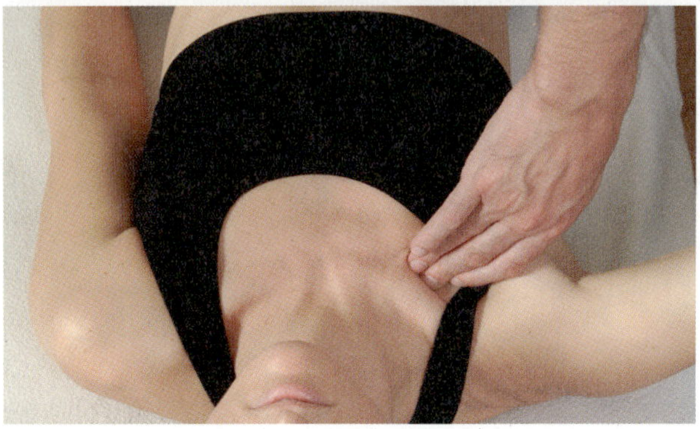

그림 9.27 a, b, c & d: 팔을 올리고, 빗장밑근에 고정한 다음 팔을 바닥 쪽으로 천천히 수평으로 벌린다.

작은가슴근 (Pectoralis Minor)

이 민감한 부위를 치료할 때, 우리는 고객 옆에 무릎을 꿇거나 앉는 것을 선호하는데, 커다란 안정성을 주고 그래서 우리가 고객들에게 종종 어떤 자극적인 부위를 들어갈 때 손을 더 이완시켜준다. 다시 한 번, 당신이 가는 곳과 이유를 설명하는 것이 최선이며, 고객이 어떤 신경 감각을 느낄 때 당신에게 주의를 주라고 요청해야 하는데, 당신이 그 조직을 통해서 푸는 동안 위팔신경얼기 주위의 근막 또는 겨드랑이 림프절들을 당기거나 자극을 주기 쉽기 때문이다. 그럴 경우에, 약간 후퇴해서 재위치 시키면 되는데, 접근 각도를 약간 다르게 취할 수 있다. 만약 이런 일이 생겼을 때, 완전히 후퇴하거나 허둥대지 말아라. 그 조직에 너무 여러 번 들어왔다 나갔다 하는 것은 고객을 마음이 산란케 만들며, 그 만큼 당신의 얼굴도 고통스러운 모습일 것이다.

작은가슴근은 견갑대의 주된 안정장치들 중의 하나다. 이것은 하부 등세모근의 길항근이며, 그리고 (적어도) 약간 다른 세 방향으로 어깨뼈를 당기는데, 이것이 늑강에 대해서 가진 부착부들의 수에 달려있다. 또한 빗장가슴근막은 이것을 싸고 있으며, 그 근막은 위팔신경얼기의 통로를 지지하는 것을 돕는데 신경얼기가 밖으로 통과해서 팔로 내려가기 때문이다.

대략 고객의 허리 높이에 앉거나 무릎을 꿇고, '머리 쪽' 손가락을 큰가슴근 가쪽 가장자리의 깊숙이 미끄러 뜨리는데, 갈비뼈들을 따라서 손가락 끝을 미끄러뜨려라 (즉, 찌르는 것이 아니라 평행되게). 어깨로 손가락을 밀어라; 가급적 손가락을 이완시켜 유지하는 것이 고객과 조직을 더 쉽게 열리게 해 주는데, 그 부위를 움츠리는 것을 막아 준다.

다른 손은 손목을 잡아서 팔을 받히고 있는데, 접근을 용이하게 하기 위해서 팔을 약간 벌리게 하고, 그리고 나서 고객에게 다음의 두 움직임 중의 어느 하나를 안내할 수 있다. 일단 작은가슴근의 해당 섬유들이 관여되었다면, 그 다음 고객은

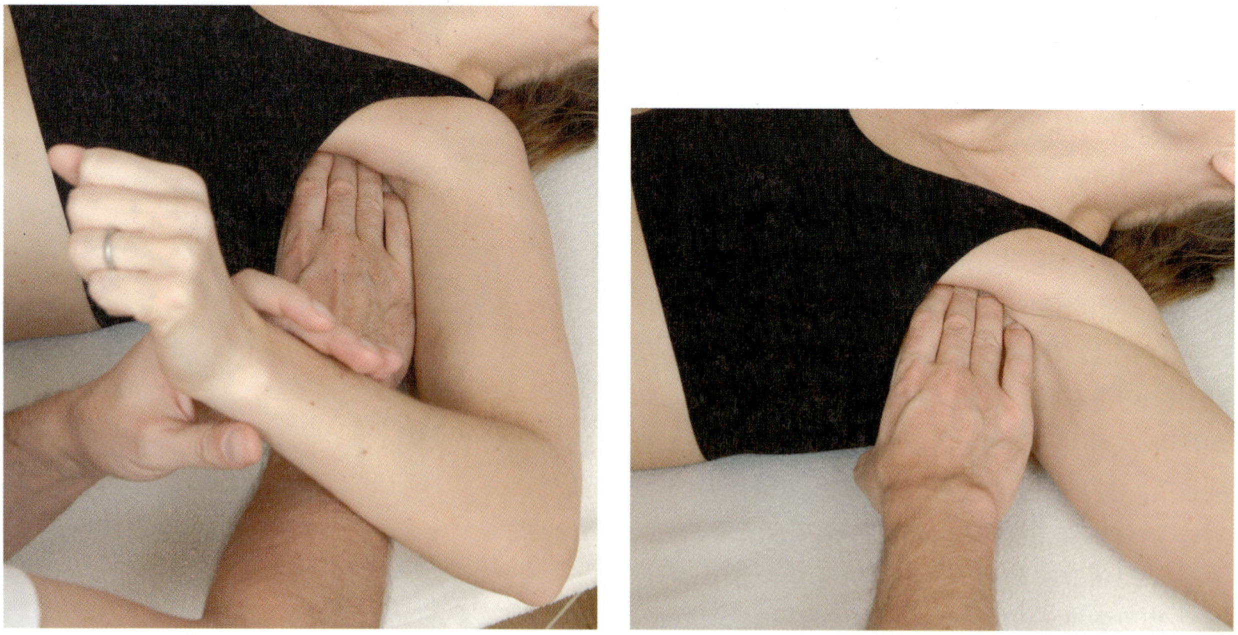

그림 9.28 a & b: 큰가슴근 뒤와 늑강 사이로 미끄러뜨리고, 접근하기 위해서 빗장가슴근막을 점진적으로 열은 후 작은가슴근에 고정한다. 그 다음 고객에게 스트레칭을 위해서 팔을 뒤로 뻗으라고 시키거나 (그림처럼) 또는 어깨판들을 함께 당겨, 등 아래로 보내라고 시킨다.

팔을 머리 위로, 수영에서 배영과 비슷하게 매우 느리게 보내거나, 또는 하부 등세모근을 사용해서 어깨를 정중선 쪽으로 등 아래로 보낼 수 있다. 이 나중 움직임은 단축된 가슴근의 상호 억제(reciprocal inhibition)를 만들기 위해서 종종 허약하고, 덜 사용된 등세모근 섹션을 재훈련하는 것을 도울 수 있는 반면에, 처음 테크닉은 보다 직접적인, 고정하고 스트레칭하는 것이다. 두 움직임들은 어떤 부위가 보다 제한되었는 지에 따라서, 그 조직의 스트레칭에 초점을 맞추기 위해서 바뀔 수 있다. 예를 들어, 만약 어깨뼈가 더 안쪽으로 회전되었다면, 그 때는 작은가슴근의 상부 조각 (3번째 갈비뼈)이 더 짧아질 것이고, 그러면 어깨뼈를 뒤로 끄는 것에 중점을 두어라. 어깨뼈가 더 전방으로 기울어졌다면, 우리는 하부 조각 (5번째 갈비뼈)에 보다 더 초점을 맞출 필요가 있는데, 우리가 조직을 고정하고 있는 동안, 하방 움직임을 더 만들라고 요구한다.

넓은등근과 큰원근 - 어깨위팔 자유도 (Latissimus Dorsi and Teres Major - Scapulohumeral Freedom)

매우 자주 위팔뼈와 어깨뼈는 함께 완전히 묶이게 될 수 있는데, 후방 겨드랑이 주위 근막의 짧아짐 때문이거나, 또는 그럴 기능성이 있다. 이것을 확인하려면 간단히 위팔뼈를 완전히 벌린 다음 위팔뼈의 벌림과 함께한 어깨뼈 움직임 양을 관찰하거나 느끼는 것이다. 몇몇 제한이 있다면, 팔을 약간 모아서 그 조직을 약간 이완시켜라. 겨드랑이의 뒤쪽 벽을 형성하는 넓은등근과 큰원근의 근육근막 속으로 밀어 넣은데, 피부를 당기지 않도록 조심하며, 수동적으로 또는 능동적으로 고객의 머리 위로 팔을 벌려라.

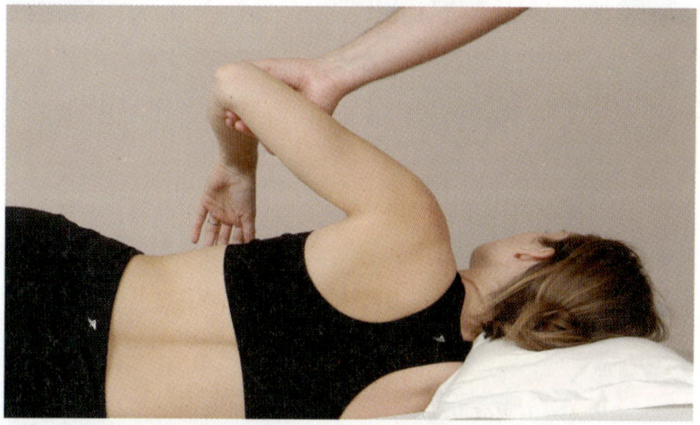

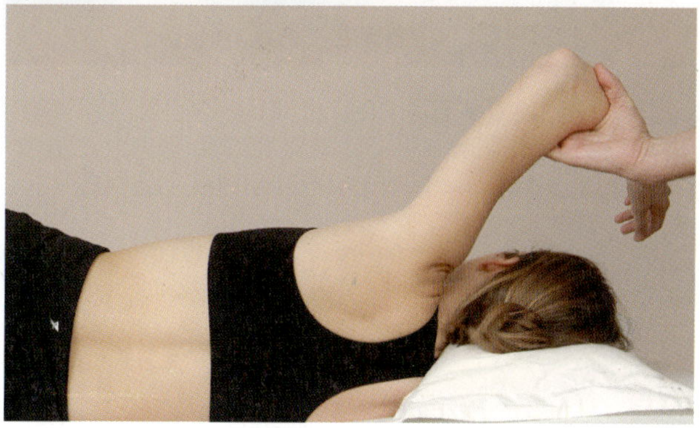

그림 9.29 a & b: 고객을 옆으로 눕히고, 몸통과 몸쪽 위팔뼈 사이의 관계를 평가해라. 어깨뼈를 필요보다 일찍 기울게 하는 팽팽하거나 제한된 선들을 느껴라.

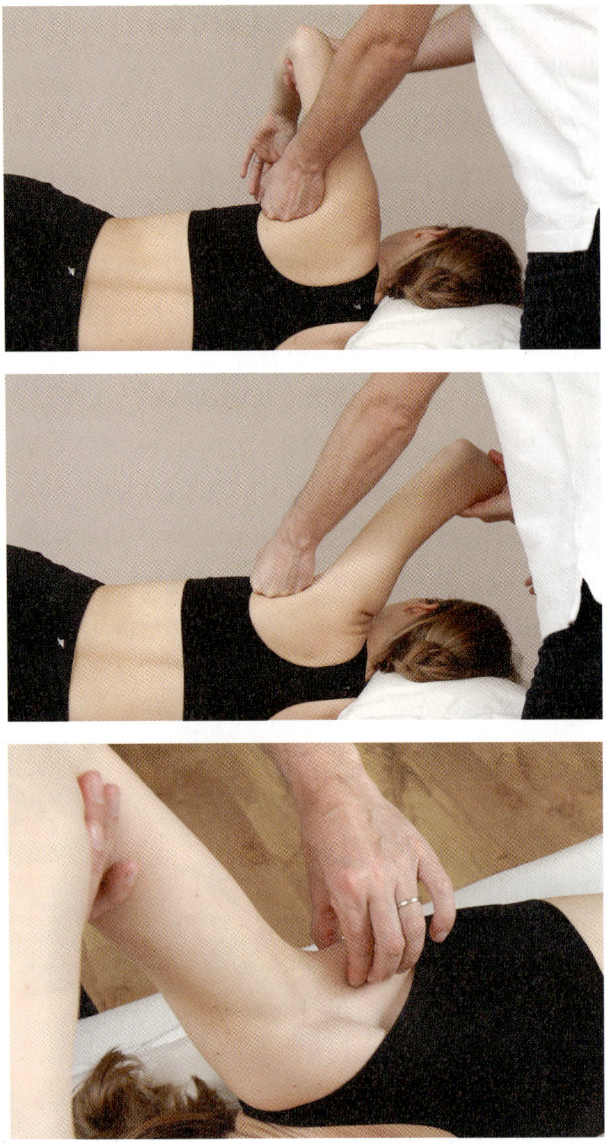

그림 9.30 a, b & c: 팔을 이완시킨 다음, 점진적인 주먹이나 손허리손가락관절들, 또는 집게그립 (c)으로 팽팽한 선들에 고정한 다음 조직을 스트레칭시키기 위해서 위팔뼈를 천천히 벌린다.

엉덩관절에서와 똑같이, 오목위팔관절은 일련의 부채 모양의 근육들 또는 하나의 삼각형 패턴을 형성하는 일련의 근육들에 의해서 둘러 싸여져 있다. 거의 수평 섬유들인 가시아래근부터 거의 수직 섬유들인 넓은등근까지, 우리는 넓은 범위의 당기는 벡터들을 갖는다. 거기서 수평 섬유들은 위의 수평 모음을 제한할 것이고, 훨씬 더 수직 섬유들인 넓은등근은 팔의 간단한 벌림에 영향을 끼칠 것이다 (즉, 팔을 몸 옆으로 뻗어서 귀에 대는 것).

이 움직임은 서있을 때 그리고 옆으로 누워서 수동적과 능동적 모두에서 평가될 수 있다. 치료하는 동안, 고객 팔 움직임의 각도는 목표로 잡은 영역의 섬유들의 그것과 맞추도록 바뀔 수 있다. 더 수직인 섬유일수록, 팔은 귀를 향해서 더 많이 움직일 수 있다. 수평 섬유들을 풀기 위해서, 고객의 팔을 몸 앞을 가로질러 뻗게 하는 것이 보다 효과적일 것이다. 이 마지막 두 움직임은 하나의 이어지는 순서로 쉽게 합쳐질 수 있는데, 간단히 당신의 관여 각도들과 포지션 그리고 위팔뼈 움직임의 방향을 바꾸는 것이다. 이 모든 테크닉들과 함께, 우리의 일반화된 설명의 기계적인 반복보다, 고객의 조직 패턴에 맞는 섬세한 조절이 더 중요하다.

앉아서 넓은등근 풀기 (Seated Latissimus Dorsi Release) (표면전방상지선; SFAL)

고객을 벤치에 앉히고, 늑강의 가쪽면을 따라서 넓은등근에 관여한 다음 고객에게 팔을 밖으로, 위로 그리고 앞으로 들어 올리라고 시킨다. 당신은 이 움직임들의 다른 변형들을 조합해서 특히 팽팽한 영역을 분리할 수 있을 것이다.

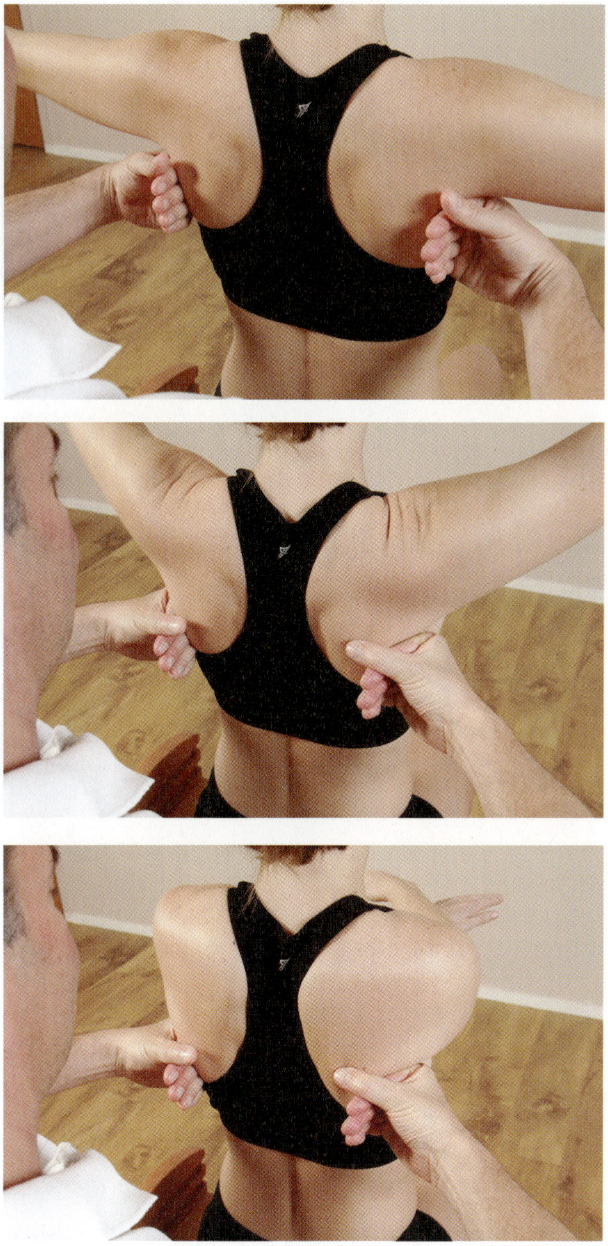

그림 9.31 a, b & c: 넓은등근과 큰원근에 고정한 다음 고객에게 팔을 넓은 범위로 움직이게 시키는 것이 위팔뼈를 어깨뼈와 몸통으로부터 자유롭게 하는 것을 도울 수 있다.

마름근들 (능형근들; Rhomboids) |(심부후방상지선; DBAL)

군인 - 타입 자세만 아니고 모두에서, 마름근들은 너무 짧기 보다는 길게 고착 (locked long)되기가 더 쉬운데, 그러나 그들은 상부와 하부 섬유들 사이에 그들의 길이가 다를 수 있다. 만약 우리가 중립 포지션에서 어깨뼈의 안쪽 가장자리가 척추와 평행하게 있어야만 한다는 것을 인정한다면, 어깨뼈가 가쪽으로 기울어졌을 때 이 근육의 하부 섬유들은 상부 섬유들에 비해서 더 짧게 고착되어 있을 것이다. 물론 어깨뼈가 안쪽으로 기울어졌다면 그 반대가 진실이다 (그림 9.22).

마름근 섹션을 분리하기 위해서, 테이블의 반대 쪽에서 치료하는데 해당 섹션 속에 고정하고, 몇몇 섬유들이 가장 짧은지에 따라서, C7과 T5 사이의 어느 곳에 있는 가시돌기들의 가쪽에서 시작하는데, 어깨뼈의 안쪽 가장자리를 향해서 움직인다. 상부 섹션을 열기 위해서는, 당신이 척추에서부터 밖으로 미끄러뜨릴 동안 고객에게 발 쪽으로 팔을 뻗으라고 시킨다. 하부 섹션을 위해서는, 고객에게 팔을 옆쪽인 바깥으로 보내고 머리 옆으로 보내라고 시킨다. 이 두 움직임들은 마름근들의 상부와 하부를 각기 개통할 것이다.

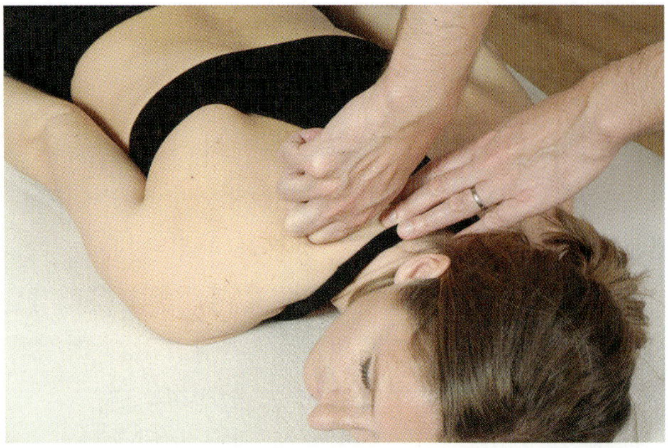

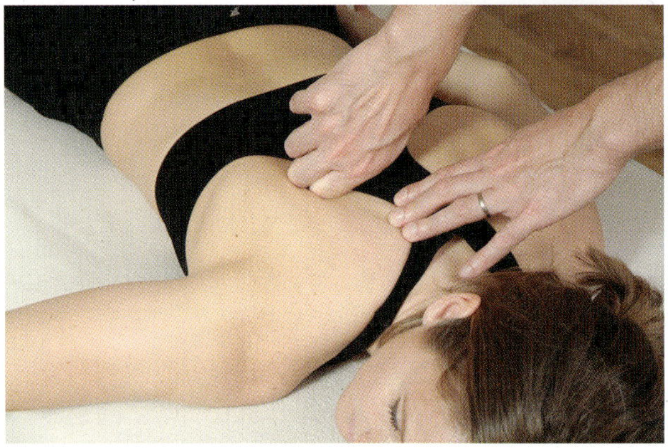

그림 9.32 a & b: 상부 섬유들을 분리하기 위해서, 치료하는 동안 고객에게 넙다리 쪽으로 팔을 밑으로 뻗으라고 시킨다. 하부를 열기 위해서, 팔을 옆으로 뻗으라고 시킨다. 이것은 어깨뼈의 어떤 안쪽 또는 가쪽 기울기를 되돌리는 것을 돕기 위해서 사용될 수 있다.

어떠한 길게 고착된 근육근막의 경우에서 섬유들을 가로질러 치료해라. 마름근들은 테이블 머리 쪽에서 쉽게 접근될 수 있는데, 점진적인 주먹 또는 팔꿈치를 사용해서 몸을 따라 밑으로 치료한다.

앞톱니근 (Serratus Anterior) (나선선; SPL)

이것은 마름근들의 연장선 근육들로 고객을 옆으로 눕게 하거나 또는 앉은 포지션에서 보다 쉽게 접근될 수 있다. 이것은 많은 여러 방향을 갖고 있어서 혼란을 주는 근육이며, 많은 다른 것들처럼, 다른 방향에서 치료되어야만 하는데, 견갑대 포지션에 따라 다르다.

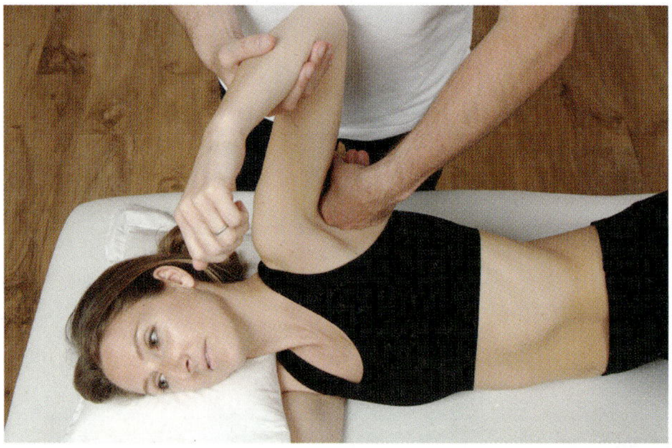

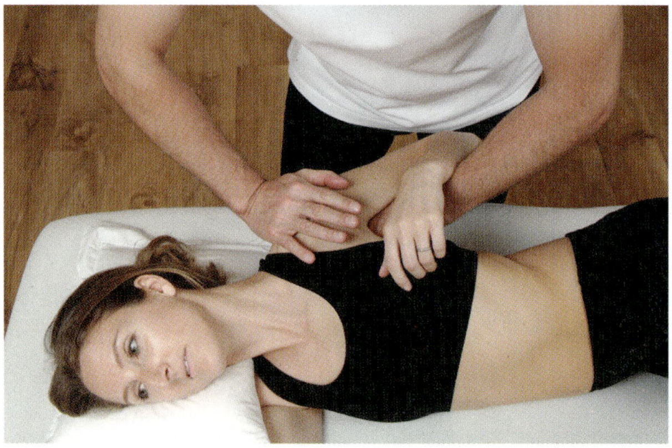

그림 9.33 a & b: 몸쪽 손허리손가락관절들을 어깨뼈의 외연에 가볍게 관여하는데, 갈비뼈들이나 어깨뼈의 가장자리를 직접 누르지 않도록 조심한다. 어깨뼈를 후방으로 당기는데, 어깨봉우리 돌기 주위에 컵 모양으로 댄 다른 손으로 움직임을 조절하고 안내한다. 조직이 관여되었을 때, 고객에게 가쪽 갈비뼈들로 들숨을 쉬게 해서, 이것을 더 스트레칭 시킬 수 있다.

앞톱니근의 상부 섬유들은 거의 수평이어서, 어깨뼈를 몸통 주위 앞쪽으로 당기는 반면에, 하부 섬유들은 이것을 하방으로, 가쪽으로, 그리고 결국 늑강 주위 앞쪽으로 당긴다.

고객을 옆으로 눕게 하고, 당신의 '발쪽' 손의 몸쪽 손허리손가락관절들을 어깨뼈의 외연을 따라 점진적으로 사용한다. '머리 쪽' 손은 어깨봉우리 돌기를 둘러쌀 수 있어서, 두 손 사이로 견갑대를 거의 완전히 조절 할 수 있다. 어깨뼈를 후방/상방으로 취하는 것으로서, 하부 섬유들의 스트레칭을 분리할 수 있다. 이 두 뼈를 당신 쪽으로 똑바로 뒤로 보내는 것은, 중간 또는 상부 섬유들의 움직임에 초점을 맞출 것이다. 당신이 이러한 움직임을 다루는 동안, 제한된 선들을 확인하는데 있어서 아주 정확하고 절묘해 질 수 있다. 이 움직임은 고객이 들숨을 쉬는 동안 어깨뼈를 후방으로 붙잡고 있는 것으로 얻어진다. 늑강의 확장을 더 강조하기 위해서 고객에게 '숨을 내 손 쪽인 위로 들이 마시세요'라고 요청해라.

앉아있을 때, 양 쪽에서 동시에 치료할 수 있는데, 양 어깨뼈를 뒤로 당기기 위해서 몸쪽 손허리손가락관절들을 사용하며, 그리고 나서 고객에게 숨을 들이 마시라고 시킨다. 이 번에 이 호흡은 '복장뼈를 향해서 위로, 이것을 들어 올리게' 하는 것이다. 당신이 어깨뼈를 제자리에 잡고 있는 동안 고객은 팔들을 가위처럼 몸 앞으로 똑바로 뻗고 가로지르게 해서 스트레칭을 증가시킬 수 있다. 만약 한 쪽이 다른 쪽보다 더 제한되었다면, 한 손은 받히는 손으로 사용하고 반면에 다른 손은 주된 치료를 한다. 당신의 팔이 올려진 팔꿈치와 함께 넓게 벌려져 있는지를 확인 하며, 주먹은 어깨뼈를 몸통에서 거의 벗겨내는 모양이다 (그러나 갈비뼈들을 쥐어짜는 것은 아니다). 힘의 각도를 약간 바꾸는 것이 해당 섬유들에 대한 당신의 방향을 미세 조정하게 도울 수 있다.

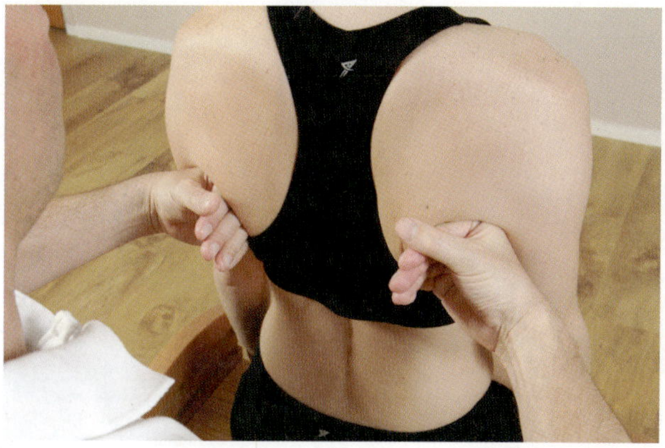

그림 9.34: 앉은 고객의 뒤에서 무릎을 꿇고, 양 어깨뼈의 외연에 관여한 다음 그들을 늑강 주위 뒤쪽으로 당긴다. 그 다음 고객에게 숨을 복장뼈 쪽으로 들이마시라고 시켜서 양 앞톱니근을 개통시킨다.

등세모근 (Trapezius) (표면후방상지선; SBAL)

많은 참고서적들은 등세모근을 두 섹션 (상부와 하부) 또는 세 섹션 (상부, 중간 및 하부)으로 나눈다. 우리는 네 섹션으로 보는 것을 선호하는데, 뒤통수를 빗장뼈의 가쪽 1/3에 부착시키는 전방부가 나머지와 아주 다른 기능을 갖기 때문이다. 이것은 인체의 앞에서 뒤까지 지나며, 그래서 이것은 머리를 전방으로 당길 뿐 아니라 이것을 반대 쪽으로도 회전시킨다.

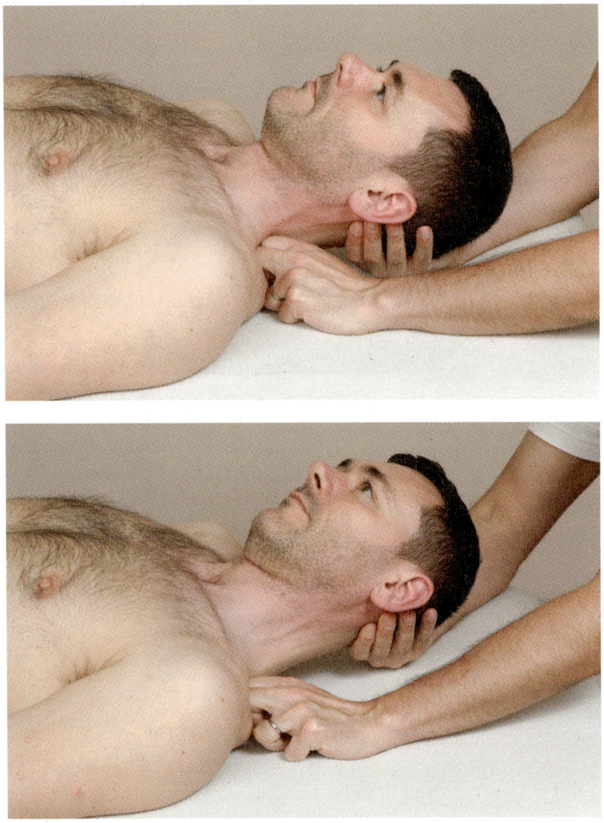

그림 9.35 a & b: 점진적인 주먹 또는 손허리손목관절을 사용해서 조직을 고정하고 고객의 머리를 가쪽 굽힘되게 미끄러뜨린다. 정밀한 테크닉을 얻기 위해서 회전 및/또는 굽힘이 추가로 더해질 수 있다.

고객을 등을 대고 눕게 해서 전방부를 치료한다. 움직임을 안내하기 위해서 한 손을 뒤통수 밑에 두고 점진적인 주먹인 다른 손은 어깨 능선의 약간 앞에 둔다 (당신은 틀림없이 등세모근의 전방 경계를 쉽게 촉진할 수 있다. 당신의 접촉은 이 가장자리의 후방에 남아있어야만 한다). 등세모근의 표면 그리고 얇은 조직 속으로 밀어 넣은 후, 고객은 능동적 또는 수동적으로 머리를 같은 쪽으로 돌린 다음 머리를 반대쪽으로 미끄러뜨리는데 (동측성 회전과 대측성 옆 굽힘) 그 동안 당신은 섬유들을 따라, 이 움직임에 반대로, 미끄러뜨리던지 또는 한 곳에 고정하고 있는다.

후방 등세모근의 상부는 당신의 접촉을 어깨능선의 후방으로 옮겨서 같은 포지션에서 치료될 수 있다. 간단히 머리를 반대쪽으로 옆 굽힘시키는 것이 (능동적 또는 수동적으로, 그러나 능동적인 것이 더 좋다) 이것을 위로 개통시키는 것을 도울 것이다.

중간과 하부 섹션은 고객이 배를 대고 눕거나, 옆으로 눕거나 또는 앉은 포지션에서 접근할 수 있을 것이다. 마름근들과 유사하게, 그들은 좀처럼 짧게 단축되어 있지 않으며, 그래서 보다 자주 늘어난 섬유들 내의 근막을 풀기 위해서 가로지르는 스트로크를 요한다. 이것은 고객이기 배를 대고 누운 포지션에서 잘 할 수 있는데 그 동안 고객은 손을 앞으로 뻗거나 (중간 섬유들) 또는 머리 위로 뻗는다 (하부 섬유들).

회선건개 테크닉
(Rotator Cuff Techniques)

외회전근들 – 가시아래근과 작은원근 (External Rotators – Infraspinatus and Teres Minor) (심부후방상지선; DBAL)

고객이 배를 대고 누워있는 동안, 그의 앞팔이 테이블 옆으로 매달려 있게 하기 위해서 테이블의 가장자리와 가깝게 가라고 한 다음, 팔꿈치는 가장자리 위에 편안히 올려 놓게 한다. 고객에게 팔꿈치는 제자리에 두고 손바닥을 천장을 향해서 천천히 올리라고 시킨다. 이것은 목표 조직을 스트레칭 시키기 위해서 팔의 내회전을 만들 것이며, 그 동안 당신은 어깨뼈가시 하방에 있는 두 근육들을 고정시키고 있는다.

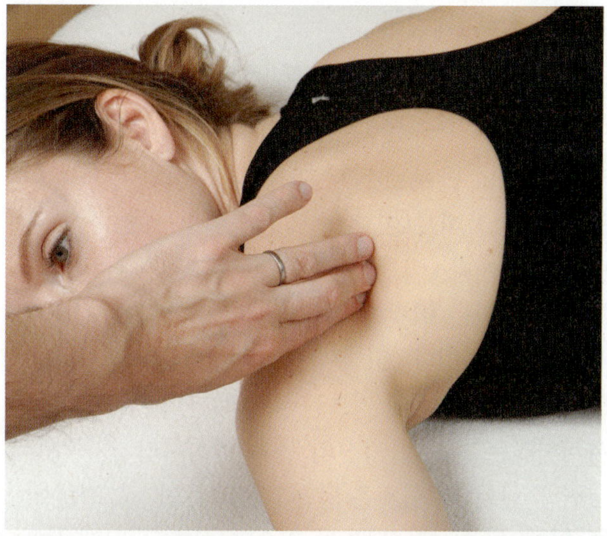

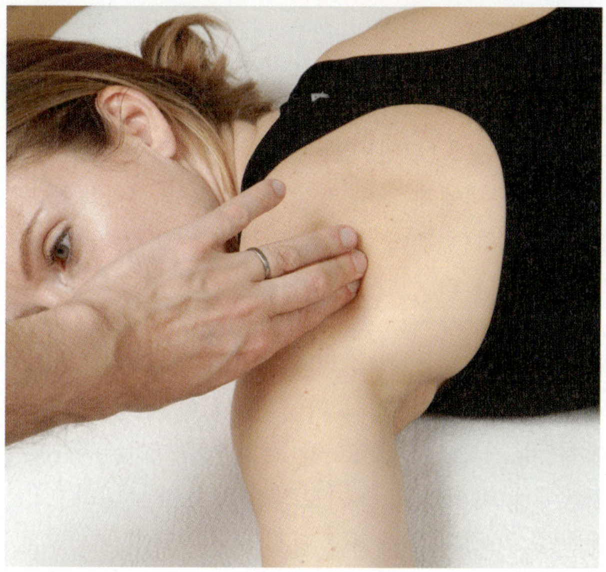

그림 9.36 a & b: 가시아래근과 작은원근을 고정시키기 위해서 손허리손가락관절 또는 손가락끝을 사용하며, 그리고 나서 고객의 손바닥을 천장을 향해서 들어올리라고 시켜서 팔이 내회전되게 시켜라. 어깨뼈 뒷면에 있는 근육근막의 작은 부채의 약간 다른 섹션 속으로 관여하고 있으면서 이 움직임을 여러 번 반복 시키며, 그러는 동안 견갑대의 내회전을 조장 시킨다. 이 영역은 아주 자주 짧게 고착되어있기 때문에 철저히 해라.

내회전근 – 어깨밑근
(Internal Rotator – Subscapularis)
(심부후방상지선; DBAL)

주목을 거의 받지 못하는 인체 내의 어떤 영역이 있는데, 그들이 보이지 않고 손길에서 보호되어 있기 때문이다. 어깨밑근이 그들 중의 하나며, 그래서 우리는 이것에 접근하면서 불쾌감을 최소화시킬 필요가 있다. 고객의 옆에서 무릎을 꿇거나 옆에 앉아서 안정된 기초를 확보해라. 이 움직임을 서서하려는 시도는 당신의 몸을 안정시키기가 어렵게 만든다. 이것은 당신의 접촉 속으로 전달될 수 있어서, 이 테크닉들이 필요 이상으로 고객을 힘들게 만든다 – 당신의 손을 비교적 부드럽게 유지해라.

어깨뼈 앞면에 (깊이) 있는 이 근육에 관여하기 위해서, 고객에게 그의 견갑대를 당신의 손 쪽으로 옮기라고 하는 것이 손으로 견갑대 속으로 밀어 넣는 것보다 더 쉽다.

당신의 '발쪽' 손을 늑강의 옆에 대는데 어깨뼈 외연의 바로 앞이다. 그 다음 '머리 쪽' 손을 어깨봉우리 돌기에 놓고 안내하는데, 그러는 동안 고객에게 어깨를 몸을 가로질러 앞으로 보내라고 시킨다. 이것이 어깨뼈를 당신의 손가락 위로 주위로 보낼 것이다.

조직에 관여하기 위해서 손가락을 위와 안으로 밀지 말고, '머리 쪽' 손으로 어깨봉우리를 부드럽게 밑으로 밀어서 고객의 어깨뼈를 당신의 손가락으로 밀어라. 이런 방식으로 어깨밑근을 덮고 있는 근막에 관여하고 있는 치료 손가락을 가능한 이완되게 있게 할 수 있다. 일단 조직에 확실히 고정시켰다면, 고객에게 그의 팔꿈치를 몸통에 가깝게 붙인 채로 팔을 외회전하라고 시키는데, 그의 손등을 당신 쪽으로 보내기 위해서다. 시작하기 전에 그의 어깨를 움직이게 하고 팔을 회전하는 연습을 시켜라.

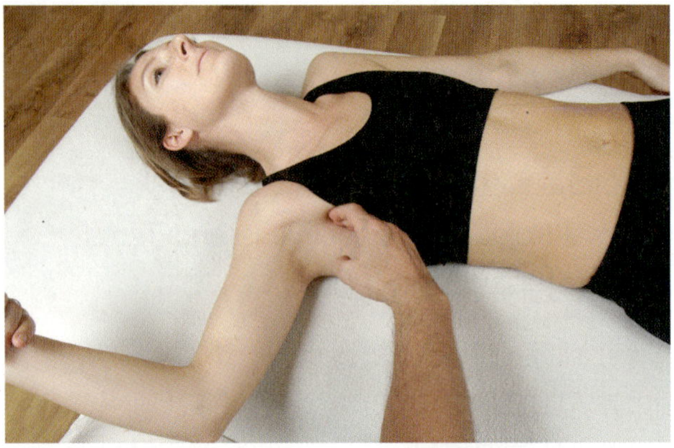

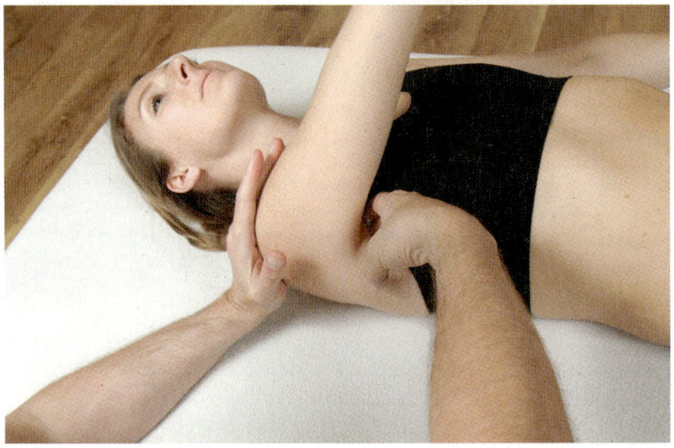

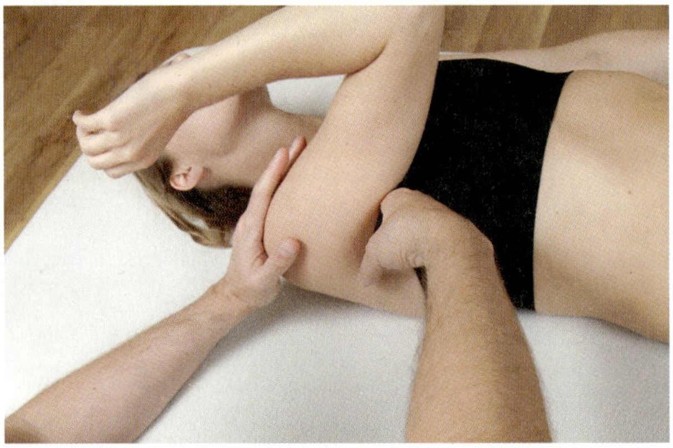

그림 9.37 a, b & c: 손가락을 어깨뼈의 앞면과 늑강 사이의 격막 속으로 가볍게 집어 넣고, 앞톱니근과 어깨밑근 사이의 격막을 개통시킨다. 고객에게 어깨뼈의 앞면을 (어깨밑근) 당신의 손가락 끝으로 보내기 위해서 그의 몸을 가로질러 팔을 뻗으라고 시킨다. 당신의 다른 손으로 어깨봉우리를 밀어서 관여를 위한 압력을 증가시킨다. 그 다음 고객은 팔을 천천히 외회전시켜서 스트레칭을 만든다.

회전근 분리 (Separatng the Rotators)

두 개의 원근 사이의 근육사이 격막을 치료하는 것은 제한된 팔과 어깨 움직임을 갖고 있는 사람들에게 이득이 될 수 있다. 이웃이지만 맞서고 있는 두 개의 근육을 찾기 위해 위팔뼈를 내회전과 외회전을 시켜서 그 부위를 탐색해라. 근육사이격막을 찾는 것은 고객이 어깨위팔관절을 번갈아서 내회전과 외회전을 시키는 동안 작은원근과 큰원근의 어느 근육근막 또는 그 사이 조직 계곡을 치료하는 기회를 준다.

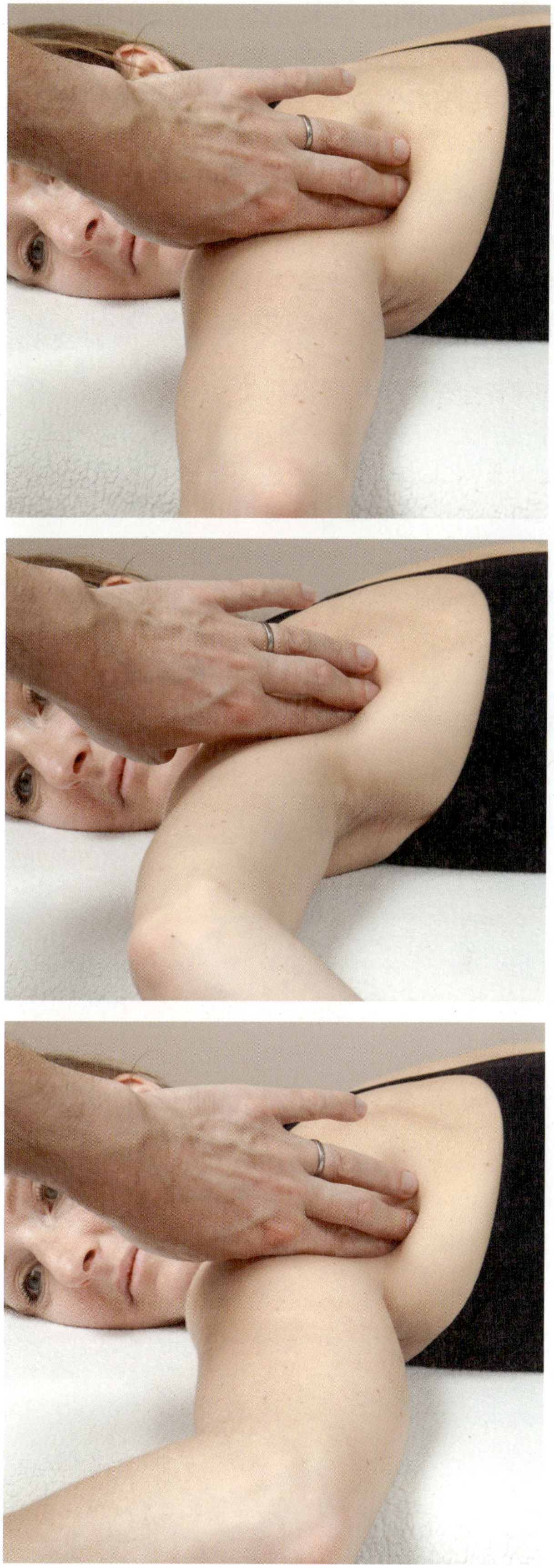

그림 9.38 a, b & c: 큰원근과 작은원근 사이의 근육사이격막의 홈을 찾기 위해서 오목위팔 회전을 사용하고 난 다음 소성조직이 풀려 자유로워진 것을 확인해라 (5장의 햄스트링 '분리' 경우처럼). 또한 치료사는 어느 한 근육의 조직에 저항을 준 스트레칭으로 관여하고 있으면서 그 동안 위팔뼈를 거기서 멀어지게 돌린다.

벌림근 - 가시위근
(Abductor - Supraspinatus)
(심부후방상지선; DBAL)

가시위근은 두꺼운 근육으로 어깨뼈가시 위의 홈 안에서 등세모근 깊숙이 놓여 있다. 이것은 어깨봉우리 밑으로 가서 위팔뼈의 가쪽에 붙기 위해서 위팔뼈 머리 위로 지나가서, 위팔뼈 볼을 관절에 잡고 있으며 팔을 벌리는 힘을 만든다.

고객은 엎드리거나, 등을 대고 눕거나 옆으로 누울 수 있다. 이 근육을 단축시키기 위해서 팔을 약간 벌리게 하고 그 동안 당신은 그것 속으로 세심하게 그러나 아주 깊숙이 집어 넣으며 고객이 팔꿈치를 천천히 모을 때 그 조직을 안쪽으로 당기는 관여를 한다. 그 공간에 딱 들어 맞는 최선의 도구는 엄지일 것이다. 그러나 보다 민감한 치료를 위해서 엄지를 아껴두려면 우선 손허리손가락관절로 해 보아라.

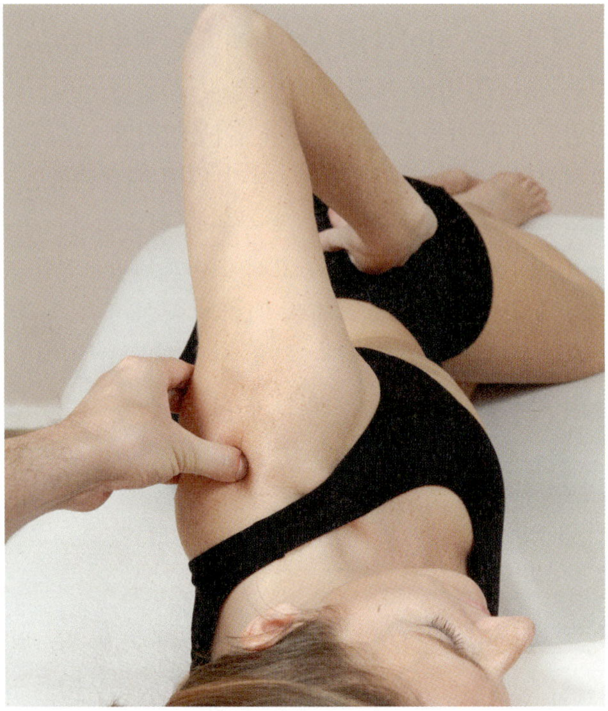

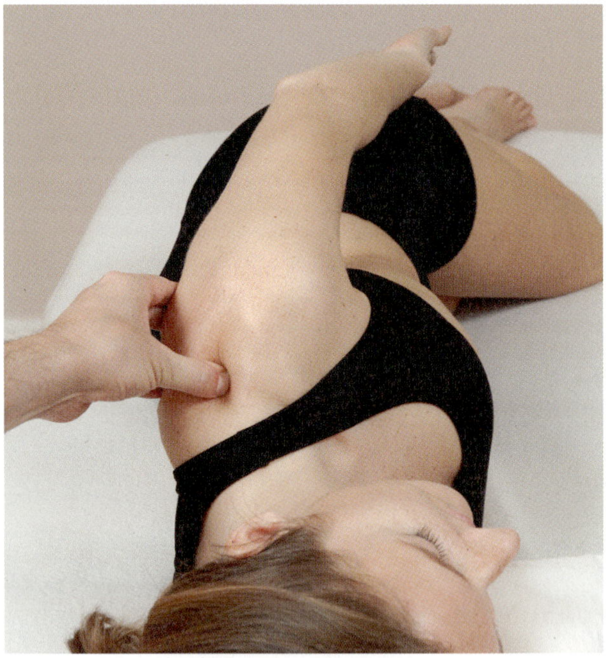

그림 9.39 a & b: 고객을 옆으로 눕게 해서 팔꿈치를 천장을 가리키하고 벌리게 해서, 당신이 가시위근와 속으로 깊숙이 집어 넣게 만들어 준다. 그 다음 그녀의 손을 넙다리를 따라 천천히 미끄러뜨리라고 시켜서 그 조직을 치료해라.

옆으로 누워서 하는 외회전근들 - 가시아래근과 작은원근 (External Rotators in Side-Lying-Infraspinatus and Teres Minor) (심부후방상지선; DBAL)

평가: 고객이 팔을 수평으로 벌렸다 수평으로 굽히는 동안 (또는 단지 앞으로 뻗으라고 시켜라), 고객의 위팔뼈와 어깨뼈 사이의 관계를 살피고 이 움직임에서 얼마나 빨리 어깨뼈가 팔과 함께 가기 시작하는 지를 살펴라. 만약 팔이 외회전근들에 의해서 어깨뼈에 '묶여있다면', 이 제한이 전체 견갑대의 내회전을 더 조장할 수 있다. 그러므로 이 영역을 풀어주는 것은 상부 거들들을 재위치 시키려는 당신 치료의 지속적인 결과를 얻는데 필수적이다.

고객을 옆으로 눕게 해서 그의 위팔을 수평으로 벌리라고 시킨다. 당신의 '발쪽' 손의 손허리손가락관절들로 가시아래근과 작은원근의 조직에 관여하며, 그 동안 '머리 쪽' 손은 어깨봉우리에서 어깨뼈를 받힌다. 위쪽 손의 검지는 오목위팔관절에서 움직임이 일어나는 것을 조장하기 위한 지레받침으로 쓰일 수 있는데, 그 동안 고객은 팔을 가슴을 가로질러 옮겨 간다.

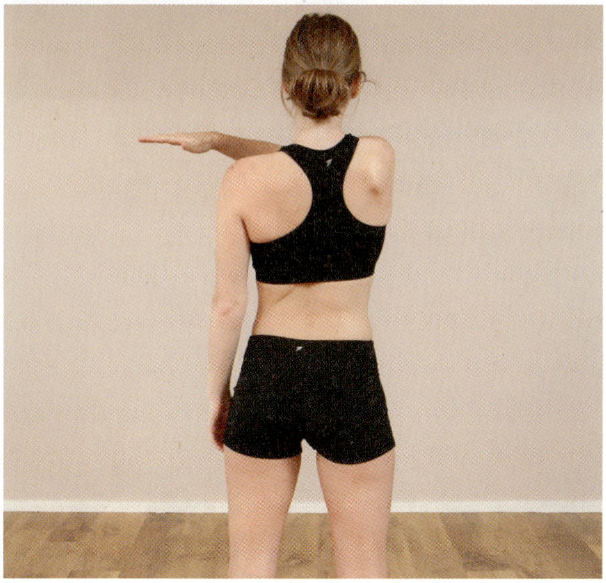

그림 9.40: 고객이 팔을 수평으로 모으는 동안 어깨뼈를 관찰하는 것은 가시아래근과 작은원근 조직에 관한 약간의 정보를 줄 수 있다. 어깨뼈는 늑강 주위를 아주 넓게 날라서 움직인다. 이 테스트는 가시아래근/작은원근/큰원근 부채에 있는 조직들의 여러 선들에 관한 정보를 보으기 위해서 팔을 목과 얼굴 앞 그리고 심지어 머리 위로 교차시켜서 반복될 수도 있다.

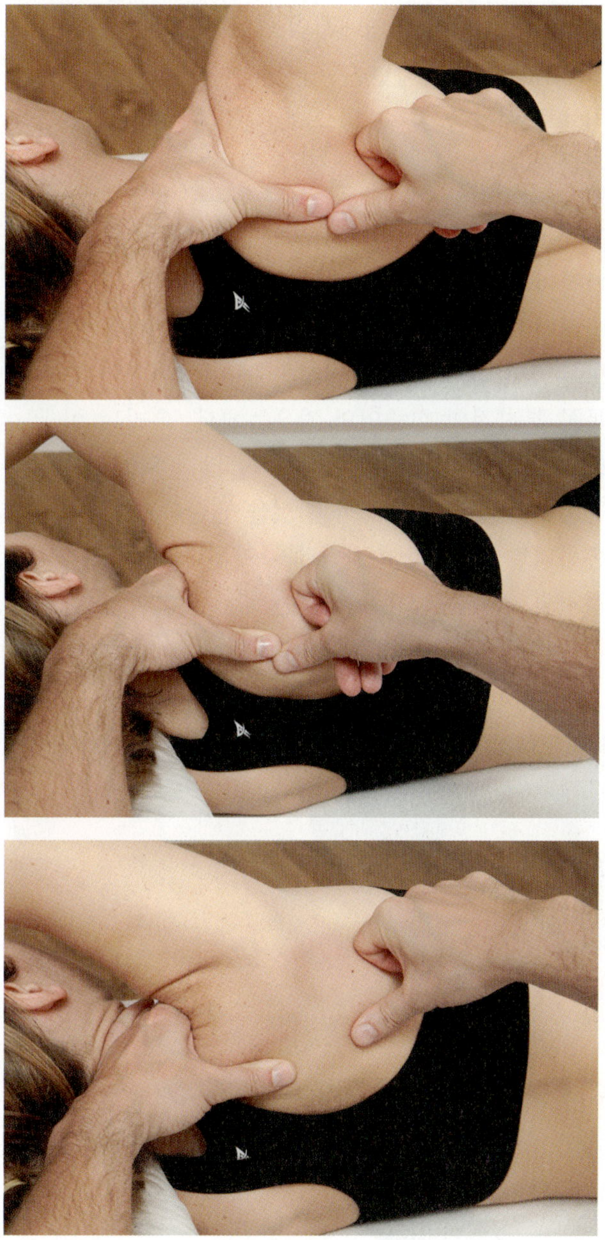

그림 9.41 a, b & c: 작은원근과 가시아래근을 안쪽으로 관여하고 그 동안 고객은 몸 앞을 가로질러 팔을 뻗는다. 가시아래근과 작은원근 '부채'의 다양한 섬유 방향들을 관여하기 위해서 여러 각도의 모음을 사용해라.

굽힘근 구획의 개통
(Opening the Flexor Compartment)

손가락과 손목 굽힘근들은 종종 과사용되며 그리고 받혀지지 않은 견갑대 때문에 추가적 스트레스를 받기가 쉽다. 이 영역에서의 흔한 기능장애들은 골프엘보와 손목터널증후군이다. 둘 다 이 국소 치료로 이득을 볼 수 있으나, 늑강과 골반까지 거슬러 올라가는 균형을 자주 요구한다.

고객을 등을 대고 눕게 하는데 그의 손을 테이블의 가장자리를 넘어가게 하고, 앞팔은 테이블로 받혀지게 두고 나서, 점진적인 주먹, 손가락 또는 심지어 팔꿈치로 굽힘근 구획에 관여한다. 몸쪽 부착점의 힘줄염의 경우들에서, 우리는 이 조직에 스트레스를 더 이상 주지 않기 위해서 팔꿈치를 향해서 치료하는 것을 권한다. 역 방향은 손목터널증상들과 손가락에 추가된 굽힘을 가진 것처럼 보이는 고객들에 많은 경감을 줄 것이다. 고객은 손목을 굽히고 펼 수 있다. 당신이 치료하는 동안, 고객에게 손을 노뼈와 자뼈 쪽으로 틀거나 또는 간단히 손으로 원을 그리라고 시킬 수 있다.

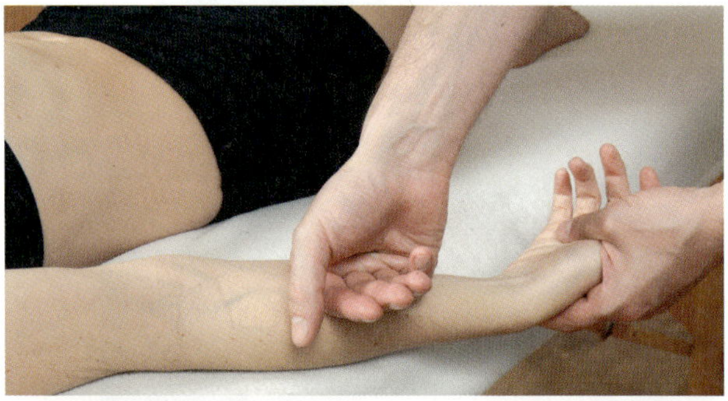

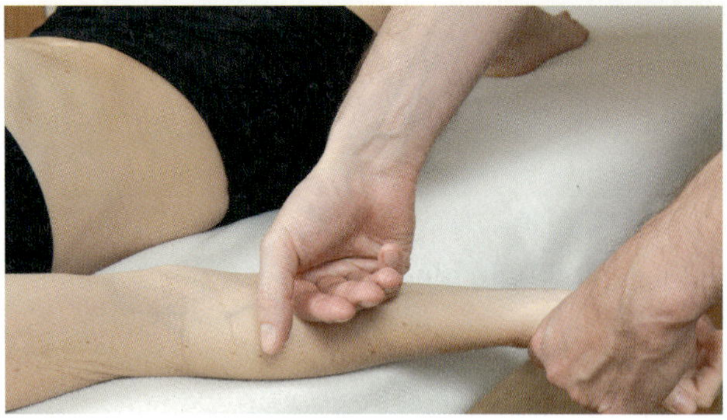

그림 9.42 a & b: 점진적인 주먹 또는 앞팔로 굽힘근들의 조직 속으로 밀어 넣고 이것을 개통시키기 위해서 몸쪽 또는 먼쪽으로 미끄러뜨리는데, 그 동안 고객은 손목과 손가락을 굽히거나 편다.

폄근 구획의 개통
(Opening the Extensor Compartment)

폄근들은 굽힘근에 비해서 아주 덜 민감해서 보통 앞팔 또는 팔꿈치의 강한 접촉을 견딜 수 있다. 고객의 위치와 움직임들은 위의 굽힘근들에서와 동일하다. 폄근들은 그들의 몸쪽 부착점의 염증인, 테니스엘보에 보다 관여된다. 다시, 오래가는 경감을 위해서, 당신은 전체 견갑대에서 최대한의 지지를 얻기 위한 치료를 해야만 하는데, 증상들을 경감시키기 위한 어떤 국소적인 치료와 함께해야만 한다.

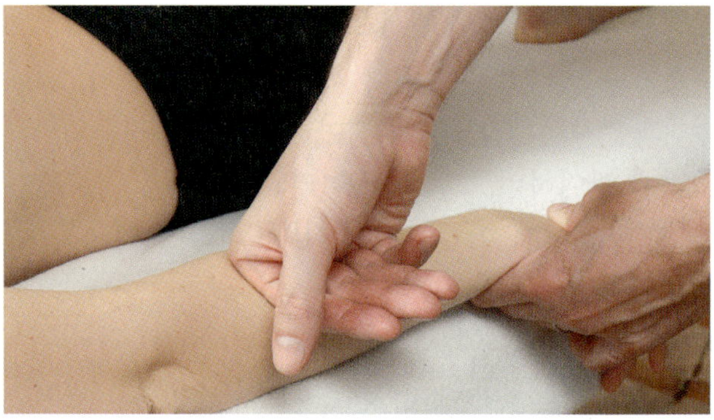

그림 9.43: 위의 굽힘근들처럼, 가장 적절하다고 여겨지는 몇몇 도구를 써서 조직에 관여시킨 다음, 조직을 천천히 몸쪽 또는 먼쪽으로 당겨라. 그 동안 고객은 손목과 손가락을 움직인다.

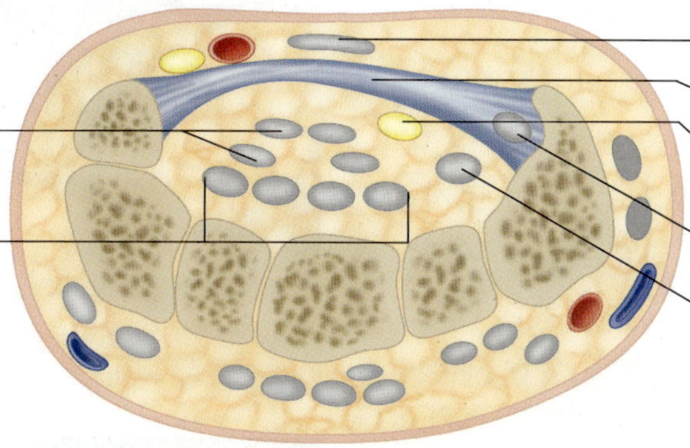

그림 9.44: 손목의 단면도

손목터널의 개통 (Opening the Carpal Tunnel)

손목터널은 강하고 팽팽한 지지띠 (retinaculum)에 의하여 형성된다. 이것은 손목뼈들 내에 있는 한 아치 위로 지나 가는데, 굽힘근 힘줄, 혈관 및 신경이 그 밑에서 지나 간다. 한 구획증후군 타입 문제는 힘줄 또는 그들의 활액초의 어느 것이 염증을 일으키고 부어서 다른 관의 어떤 것에 충돌을 만들 때 일어날 수 있다. 그 터널의 이 근막 '지붕'을 개통시켜서 약간의 경감을 얻을 수도 있다.

양 손의 엄지두덩면을 사용해서 가쪽 손목뼈들에 대고 나서, 손가락을 고객 손의 등쪽에 대고 미는데 그 동안 엄지의 기저부로 손목의 앞면을 펼쳐 준다. 의도는 손목터널의 앞면을 여는 것인데, 목적은 손목터널 구멍의 근막 요소를 스트레칭해서 밑에 놓인 힘줄들에 보다 많은 공간을 주기 위함이다.

그러나, 다시 한 번, 당신은 어깨 복합체의 나머지에도 주의를 기울여야만 하고, 이것이 늑강에 의해서 효율적으로 지탱되는지를 확인해라. 요양 치료와 관리를 위한 적절한 조언이 주어져야만 한다. 세심한 평가가 필요한데, 많은 고객들이 사실상 그들의 문제의 원천이 실제로 흉곽 출구 (thoracic outlet)이기 때문에 이것의 경로를 따라있는 어느 곳에서의 하나의 충돌 (impingement)이 있을 때, 손목터널증후군을 가졌다고 오진되기 때문이다. 약간의 다른 진단 기술을 배우는 것 또는 철저한 진단을 위해서 의뢰할 믿을만한 동료를 갖는 것이 이 영역에서 특히 유용하다.

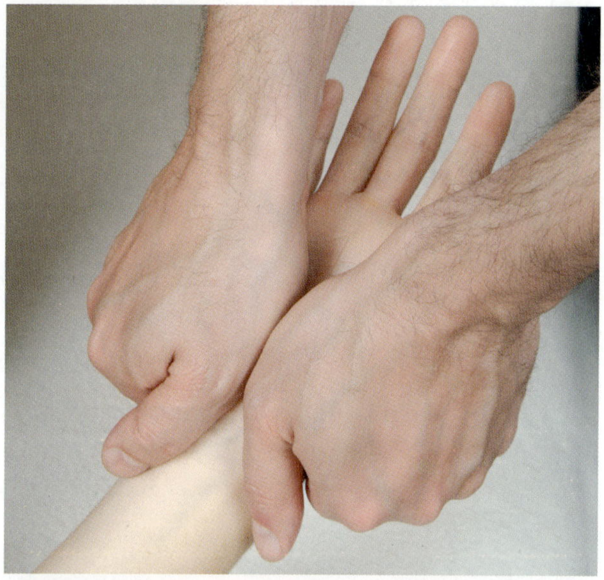

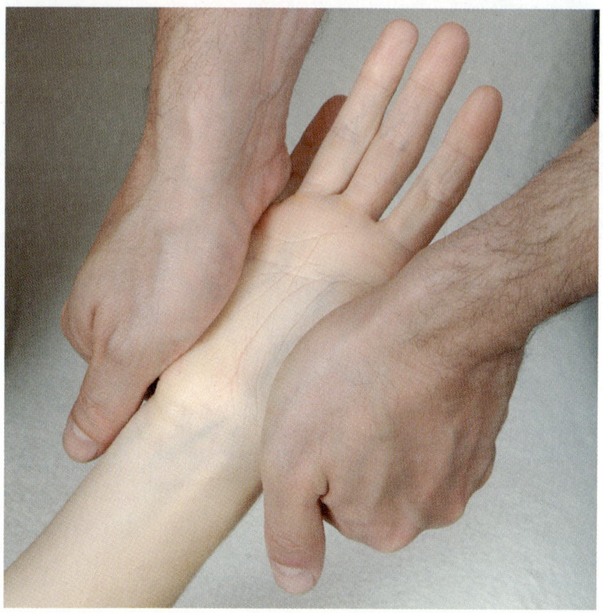

그림 9.45 a & b: 엄지두덩 돌출부와 손가락 사이로 손목을 잡은 다음 손가락을 위로 미는 동안 엄지의 기저부로 밑과 바깥으로 미는데, 손목터널의 앞면을 열기 위함이다.

소매 펼치기 (Unrolling the Sleeve)

많은 고객들은 앞팔이 강하게 엎침된 (pronation) 패턴을 보이는데, 이것은 서있을 때 그들의 상지가 안쪽으로 회전되고, 손등을 앞으로 건네는 것처럼 보일 수 있다. 이것은 앞팔의 원엎침근을 포함할 것이며 또한 아래팔 근막의 심부 매몰층을 다시 풀어서 도움을 받을 수 있다. 고객을 등을 대고 눕게 한 후, 노쪽을 따라 조직에 관여하고 그리고 고객에게 뒤침시키라고 시키며 그 동안 당신은 자뼈 쪽으로 앞팔을 가로질러 치료한다.

간혹 고객들은 반대 패턴을 보일 수 있는데, 이 경우에서 그들이 엎침으로 돌리는 동안 단지 후방 앞팔을 치료하는 사안이다.

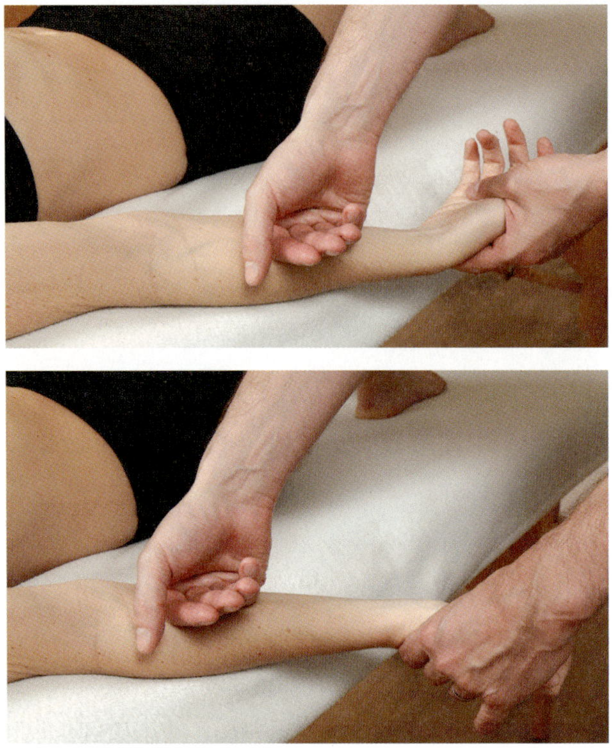

그림 9.46 a & b: 손가락으로, 앞팔을 가로질러 치료하며 그동안 고객은 손을 엎치고 뒤친다.

가쪽과 안쪽 근육사이 격막 풀기 (Releasing the Lateral and Medial Intermuscular Septa)

팔의 가쪽 격막과 안쪽 격막은 각기 손목 폄근들과 굽힘근들의 힘줄 속으로 섞이며, 그래서 이들 근막 부위들을 철저히 치료하는 것이 상지선들을 따라서 있는 많은 부착 패턴을 푸는데 도움이 될 수 있다. 가쪽 근육사이 격막은 표면후방상지선 (SBAL)의 일부이며, 표면전방상지선 (SFAL)은 안쪽 격막을 따라 지나 간다.

고객은 등을 대고 눕고 (그림 9.47), 손가락을 사용해서 근막 선들로 접근하는데 그들이 굽힘근과 폄근 힘줄들로 섞이는 곳의 바로 약간 몸쪽이며, 그리고 나서 고객에게 팔꿈치를 굽혔다 펴라고 시키며 그 동안 당신은 조직을 펼친다.

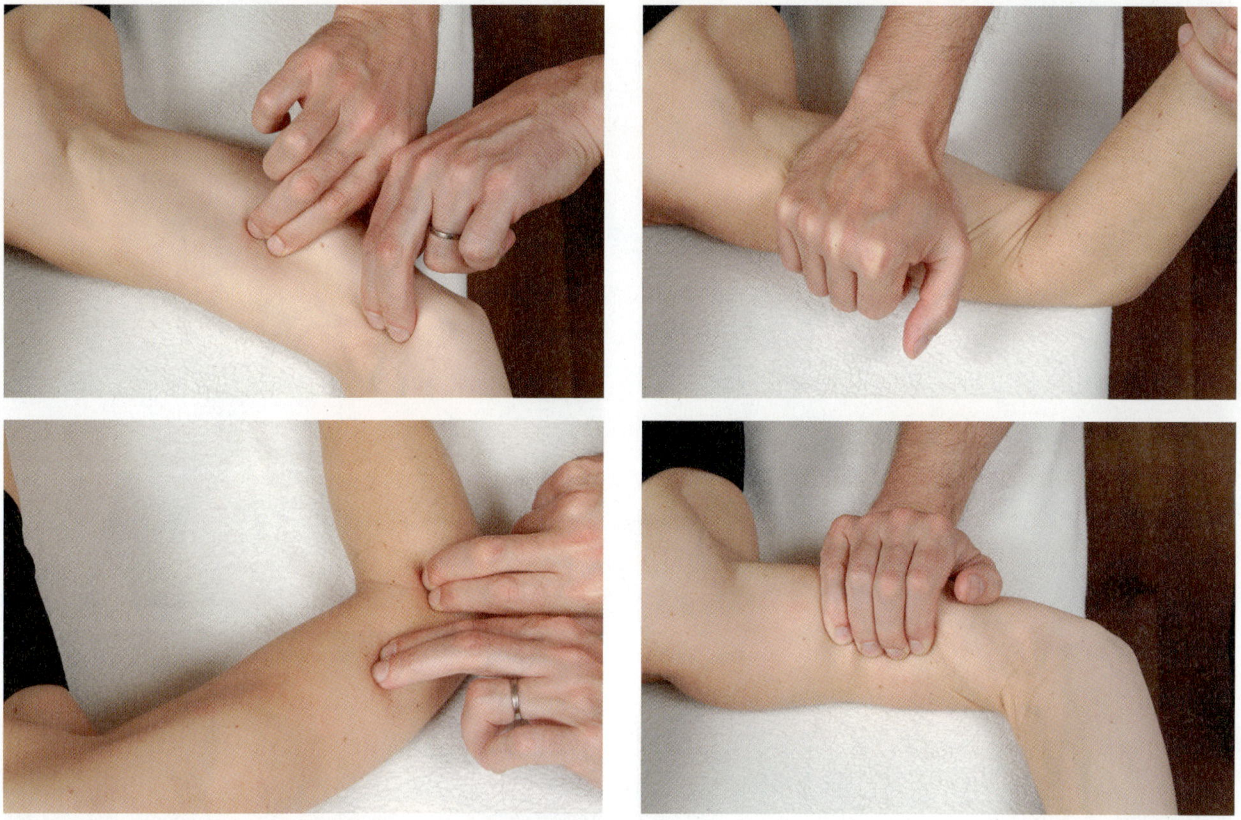

그림 9.47 a, b, c & d: 안쪽 격막에 접근하기 위해서, 고객에게 팔을 벌리고 팔꿈치를 굽히라고 시킨다 (a). 고객 옆에서 팔로 가쪽 격막을 치료해라 (b). 양 근육사이격막을 치료하고 모든 위팔 근육근막을 가동시키기 위해서, 손가락들과 손꿈치 사이로 조직을 잡으며 다른 손으로 팔을 천천히 돌려라 (c & d).

어깨세모근 풀기 (Releasing the Deltoid)

이것의 삼각형 모양으로 인해서, 어깨세모근은 위팔뼈의 내외 회전 패턴들 모두에 관여될 것이다. 이것이 오직 오목위팔관절만을 건너가므로, 이것은 견갑대 전체의 포지셔닝에 관해서 거의 영향을 못 미칠 것이라는 것을 잊지 말아라.

고객을 옆으로 눕게 하고, 어깨세모근의 어느 면이 짧은 지를 결정해라. 고객에게 이것이 짧아지게 팔을 위치시키라고 시켜라. 이것 속으로 관여하고 나서 고객에게 천천히 반대 움직임을 시행하라고 시키는데, 9.48과 9.49에서 보여 진다.

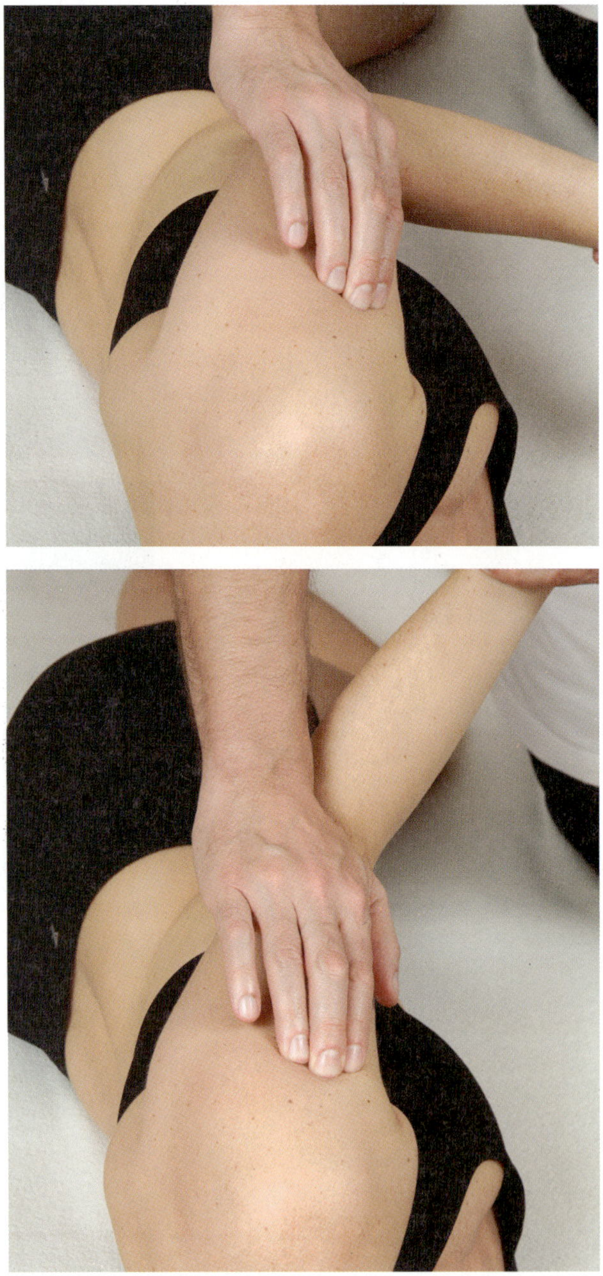

그림 9.48 a & b: 고객이 외회전 시키는 동안 전방 어깨세모근을 푼다.

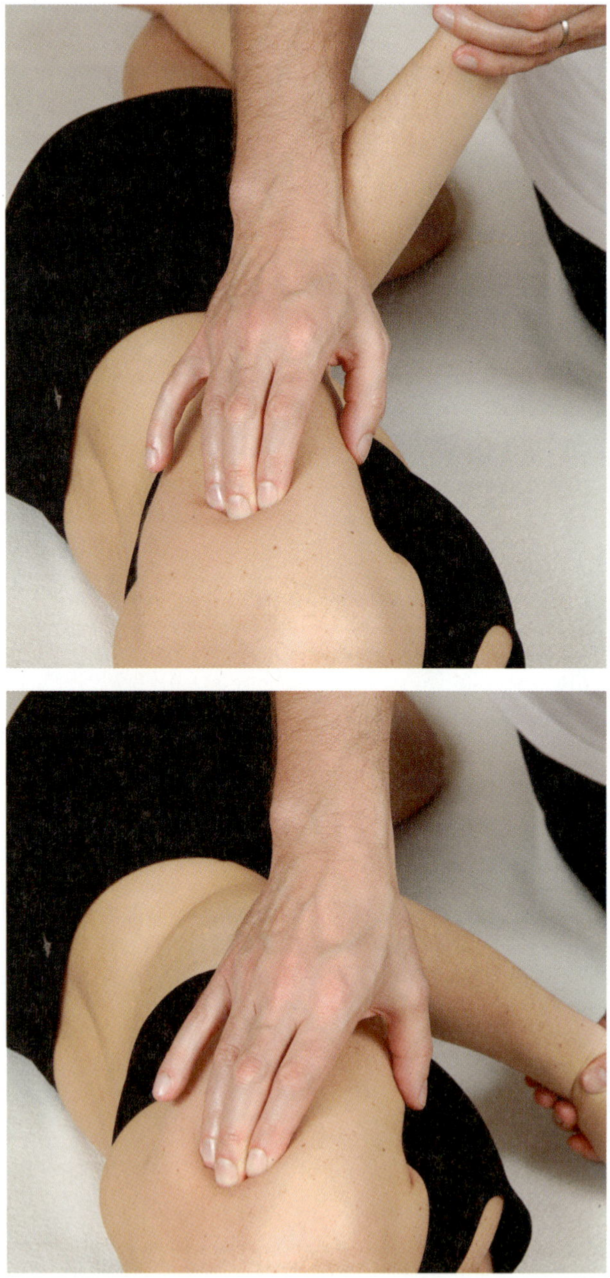

그림 9.49 a & b: 고객이 내회전시키는 동안 후방 어깨세모근을 푼다.

위팔세갈래근 (Triceps Brachii)

위팔세갈래근의 얕은 면들을 풀기 위해서, 고객은 등을 대고 누워서 팔을 위쪽으로 두며, 그 동안 당신은 엄지를 사용해서 조직에 고정한 다음 고객이 팔꿈치를 굽히는 동안 늘어나는 것을 막는다.

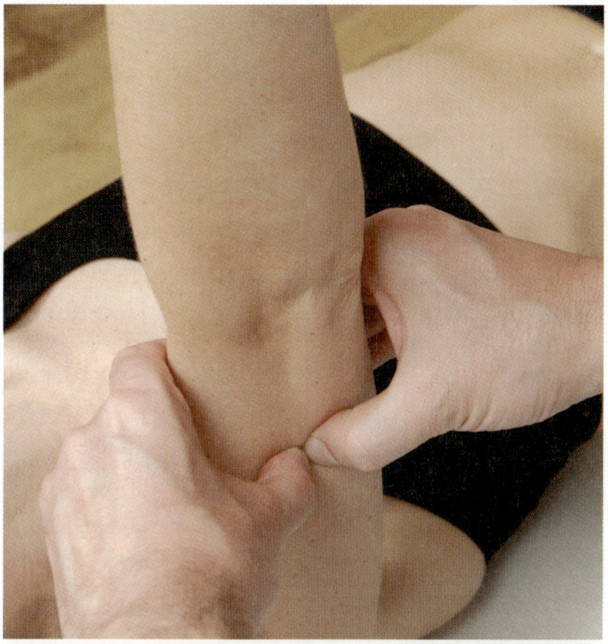

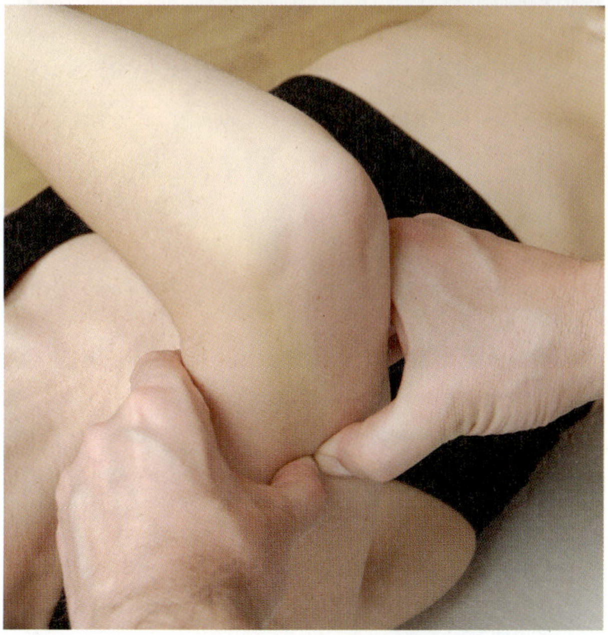

그림 9.50 a & b: 엄지로 위팔세갈래근을 몸쪽으로 관여하고, 그 동안 고객은 팔꿈치를 굽힌다.

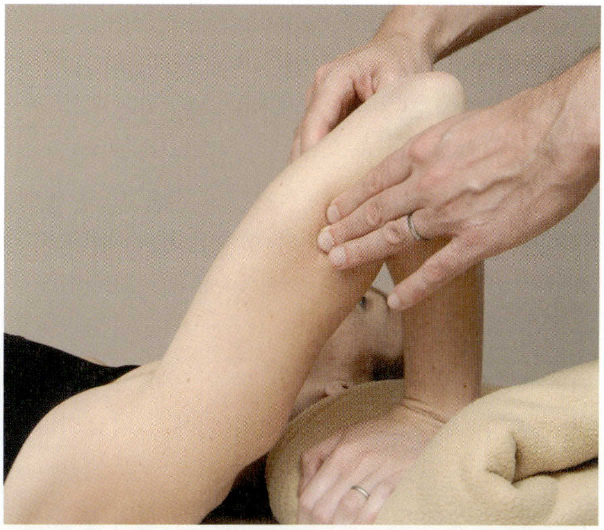

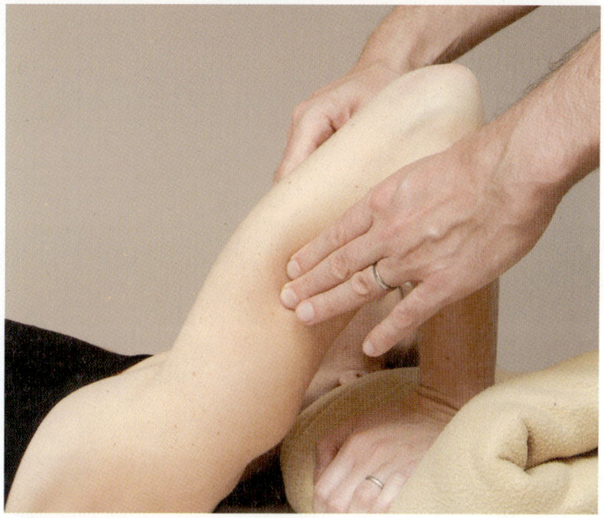

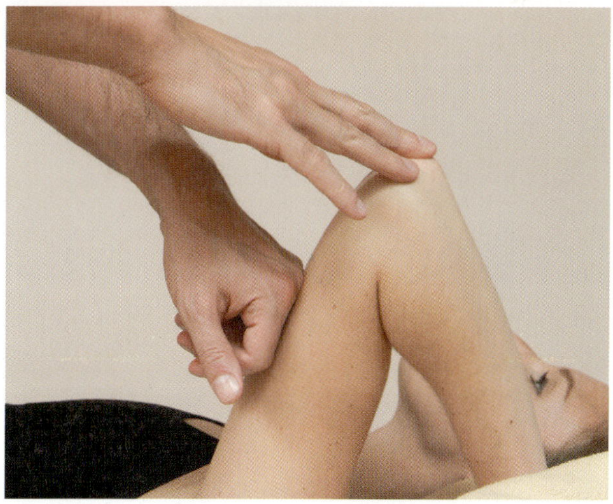

그림 9.51 a, b & c: 고객의 손을 테이블 위 또는 머리 옆의 베개에 대고 있게 한 다음, 당신의 손가락 사이로 조직의 깊은 면에 관여하거나 점진적인 주먹으로 얕은 면에 관여하며, 그 동안 고객은 팔꿈치를 뻗은 다음 이완시킨다.

저긴장 삼두근인 '육수 (wattles)'와 관련된 사람들에게서 탄력을 더 만들기 위한 또 다른 접근법은 대체 포지션을 동반하는데, 이것은 위팔세갈래근의 다양한 면들로 접근하는데 있어서 보다 많은 유연성을 준다. 고객의 손을 머리 옆의 테이블 위에 대도록 한다 (그의 움직임 범위가 아직 충분하지 않다면 손꿈치 밑에 베개를 사용할 수 있다, 그림 9.51b). 깊은 섬유들은 손가락들을 위에서부터 사용해서 치료할 수 있으며, 또 얕은 면은 점진적인 주먹으로 고객의 옆에서 치료된다. 이 포지션에서 고객의 움직임은 팔꿈치를 위로 뒤로 뻗는 것이다. 이것이 오목위팔관절의 뒤를 열게 도울 수 있는데, 위팔세갈래근의 긴머리를 푸는 것이다.

부리위팔근 (오훼완근; Coracobrachialis)

부리위팔근은 자주 무시되는 근육이지만, 팔의 모음근으로서 이것은 많은 제한된 패턴에 책임이 있다. 이것은 위팔이 몸에 너무 가깝게 붙어 있을 때 가장 명백히 일어나며, 또는 걷는 동안 제한된 팔 움직임이 있을 때다. 이것은 종종 커다란 가슴 때문에 팔을 유방의 움직임을 안정시키거나 막으려고 사용하는 여성들에게 매우 고정될 수 있는데, 특히 달릴 때 또는 다른 스포츠를 할 때 그렇다.

부리위팔근을 찾으려면, 한 손 손가락을 위팔의 안 쪽에 대고 고객에게 팔을 모으라고 청하는데 그 동안 당신은 그의 팔꿈치에 댄 다른 손으로 저항한다. 그 다음 당신이 근육근막 속으로 밀어 넣는 동안 그들은 이완할 수 있다. 그 다음 팔을 발 쪽으로 뻗으라고 시키며, 그 동안 당신은 손가락을 근육 복부 속으로 말아서 조직을 밑과 바깥으로 당기는 것을 돕는다.

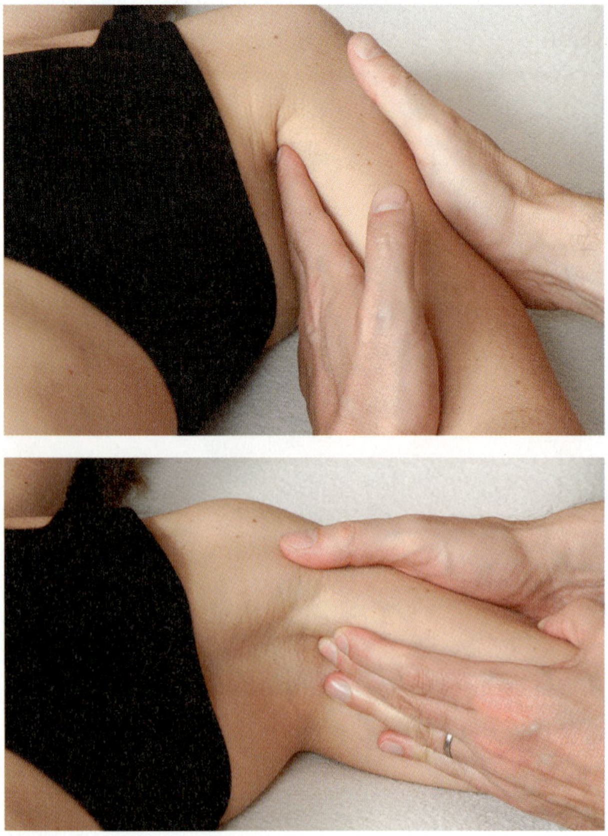

그림 9.52 a & b: 치료 손의 손가락을 부리위팔근의 조직 속으로 말고 고객이 테이블을 따라 팔을 밑으로 뻗는 동안 이것을 밑으로 당긴다.

위팔두갈래근 (Biceps Brachii)

위팔두갈래근은 만성적으로 팔꿈치를 굽히고 있는 사람들에게서 명백히 짧아질 것이다 – 권총집에서 권총을 항상 뽑을 준비를 하고 있듯이 보이는 사람들. 간단한 고정과 스트레칭 (pin and stretch)이 팔 앞면의 얕은 조직 모두를 열을 수 있다. 고객은 팔꿈치를 굽혀서 눕고 그 동안 치료사는 위팔두갈래근을 따라 관여하고, 그리고 나서 팔꿈치를 천천히 편다.

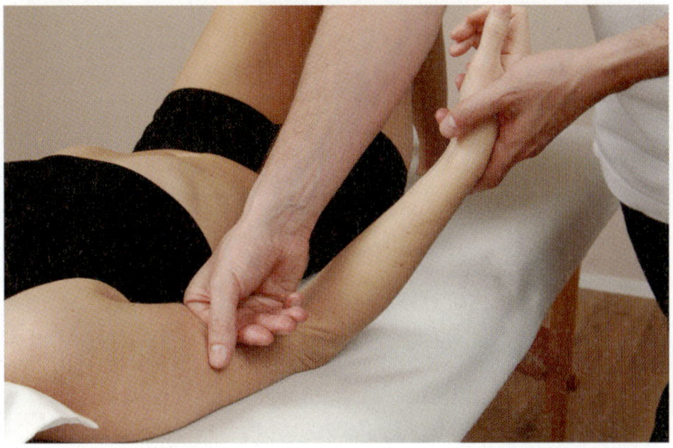

그림 9.53: 팔꿈치를 굽힌 팔의 앞면 조직에 고정하고 그리고 나서 천천히 이것을 늘린다.

위팔근 (상완근; Brachialis)

얕은 조직의 치료를 통해서 많은 이완이 얻어지는 동안, 어떤 깊은 근육들 특히 단관절 근육들을 살피는 것을 항상 잊지 말아야 하는데, 그 이유는 그들이 종종 한 패턴의 유지에 더 관여되기 때문이며, 그래야 얕은 구조들의 움직임을 더 자유롭게 만든다. 팔꿈치 굽힘근들이 이에 해당되는데, 거기서 이 패턴의 대부분이 위팔근에 의해서 유지될 수 있다. 이 문제를 보다 구체적으로 볼 때, 고객이 팔을 펼치는 동안 조직의 늘어남에 저항하기 위해서 손가락을 사용해서 위팔두갈래근 힘줄의 양 쪽에서 안쪽과 위쪽으로 밀어 넣는다.

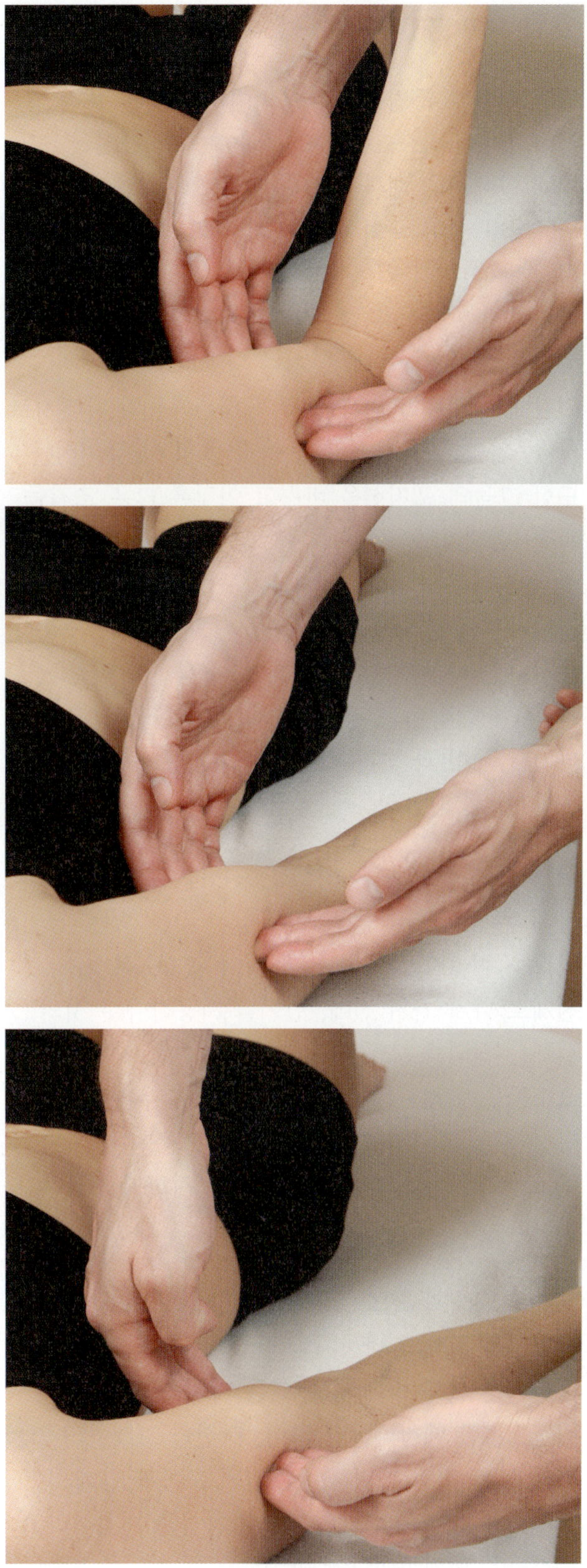

그림 9.54: 깊은 팔꿈치 굽힘근들에 관여하려면, 위팔두갈래근 밑과 위팔근 주위의 근육근막에 손가락을 사용해서 관여시킨다.

통합 (Integration)

팔과 어깨가 독립적으로 움직여지는 것은 오직 정형외과적 테스트들과 약간의 움직임 양식의 세계 안에서 존재한다. 긴장통합체라는 테마로 되돌아가서 이 책의 이전 내용은 우리에게 팔이 움직일 때 어떤 일이 일어나야만 하는가를 계획하게 만들어 준다. 인체는 반응하고 적응해서 상지를 흔들고, 뻗고, 밀거나 당긴다 – 우선 견갑대가 적응한 다음 흉곽과 척추뼈들의 나머지로 간다. 만약 우리가 척추를 움직일 경우, 갈비뼈들 또한 그들의 포지션을 바꾸고 이것은 많은 조직들, 관절 (갈비가로, 갈비척추), 그들의 연관된 인대 및 조절하는 근육들, 갈비사이근들 그리고 호흡을 포함하는 흉강 내 모든 내용물을 포함한다. 늑강이 움직이면, 골반은 돌고 비틀어서 (심지어 약간 조차) 체중의 힘과 지면 반발력의 변화를 받고 다룬다. 골반과 넙다리, 정강이와 발을 움직이는 것 또한 이 변화에 적응하는 것이다.

이 책을 포함한 모든 해부학 책들에서 보여지고 말해 온 여러 조각들을 모아 놓은 것을 보는 시각을 버려라; 거기에는 비평이 없다 – 우리가 전체로 다시 가기 전에, 단어를 사용한다는 것의 실재는 정의를 요구하며 그래서 토론을 제한하면서 요소들을 이해하는 능력을 요구한다. 우리는 당신이 잘 배워서 인체를 하나의 긴장통합체 구조라고 보는 방향으로 여행을 시작하기를 바란다.

우리의 마지막 '심화 인체판독' 항목은 이제 팔 움직임을 인체의 나머지와 합칠 것이다. 하나의 책이라는 한계 속에서, 우리는 자신을 몇 가지 관점으로만 제한해야만 하며, 당신의 고객들과 함께 또는 직접 대면하는 수업의 도움과 함께 실 – 세계 해부학의 다면적인 가능성을 개척하라고 독자들을 남겨두어야만 한다.

심화 인체판독 (Advanced Body Reading)

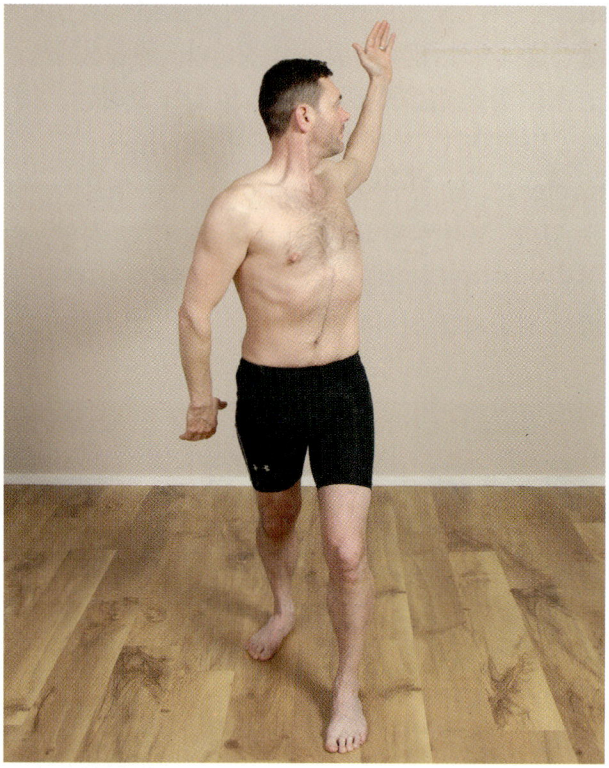

그림 9.55: 모델A의 앞 모습은 뒤쪽으로 손을 뻗은 것이다. 이 움직임은 어깨와 복부 조직을 통한 하나의 장력 선을 만든다. 이것은 골반을 돌리고 (이 경우에서 좌측으로), 양 힙의 회전 그리고 오른발에서 엎침을 향하고 좌측에서 뒤침을 향한 약간의 조장을 만든다.

이 움직임들은 자세/구조적 질문에 대한 매우 빠른 대답을 받기 위해서 사용될 수 있다. 그의 가슴근들이 단축된 것처럼 보이는가? 몸 앞면에 있는 조직이 어떻게 이 움직임에 대하여 열리고 적응했는가? 이 움직임은 힙과 발에 어떤 영향을 주었는가?

이 증례에서 우리는 복근을 통한 많은 개통과 함께한 늑강이 가로질러 그리고 좌측 주위로 당겨지고 있는 것을 본다. 이것은 모델 B (그림 9.56)와 대조적인데, 그녀는 (골반의 기울기로서 볼 수 있는) 힙과 하부 등의 훨씬 더 커다란 적응과 함께 이 움직임으로 움직이고 있다.

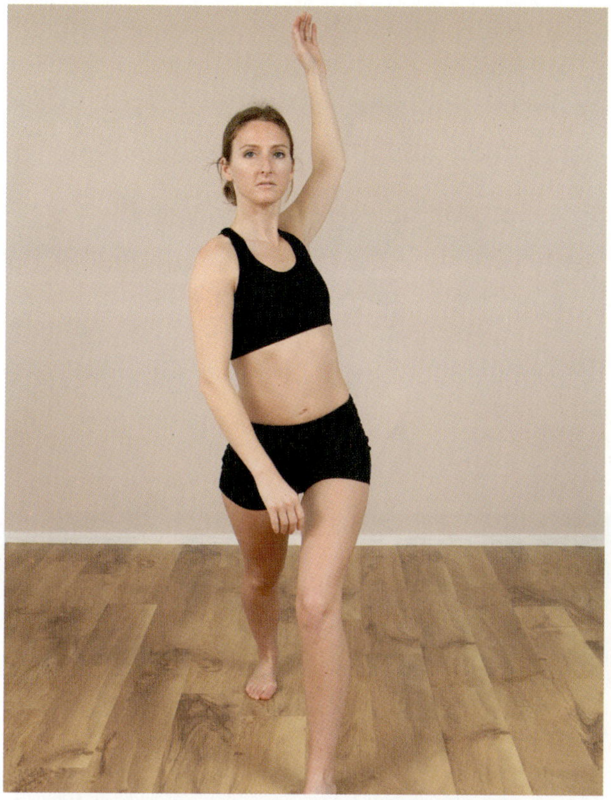

그림 9.56: 이 사진은 그림 9.55의 움직임의 재현으로, 비슷하지만, 똑같지 않다. 이 경우에서 머리는 손 쪽이라기 보다는 앞을 바라보고 있다. 이것은 종종 척추에 추가된 회전 요구를 만들 수 있으며 위의 처음 움직임의 한 변형이다.

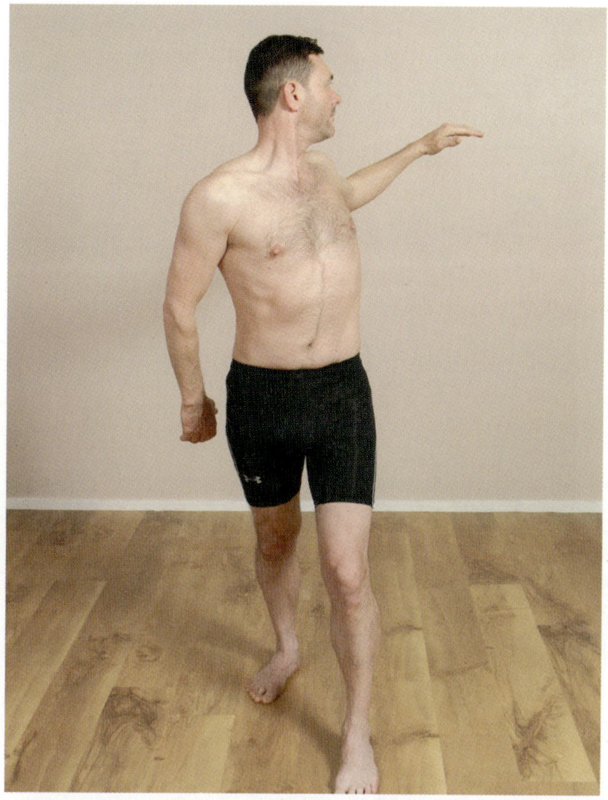

그림 9.57: 손을 밑으로 내리고 팔꿈치를 똑바로 뒤를 보게 옮기는 것이 스트레칭을 가슴근들에서 (그림 9.55) 앞톱니근 및 나선선의 일부로 바꾼다.

그림 9.55의 모델A는 전방상지선을 조사해서 이득을 볼 수 있을 것이다, 특히 가슴근들, 갈비사이근들 그리고 여기서 보여진 구분 부족으로 인한 전반적인 흉곽 척추강이다. 우리는 또한 비록 앞 장들에서 힙과 발을 이미 살펴보았지만, 필요할 경우 더 많은 정보를 얻기 위해서 힙만을 분리하는 것을 택할 수 있다. 여기서 긴 체인 움직임을 병합하는 것은 하체, 그리고 또 여기서의 상체의 제한이 그의 중간-등에서 비교적 좋지 않은 과다가동성을 만들고 있는 것을 보여준다.

비록 가슴근들이 움직임에서 제외되었더라도 (그림 9.57), 우리는 두 모델들 사이에서 비슷한 패턴을 본다. 공정을 기하기 위해서, 우리는 두 사람 모두가 머리를 똑바로 앞으로 하거나 돌려서 비교를 해야하지만, 여기서의 비교는 전신 움직임을 보는 까다로운 과정을 시작하는데 유용한데, 조화롭고 예측할 수 있는 사건의 순서를 보는 것이다.

눈은 똑바로 앞에 초점을 맞추고 늑강이 그 밑에서 돌아가게 하는 것은 (그림 9.56을 보라) '상향식 (bottom-up)' 움직임에 반응하는 목과 어깨 조직들에 관한 더 많은 정보를 줄 수 있다. 그림 9.56과 9.57에 있는 우리의 모델 경우에서, 우측의 상부 갈비뼈들이 좌측으로 돌아가고 있는 것을 볼 수 있는데, 중간-경추들 및 그들의 우측 가로돌기들에서 멀어진다-이것은 우측 전방 목갈비근을 늘릴 수 있는 능력을 나타낸다. 머리를 돌아가게 허용함으로써 (그림 9.55와 9.57에서처럼) 우리는 상부 어깨와 목 조직을 움직이지 않을 수 있으며 이것은 C7 아래에 있는 거의 모든 조직에서

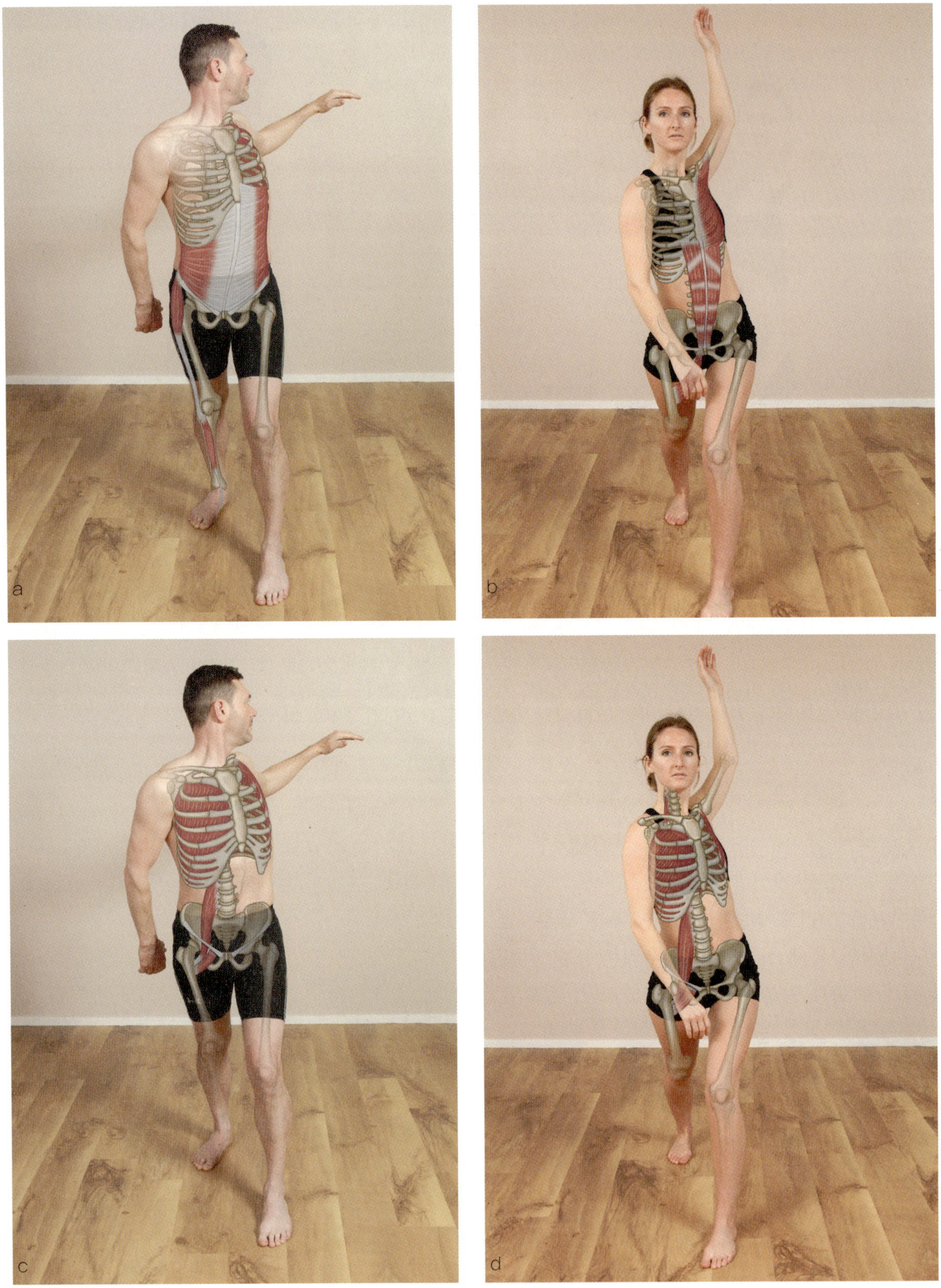

그림 9.58: 우리 실 생활 움직임의 상당 수나 스포츠 움직임들의 대부분은 많은 수의 조직들의 협업을 요구하는 긴 체인 사건들이다 (a) 와 (b)에서 힘의 벡터는 비교적으로 표면 조직들을 따라 움직이지만 반면에, 힘의 배분에서 불균형들을 보며 (위의 모델 A에서 기술된 것들 같은) 그 밑에 있는 '로컬 (단관절 근육)' 조직들을 조사해 볼 필요가 있다. (c)와 (d)에서 보여지는 것처럼, 그들은 일반적으로 그들이 건너는 적은 관절들을 안정시키기 위해서 행동한다.

일어나는 것에 대한 그림을 명확하게 알게 해 준다.

손을 뒤로 뻗거나 (그림 9.58a) 팔꿈치를 뒤로 뻗는 동안 (그림 9.58b) 범위 끝 안팎에서의 맥동, 탄성 움직임을 사용하는 것은 전방 조직들의 여러 스트레칭 선들을 동원한다. 손을 올리면, 우리는 더 많은 가슴 조직들을 사용하며 힘의 선은 더 수직이며 Myers의 기능선과 더 많이 가깝다, 반면에 뒤쪽 팔꿈치 움직임에서, 이것은 그림처럼 나선선을 사용할 것이다.

긴장통합체 모델을 우리의 해부학에 적용하면 각각의 움직임은 인체의 나머지를 통하는 파문을 갖는다는 것을 이해하게 해 준다. 이 파문의 크기는 운동량, 속도 및 이 움직임에 관여된 전략에 따라 바뀔 수 있지만, 이것은 우리 해부학의 자연적인 통제 안에서 생기기 때문에 합리적으로 예측가능하다. 그림 9.58에 보여진 두 움직임들은 어깨등 (앞톱니근, 9장 앞쪽을 보라), 등-골반 (대측성 배빗근, 7장을 보라) 그리고 힙 가동성 (6장을 보라)을 요구한다는 것을 볼 수 있다.

우리는 긴장통합체 세부사항을 또 다른 레벨로 갖고 갈 수 있다-두 움직임은 또한 흉강을 통한 많은 비틀기를 요구한다. 이것은 갈비사이근들 (7장)과 뭇갈래근들 (8장)의 개통을 요구하며 이와 함께 갈비가로, 갈비척추 및 척추면관절들 (8장) 같은 관련있는 관절들의 개통을 요구한다.

힙들 (5장과 6장) 및 발 (4장) 또한 회전에 반응해야만 한다. 만약 함께 일을 하는 인체를 가지려고 할 경우, 이것은 똑바로 그리고 '선 상 (on line)'으로 서 있을 수 있을 뿐만 아니라, 통합된 전체로서 움직여야만 하는데, 각 섹션은 요구된 움직임에 적절하게 기여를 하고 있다.

우리는 위의 움직임들의 폄 회전 요구와 굽힘 회전 평가/운동을 (그림 9.59와 9.60을 보라) 균형잡을 필요가 있다. 이 움직임은 어깨와 힙이 연관된 방식을 나타낸다. 하나의 제한은 다른 것에 너무 커다란 움직임을 강요하는데, 특히 이 요구들이 운동량에 의해서 증가될 때인데, 아주 많은 스포츠에서 요구된다.

이것은 평가될 필요가 있는 가장 커다란 움직임 부위들일 뿐만 아니라 인체의 고정되고 움직이는 부분들 사이의 각각의 분절이다 (이 경우에서 각각 발과 오른손). 그러므로 치료사는 발 (4장), 무릎 (5장)에서 힙 (6장)까지, 그리고 복부와 흉강 (7장), 척추 (8장), 또한 견갑대 (9장)의 반응을 이해하기 위한 용어를 요구한다.

이 움직임에서 '익스프레스', 다관절 조직은 Myers의 후방기능선이지만 (a) 그러나 또한 (b)에서 보여진 밑에 놓인 더 짧은 조직들의 가동성을 요구한다. 우측 가시아래근, 우측 마름근, 우측 속 갈비사이근, 좌측 바깥 갈비사이근과 좌측 뭇갈래근, 좌측 궁둥구멍근 그리고 다른 '깊은 가쪽 회전근들' (이 사진에서 약간 모호하다).

복잡함에 눈을 맞추는 훈련을 하는 것은, 오직 움직임의 범위만이 아니라 질까지, 쉬운 과정은 아니다. 인간 움직임은, 비록 이 경우에서 좌절감을 느낄 정도지만, 다행스럽게도 복잡하다. 책 하나로 나타내려는 한계 속에서, 근막을 통해서 처음에는 구조적 균형 그리고 지금은 기능적 균형에 도달하기 위해서 합리적으로 완전한 세트의 테크닉들을 규정하기 위해서 노력을 해왔다.

우리는 당신에게 아이디어들과 개념들, 책 안에 있는 테크닉들과 평가들을 이용해서 실험해 볼 것을 권장할 수 있다. 각각의 고객은 유일무이하며 그들 자신만의 구조를 갖고 있어서 동등하게 유일무이한 움직임 요구조건을 겪을 것이다. 놀랍지만 가끔 편안하지는 않은 미지의 영역을, 가능한 많이, 탐색해서 고객이 갖고 있는 개개인의 패턴을 밝혀내 보아라; 오로지 그 다음에야 치료가 실제 모양을 갖추고 그들을 위해서 있을 것이다.

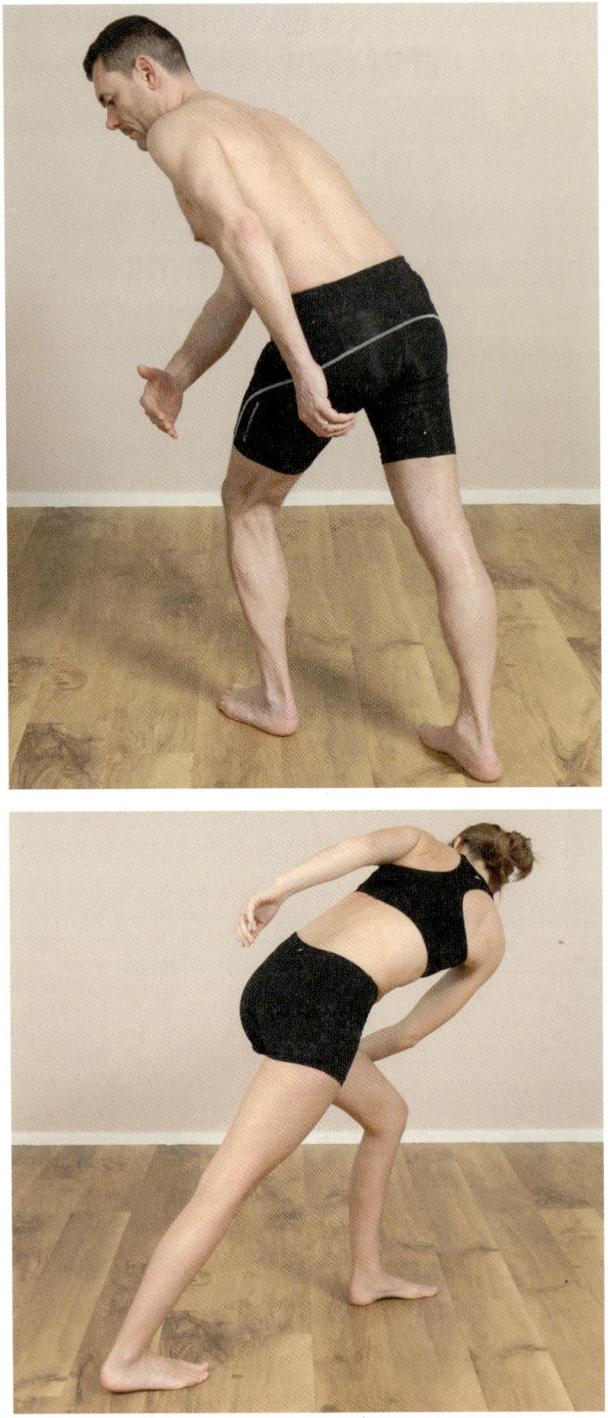

그림 9.59 a & b: 앞쪽/가쪽 뻗기에서 우리는 굽힘과 회전을 위한 고객의 능력의 약간을 평가할 수 있다. 이 경우에서 우리의 두 모델은 다른 각도의 전방 굽힘으로 좌측으로 회전하고 있다.

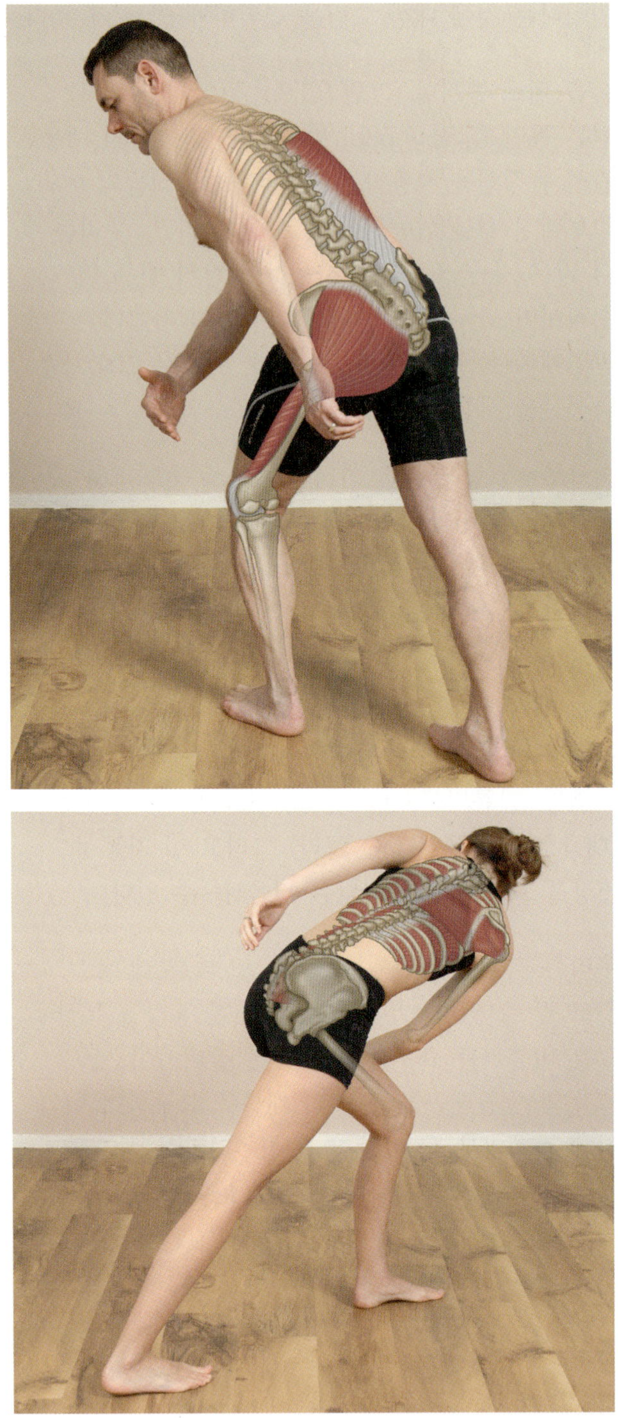

그림 9.60: a. 후방기능선 – 우측 넓은등근과 등허리근막에서 좌측 큰볼기근으로 좌측 가쪽넓은근으로. b. 우측 가시아래근, 우측 마름근, 우측 속 갈비사이근, 좌측 바깥 갈비사이근과 좌측 뭇갈래근, 좌측 궁둥구멍근 (볼 수 있는 만큼).

일부 부위들은, 위험성 때문에 또는 해부학적으로 복잡하기 때문에 여기서 다루지 않고 진보된 테크닉을 위해서 미래의 책으로 남겨 두었다. 다른 도수치료법들은 – 밀거나 푸는 것을 통한 관절 조직들을 다루고, 두개 (cranial) 또는 내장강 (visceral cavities)을 다루기 위한 치료법들 – 우리 것들과 틀림없이 동일하지만, 그러나 이 책의 범위를 넘어 간다.

요가에서 필라테스, 운동 훈련까지의 움직임 훈련 방법들 또한 신경근육 강화와 조화의 방식에 의해서 구조적 균형을 조장하는데 매우 유용하며 (뿐만 아니라 근막 평형성을 조장한다) 그리고 이 접근법과 나란히 자주 고려될 수 있다. 우리는 당신이 이 책의 내용들이 도움이 되는 것을 알기를 바라지만, 그러나 우리는 폼 안에 포함된 아이디어들이 인간 균형의 오로지 일부라는 것을 잘 알고 있다.

우리는 이것을 자주 말해왔지만, 여기서 이것을 다시 반복하는데, 제공되기 위해서, 테크닉들은 잘게 부서져서 하나의 선형 양식으로 보여져야만 한다. 임상에서, 우리가 바라는 것은 편안한 마음으로 이것들을 당신 자신의 몸과 그리고 약간의 수정을 요하는 특정한 고객들에게 적용하는 것이다. 연습은 거친 가장자리들을 다듬고 효율성을 쌓으며 그리고 당신이 이 방법을 자연스럽게 적용하게 만드는 하나의 확실한 방법이다.

인체판독은 전체적 기능을 향한 여행에서 책이 아니라 고객의 몸을 – 궁극적인 권위 – 정확하게 따르게 해 준다. 비디오를 통해서 더 잘 배우는 사람들을 위해서, 이 테크닉들의 대부분 그리고 다른 것들은 우리의 웹사이트들과 도수 분야에서 다른 교육적 판매점들을 통해서 구할 수 있다. 전세계에서 열리는 우리 수업은 이 기술을 자신 만만하게 적용할 수 있게 해주는 최상의 접근법이다. 이 책은 학생들을 위한 하나의 비망록으로서 디자인되었지만, 그러나 우리는 이것이 이러한 수업에 참석하지 못하는 일부 사람들을 위해서 쓰인다는 것을 알고 있다.

만약 당신이 이 페이지에 도착했다면, 당신은 틀림없이 다른 사람들을 위해서 보다 통증이 없고 삶을 덜 힘들게 만드는데 흥미가 있는 것이다. 우리는 당신이 이 가치 있는 과업 속에서 행운과 좋은 기술이 함께하기를 기원한다.

James Earls & Thomas Myers

부록 1

Appendix 1

근막경선 해부학 (The Anatomy Trains Lines)

각각의 근육근막 경선들은 부착점에서 부착점까지 그리고 한 끝에서 다른 끝까지 지나가는 일차원적인 장력 선들로 볼 수가 있다. 그들은 표면 근막들의 커다란 부위들을 포함하는 이차원적인 근막 평면들로 볼 수가 있다. 또는 그들은, 여기에 있는 것처럼, 근육들과 결합조직들의 삼차원적인 세트로 볼 수 있는데, 이것은, 함께 다룰 때, 근골격계의 전체 볼륨을 구성한다.

경선들의 요약 (Summary of the Lines)

이 법칙들을 염두에 두고, 우리는 인간의 스탠스와 움직임에서 일반적인 용도로 12개의 근육근막 경선들을 구성할 수 있다.

- 표면전방선
- 표면후방선
- 외측선
- 나선선
- 상지선 (4)
- 기능선 (3 – 전방, 후방, 그리고 동측)
- 심부전방선

첫 번째 세 선들은 '방위 (cardinal)' 선들로 불리는데, 그들이 네 방위에서 인체를 다소간 똑바로 위 아래를 달리기 때문이다 – 전방, 후방, 좌, 그리고 우측면.

표면전방선 (Superficial Front Line; SFL)

SFL은 발등에서 두개까지 몸 앞면을 따라 시상면 정중선의 좌우측 모두를 달리는데, 정강이 전방 구획의 근육들과 연관된 근막, 넙다리네갈래근, 배곧은근, 복장근막, 및 두개의 모상힘줄막으로 올라가는 목빗근을 포함한다. 근육들과 장력들 면에서, SFL은 두 조각으로 달린다 – 발가락에서 골반까지, 그리고 골반에서 머리까지, 힙이 펴있을 때, 즉 서있을 때, 이것은 한 부분으로 기능한다 (그림 1).

SFL에서, 빠른 – 연축 (fast – twitch) 근육 섬유들이 주가 되어 있다. 움직임에서 SFL 기능들은 몸통과 힙을 굽히고, 무릎을 펴며, 그리고 발을 발등굽힘시킨다. 선 자세에서, SFL은 하부 목을 굽히지만, 상부 목은 과다폄시킨다. 자세적으로, SFL은 무릎과 발목을 폄으로 유지하며, 복강 내의 부드러운 기관들을 보호하며, 그리고 두덩뼈, 늑강, 및 얼굴 같은 중력선의 앞쪽으로 뻗어져 나온 골격의 부분들을 들어 올리기 위한 신장성 지지를 제공한다. 그리고, 물론, 이것은 표면후방선의 당김에 균형을 제공한다.

쇼크나 공격에 대한 일반적인 인간 반응인 놀람 반사 (startle response)는 SFL이 짧아진 것으로 보일 수 있다. 이 선의 만성적인 수축은 – 예를 들어, 손상 후에 흔한데 – 많은 자세 통증 패턴들을 만들어서, 앞면을 밑으로 당겨서, 호흡을 제한시키며 뒷면을 긴장시킨다.

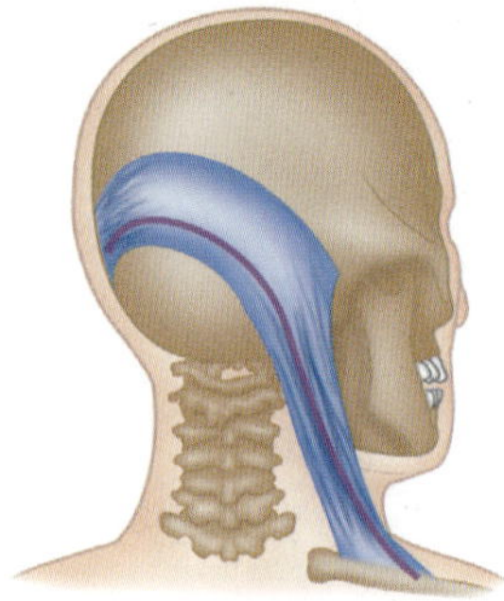

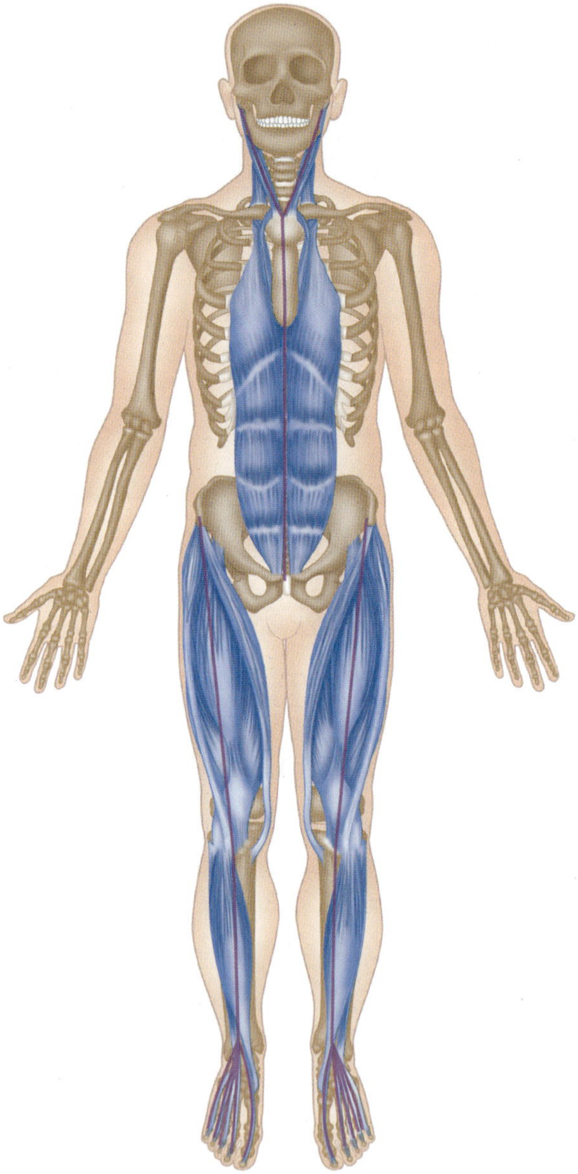

그림 1: 표면전방선 (Superficial Front Line; SFL).

표면후방선 (Superficial Back Line; SBL)

SBL은 발바닥에서부터 발뒤꿈치 주위로 그리고 몸 뒤의 위로, 머리를 넘어가서 눈썹에 있는 이마뼈 융선에서 끝을 맺는다. SFL처럼, 이것 또한 두 부분을 갖는데, 발가락에서 무릎까지 그리고 무릎에서 머리까지, 이것은 무릎을 폈을 때 하나로 기능한다. 이것은 발바닥조직, 하퇴삼두근, 햄스트링들 그리고 엉치결절인대, 척추세움근, 및 두개정 근막을 포함한다.

SBL은 척추와 힙들을 펴는 움직임에 기능하지만, 무릎과 발목을 굽힌다. SBL은 초기 발생학적인 굽힘에서 어린 아기의 눈을 들어 올리고, 점차적으로 몸을 서게 들어 올린다 (그림 2).

자세적으로, SBL은 서있을 때 몸을 유지하며, 골격에서 일련의 1차와 2차 만곡들을 연결한다 (1차 만곡들의 목록에 두개골과 발뒤꿈치를, 그리고 2차 만곡들의 목록에 무릎과 발 아치들을 포함한다). 이것으로 인해서 SFL보다 더 조밀한 근막 선을 만드는데, 다리와 척추의 강한 밴드들과 함께하며, 그리고 근육 부분에서는 느린-연축 (slow-twitch) 섬유들이 우세하다.

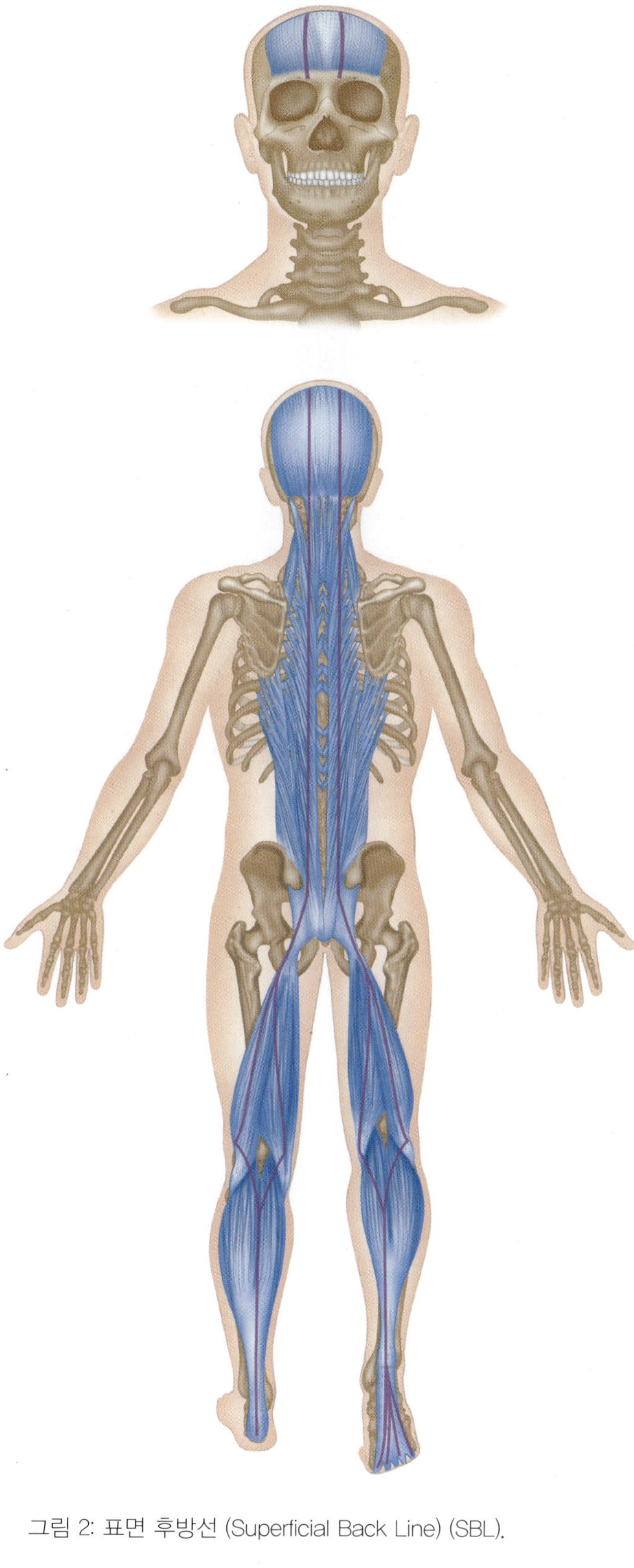

그림 2: 표면 후방선 (Superficial Back Line) (SBL).

외측선 (Lateral Line; 외측선; LTL)

LTL은 발의 안쪽과 가쪽 중간 점에서부터 종아리 복사뼈 주위로 그리고 위로 다리와 넙다리의 가쪽면으로 가며, 엮인 패턴으로 몸통을 따라 지나가는데 이것은 두개의 꼭지돌기까지 연장된다 (그림 3).

움직임에서, LTL은 척추의 가쪽 굽힘, 힙에서 벌림, 및 발에서 가쪽번짐을 만들며, 그리고 또 몸통의 가쪽과 회전 움직임들에 대한 조절 가능한 '브레이크'로서 작동한다.

LTL은 자세적으로 텐트 줄처럼 작용을 해서 몸의 좌우측 균형을 잡는다. 인간의 움직임에서, LTL은 움직임을 만든다기 보다는 이것을 억제하는데, 사는 동안 우리의 방향을 특징짓는 굽힘 - 폄을 총괄하고, 옆 - 옆 움직임을 제한하는데 그렇지 않다면 에너지적으로 볼 때 낭비가 될 것이다.

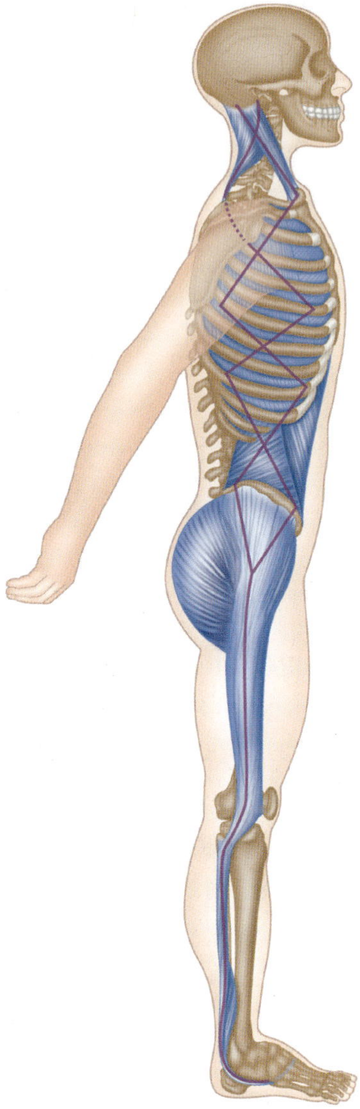

그림 3: 외측선.

나선선 (Spiral Line; SPL)

SPL은 세 개의 방위 경선들을 휘감는데, 나선으로 몸통 주위를 감고, 다리에 있는 다른 고리는 힙에서부터 아치로 그리고 다시 뒤로 간다. 이것은 두개골의 한 면을 뒤의 정중선을 건너서 반대 어깨로 묶으며, 그리고 나서 몸통 앞을 가로질러 같은 쪽 힙, 무릎 및 발 아치로 가서 되돌아 몸 뒤로 올라가서 머리까지 간다 (그림 4).

움직임에서, SPL은 인체의 회전을 만들고 조정한다. SPL은 기능들의 다양성 안에서 다른 방위 경선들과 상호작용을 한다.

자세에서, SPL은 이중 나선으로 몸통을 감싸서 척추 길이를 유지하며 모든 평면에서 균형을 유지한다. SPL은 발 아치를 무릎의 주행과 골반 포지션에 연결시킨다. SPL은 종종 척추 또는 골반 코어의 심부 회전들을 보상한다.

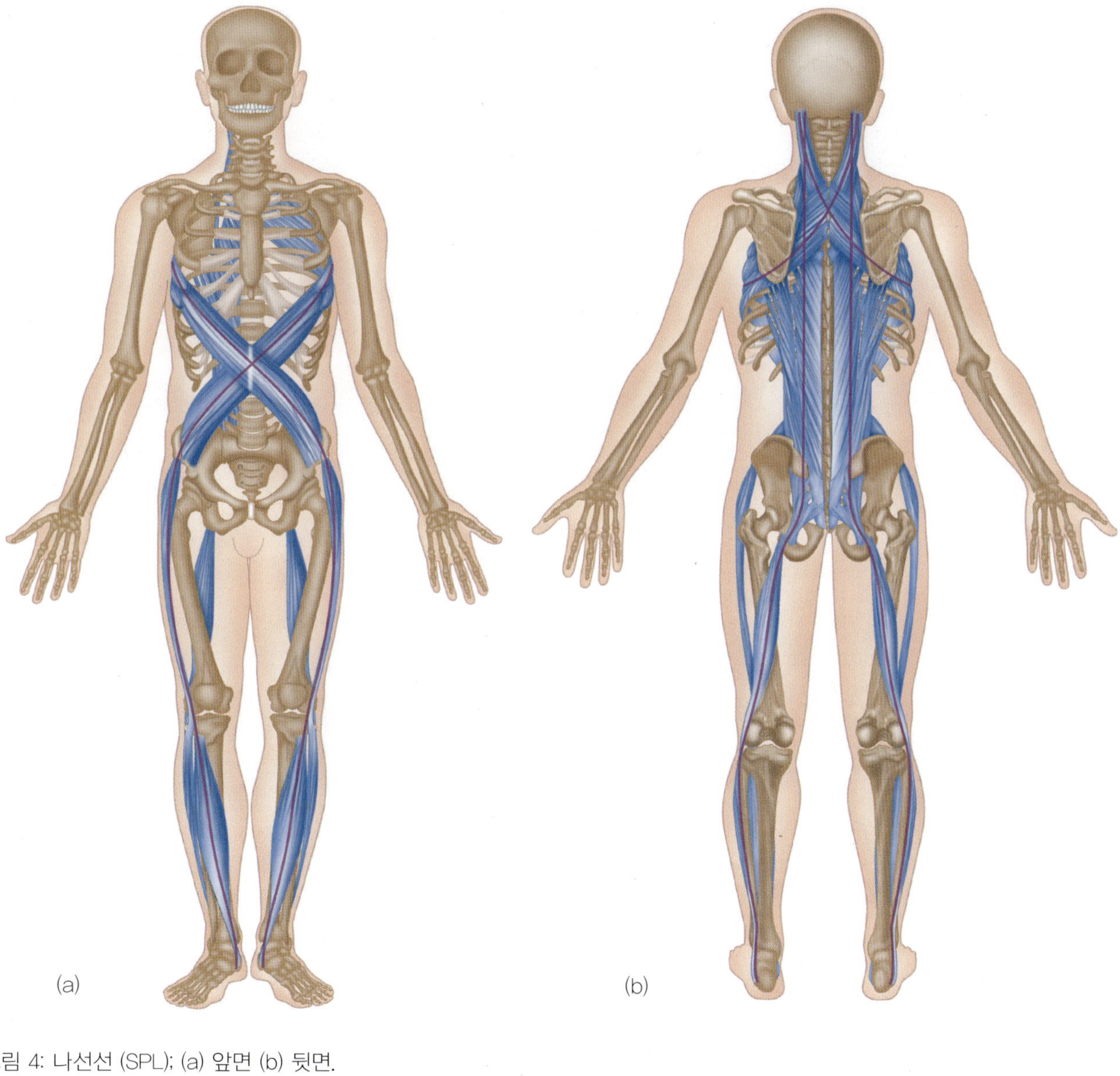

그림 4: 나선선 (SPL); (a) 앞면 (b) 뒷면.

상지선들 (Arm Lines)

- 표면전방상지선 (Superficial Front Arm Line; SFAL)
- 표면후방상지선 (Superficial Back Arm Line; SBAL)
- 심부전방상지선 (Deep Front Arm Line; DFAL)
- 심부후방상지선 (Deep Back Arm Line; DBAL)

네 개의 상지선들은 몸통 축의 앞과 뒤에서 손가락들의 끝으로 간다. 그들은 어깨 구성 내의 평면 관계에 따라 이름 지워지는데, 대략 다리의 네 개 선들과 평행하다. 이 선들은 이음새 없이 다른 선들로 연결되는데, 특히 외측선, 기능선, 나선선, 및 표면전방선이다 (그림 5).

움직임에서, 상지선들은 우리가 해야 할 업무를 위해서 손을 적절한 포지션들로 둔다 - 검사하고, 조작하며, 또는 환경에 반응한다. 상지선들은 팔에 있는 10개 이상의 관절들을 가로질러 물체들을 우리에게 옮기거나 또 그들을 멀리 밀어내고, 우리 자신의 몸을 밀고, 당기고 안정시키거나, 또는 간단히 우리의 정독 또는 조절을 위해서 만물의 몇몇 부분을 붙들고 있는다.

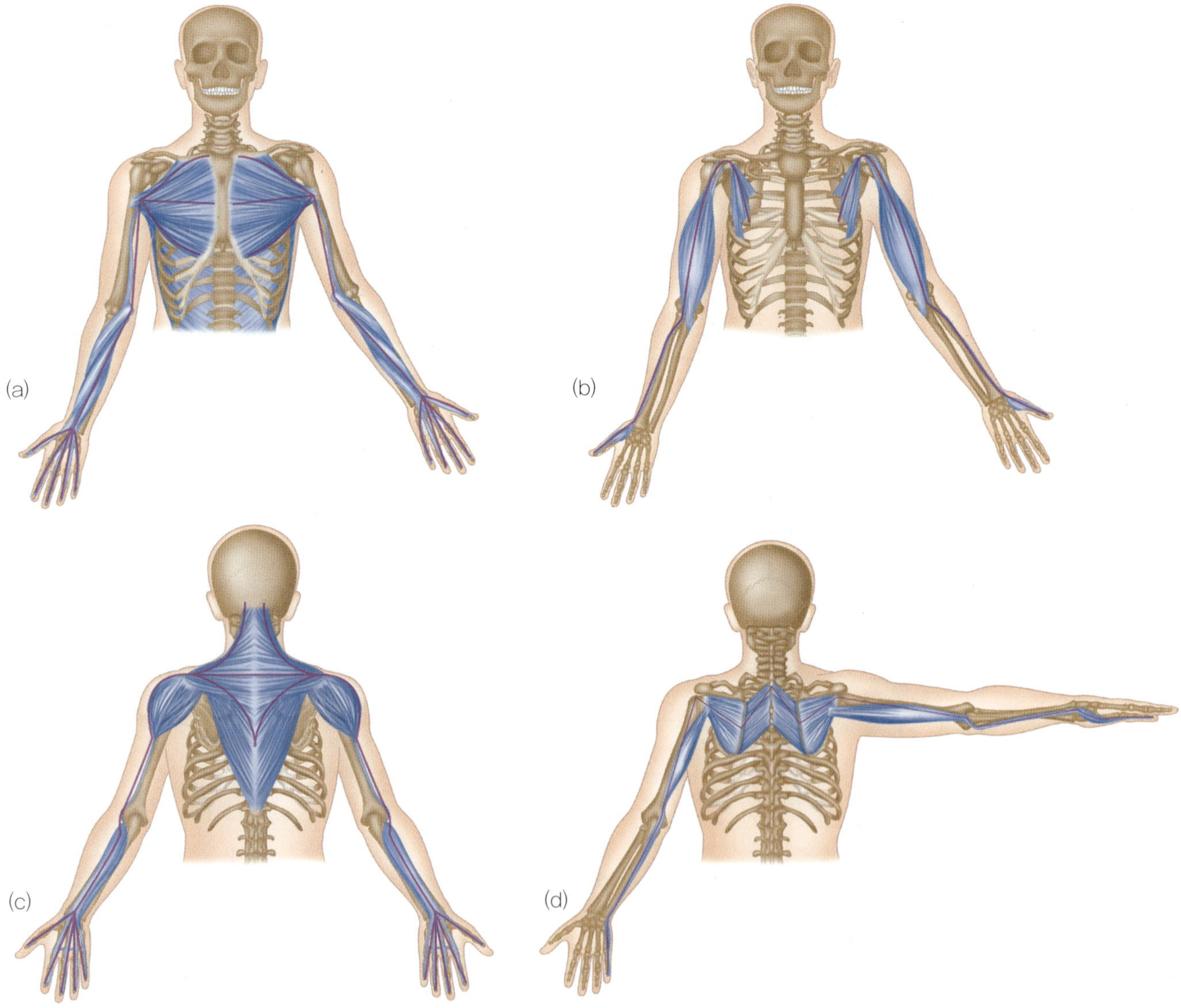

그림 5: 네 개의 상지선들; (a) 표면전방상지선, (b) 심부전방상지선, (c) 표면후방상지선, (d) 심부후방상지선.

상지선들은 자세에 간접적인 영향을 주는데, 그들은 구조적 기둥의 부분이 아니기 때문이다. 그러나, 어깨와 팔들의 무게를 고려할 때 가만히 있거나 또는 움직이는 동안 어깨들의 변위는 다른 선들에 영향을 줄 것이다. 역으로, 이번에는 몸통의 구조적 변위가 특정 과업에 있는 팔들의 효율성에 영향을 주고 그들을 다치기 쉽게 만든다.

몸통에서부터 손의 네 구석으로 가는 경선들의 간단한 진행 저편에, 이 선들을 서로 서로 연결하는 '교차 (crossover)' 근육들이 많이 있는데, 팔이 다리에 대비해서 갖고 있는 과외의 가동성을 위하여 부가적인 지지와 안정을 제공해 준다.

기능선들 (Functional Lines)

- 전방기능선 (Front Functional Line (FFL)
- 후방기능선 (Back Functional Line (BFL)
- 동측기능선 (Ipsilateral Functional Lines)

전방과 후방 기능선들은 인체의 전면과 후면을 가로질러 대측성 거들들을 결합시키는데, 한쪽 위팔뼈에서 맞은편 넙다리뼈까지 달리며 그리고 그 역도 그렇다 (그림 6). 동측기능선은 위팔뼈를 같은쪽의 무릎 안쪽에 결합한다.

기능선들은 수 많은 대측성 움직임들에 사용되는데, 걷는 것부터 가장 극단적인 스포츠까지. 그들은 팔의 지렛대를 맞은 편 다리로 연장하는 역할을 하는데, 카약의 노 젓기, 야구의 투구 또는 크리켓 던지기에서 볼 수 있고 (축구의 킥에서는 이와 반대이다). 나선선처럼, 기능선들은 나선이며, 이와 같이 강한 회전 움직임을 만드는 것을 돕는다. 그들의 자세 기능은 미미하다.

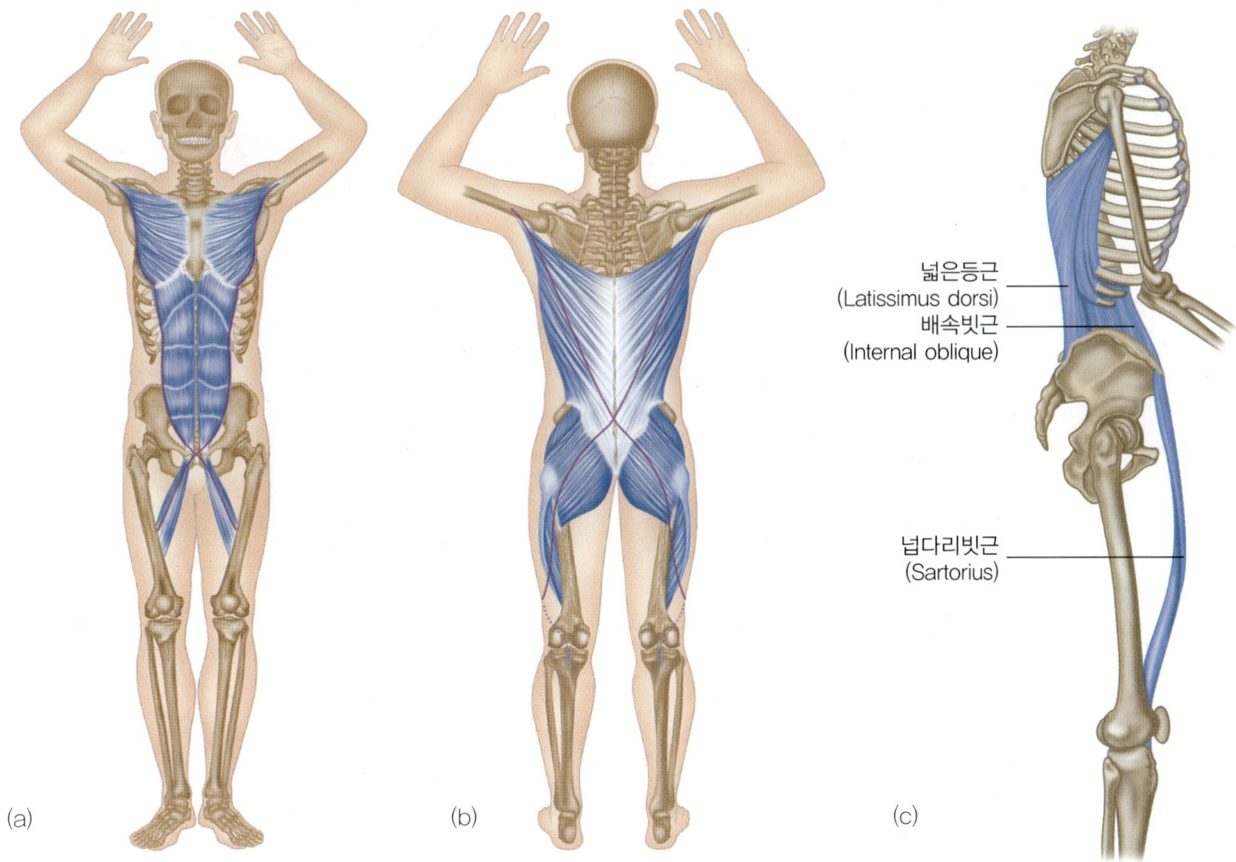

그림 6: 기능선들: (a) 전방기능선; (b) 후방기능선; (c) 동측기능선.

심부전방선 (Deep Front Line; DFL)

DFL은 발의 안쪽 아치에서부터, 위로 다리의 안쪽솔기로, 골반 속으로 그리고 위로 척추의 앞면에서 두개골의 기저와 턱까지 가는 복잡한 코어 볼륨을 형성한다. 이 '코어' 선은 시상면에서 전방과 후방 선들 사이에, 관상면에서는 두 개의 외측선들 사이에, 그리고 나선선과 기능선들로 주위가 감싸진다. 이 선은 우리 해부학의 모호한 많은 지지 근육들을 포함하며, 그리고 안쪽에 위치하기 때문에 어떤 선들 보다 제일 큰 근막 밀도를 갖는다 (그림 7).

구조적으로, 이 선은 아치들, 엉덩관절, 허리뼈 지지, 및 목 균형과 긴밀한 연관을 갖는다. 기능적으로, 이것은 (가로막에 의해서 지시된) 호흡의 들숨과 날숨을 (허리근에 의해서 체계화된) 걷는 리듬에 연결한다. 몸통에서, DFL은 자율신경 신경절과 긴밀하게 연계되며, 그래서 우리의 신경-운동 '새시'와 복강 내에서 세포를 지지하는 원시 기관들 사이의 교감-부교감 균형에 독특하게 관여 된다.

자세, 움직임, 및 태도에 관한 DFL의 중요성은 아무리 강조해도 지나치지 않다. DFL에 대한 차원적인 이해는 도수 또는 움직임 처치의 어떤 방식에라도 성공적인 적용을 위해서 필요하다. DFL의 많은 움직임 기능들은 표면 선들에 비해서 과다하기 때문에, DFL 내의 기능 이상은 애초에는 거의 볼 수가 없지만, 기능 이상은 점차적으로 큰 문제들을 만들 것이다. 적절한 DFL 기능의 회복은 구조 및 움직임 요법에 있어서 최상의 예방 수단일 것이다.

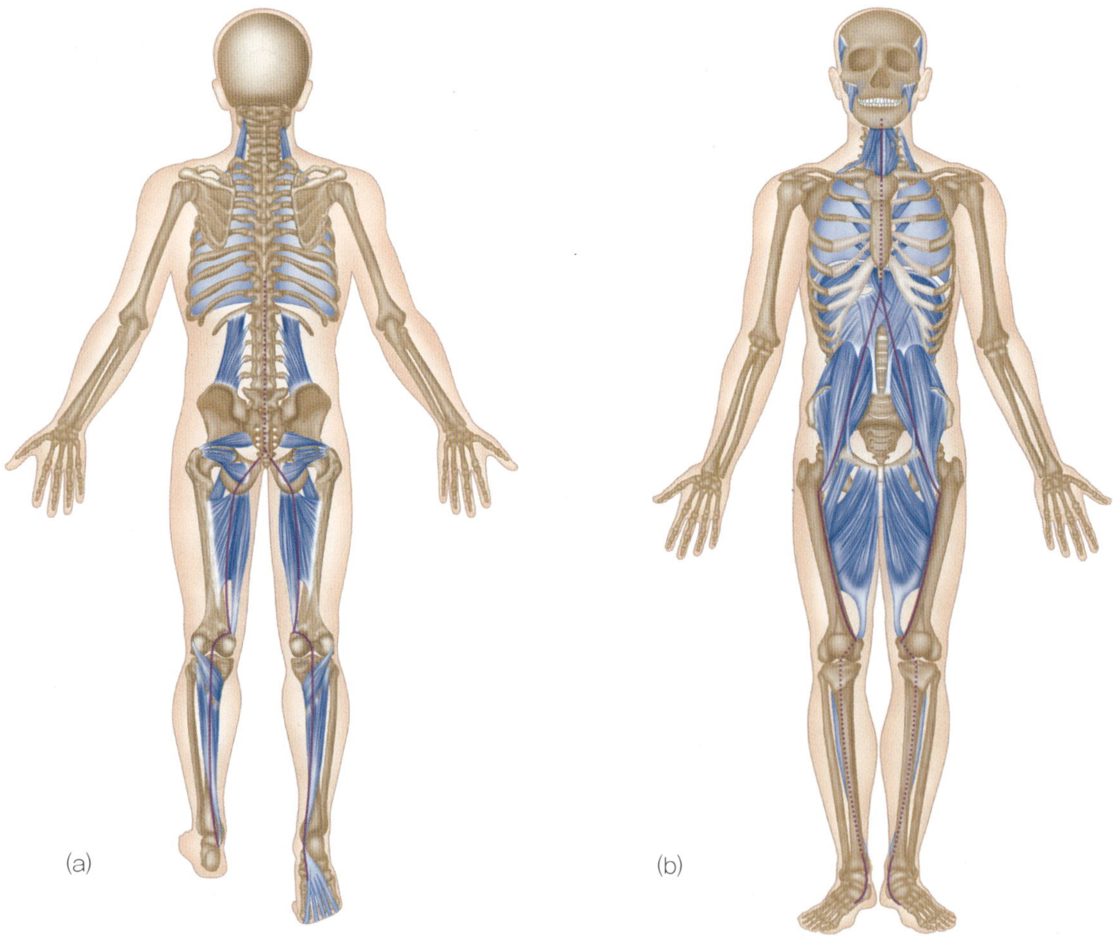

그림 7: 심부 전방선: (a) 전면; (b) 후면.

부록 2

Appendix 2

금기증 (Contraindications)

이 교재에서 표현된 테크닉과 아이디어들은 도수치료사들이 인체에 대한 견고한 이해를 가지고 적용했을 때 대부분의 고객에게 안전하다. 물론 이러한 테크닉이 적용되어서는 안되거나, 또는 최소한 고객의 필요에 적합하도록 조정되어야만 하는 상황이 있다.

고객을 위한 당신의 접촉의 영향을 이해하는 것이 중요하다. 이것은 역학적, 생리적, 심리적 또는 정신적일 수 있고 자신의 임상 스타일과 고객의 체질에 따라 다를 것이다. 내재하는 병리에 대해서 그리고 근막 이완술에 대한 생물학적 그리고 심리학적 영향에 대한 지식이 깊을수록, 이 테크닉들을 적절한 방식으로 적용할 수 있을 것이다.

상식이 대부분의 국소적인 금기증을 헤쳐나가게 당신을 안내할 수 있고 어떤 부위를 피해야 할 때를 결정하게 도와 준다. 열상, 상처, 골절 및 멍, 피부 발진 또는 갈라진 습진들은 강한 치료에 잘 반응하지 못할 것이다. 이 부위들에서 멀리 치료하는 것이 통증 또는 제한이 있는 부위들로의 몇몇 보상을 줄이는데 종종 유용할 것이다.
치료하는 동안 고객의 포지션과 구조적 지지에 더 주의할 필요가 있다.

치료를 언제 하며 언제 하지 말 것을 나타내주는 상황들의 목록을 제공하는 것에 대한 아이디어는 유용할 수 있으나 궁극적으로 한계를 갖고 있고 그리고 치료사들의 다양한 백그라운드 때문에 달라질 수 있다. 한 치료사에게 주의가 되는 어떤 것은 다른 사람에게 금기가 될 수 있고 어떤 삼자에게는 치료를 적용할 적응증일 수 있다.

이 방식을 언제 적용하는 가는 종종 당신의 트레이닝 백그라운드의 어떤 스타일과 깊이의 문제다. 예를 들어, 당신이 척추전방전위증에 정통하다면, 그 때는 이 책 속에 있는 아이디어들은 고객을 도와주는데 유용하게 적용될 수 있을 것이다. 의학 사전을 바쁘게 뒤지거나 관련된 해부학에 대한 명확한 그림을 갖고 있지 않다면, 그 때는 이러한 고객들을 다른 치료사에게 보내주는 것이 최선일 것이다.

이러한 단서를 갖고서, 우리는 금기증을 위한 약간의 유용한 가이드라인들을 포함하도록 선택했으며, Schleip박사가 그의 작품을 쓰도록 허락한 것에 감사를 드리며, 주의할 것은 당신 자신의 전문 트레이닝 분야를 벗어나서는 안 된다는 것이다. 고객에 대한 이 스타일의 관련 치료에 대한 영향에 의문을 가진다면, 경험 많은 동료 또는 고객의 주치의에게 자문을 구해라. 요즈음 정보의 유용한 원천이 될 수 있는 많은 인터넷 포럼과 온라인 참고 문헌들이 있다.

근막을 통해서 구조를 바꾸는 치료는 고객의 많은 에너지를 요구한다. 몇몇 상황들은 고객이 치료를 받아들이기에 힘들 수 있으므로, 섬유근육통, 만성 피로 증후군 및 엡스타인바 타입의 진단 또는 증상을 가진 사람들에게서 주의를 해야 한다. 치료는 유용할 수 있고, 특히 호흡 문제를 푸는데, 그러나 치료 시간을 짧게 그리고 가볍게 적용할 필요가 있다.

유사하게, 나이든 고객들은 그들의 에너지 수준과 조직 건강에 따라 조절된 접근을 요할 수 있다. 만약 골다공증이 하나의 문제라면 그 때는 구조적인 변화는 천천히 얻는 것이 최상인데, 역학 내의 변화가 골주 (trabeculae)를 새로운 패턴으로 리모델 시키게 해 주는데 몇 일 또는 몇 주라기 보다 몇 달에 걸쳐서 천천히 얻는 것이다. 어떤 크고 빠른 변화들은 뼈들을 통과하는 힘의 길을 바꿀 것이고, 그래서 뼈를 리모델링하는 시간이 충분치 않다면 뼈는 실질적으로 약해진다.

뼈의 어떤 잠재적인 약함 (진단되거나 의심되는) 또한 압력 테크닉을 적용할 때 고려를 할 필요가 있다.

전문분야라고 간주될 수 있는 것이 도수치료 영역으로 들어가는 많은 상황이 있다. 치료사가 주변의 관련사항에 대하여 정보를 갖고 있다면 이전에 금기이었던 임상 상황이 이제는 치료를 고려할 수 있게 되었다. 암 관리 동안과 후의 도수치료는 이러한 하나의 예가 된다. 고려되어야 할 문제에 초점을 맞춘 많은 참고서적과 트레이닝 워크샵이 있다.

암의 존재는 하나의 금기증으로 자주 목록에 올라 오는데 암이 전이된 경우에 도수치료사가 순환에 영향을 준 것 때문이라는 비난을 받는 것에 대해서 치료사를 보호하기 위함이었다.

유사하게, 임산부에 대한 도수치료는 난산 또는 조산의 가능성 때문에 피하라고 권고된다. 두 경우 모두에서 (그리고 우리는 결코 임신을 하나의 의료 상태를 뜻하는 것은 아니다) 조심해야만 하며 몸은 존중되어야만 하지만, 총명하게 적용된 도수치료는 고객을 도와주는데 매우 유용할 수 있다.

물론 깊은 복부 치료는 임산부 (또는 임신 가능성 있는)에게서 피해져야만 한다. 임신이 진행돼가면서 인체는 많은 준비 및 보상 변화를 겪을 수 있는데 치료사는 이것을 돕고 편하게 할 수 있다. 그러나, 오래가는 변화를 위한 치료는 분만 후일 것이다.

다른 분야들은 신경학적 및 심리학적 상태를 포함할 수 있는데, 다시 이것들 모두 치료사의 트레이닝 수준 또는 다른 전문 분야에 따라 금기되거나 또는 적응될 수 있다.

동맥경화증 (Arteriosclerosis): 이것은 동맥이 단단해지는 것이다. 거기에는 보통 약간의 동맥경화증과 고혈압이 함께 있기 때문에 조심해야 한다. 진행된 단계에서 도수치료는 금해진다. 고객이 순환 문제 때문에 약을 복용하고 있다면, 도수치료 전에 의학적 자문을 받아라. 아스피린 그리고 다른 혈액을 묽게 하는 약제는 (바파린과 헤파린 따위) 조직이 멍이 들 위험성을 증가시킨다.

아테롬성동맥경화증 (Atherosclerosis): 이것은 동맥 벽 내에 플라크가 형성되는 것이다. 혈전이 방출되지 않도록 주의를 기울여라. ('색전증 또는 혈전증 (Embolism or Thrombus)'을 보라):

자가면역 질환 (Autoimmune disease): 면역계가 인체 자신의 조직에 대항하는 항체를 만든다. 급성 감염 조직에 치료하지 말아라.

a) **낭창** (Lupus) – 면역계는 주로 피부, 신장, 관절 및 심장 내의 결합조직을 공격한다. 급성 상태 동안은 금기된다.
b) **류마토이드 관절염** (Rheumatoid arthritis) – 면역계는 관절 그리고 이와 관련된 근육, 힘줄, 인대 및 혈관을 공격한다. 염증 단계 동안은 금기된다 (주의: 골관절염인 경우, 깊은 도수치료는 보다 성공적이기 쉽다).
c) **피부경화증** (Scleroderma) – 이것은 기관들 주위 (작은창자 주위에 쌓일 경우 흡수 문제를 만든다) 그리고 피부의 진피 내에 콜라겐 섬유들이 쌓일 뿐만 아니라, 근육이 약해지는 것과 함께 관절에서 뻣뻣함이 증가하는 것을 양상으로 한다. 감염 단계 동안 금기된다.
d) **강직성척추염** (Ankylosing spondylitis) – 척추 주위 조직의 염증은 엉치뼈와 척추의 결합조직을 굳게 만든다. 급성 단계에 있는 통증과 염증 부위에 대한 치료를 하지 말아라.

조울증 (Bipolar disorder; manic depression): 조울병 시기 동안, 심부 도수치료는 금기되는데, 이것이 매우 기분의 두드러진 변화의 진폭을 증가시키기 때문이다.

정신병 진단의 경계선 사례 (Borderline psychological diagnosis): 신경증과 완전한 정신병사이의 경계에 있는 고객은 조심해라. 심부 치료가 정신병의 에피소드를 유발시킨다는 약간의 보고가 있기 때문이다. 완전한 정신병은 대부분 경우에서 금기되며, 그리고 물론 정신과의사의 지도 하에 시행되어야만 한다.

암 (Cancer): 결합조직은 암세포들을 둘러싸서 암이 퍼지는 것에 대한 장벽의 역할을 종종 할 수 있다. 심부 치료는 이론상으로 암세포들이 전이하게 만든다 (순환 또는 림프계를 통해서 몸의 다른 장소로 움직이게). 사실상, 대부분의 암은 이 방식으로 전이되지 않는다고 보여져 왔는데, 그러나 림프종은 이 법칙에 예외일 수 있기 때문에 이 경우에서는 금기된다. 이 방식은 5년 동안 건강함을 보여주는 증명서를 갖고 있는 사람에게는 보통 문제가 없다. 복부의 덩어리, 또는 서혜부 또는 겨드랑이에 있는 림프절들에 특별한 주의를 기울여라. (복부 내의 덩어리는 딱딱한 대변일 수 있다. 고객이 이것을 모니터 하게 해라: 3일 후까지 아무런 변화가 없다면, 고객에게 다른 검사를 받도록 권하는 것이 좋은 생각일 것이다).

유방절제술 후, 그 부위의 마사지가 (팔을 포함하여) 적응되는지에 관하여 의사에게 확인해라. 때때로 이것은 그 위에 림프 흐름을 증가시키므로 권해지지 않는다. 액와 또는 서혜 림프절들이 목적상 제거되었을 때 – 또는 림프절들이 제거되거나 방사선 조사를 받았을 때 – 해당 부위의 림프 시스템은 손상된 상태에 있다. 해당 부위의 순환을 자극할 수 있는 몇몇 관여는 (예, 깊은 압력, 격한 마사지, 열 적용 등) 림프부종을 만들거나 또는 기존에 있었던 림프부종성 부종을 악화시킬 수 있다.

뇌성마비 (Cerebral palsy): 뇌성마비와 롤핑 (Rolfing®)에 대한 한 연구에서, 경증 또는 중등도인 증례에서, 롤핑 (근막 이완술의 한 형태)이 유용할 수 있다는 것을 발견했다. 중증인 증례에서는, 기능이 더 나빠질 수 있다. 가장 최근의 과학적 정보에서, 결합조직 제한은 뇌성마비 고객에게서 전에 생각했었던 것 보다 더 중요한 요인이다 (즉, 하퇴삼두근에서의 조직이 짧아짐은 자주 걷는 능력을 제한하는데 발의 매우 제한된 발등굽힘과 가동성 때문이다).

결합조직 질환 (Connective tissue disease): 이것은 골수염, 낭창 및 피부경화증들의 질환을 포함한다. 깊은 치료를 시행해서는 안 된다.

당뇨 (Diabetes): 조직 상태와 감각 손실에 주의해야 한다. 최근에 인슐린 주사를 맞은 영역에 대한 깊은 치료를 하지 말아라 왜냐하면 이것이 인슐린 흡수를 가속시키기 때문이다. 이 고객들이 잘 생기기 쉬운 멍에 유의해라.

색전증 또는 혈전증 (Embolism or Thrombus):

a) 정맥 색전은 보통 폐에 생겨서, 폐색전증을 일으킨다.
b) 동맥 색전은 관상동맥에 생겨서, 심장마비를 일으킨다. 뇌에서는, 뇌졸중을 일으키고; 콩팥 또는 다리에서는, 정맥염을 만든다.

혈전증에서는, 깊은 도수치료는 일반적으로 금기되는데 혈전이 방출의 위험 때문이다. 고객이 응고를 막기 위한 의학적 예방 수단으로서 혈액 희석제를 복용하고 있다면, 어떤 종류의 심부 치료가 순환계에 영향을 주지 않기 위해서 의학적인 확인을 해야만 한다. 이 예방 수단은 폐색전을 겪었거나 또는 그린필드 필터를 (Greenfield filter; 혈전이 폐에 미치는 것을 막기 위해서 대정맥에 쓰는 필터) 썼었던 고객들 조차도 많이 사용하고 있다.

(Epilepsy): 과호흡을 피해라. 만약 운동이 금지된 고객이라면 이 방식 모두 함께 하지 말아라.

두통 (Headaches): 두통의 일부 타입들은 머리, 목 및 어깨 부위 주위의 어떤 도수치료로 악화된다. 이것은 급성단계에 있는 편두통에서 흔한데, 아마도 감염 그리고/또는 중추신경계의 과도 자극 때문일 수 있다. 만약 고객이 한 치료 방편으로 마사지를 받았던 경험이 있다면, 이것이 그들의 상체에 도움이 되었는지 아닌지를 물어 보아라. 긴장성 두통은 (보통 양측성으로 나타난다) 보다 긍정적으로 반응하는 경향이 있다.

심장 상태 (Heart conditions): 운동이 금지되지 않은 심장 상태를 가진 고객들은 일반적으로 치료를 받는데 문제가 없다 (그러나 그들의 손톱이 보라색이거나 파랗다면, 하지 말아라).

혈관종 (Hemangioma): 이것은 선천성 양성 종양이며, 새로 형성된 혈관으로 구성되어 있다. 여러 타입이 있으며, 보통은 피부에, 그러나 때때로 뇌 또는 내장에 있다. 내장 타입이라고 알려진 증례에서는 복부 영역의 깊은 치료는 하지 말아야 하는데 (예, 간 혈관종) 체내 출혈의 심각한 위험성 때문이다.

헤르페스 (Herpes): 감염 부위를 만지지 말아라. 이것은 또한 무사마귀 같은 피부 감염 상태의 가능성이 있는 곳에도 적용된다.

고혈압 (고도): 고객의 숨을 참고 있게 만드는 방식을 치료하지 말아라. 조절되지 않은 고혈압 고객에 대한 심부 치료는 의사의 지도하에 해야만 한다 (심부 도수치료는 종종 혈압을 상승시킨다).

손상된 배출 시스템: 인공항문형성, 캔디다, 신장 및 간 문제에 조심해라. 조심스럽게 치료하며 세션간 시간을 더 두고 해라.

추간판 (Intervertebral disc) 문제들: 급성 경우가 아닐 때, 트는 동작 또는 극단적인 굽힘을 피해라. 몇몇 안정된 시스템을 되돌리지 말아라. 급성 경우일 때, 비록 도수치료가 조직이 후퇴할 공간을 만들고 이차적인 보상의 일부를 풀어주는 것을 도울 수 있지만, 조심스러워야 하며 그리고 해당 구획만을 치료하지 말아야 하는데, 약해지거나 탈루된 디스크를 위한 하나의 중요한 보호 장치로서 국소적인 근육 경련들이 생길 수 있기 때문이다. 이러한 근육 버팀을 너무 빨리 푸는 것은 고객을 위험에 빠뜨릴 수 있다.

자궁내 장치 (Intrauterine device; IUD): 피임을 위해서 IUD를 사용하고 있는 여성 고객에 대한 어떤 심부 치료는 조심스러워야 한다. IUD가 빠져 나와 문제를 만 들 수 있다.

멘스 (Menstruation): 만약 고객이 많은 양의 하혈을 보이는 매우 심한 멘스 증상을 갖고 있다고 여겨지면, 골반, 복부 및 넓다리 부위에 대한 어떤 종류의 심부 조직 치료 또는 심지어 마사지 조차 (멘스 기간 주위에 행해졌을 때) 순환을 때때로 증가시킬 수 있고 멘스의 심각성을 증가시킨다. 약속 일자가 강한 멘스 주기와 일치한다면 약속을 취소하거나 또는 골반 영역에 순환을 증가시킬 우려가 없는 매우 부드러운 움직임 자각 세션만을 하도록 한다.

신경학적 상태 (Neurological conditions): 전신에 영향을 주는 신경 시스템의 감염 상태에서 도수치료는 금기인데, 예를 들어, 만성 감염성 탈수질 다발성신경병증 (chronic inflammatory demyelinating polyneuropathy; CIDP)이다.

통증 투약 (Pain medication): 감소된 감각과 조직 또는 신경 손상의 큰 가능성에 대하여 주의해라 (지각이상과 동일하다).

임신 (Pregnancy): 첫 번째 원칙은 깊은 치료는 하지 않는 것이다. 주의 사항: 처음 3달 동안은 강한 근막 치료로 인한 조산을 유발할 위험이 가장 크다 (특히 10주 전후에, 그리고 특히 골반, 복부, 모음근들, 다리 또는 발의 안쪽 주위의 치료이다). 임신 후반기에는 이럴 가능성이 줄어 드는데, 그렇다고 하더라도 반사점의 자극이 조산을 유발할 수 있다는 것을 알고 있어라. 만약 임신부를 치료한다면, 그들이 증가된 위험성을 주지 받았고 심부 치료를 받기를 원한다는 어떤 형식에 사인하라고 하는 것이 좋다.

임산부에 대한 치료는 전문적 마사지이며, 경험 많은 치료사는 이 가이드라인을 넘어서 치료할 수 있다.

패혈증성 병소 (Septic foci): 감염의 확산 위험이 있으므로 치료를 피해라.

특수한 코 상태 (Special nose conditions): 정기적인 코카인 사용자들과 코 용종 및 코 성형술을 받는 고객은 주의를 요한 치료를 해야만 한다.

치성 농양 (Tooth Abscesses): 고객이 농양일 때 구강 내 치료를 피해라.

하지정맥류 (Varicose veins): 해당 정맥에 대한 치료를 피해라.

휘프래시 (Whiplash): 만약 해당 부위가 감염되었다면, 근육근막 치료로 상태가 악화될 수 있다.

다음 상태에서는 깊은 치료를 하지 말아라:

- 동맥류 (Aneurysm).
- 뼈 골절 또는 급성 연조직 손상. 완전한 치유를 기다리는데, 6주~3개월까지 걸린다.
- 코티손 치료. 2~3개월 기다려라.
- 열.
- 혈우병.
- 호지킨스 질환 (림프 시스템의 암).
- 전염병. HIV같은 예외가 있지만, 의사의 감독하에 시행해라.
- 힘줄염 및 낭염 같은 감염 상태. 급성 단계에서는 금기된다. 염증이 수그러졌을 때 그 부위의 주변 치료가 가능하다.
- Leaky gut syndrome (새는 내장 증후군).
- 백혈병.
- 골다공증. 이것은 보통 폐경기 여성에게서 나타난다.
- 정맥염 (Phlebitis). (위의) 색전증 또는 혈전증에서의 위험과 동일하다.
- 최근의 상처 조직 (정상적 또는 성형 수술을 포함). 상처가 아물 때까지 이 부위를 치료하지 않는다 (보통 적어도 수술 후 6주)

주의사항들 (Cautions)

당신이 법적인 해당 면허가 없다면:

1. *처방하지 말아라, 심지어 비타민 C 조차도 안된다.*
2. *어떤 상태의 진단 또는 진단명을 말하지 말아라* (그러나 의사에게서 내려진 진단명을 인용할 수 있다).
3. *정신 치료를 받는 사람들을 조심해라.* (정신과의사 또는 내과의사는 그들이 바디워크를 받고 있다는 것을 알아야만 한다).

전반적 해당 사항 (In general)

치료하기 전에 고객의 병력 (투약을 포함해서)을 물어 보아라. 의심이 간다면, 의료 자문을 얻어라.

참고문헌 및 추가 권장 도서 (References and Further Reading)

참고문헌 (References)

Aston, J.: 2006. Lecture notes

Barral, J.-P. & Mercier, P.: 1988. *Visceral Manipulation*. Eastland Press, Seattle

Blazevich, A.: 2011. 'The stretch-shortening cycle (SSC).' In Cardinale, M., Newton, R. & Nosaka, K., *Strength and Conditioning: Biological Principles and Practical Applications*. Wiley-Blackwell, Oxford, pp. 209–222

Bogduk, N., Pearcy, M. & Hadfield, G.: 1992. 'Anatomy and biomechanics of psoas major.' *Clinical Biomechanics*; 7:109–119

Chaitow, L. (ed.): 2014. *Fascial Dysfunction: Manual Therapy Approaches*. Handspring Publishing, East Lothian, esp. chs 1 & 5

Chaitow, L. & Fritz, S.: 2006. *A Massage Therapist's Guide to Understanding, Locating and Treating Myofascial Trigger Points*. Churchill Livingstone, Edinburgh

Cooperstein, R. & Hickey, M.: 2016. 'The reliability of palpating the posterior superior iliac spine: a systematic review.' *Journal of the Canadian Chiropractic Association*; 60(1):36–46

Darwin, C.: 1965. *The Expression of the Emotions in Man and Animals*. University of Chicago Press, Chicago

Earls, J.: 2014. *Born to Walk*. Lotus Publishing, Chichester

Engell, S., Traino, J.J., Fox, J.R., Lengevin, H.M. & Konofagu, E.E.: 2016. 'Differential displacement of soft tissue layers from manual loading.' *Clinical Biomechanics*; 33:66–72

Franklyn-Miller, A., Falvey, E., Clark, R., Bryant, A., Brukner, P., Barker, P., Briggs, C. & McCrory, P.: 2009. 'The strain patterns of the deep fascia of the lower limb.' In Huijing, P.A., Hollander, P., Findlay, T.W. & Schleip, R. (eds), *Fascia Research II: Basic Science and Implications for Conventional and Complementary Health Care*. Elsevier, Edinburgh

Fuller, R.B. & Applewhite, E.: 1982. *Synergetics: Exploration in the Geometry of Thinking*. Prentice Hall, New York

Horwitz, A.: 1997. 'Integrins and health.' *Scientific American*; May:68–75

Huijing, P.A.: 2009. 'Epimuscular myofascial force transmission between antagonistic and synergistic muscles can explain movement limitation in spastic paresis.' In *Fascia Research II: Basic Science and Implications for Conventional and Complementary Health Care*. Elsevier, Munich

Huijing, P.A. & Baan, G.B.: 2008. 'Myofascial force transmission via extramuscular pathways occurs between antagonistic muscles.' *Cells, Tissues, Organs*; 188:400–414

Hungerford, M.: 1999. Lecture notes

Ingber, D.: 1998. 'The architecture of life.' *Scientific American*; January:48–57

Ingber, D.: 2006. 'Mechanical control of tissue morphogenesis during embryological development.' International Journal of Developmental Biology; 50:255–266

Kendall, F. & McCreary, E.: 1983. *Muscles, Testing and Function*, 3rd edn. Lipincott, Williams and Wilkins, Baltimore

Komi, P. (ed.): 2011. *Neuromuscular Aspects of Sport Performance.* Blackwell, Chichester

Lederman, E.: 2015. 'A process approach in manual and physical therapies: beyond the structural model.' *CPDO Online Journal* (2015), May, pp. 1–18. www.cpdo.net_http://www.cpdo.net/Lederman_A_Process_model_in_Manual_and_Physical_Therapies.pdf (accessed 18 May 2016)

Lieberman, D.: 2011. *The Evolution of the Human Head.* Belknap Press, Cambridge, MA

McKenzie, J.: 1955. 'The foot as a half-dome.' *British Medical Journal* 1:1098

McKeon, P.O., Hertel, J., Bramble, D. & Davis, I.: 2015. 'The foot core system: a new paradigm for understanding intrinsic foot muscle function.' *British Journal of Sports Medicine*; 49(5):290–299

McNerney, S.: 2011. 'A brief guide to embodied cognition: why you are not your brain.' http://blogs.scientificamerican.com/guest-blog/a-brief-guide-to-embodied-cognition-why-you-are-not-your-brain/ (4 November 2011) (accessed 18 May 2016)

Maupin, E.W.: 2005. *A Dynamic Relation to Gravity, vol. 1: The Elements of Structural Integration.* Dawn Eve Productions

Montagu, A.: 1987. *Touching: Human Significance of the Skin*, 3rd edn. Harper and Row, New York

Myers, T.: 1999. *Body to the Third Power.* Self-published

Myers, T.: 2009a. *Anatomy Trains*, 2nd edn. Churchill Livingstone, Edinburgh

Myers, T.: 2009b. 'Extensor coxae brevis.' *Journal of Bodywork and Movement Therapies*; 12(3):62–68

Myers, T.: 2014. *Anatomy Trains*, 3rd edn. Churchill Livingstone, Edinburgh

Myers, T.: 2015. *Anatomist's Corner.* Anatomy Trains Publishing, Walpole, ME, pp. 69–76

Nelson-Jones, R.: 1995. *Theory and Practice of Counselling*, 4th edn. Sage, London

Netter, F.H.: 1989. *Atlas of Human Anatomy*, 2nd edn. Icon Learning Systems, New Jersey

Palmer, D.D.: 2010. *Chiropractic: A Science, an Art and the Philosophy Thereof.* Kessinger Publishing LLC, Whitefish, MT

Pert, C.: 1997. *Molecules of Emotion: Why You Feel the Way You Feel.* Prentice Hall, New York

Preece, S.J., Willan, P., Nester, C.J., Graham-Smith, P., Herrington, L. & Bowker, P.: 2008. 'Variation in pelvic morphology may prevent the identification of anterior pelvic tilt.' *Journal of Manual and Manipulative Therapy*; 16(2):113–117

Scarr, G.: 2014. *Biotensegrity*. Pencaitland: Handspring

Schleip, R.: 2003. 'Fascial plasticity – a new neurobiological explanation: parts 1 and 2.' *Journal of Bodywork and Movement Therapies*; 7(1):11–19 and 7(2):104–116

Schultz, L. & Feitis, R.: 1996. *The Endless Web*. North Atlantic Books, Berkeley

Schwind, P.: 2006. *Fascial and Membrane Technique: A Manual for Comprehensive Treatment of the Connective Tissue System*. Churchill Livingstone, Edinburgh

Stecco, C.: 2015. *Functional Atlas of the Human Fascial System*. Churchill Livingstone, Edinburgh

Stecco, L. & Stecco, C.: 2014. *Fascial Manipulation for Internal Dysfunction*. Piccini, Padua

Stecco, C., Pavan, P.G., Porzionato, A., Macchi, V., Lancerotto, L., Carniel, E.L., Natali, A.N. & De Caro, R.: 2009a. 'Mechanics of crural fascia: from anatomy to constitutive modelling.' *Surgical and Radiological Anatomy*; 31:523–529

Stecco, A., Macchi, V., Masiero, S., Porzionato, A., Tiengo, C., Stecco, C., Delmas, V., & De Caro, R.: 2009b. 'Pectoral and femoral fasciae: common aspects and regional specialisations.' *Surgical and Radiological Anatomy*; 31:35–42

Still, A.T.: 1910. *Osteopathy: Research and Practice*. Journal Printing Co., Kirksville, MO

Travell, J. & Simons, D.: 1992. *The Trigger Point Manual, vol. 2: The Lower Extremities*. Lipincott, Williams and Wilkins, Baltimore

van der Wal, J.: 2009. 'The architecture of the connective tissue in the muscukloskeletal system – an often overlooked functional parameter as to proprioception in the locomotor apparatus.' *International Journal of Therapeutic Massage and Bodywork: Research, Education and Practice*; 2(4). American Massage Therapy Association

Wakayama, A., Nagano, A., Hay, D. & Fukashiro, S.: 2005. 'Effects of pre-tension on work and power output of the muscle-tendon complex in dynamic elbow flexion.' *European Journal of Applied Physiology*; 94(3):339–347

Wilke, J., Krause, F., Vogt, L. & Banzer, W.: 2016. 'What is evidence-based about myofascial chains: a systematic review.' *Archives of Physical Medicine and Rehabilitation*; 97:454–461

Wolff, J.: 1892. *Das Gesetz der Transformation der Knochen*. Hirschwald, Berlin

추가 권장 도서 (Further Reading)

Acland, R.D.: 1996. *Atlas of Human Anatomy* (DVD). Lippincott, Williams and Wilkins, Baltimore

Agur, A.M.R. & Dalley, A.F.: 2004. *Grant's Atlas of Anatomy*. Lippincott, Williams and Wilkins, Baltimore

Albinus, B.S., Hale, B.R. & Coyle, T.: 1989. *Albinus on Anatomy*. Dover Publications, New York

Alexander, F.M.: 2001. *The Use of the Self*. Orion, London

Alexander, R.M.: 2010. *The Human Machine*. Columbia University Press, New York

Aston, J.: 1998. *Aston Postural Assessment Workbook: Skills for Observing and Evaluating Body Patterns*. Psychological Corporation, San Antonio

Barlow, W.: 1973. *The Alexander Technique*. Alfred A. Knopf, New York

Barnes, J.F.: 1990. *Myofascial Release: A Comprehensive Evaluatory and Treatment Approach*. Myofascial Release Seminars, Paoli

Barral, J-P.: 2001. *Manual Thermal Diagnosis*. Eastland Press, Seattle

Barral, J.-P. & Mercier, P.: 2000. *Visceral Manipulation*, revised edn. Eastland Press, Seattle

Becker, R.O. & Selden, G.: 1998. *The Body Electric*. Quill, New York

Beil, A.: 1997. *Trail Guide to the Body*. Books of Discovery, Boulder

Berman, M.: 1990. *Coming to Our Senses: Body and Spirit in the Hidden History of the West*. Bantam Books. New York

Bond, M.: 1997. *Balancing the Body: Self-help Approach to Rolfing Movement*. Inner Traditions, Rochester

Bonner, J.T.: 1990. *On Development: Biology of Form*. Harvard University Press, Cambridge, MA

Busquet, L.:1992. *Les Chaines Musculaire, Tomes 1–1V*, Freres, Mairlot, Maitres et Cles de la Posture. Editions Frison-Roche, Paris

Cailliet, R. & Fechner, L.G: 1996. *Soft Tissue Pain and Disability*. F.A. Davis Company, Philadelphia

Calais-Germain, B.: 1993. *Anatomy of Movement*. Eastland Press, Seattle

Chaitow, L.: 1980. *Soft Tissue Manipulation*. Thorsons, Wellingborough

Chaitow, L.: 1996. *Palpatory Skills*. Churchill Livingstone, Edinburgh

Clemente, C.: 1987. *Anatomy: A Regional Atlas of the Human Body*, 3rd edn. Lea and Febiger, Philadelphia

Cohen, B.B.: 1993. *Sensing, Feeling and Action*. North Atlantic Books, Berkeley

Cottingham, J.T. & Brown, M.: 1989. *Healing Through Touch: A History and a Review of the Physiological Evidence*. Rolf Institute, Boulder

Dart, R.: 1950. 'Voluntary musculature in the human body: the double-spiral arrangement.' *British Journal of Physical Medicine*; 13(12NS):265–268

Dawkins, R.: 1990. *The Selfish Gene*. Oxford University Press, Oxford

Dawkins, R.: 2006a. *The Blind Watchmaker*. W.B. Norton, New York

Dawkins, R.: 2006b. *Climbing Mount Improbable*. W.B. Norton, New York

Ellenberger, W. et al.: 1966. *An Atlas of Animal Anatomy for Artists*. Dover Publications, New York

Fast, J.: 1970. *Body Language: The Essential Secrets of Non Verbal Communication*. MJF Books, New York

Feitis, R. (ed.): 1985. *Ida Rolf Talks About Rolfing and Physical Reality*. Rolf Institute, Boulder

Feitis, R. & Schultz, L.R. (eds): 1996. *Remembering Ida Rolf*. North Atlantic Books, Berkeley

Feldenkrais, M.: 1991. *Awareness Through Movement: Easy-to-do Health Exercises to Improve Your Posture, Vision, Imagination and Personal Awareness*. Harper Collins, New York

Feldenkrais, M.: 1994. *Body Awareness as Healing Therapy: The Case of Nora*. Harper & Row, New York

Feldenkrais, M.: 2005. *Body and Mature Behavior: A Study of Anxiety, Sex, Gravitation and Learning*. North Atlantic Books, Berkeley

Fuller, B. & Marks, R.: 1973. *The Dymaxion World of Buckminster Fuller*. Anchor Books, New York

Gellhorn, E.: 1970. The emotions and the ergotropic and trophotropic systems. *Psychologische Forschicht*; 34:48–94

Gershon, M.D.: 2001. *The Second Brain*. Harper Collins, New York

Gorman, D.: 2002. *The Body Moveable*. Ampersand Press, Toronto

Gray, H. & Williams, P.L.: 1995. *Gray's Anatomy*, 38th edn. Churchill Livingstone, Edinburgh

Grey, A., Wilber, K. & McCormack, C.: 1990. *Sacred Mirrors*. Inner Traditions, Rochester, VT

Grundy, J.H.: 1982. *Human Structure and Shape*. Noble Books, Chilbolton, Hampshire

Hanna, T.: 1968. *Somatics: Reawakening the Mind's Control of Flexibility, Movement and Health*. Perseus Books, Jackson

Hanna, T.: 1993. *Body of Life: Creating New Pathways for Sensory Awareness and Fluid Movement*. Healing Arts Press, Rochester, VT

Hatch, F. & Maietta, L.: 1991. 'Role of kinesthesia in pre- and perinatal bonding.' *Pre- & Peri-Natal Psychology*; 5(3), Spring. Further information from: Touch in Parenting, Rt 9, Box 86HM, Santa Fe, NM 87505

Hildebrand, M. & Goslow, G.: 2001. *Analysis of Vertebrate Structure*, 5th edn. John Wiley and Sons, New York

Iyengar, B.K.S.: 2001. *Light on Yoga*. Thorsons, London

Johnson, D.: 1977. *The Protean Body: A Rolfer's View of Human Flexibility*. Harper Collins, New York

Kapandji, I.: 1982. *The Physiology of Joints*, 5th edn, vols 1–3. Churchill Livingstone, Edinburgh

Kessel, R.G. & Kardon, R.H.: 1979. *Tissues and Organs: Text Atlas of Scanning Electron Microscopy*. W.H. Freeman, San Francisco

Kurtz, R.: 1990. *Body Centered Psychotherapy: The Hakomi Method*. Liferhythms, Mendocino, CA

Juhan, D.: 1987. *Job's Body*. Station Hill Press, Tarrytown, New York

Latey, P.: 1979. *The Muscular Manifesto*. Privately published, UK

Latey, P.: 1997. 'Themes for therapists' series. *Journal of Bodywork and Movement Therapies*; 1: 44–52, 107–116, 163–172, 222–230, 270–279

Leonard, C.: 1998. *The Neuroscience of Human Movement*. Mosby, St. Louis, MO

Levine, P.: 1997. *Waking the Tiger: Healing Trauma – The Innate Capacity to Transform Overwhelming Experiences*. North Atlantic Books, Berkeley

Lockhart, R.: 1970. *Living Anatomy: a Photographic Atlas of Muscles in Action*. Faber and Faber, London

Lowen, A.: 2006. *The Language of the Body: Physical Dynamics of Character Structure*. Bioenergetics Press, Alachua

McMinn, R.M.H., Hutchings, R.T., Pegington, J. & Abrahams, P.H.: 1993. *Color Atlas of Human Anataomy*, 3rd edn. Mosby Year Book, St. Louis

Maitland, J.: 1995. *Spacious Body*. North Atlantic Books, Berkeley

Mann, F.: 1974. *Acupuncture: The Ancient Art of Chinese Healing*. Random House, New York

Margules, L. & Sagan, D.: 1995. *What is Life?* Simon and Schuster, New York

Masters, R. & Houston, J.: 1978. *Listening to the Body: The Psychophysical Way to Health and Awareness*. Delacorte Press, New York

Milne, H.: 1998. *The Heart of Listening: Visionary Approach to Craniosacral Work*, vol. 1. North Atlantic Books, Berkeley

Mollier, S.: 1938. *Plastiche Anatomie*. J.F. Bergman, Munich

Morgan, E.: 1994a. *The Descent of the Child: Human Evolution from a New Perspective*. Oxford University Press, Oxford

Morgan, E.: 1994b. *Scars of Evolution: What Our Bodies Tell Us About Human Origins*. Oxford University Press, Oxford

Myers, T.: 1997. 'The anatomy trains.' *Journal of Bodywork and Movement Therapies*; 1(2) and 1(3)

Myers, T.: 1998/1999. 'Kinesthetic dystonia.' *Journal of of Bodywork and Movement Therapies*; 1998, 2(2):101–114, 2(4):231–247; 1999, 3(1):36–43, 3(2):107–116

Noble, E.: 1993. *Primal Connections*. Simon and Schuster, New York

Oschman, J.L.: 1997. *Readings in the Scientific Basis of Bodywork*. NORA, Dover, NH

Oschman, J.L.: 2000. *Energy Medicine: The Scientific Basis*. Churchill Livingstone, Edinburgh

Pedrelli, A., Stecco, C. & Day, J.A.: 2009. 'Treating patellar tendinopathy with fascial manipulation.' *Journal of Bodywork and Movement Therapies*; 13(1):73–80

Platzer, W.: 1986. *Color Atlas and Textbook of Human Anatomy*, 3rd edn revised, vol. 1. Georg Thieme Verlag, Stuttgart

Polhemus, T. (ed.): 1978. *The Body Reader: Social Aspects of the Human Body*. Pantheon Books, New York

Radinsky, L.B.: 1987. *The Evolution of Vertebrate Design*. Chicago University Press, Chicago

Reich, W.: 1949. *Character Analysis*. Simon and Schuster, New York

Rolf, I.P.: 1977. *Rolfing*. Healing Arts Press, Rochester, VT

Rolf, I.P.: 1978. *Ida Rolf Talks About Rolfing and Physical Reality*. Rolf Institute, Boulder, CO

Romer, A. & Parsons, T.S.: 1986. *The Vertebrate Body*, 6th edn. Thomson Learning, New York

Schleip, R.: 1992. *Talking to Fascia, Changing the Brain*. Rolf Institute, Boulder, CO

Schneider, G.: 1975. *Fasciae: Applied Anatomy and Physiology*. Kirksville College of Osteopathy, Kirksville, MO

Simons, D., Travell, J. & Simons, L.: 1998. *Myofascial Pain and Dysfunction: The Trigger Point Manual*, vol. 1. Lippincott, William and Wilkins, Baltimore

Singer, C.: 1957. *A Short History of Anatomy and Physiology From the Greeks to Harvey*. Dover, New York

Smith, F.F.: 1989. *Inner Bridges: A Guide to Energy Movement and Body Structure*. Humanics New Age, Atlanta, GA

Smith, J.: 1998. *Shaping Life*. Yale University Press, New Haven, CT

Stecco, C., Porzionato, A., Lancerotto, L., Stecco, A., Macchi, V., Day, J.A. & De Caro, R.: 2008. 'Histological study of the deep fasciae of the limbs.' *Journal of Bodywork and Movement Therapies*; 12(3):225–230

Still, A.T.: 1991. *Early Osteopathy in the Words of A.T. Still*. Truman State University Press, Kirksville, MO

Stirk, J.: 1988. *Structural Fitness*. Elm Tree Books, London

Sultan, J.: 1986. 'Toward a structural logic: the internal-external model notes on structural integration,' 86:12–18 (available from Dr. Hans Flury, Badenerstr 21, 8004 Zurich CH)

Sweigard, L.: 1998. *Human Ideokinetic Function*. University Press of America, New York

Vesalius, A., Saunders, J.B. & O'Malley C.: 1973. *The Illustrations from the Works of Andreas Vesalius of Brussels*. Dover Publications, New York

자원 (Resources)

무정위 운동에서 부록까지 그리고 더 나가 당신의 학습을 도와줄 많은 자원들이 있는데, 그들의 일부는 아래에 적혀있으며, 그들 모두를 온라인에서 주문할 수 있을 것이다. 근막 해부, 근막경선, 인체판독 및 근막이완술을 연구하는 많은 워크샵들이 세계 도처에 있다. 정보의 모든 것을 이해하기를 원한다면, 당신은 또한 우리의 구조적 통합 프로그램에 (무정위 운동 근육근막 통합) 흥미를 가질 것인데, 이것은 Rolf 박사의 작업을 근막경선에 관한 Myers의 작업에 결합시켜 공간 의학에서의 치료를 위한 포괄적인 프레임워크를 제공한다.

우리 코스들, 워크샵들 및 입수할 수 있는 제품 모두에 관한 정보는 아래 웹사이트에서 입수할 수 있다.

근막경선 교재:

이 교재는 근육들이 근막망 전체에서 어떻게 연속해서 연결돼 있는지를 보여주는 근막경선 해부학을 세밀하게 다루고 있다. 두 번째 판은 많은 업데이트를 포함한다. 최근 근막 연구에서 중요한 새로운 발견들, 근막경선이 해부된 사진들, 근막경선 개념에 기초를 둔 구조적 통합 프로토콜들에 관한 새로운 부록들, 및 근막경선들과 침술 경락들과의 비교.

인체판독 (BodyReading) 101™

워크북으로 쓸 수 있는 3 DVD 세트 인데, 개별 지도 및 증례 모두를 포함한다. 30명 이상의 임상 고객들이 선 자세를 보여주고 그리고 걸음 분석을 위한 12명, 이에 더해서 호흡 및 앉은 자세의 평가를 위한 섹션들이 있으며, 3-DVD 세트는 Myers가 경험을 가진 눈으로 보는 전문적인 의견에 접하기 전에 당신 자신의 발전하는 이해를 평가하게 해 준다.

밝혀진 근막경선: 근육근막 경선들의 해부

3-DVD 세트는 실시간 수업 비디오와 사진들을 사용하며, 이것은 도수 및 움직임 치료법 분야 안에서 직접적으로 펼쳐보는 발견의 과정을 보여준다. 르네상스 시대에서의 첫 해부부터 지금까지 미지의 도수 및 움직임 처치에서 근막 해부학에 대한 21세기 모습이다.

근막경선 해부학 DVD들

10-DVD 세트는 경선들의 이론 및 해부 그리고 테크닉들 모두를 포함한다. 근막 평면 및 근막이완술은 근막경선 각각을 위한 집약된 시리즈로 제공된다. 최근에 여덟 가지 테크닉 기반의 DVD들이 있는데, 이것은 이 책의 3장에서 9장까지를 각각 보여 준다. 다른 두 DVD들은 근막 긴장통합체에 대한 소개를 다루고 근막경선들에 대한 개요를 설명한다. 각각의 DVD는 1시간 25분짜리이며 NCBTMB를 위한 카테고리 A에서 인정된다. Myers는 작은 학급에서, 멘토링 타입의 상황으로 테크닉들을 시연하는데, 학생들의 질문, Myers의 교정, 및 고객의 피드백 모두가 당신이 이 테크닉들을 쉽고 확신을 가지고 적용할 수 있게 기여할 것이다.

해부학자들의 코너 (Anatomist's Corner)

Tom Myers가 2000부터 2005사이에 마사지와 바디워크에 기고한 논문집. 이 204페이지의 책은 완전 칼라 도해들과 29편의 논문들이 있는데 그들은 〈해부학 개념들의 역사〉, 〈세포와 근막〉, 〈구조적 바디워크〉, 〈묶이지 않은 해부학〉, 〈허리근 시리즈〉 및 〈해부학 에너지〉 들이다.

이들과 많은 다른 항목들은

www.anatomytrains.co.uk 또는 www.anatomytrains.com에서 구할 수 있다.

근막 이완 왁스

특수하게 배합된 매체로 조직을 잡게 해 주며 그리고 미끄러뜨리는 테크닉에 작은 양의 윤활을 제공한다. www.songbirdnaturals.co.uk에서 구할 수 있다.

다른 유용한 자원들

www.somatics.de
치료사들과 관심을 가진 사람들을 위한 근막에 대한 연구와 전반적인 논문들의 포괄적인 목록

www.deeptissuemassagemanual.com
이것은 재능 있는 치료사이자 선생인 Art Riggs의 홈페이지다. 그는 근막이완술 그리고 매우 흥미 있는 매달 발행하는 소식지를 포함하고 있는 임상의 다양한 면들에 대한 정보를 많이 갖추고 있다.

www.fasciaresearch.de
독일에 있는 Ulm 대학에서의 근막 연구 프로젝트를 다루고, Robert Schleip박사와 이 분야의 다른 개척자들의 팀으로 안내한다.

www.theiasi.org
여러 교육 과정들, 구조적 통합 훈련 및 치료사들의 다양한 목록을 갖고 있다.

찾아보기 (Index)

ㅂ

ㅅ

ㅇ

메모 (Memo)

메모 (Memo)

메모 (Memo)